全国高等医药院校研究生教材

口腔生物力学

主　编　于海洋

人民卫生出版社

图书在版编目（CIP）数据

口腔生物力学/于海洋主编.—北京:人民卫生出版社,2012.2

ISBN 978-7-117-15325-6

Ⅰ.①口… Ⅱ.①于… Ⅲ.①口腔科学-生物力学
Ⅳ.①R78

中国版本图书馆 CIP 数据核字(2011)第 275198 号

门户网:www.pmph.com	出版物查询、网上书店
卫人网:www.ipmph.com	护士、医师、药师、中医
	师、卫生资格考试培训

版权所有，侵权必究！

口腔生物力学

主　　编：于海洋
出版发行：人民卫生出版社（中继线 010-59780011）
地　　址：北京市朝阳区潘家园南里 19 号
邮　　编：100021
E - mail：pmph @ pmph.com
购书热线：010-67605754　010-65264830
　　　　　010-59787586　010-59787592
印　　刷：北京铭成印刷有限公司
经　　销：新华书店
开　　本：787×1092　1/16　印张：24　插页：2
字　　数：599 千字
版　　次：2012 年 2 月第 1 版　2012 年 2 月第 1 版第 1 次印刷
标准书号：ISBN 978-7-117-15325-6/R·15326
定　　价：53.00 元

打击盗版举报电话：010-59787491　E-mail：WQ @ pmph.com
（凡属印装质量问题请与本社销售中心联系退换）

编　者（以姓氏笔画为序）

于海洋（四川大学华西口腔医学院）

王　杭（四川大学华西口腔医学院）

王　航（四川大学华西口腔医学院）

邓　锋（重庆医科大学口腔医学院）

刘伟才（同济大学口腔医学院）

李　宇（四川大学华西口腔医学院）

李　娟（四川大学华西口腔医学院）

李长义（天津医科大学口腔医学院）

宋锦璘（重庆医科大学口腔医学院）

张东升（上海大学）

张春香（四川大学华西口腔医学院）

陈新民（四川大学华西口腔医学院）

罗　云（四川大学华西口腔医学院）

赵志河（四川大学华西口腔医学院）

高姗姗（四川大学华西口腔医学院）

康　宏（兰州大学口腔医学院）

章非敏（南京医科大学口腔医学院）

程　辉（福建医科大学口腔医学院）

谭理军（四川大学华西口腔医学院）

秘　书　黄盛斌（四川大学华西口腔医学院）

序

　　力学是一门古老而富有生命力的学科。生物力学是解释生命及其活动的力学，是力学与医学、生物学等学科相互结合、相互渗透、融合而形成的一门交叉学科。生物力学对于探索生命特别是医学的发展起到了重要的作用，早在 17 世纪 Borelli《论动物运动》，18 世纪 Hales、19 世纪 Frank 的关于动脉系统动力学的成果，19 世纪 Wolff 通过骨力学研究提出的关于骨重建和生长的 Wolff 定律直到今天都在指导着心血管、骨、口腔等领域的医学实践。今天，生物力学已发展成为从生物个体、器官、组织到细胞乃至分子等不同层次研究生命中应力与运动、变形、流动乃至生长关系的重要学科，对于生命科学、医学、生物医学工程学以及生物医学工程新兴产业发挥了重要作用。

　　生物力学与口腔医学的交叉、融合，形成了口腔生物力学。它用生物力学的概念、方法和手段研究口腔医学中的有关基础性科学问题、解决口腔医学中的临床实际问题、发展口腔临床技术手段。在口腔医学中正畸学、修复学、种植学及口腔颌面外科等领域均存在着大量的生物力学问题。事实上，口腔生物力学已成为口腔医学的重要基础性和应用基础学科之一。

　　近年来，我国口腔生物力学研究在牙颌系统有限元应力分析、细胞力学及生物摩擦学等领域取得了长足的进步，主编于海洋教授在前版经典口腔生物力学内容的基础上，以较大篇幅增加了口腔生物力学新的相关研究内容，以器官、组织及细胞为线，密切结合口腔各三级学科，既包括了国内主要课题组的最新研究成果、最近进展，也融入编者们自己的最新研究成果，编著了这本研究生教材《口腔生物力学》，呈献给广大读者。该书提供了大量的与临床、科研工作相关的参考证据，并同时为口腔生物力学的持续发展提供了大量、翔实的口腔临床背景资料。我相信它的出版必将对我国口腔生物力学研究工作者、口腔临床医生及口腔医学研究生有所帮助，对促进我国口腔生物力学的发展作出贡献。

　　我作为一名从事并关注我国口腔生物力学发展的生物力学学者，对此书的出版感到高兴，谨向参与本专著写作的人员致以敬意和祝贺，并祝愿我国口腔生物力学研究更上一层楼！

中国生物医学工程学会理事长

北京航空航天大学生物与医学工程学院院长

樊瑜波　教授

2011 年 12 月

前　言

　　生物力学是探究生命及其活动中力学现象、力学本质的科学,是力学与医学、生物学、材料学、工程学等学科相互渗透融合而形成的一门交叉学科。近20年来国内外生物力学发展迅速,已成为力学学科中发展最快的分支之一。生物力学与口腔医学的交叉融合,探究口腔医学领域内面临的共性或特殊性的力学问题和对策,就形成了口腔生物力学。随着学科的发展成熟和口腔医学教育发展完善,口腔生物力学已成为我国口腔医学教育、科研及临床实践中不可或缺的重要专业基础学科之一。

　　德高望重的前辈赵云凤教授主编的《口腔生物力学》详尽地阐述了经典的基础理论和口腔临床方面的应用,而随着新研究方法和手段的出现,尤其是在口腔医学中应用细胞层次的生物力学理论和方法已成为口腔生物力学研究和应用的大趋势之一,同时作为具有咀嚼功能的器官,其摩擦磨损等生物摩擦失效机制的研究和应用具有较高的实用价值。而有限元法在口腔医学中的应用已有二十几年的历史,以前也未列入第一版的内容。因此有必要在前一版经典内容的基础上,与时俱进重新编排策划该版口腔生物力学专著。

　　为使《口腔生物力学》满足现实中研究生教学需求及代表学科现状,体现口腔研究生教材必须具备的思想性、科学性、先进性、启发性和适应性,在编写大纲形成前,广泛征求全国各主要口腔医学教学单位关于前一版教材的使用意见,并结合国内外口腔生物力学教学现状,力求突破教材特征,突出重点,尽量反映现在口腔生物力学发展的新知识、新技术、新科研成果。在章节安排方面,应用细胞、组织及器官层次的生物力学理论和方法研究口腔医学各学科的生物力学问题,分析口腔功能过程中的各种力学现象与力学过程,进一步揭示生命活动过程的特点和本质,梳理口腔疾病防治中生物力学的理论和方法,新增了口腔细胞生物力学及口腔生物摩擦学两部分的内容,并在生物力学新进展、新技术、新方法在口腔疾病诊断和治疗以及科学研究中的应用等方面都做了全面的阐述。

　　全书分为九章。首先介绍了生物力学及口腔生物力学研究内容、发展状况、研究方法及对医学的贡献。在"口腔生物力学基本概念和定义"一章中着重介绍了口腔生物力学涉及的相关学科的核心理论、概念及结构因子。第三章主要针对口腔细胞生物力学进行了系统的阐述,从细胞及分子水平研究口腔生物力学现象,揭示其本质。在"口腔组织生物力学"一章中着重介绍了口腔软硬组织的结构功能特点,基本生物力学性质。在"口腔天然器官生物力学"一章中,介绍了殆与颞下颌关节生物力学、牙颌面畸形矫治、牙周病矫治及口腔颌面部外科诊治过程中生物力学机制及矫治效果分析。在"口腔人工器官生物力学"一章中着重介绍了口腔固定修复、活动修复及种植义齿的生物力学研究,针对义齿修复的结构力学、支持力学、稳定力学进行系统分析,同时介绍了义齿设计的生物力学原则及功能恢复的力学关系。在"口腔材料生物力学"中简要地介绍了口腔内科、修复及正畸材料的生物力学性能,并在第八、九章中详细阐述了口腔生物力学常用试验方法。

为了让读者更多地了解有关知识并追踪其来源,在本书的每章节后增加了一些主要参考文献。

无疑,由于编写过程中限于编者的因素和客观上存在的困难,书中难免有许多疏漏、粗浅甚至谬误之处,还恳请各院校同道和读者斧正,以便再版时改进。

于海洋

2012 年 1 月于华西坝

目　录

11

第一章

概　论

第一节　生物力学研究的内容

一、生物力学的概念

　　生物力学是一门古老而又年轻的科学,随着各个学科之间的相互交叉渗透,各种新兴交叉科学的不断兴起,生物力学日益充实。近20年来突飞猛进的发展,生物力学已发展形成了从生物个体、器官、组织到细胞乃至分子等从宏观到微观的不同尺度层次,研究生命中应力与运动、变形、流动乃至生长关系的重要学科,对于生命科学、医学科学、材料学以及生物医学工程新兴产业发挥了重要作用,已成为生物医学工程学科、力学学科中发展最快的学科之一。

（一）生物力学的含义

　　力学是研究物质运动规律的科学。生物学是研究生命的科学。生物力学(biomechanics)是研究生物与力学有关的问题,试图从力学的角度了解和解释生命科学。换言之,生物力学就是应用力学的原理和方法去研究医学、生理学和其他生物系统的问题。

　　生物力学作为力学结构和生物材料之间相互联系的科学,可以分为广义和狭义的两个方面。广义的生物力学:研究对象是人、动物、植物以及与之有联系的生物,研究对象比较广泛。狭义的生物力学:主要的研究对象是人体,把人体作为在牛顿的力学定律和生命活动的生物学定律这两套定律下的一个系统来进行研究。涉及体节、体积、结构和质量的特性,不同体节连到一起的关节的能动性;身体对于力的作用、震动和冲击的最大耐受限度和反应以及在不同环境和条件下,如何合理地应用力、力矩、能量和动力,使其发挥最大的效能。研究的材料主要是骨骼、关节、韧带、肌腱、肌肉、皮肤、心、肺、血管、血流、微循环等。狭义的生物力学研究,主要在活体上和尸体上进行,目的在于从理论上和实际应用上为体育、医学、交通和军事方面取得一些力学的数据,为提高这些学科的水平,促进该学科的发展而服务。

　　生物力学与口腔医学的交叉、融合,探究口腔医学领域内面临的共性或特殊性的力学问题和对策,就形成了口腔生物力学(dental biomechanics)。它用生物力学概念、方法和手段研究口腔医学中的有关基础性科学问题、解决口腔医学中的临床实际问题、发展口腔临床技术手段。在口腔医学中修复学、种植学、正畸学及口腔颌面外科等领域均存在着大量的生物力学问题。事实上,口腔生物力学已成为口腔医学的重要基础和应用基础学科之一。本书正是应用细胞、组织和器官层次的生物力学理论和方法研究口腔医学各个学科的生物力学问题,分析口腔功能过程中的各种力学现象与力学过程,进一步揭示生命活动过程的特点和

1

本质,为防治口腔疾病、保健与修复等提供新的理论、方法和设备,对于发挥口腔医学和生物力学学科优势,发展新的优势特色学科方向、推动学科的更大发展具有重要意义。

(二) 生物力学与生物医学工程的关系

生物医学工程(biomedical engineering)是利用自然科学和工程技术来研究人体结构与功能关系的边缘学科。它将人体划分为(成)整体、器官和组织、微观等各个层次,而各个层次的生命过程、病理过程可看作是一个系统状态的变化过程,并将工程学的理论和方法与生物学、医学的理论和方法有机地结合起来,研究这些系统状态变化的规律,在此基础上,应用各种工程技术手段,建立适宜的方法和装置,以最有效的途径,人为地控制这种变化,以达到预定目标。生物医学工程包括了生物力学、生物医学材料、人工脏器、生物医学信息、人体内物质和能量的传递、生物控制和新技术的应用等方面。由此可看出,生物医学工程学的根本任务在于保障人类健康,为疾病的预防、诊断、治疗和康复服务。

生物力学是生物医学工程中基本的,而且是当前很活跃的组成部分之一。生物力学学科对于探索生命科学的奥秘、解决医学学科中的疑难问题,发挥了重要作用,成为整个生物医学工程的先行学科之一,大大地推进了新兴的人工器官(心脏瓣膜、人工关节、人工肺、植入体、医学辅助器具等)、康复工程(假肢等)、生物医学仪器等产业的迅速崛起。

同时,生物力学学科的发展可以推动生物医学工程学、力学学科的发展,为它们开拓新的学科方向、新的学科内容和手段,推动生物医学工程产业的发展,具有重要的科学和社会、经济价值。

二、生物力学研究的内容

生物力学研究人和动物身体各个部分的运动状态,血液、体液和气体流动等的力学以及与之相联系的控制器官的力学功能,内力与外力对于运动或者静止状态的人体和动物的影响,生物材料的力学性能等,生物力学的主要目的也即在于建立生物功能的力学基础。作为生物力学学科,其基础内容为大量的基本研究,其核心部分具体地说就是应用力学的概念、理论、方法了解和确定生物组织和器官的力学性质和作用规律。结合力学和医学、生理学方法,研究生物体的力学特性与功能特性之间的联系,研究生物体的力学表现的生理、病理效应,建立用于诊断、治疗、恢复、矫治、护理等方面的生物力学原理、方法、装置、评价和优化等方面的系统知识。

生物力学涉及的内容是相当丰富的。纵观而论,从亚细胞、细胞、组织、器官到整个生物体的物质构成和运动以及与环境的相互关系;横向而言,从植物到动物,从鱼游、鸟飞到人行,都充满着与力学有关的问题。我们按照力学的习惯分类方法以及考虑到生物力学所具有的特殊性。把它分成以下几个方面。

(一) 生物材料力学

生物材料力学是研究组成生物体的材料所具有的力学特性。生物材料包括生物硬组织(骨、软骨、牙齿、甲壳等)、生物软组织(肌肉、皮肤、血管、生物膜等)以及体液(血液、淋巴液、唾液等)。生物材料是生命的基本组成部分,研究其力学性能就要给出生物材料的本构方程(constitutive equation),即表示出应力和应变的关系,或者应力和应变率的关系。由于生物材料一般并不简单地服从以胡克定律为基础的弹性力学规律,也不简单服从以牛顿黏性定律为基础的流体力学规律,其应力不仅与应变有关,还与流动因素有关。这种研究物质变形和流动的科学为流变学(rheology),与生物有关的流变学称为生物流变学(biorheology)。

生物流变学现在已经发展形成了一门独立的学科分支。

研究生物材料的本构关系是以实验为前提的,进行实验的最大困难在于很难取得活体情况下测量的数据,尤其是在软组织和体液,一旦离开了活体其性能就发生很大变化,而在体测量难度很高,因而目前的各项研究工作常常因缺少活体组织本构方程的资料而受到局限。研究生物材料的另一方面的困难是它们不同于一般的工程材料,而往往具有多相、非均匀、各向异性等特征。此外,生理状态下生物材料的力学性质差异很大,其本身还参与代谢活动,这些都是生物力学所面临的新问题。尽管如此,力学工作者仍在进行不懈的努力,想方设法获取尽可能接近活体的资料,初步建立了一些半经验的本构方程。然而从生物材料微观结构与宏观性质的关系上探索生物材料的本构方程,这方面的研究工作已经开始,至于组织的代谢、消长、再生等运动机制与模型的建立还有待于去探索。

(二)生物固体力学

生物固体力学是从力学的角度来研究各种组织、器官乃至整个系统的形状、结构及其功能之间的关系。例如对骨、天然牙、人工种植牙、关节和骨骼系统等的研究。生物固体力学关系到创伤的治疗和防护、矫形、移植以及人造材料的研制与应用,尤其是关节力学的研究已成为当前生物力学最活跃的分支之一。

(三)生物流体力学

生物流体力学研究各种体液在生物体中的流动规律以及生物体在其他流体介质(如空气、水等)中的运动规律。其内容包括外流与内流,其中内流有血液循环系统、呼吸系统、淋巴系统、泌尿系统等。其中尤以心血管系统的流体力学最为活跃。

(四)运动生物力学

运动生物力学这一分支的出现是与体育运动、宇航事业以及运动仿生技术的发展密切相关的。运动生物力学是研究生物体运动原理的一门学问。例如人体的正常运动是适应于地球引力场的,运用力学的原理分析运动的过程就可以在体育运动中采取合理的训练方法,设计新颖而科学的动作,充分发挥运动员的潜力,不断提高体育运动的水平。对于现代航空与宇航事业,通常是在异常力场下的运动,因此必须对运动员所能承受的超重、失重、冲击、振动的能力进行估计,提供科学的训练计划。通过复杂的力学原理的研究,设计出一套标准动作以及一套合理的安全保护装置。此外,深入细致地研究各种飞禽、走兽、鱼类的运动,还会有许多惊人的发现,加以借鉴研制出灵巧的仿生器械,乃至高级的机器人,帮助人类进行工作、训练和使伤残人得以康复,目前世界上已经形成了康复医学工程。

(五)生物热力学

生物体是一个非常复杂而有序的客体,其结构的形成经历了一个漫长的发展和进化过程。生命就意味着不断地新陈代谢。生物体被认为是一个非平衡态的热力学开放系统。生物体内部以及生物体与周围环境之间不停地进行着物质和能量的交换。生物热力学就是试图应用热力学的观点来阐述生命现象,研究生命是如何通过物质的运输和能量补充与消耗而得以维持的。这必然涉及有关生理、病理、生化方面的许多复杂现象和有关知识,它触及生命的本质问题,因而也为越来越多的学者所关注。

三、口腔生物力学的研究内容

口腔生物力学研究的是口腔颌面部组织和器官的生物力学性质及作用规律。口腔各个学科中的基础和临床实践中存在不可胜数的生物力学问题。按照细胞、组织及器官层次的生物力学理论和方法,口腔生物力学的研究内容可分为以下几个方面。

(一) 口腔医学中的细胞力学研究

目前,细胞力学已成为生物力学基础研究的最活跃领域之一。研究口腔医学中力学环境下口腔特有细胞的形态变化、生长影响、细胞各向分化及力学效应,为口腔疾病的发生、发展机制的研究奠定了基础,同时也为口腔疾病的预防、治疗提供了理论参考。

(二) 口腔组织生物力学

口腔组织生物力学主要是关注牙齿组织结构的生物力学性质,支持骨组织的力学性质,牙齿在咀嚼过程中产生的力的性质与力的传递与分布,健康牙、缺损的牙或松动牙受力后的应力分布特点等,为系统全面地认识口颌系统特有的结构和功能特性奠定了基础。

(三) 口腔器官生物力学

口颌系统的各种运动中的肌肉、颞下颌关节的协调运动的力学性能以及牙齿缺失后的人工牙的设计,各种颌骨和牙齿缺损、缺失修复体和牙颌畸形矫治器的设计,为口腔牙齿的缺失、颌骨的缺损以及牙颌面畸形预防、治疗修复提供生物力学方面的设计与指导。

(四) 口腔材料生物力学

随着科学技术的飞速发展,现今在口腔内应用的材料包括各种类型光固化复合树脂、牙釉质粘结剂、牙本质粘结剂、烤瓷材料、聚羧酸锌粘固剂、玻璃离子粘固剂、各种类型种植体、室温加成型硅橡胶印模材料等。口腔材料生物力学主要对口腔材料进行生物力学特性评测,为预防和治疗口腔疾病提供了理想的材料,同时也为发展新的材料提供了生物力学的优化设计。

第二节　生物力学研究的方法

生物力学作为一门新兴的边缘学科,近年来已有了很大的发展。但这一学科的深入研究仍存在多方面的困难。例如,由于医学伦理等难题,难以得到理想的活组织的实验资料;生物体的个体差异性很大,难以建立可靠的本构方程关系,没有本构关系,力学问题便难以着手分析。

生物力学研究的主要手段是测试和实验。生物力学的力学基础是牛顿力学和介质连续力学。这就是:由各种形式的实验获得的物理现象建立合理的简洁的力学模型,对所建的模型进行理论分析,得出各种运动平衡的规律,再回到实践(或实验)中去检验,经过多次修改力学模型,以期得到满意的结果。

由于生物组织器官乃至生物整体系统运动的复杂性,难以用一种统一的方法进行研究。对人体组织(如骨、软骨、皮肤、血管、肌肉等)的生命力学研究,可进行离体或体内研究,但是体内实验具有较大的困难和伦理问题,一般来说,现在进行的大都是离体研究;此时就需要采取各种有效的方法,尽量使其最大限度地保持在生理环境之中,以便测定其应力-应变关系,从而构建合理的本构关系。研究人体器官(如耳、眼、肺、心脏、颅脑等)时,人们需要了解的是它们的工作原理、功能水平、耐受性特征以及各种病变发生的有关力学的因素和防御办法。研究这类问题,首先仍要确定构成该器官的组织力学特性,构建本构关系模型,进而根据该器官的工作原理,给出该系统的力学模型,例如颅脑系统可以简化成一个有弹簧支撑的球体。此后,再根据力学原理和有意义的边界条件,求解边值问题。最后可用临床观测、生理实验来检验以上理论分析结果。若有不妥,则应进一步修改。

对于人体运动系统来说,如整体运动、关节运动、脊柱、颈椎系统的研究情况则与上述情况类似。对于循环动力学而言,必须从分子、膜、细胞水平到单微管、分支点、微血管网络、大动脉水平系统地了解循环系统的各部分,进而确定尽可能逼真的简化力学模型,进行实验与理论的分析,建立正常循环功能的生物力学,在此基础上可进一步阐明各种循环系统疾病的病理学、生理学的机制,为疾病的诊断、治疗、预防提供理论基础。

总之,生物力学研究的方法主要是:

1. 了解研究对象的几何特点。在研究生物力学时,必须首先了解生物的形态、器官的解剖、组织的结构和微结构。

2. 用材料力学的宏观和微观的方法,确定研究对象的力学特性,确定本构关系。本构关系是指物性的表现形式,描写物质的性质。本构关系用数字表示出来,就是本构方程,也就是描述生物物理性质应力——应变关系的方程。在生物力学中有三种本构方程:

(1)描述正常生理状态下应力-应变关系的本构方程。

(2)描述组织中水及其他物质输运规律的本构方程。

(3)描述应力-应变状态长时间变化下,与之相应的组织生长或吸收规律的本构方程。

3. 根据物理学中的基本原则(质量守恒、动量守恒、能量守恒和 Maxwell 方程等)和生物组织的本构方程,导出描述研究对象的微分方程或积分方程。

4. 根据器官的工作环境,得到有意义的边界条件。

5. 运用解析方法或数值计算方法求解边值问题。

6. 进行生理实验,以验证上述边界值的合理性和可靠性。必要时对原模型加以修正乃至重新建立方程或边界条件进行求解,以期使理论与实验相一致。

7. 探讨理论与实验结果在实际中的应用。

综上所述,不难看出,生物力学的研究方法也是要经过反复实践—理论—再实践的过程才能得到较为符合客观的结论,即对所研究的问题给予令人满意的定性和定量的说明。对生物学家、医师而言,需要努力接受和习惯于简化问题,建立模型和确定定量的观念;而对力学工作者来说,则需要对生物体的复杂性有足够的认识,对研究工作要有极大的耐心和精益求精的精神,不可满足于数学上的完美而忽视了实验(包括离体的和体内的)验证的必要性。只有力学工作者与生物学家、医学家大力合作后,当器官的性质或某些边界条件发生变化时,人们才可预计其机能的变化,从而有助于疾病的诊断、治疗和预防。

口腔生物力学是应用力学的原理方法和工程技术研究口腔颌面部生理、病理及矫治修复变化运动规律的学科。口腔生物力学的研究方法与一般生物力学相似,但因口颌系统的解剖结构、器官功能的独特性,其研究方法也存在一定的差异。口腔生物力学研究的方法主要分为实验应力分析法和理论应力分析法。实验应力分析法是利用物理模型或实物对构件进行应力分析的一种方法,主要有基础理论和工程技术相结合,可以对构件进行应力、应变和位移的分析,并且是复合材料力学等基础理论研究的必要手段。理论应力分析法是指用材料力学和弹性理论求得应力分布的理论解答。理论分析涉及基本物理学法则的运用和一些基本公式,如应力-应变关系等。在本书第八、九章中将对口腔生物力学研究方法进行详细的阐述。

第三节　生物力学的发展概况

一、生物力学产生及发展状况

生物力学虽然是一门新近产生的科学,但就其孕育和萌芽来说已有长期的历史。根据芬兰的科学家柯米的意见,认为生物力学是从运动力学发展起来的,因此其开始孕育的时间可以追溯到洞穴壁画时代。

1936年意大利的力学家、动力学理论的奠基人伽利略首先提出骨的形式的力学意义,但当时关于骨的强度和物理特性的问题一直没有进行研究。芮巴克(Roebuck JA)等人认为这一问题的研究到19世纪末期的布鲁尼(Braune W)和20世纪初期的费休(Fischer O)才算开始。因为这时作为身体结构的一个专门学科人体运动学(kinetics)和运动学(kinematics)已经发展起来,到了20世纪的40年代左右把mechanics of the body代之以biomechanics,生物力学这个学术名词才开始被提出来,但它还没有作为一门正式学科产生出来。

生物力学可以说是从1967年才在国际上以专业学科的姿态出现。当时,在瓦特魏勒(Wartenweiler J)教授的主持下,于瑞士举行了第一次国际生物力学研究班会议。1968年美国正式出版了生物力学杂志,1969年在荷兰举行了第二次生物力学国际研究班会议,1970年美国在加州大学举行一次非正式的国际性生物力学讨论会。1971年在意大利的罗马举行第三次生物力学国际研究班会议。1973年在美国的宾州大学举行第四次生物力学国际研究班会议,在这次会议上正式成立了生物力学国际协会,此次生物力学在国际科学领域里开辟了它自己的园地,产生了它自己的国际组织。1975年在芬兰的基瓦斯凯拉大学举行第五次生物力学会议。从此不再称为生物力学研究班会议,而正式命名为国际生物力学专业会议,成立了新的国际生物力学协会。这次会议从规模和内容来说,都是国际生物力学会议最大的一次,对生物力学的发展起了极大的推进作用,在全世界掀起了生物力学研究的巨浪,推动着医学、体育、交通事业和航空科学的飞速发展。

近几年,国际几次生物力学年会及美英生物力学学术会议上,论文主要集中于固体、流体及蠕变生物力学,美国著名生物力学专家冯之桢指出,今后10年在固体生物力学的主要发展是:脊柱生物力学、骨折愈合与应力的关系、康复器械装置与力学的关系、软骨组织摩擦生物力学模型的建立、骨骼整体受载的力学试验、测试及数学、力学模型的建立。特别强调在临床骨科生物力学将有一个较大的发展和普及。在流体生物力学领域,主要的发展趋势在于血液对人体各部位影响的力学分析、脑血管疾病的生物力学机制分析、脑血管血液流动力学、动脉硬化的生物学机制和尿道动力学。而在蠕变生物力学方面,由于本身的复杂性,很难建立起用于力学分析的数学模型,将不会有较大的突破。在其他学科和生物力学的结合中有着较大的发展,如人体骨骼断裂力学、内外骨折固定器与生物力学、力学传感器在人体中的应用。声学与力学的关系,尤其是生物力学对人造生物材料的研究将会有一个较大的突破。

我国生物力学的开展是从20世纪80年代才开始的,但发展速度很快。1978年全国力学规划会议将生物力学作为力学的一个分支列入规划中。1979年11月在重庆召开全国高等学校生物力学座谈会;1980年11月在北京召开第一届生物医学工程会议,生物力学引起了与会者的重视;1981年在上海举行全国第一届生物力学会议,研究工作的广度和深度均有显著提高。1983 年在武汉召开了国际生物力学会议,通过交流对我国生物力学的发展起到了很大的促进作用。目前几乎所有的省、市及许多医学高等院校都相继开展了生物力学的研究,近年来许多大医院也相继从临床的角度研究生物力学,由于生物力学在某些方面可以解释医学领域难以解决的理论问题,愈来愈得到普及及广泛深入的研究。

二、口腔生物力学发展状况

口腔生物力学研究的内容非常的丰富而广泛,为了更系统、全面地说明其发展状况,主要分为国外口腔生物力学发展和国内口腔生物力学发展进行介绍。

(一)国外口腔生物力学的发展状况

1. 牙颌关节组织结构力学性质研究情况 国外对口腔生物力学研究起步较早,20 世纪 50 年代初就开始着手于牙颌关节组织结构力学的研究。通过电测法、弯曲试验等测定了牙釉质、牙本质、下颌骨皮质骨等基本组织结构的弹性模量、泊松比及比例极限等基本力学性质,为构建本构关系奠定了基础。随着理论应力分析法学的发展,有限元分析方法逐渐应用于对牙颌关节组织结构在不同载荷、功能状态下的应力分布的研究。20 世纪 80 年代以来,普遍应用二维及三维有限元进行研究,逐步由定性分析进入了定量分析。随着现代生物力学新的研究手段和方法出现,采用了各种微观技术和显微成像技术对牙颌关节组织固有的力学特性以及各组织微结构构建进行研究。

2. 口腔修复生物力学研究情况 20 世纪 50 年代以来,较多采用实验应力分析方法对各种修复体及支持组织受力后的应力分布状况进行研究。采用光弹性方法对牙、嵌体、全冠修复体、固定桥进行应力分布的研究,对固定义齿的临床设计和制作提供了建设性的指导意义。而可摘局部义齿的生物力学研究,主要采用光弹实验、电测法、激光全息法及有限元法,对各种可摘局部义齿设计做应力分析,对基牙的应力分布,缺牙区牙槽嵴受力情况及各种不同类型的卡环对基牙受力影响进行检测与评价,从而为可摘局部义齿的设计提供参考。而关于全口无牙颌总义齿修复,多采用光弹法及三维有限元侧重研究支持骨组织受力与骨吸收的关系及基托纵裂原因分析。

3. 牙颌畸形矫治的力学研究情况 对于牙颌畸形矫治的生物力学主要采用了口腔正畸生物力学实验模型、激光全息干涉计量、散斑干涉计量、光弹实验分析、有限元计算分析等生物力学研究方法,研究的主要内容在于牙颌面结构在外力作用下早期组织学改变的研究,牙颌面结构的阻力中心问题,矫治力在牙颌面结构中的传递及分布规律,矫治器原理的研究及矫治力与牙齿位移测量的研究等。

以上是生物力学在口腔几个重要学科中的发展状况。显而易见,口腔生物力学推动了口腔基础医学和口腔临床医学的发展,更重要的是它还推动了整个口腔医学的进步。意大利学者 Natali 于 2003 年出版了专著《Dental Biomechanics》,详尽地阐述了骨、牙周膜等牙颌关节组织的基本力学性质,同时对口腔材料的生物力学性能以及新的生物力学研究方法和手段进行了系统的归纳和总结。

(二)我国口腔生物力学的发展概况

我国对口腔生物力学的研究起步较晚,但是发展较为迅速。

1. 牙颌关节组织结构力学性质研究情况 我国研究口腔生物力学初始阶段所采用的基本数据,大多引用国外文献,因而无法验证其可靠性和真实性。直到 20 世纪 80 年代中期,我国才有人开始着手研究牙颌关节组织的力学性能,测试中国人牙齿、牙槽骨、牙周膜等基本性能参数。周书敏(1983)首次发表了"弹性力学在口腔医学中的应用"论证了牙齿受力后内应力分布状况。随后又提出了牙齿瞬时转动中心位置及其临床意义以及牙周夹板的生物力学原理,都是运用弹性力学理论计算研究和揭示牙齿的应力分布状况。冯丹等(1987)用激光散斑照相法测得中国人新鲜牙本质及其支持组织的弹性模量;徐军等(1989)用电测法测定了上前牙牙本质纵向拉伸和压缩弹性模量;陈新民、赵云凤(1989)用弯曲试验测试下颌新鲜骨,其弹性模量为12.29GPa。叶德临等(1990)测定了中国人牙釉质拉伸弹性模量为$2.3717×10^4$MPa,泊松比为0.246。周书敏等(1987)应用三维光弹性实验分析了牙周支持组织的应力分布,并用三维有限元分析了牙根尖区及牙周膜受力后的应力状态。这些工作为我国深入研究口腔生物力学提供了符合我国实际的基本数据,使研究工作建立在更加可靠的基础上。

近年来,随着纳米压痕等新技术的发展和应用,在微观和介观尺度下牙颌关节组织的力学性能分布被广泛研究。葛俊(2005)使用结合原子力显微镜的纳米压痕仪,在纳米尺度上精确测量釉质的釉柱、釉柱间质和釉质鞘区域的纳米硬度和弹性模量分布。黄毅(2009)同样采用了纳米压痕仪系统全面地研究单个釉质微区内的纳米力学性能分布,并绘制了相应的分布图。牙齿的主要功能是咀嚼,因而牙齿的摩擦学性能研究也越来越受到研究者的重视。黎红证实了唾液对牙齿的摩擦磨损有很好的润滑作用,郑靖(2004)采用可控气氛卧式往复滑动摩擦磨损试验机系统研究牙齿的摩擦磨损行为,包括了牙釉质、牙本质及釉牙本质界不同区域的摩擦磨损行为,天然牙摩擦学特性的增龄性变化,病理性牙齿的摩擦磨损行为及树脂牙的摩擦磨损行为。于海洋(2009)选用纳米划痕的方法评价早期釉质龋再矿化处理后的耐磨损性能,从而对临床表面处理提出摩擦学方面的指导。

2. 口腔修复生物力学研究情况　口腔修复生物力学主要研究各种修复体及支持组织受力后的应力分布状况,同时应用生物力学分析、测试结果对修复体进行优化设计。朱希涛等(1983)应用激光全息光弹性应力分析法,对双端固定桥基牙及其支持组织的应力分布进行了研究,做出了定量分析,这一成果具有国际水平。魏治统等(1984)用平面光弹法对下颌磨牙缺失后的双端固定桥和单端固定桥进行了实验研究。随着电子计算机的快速发展,有限元法逐步应用于口腔修复组织的应力分析中。冯丹等(1986)对下前牙固定桥及其支持组织也进行了三维光弹性应力分析。唐亮、赵云凤(1991)用三维有限元法分析固定桥基牙牙周膜及桥体黏膜和牙槽骨的应力;朱智敏(1992)也采用三维有限元法对单端固定桥做应力分析,为有争议的单端固定桥设计适应证提供了科学依据。近年来,随着修复工艺及材料技术的发展、全瓷修复材料、纤维桩修复技术等新的临床修复技术与日俱增,逐步地应用于临床。生物力学实验方法对这些新技术、新材料的应用基础研究也正处于研究的热点,这些研究对推进口腔修复生物力学发展起到了积极的作用。

对于活动义齿的生物力学研究主要集中在义齿与支持组织的力学性能、应力分布情况以及义齿折断的力学原因分析。随着牙种植体的大量运用,早期和远期失败不可避免,很多学者多采用二维和三维有限元的方法将研究集中在颌骨骨质、种植体形态、材料等的力学性能上。于海洋(2005)采用微动摩擦学研究手段系统研究了种植体-骨界面皮质骨的损伤机制,同时提出了骨整合界面抗微动损伤方案。

3. 牙颌畸形矫治的力学情况研究　对于牙颌畸形矫正的力学研究,以往多采用光弹性应力分析法及有限元对各种矫治弓丝、牙移动的原理、牙移动形式、应力分布进行研究比较。研究多集中于正常牙颌组织受到正畸作用力时,牙周应力分布特点的研究及牙在不同作用力系统作用下,移动方式的改变和牙周应力分布的特点。1983年,三维有限元法被首次用于分析不同正畸力作用下,牙周组织初始反应阶段的应力分布。此后,三维有限元法不断地被应用和分析正畸矫治过程中的生物力学现象和解决矫治临床实践过程中的力学问题。这些研究结果对于正畸临床工作提供了参考和借鉴。但是随着牙周疾病导致牙槽骨丧失而前来就诊的成年人的数量不断增多,对成人正畸患者诊断和治疗原则的研究也迅速发展。目前口腔正畸生物力学的主要研究领域包括了口腔正畸中的细胞层次的生物力学机制研究、口腔正畸临床新技术的生物力学基础及应用性研究。

多次全国性实验力学会议、生物医学工程学术会议、固体生物力学学术交流会等活动,促进了跨学科的科技界的合作。一些具有高、精、尖实验手段的科研单位及研究人员进一步涉足口腔生物力学领域,纷纷与各口腔医学院校、科研部门、医疗单位建立协作关系,同时培养了一大批生物力学人才。随着学科的发展,生物力学新技术不断出现,如生物力学试验机的应用解决了过去用材料试验机代替生物力学试验中测试不准确、精度不高的问题;CT扫描图像处理技术、逆向技术与有限元方法有机结合,是近年来使用较多的有限元建模方法,其模型的重现形态好、结构的相似性好,适应生物组织结构复杂性的要求,在口腔生物力学领域有了较大的应用。

总之,在全国研究人员共同努力下,在国家自然科学基金会等各种基金和各有关学术团体的支持下,我国口腔生物力学研究有着飞速的进展。1996年赵云凤教授主编的《口腔生物力学》及2010年陈新民、赵云凤教授主编的《口腔生物力学》专著出版,作为口腔专业教材及口腔医师的参考书,使口腔各科医师逐渐建立了用力学观点对患者进行诊治及修复设计,提高了基础理论水平和医疗水平。目前,全国各高等口腔医学院校基本上都开展了这方面的工作,大多建立了生物力学实验室、生物医学工程中心实验室等,医学界和力学界的横向联合研究范围逐步扩大,不断提出新课题,推出新成果。

第四节　生物力学对医学的贡献

著名力学专家谈镐生提出:基础研究是认识自然的,应用研究是改造自然的。科学是认识自然的,工程是改造自然的。生物力学既是基础又是应用,既是科学又是工程。生物力学的研究是认识自然,从而改造自然,是提高和深入对生物体生命系统的基本认识,具体地说就是对生物体生理、病理现象和规律的认识,从而设法进行确切、有效的诊断、治疗和预防,并可进一步改造已认识和了解的自然现象和规律,达到维持自然生理状态、诊治疾病、预防疾病、延年益寿的目的。

生物力学学科对于探索生命科学的奥秘、解决医学学科中的疑难问题,发挥了重要的作用,如今已成为重要新兴产业的人工器官(心脏瓣膜、人工关节、人工肺、植入体、医学辅助器具等)、康复工程、生物医学仪器等产业的迅速崛起无不与生物力学学科的贡献息息相关。事实上,生物力学学科是整个生物医学工程的先行学科之一,它对生物医学工程学科和产业的发展起到了重要的推动作用。经过多年的努力研究和探索,生物力学和口腔生物力学在口腔医学及其他医学方面已做出了巨大的贡献,这也是对人类保健事业的巨大贡献。

一、生物力学对医学的贡献

生物力学对医学保健的贡献,主要是指生物力学对生命系统中基础性科学问题的研究取得的成就以及对全身疾病诊断、治疗和预防进行的研究和取得的成果。

（一）细胞生物力学

生物力学的研究已深入到细胞与分子水平，对细胞力学的研究主要在于了解细胞的力学特性，诸如黏附性，变形特征，生长、繁殖与力学、电磁场的关系。对生物大分子的力学问题的研究已悄然兴起。细胞及分子水平的生物力学研究有助于揭示生物力学现象发生的机制，从而为其深入研究奠定基础。

（二）骨骼生物力学

骨骼力学问题中的静态与动态本构理论的研究以及生长与力的关系是解决骨损伤与骨重建分析的关键。此外还有，韧带、肌腱的作用对骨折愈合的影响，关节运动与损伤的机制，为临床工作提供指导。

（三）软组织力学

生物软组织包括皮肤、血管、肌肉、肌腱、韧带及相应器官等。软组织力学是生物力学的一个分支，它研究软组织的应力和应变的关系、生长与应力的关系、肌肉的收缩特性及软组织力学特性的变化与疾病的关系等。对这些问题的研究，有助于加深对生理、病理过程的认识，为临床医学提供力学依据。

（四）器官生物力学

器官力学中的肺本质模型和肺功能异常的研究、人工心脏、血管及人工瓣膜性能的改进等与人类健康与寿命密切相关。对眼、耳等人体重要器官的研究将有助于临床矫形外科及仿生学等方面的应用。同时，随着科学技术的飞速发展，人工器官的发展已有了长足的进步，并有着广阔的应用前景。

（五）血液流变学

血液流变学是在宏观、微观水平上，研究血液的细胞成分和血浆的变形与流动特性以及血液与微小血管组织相互作用的宏观效应。此外，还研究血液成分和血管系统与引入的外物，如药物、血浆扩容剂、人造装置（如人工心瓣、人造血管等）之间的相互作用。血液流变学为临床医学带来了新的概念和新的信息，开辟了新的治疗途径，随着科技进步以及新方法、新仪器的出现，血液流变学的研究不仅在理论上，而且临床应用范围上都会得到更加广阔、深入的发展。

（六）循环系统动力学

循环动力学的生物力学的研究对象是分子、细胞膜、细胞、单一微血管、微血管网络、大动脉、器官和系统。进一步了解循环系统的力学性能，有助于诊断和治疗疾病，同时可以优化脏器的体内外设计，并可了解动脉粥样硬化中的力学参数的变化规律，确定病症模式。在分子基础上研究红细胞及膜的力学性质，阐明红细胞的聚集机制。定性、定量分析描述淋巴液的流动，血液与组织之间的交换以及婴儿到成人的生长过程中循环系统的发育力学及老化过程。

近年来，由于生物力学和仪器技术的发展，对微血管血流动力学进行测量已成为可能，例如微血管直径、管内压力等，由此人们可以计算各种各样的生物力学量。对微循环现象的发现和认识有助于心血管系统疾病的诊断、治疗和预防，无疑是生物力学对人类保健的一大贡献。

（七）呼吸力学

生物力学在呼吸系统方面的研究也比较多，如气体在气道中的流动、肺中水和溶质的流动、肺中血液的流动、组织的力学性质、人工呼吸、肺音及通气/血液的不平衡等。从而使人们了解呼吸的力学机制,使肺部疾病,如呼吸困难、气喘病、肺动脉高压、肺水肿等通过治疗得到改善。

(八) 运动生物力学

运动生物力学为运动员寻求最佳运动技术方案提供依据,也为早期选拔各专项运动员提供必要的生物力学参数。研究各项动作技术确立、动作技术原理、建立动作技术模式来指导教学和训练。同时结合运动员个人的身体形态、机能和运动素质等特点,研究适合个人的最佳动作技术方案和进行动作技术诊断。此外,运动生物力学也在探索预防运动创伤和康复手段的力学依据,同时为设计和改进运动器械提供依据。

(九) 创伤生物力学

人类在日常的活动中,难免会受到各种各样的损伤,造成永久性伤残甚至是寿命的缩减,给生活带来不便,因此创伤力学的研究成果将有助于人类设计必要的安全系统,以减轻创伤发生的可能性以及创伤的程度。

二、口腔生物力学对口腔医学的贡献

生物力学和口腔医学交叉融合形成了口腔生物力学,在近二十多年的快速发展中,口腔生物力学为口腔保健、口腔疾病防治提供新的方法理论和技术,极大地发挥了口腔医学和生物力学学科优势,形成了新的特色学科发展方向,其研究成果具有重要的社会、经济价值。

(一) 生物力学促进了口腔医学科研的发展

临床医学的发展离不开医学研究尤其是基础研究的支持。口腔生物力学用生物力学的概念、方法和手段研究口腔医学中的有关基础性科学问题,促进了口腔医学科研的发展,同时也极大地丰富了力学原理。基于口颌系统结构及功能的特殊性,口腔生物力学建立了许多特殊的实验及理论数学模型,为解决口腔医学中的临床实际问题、发展口腔临床技术手段奠定了实验和理论基础。

(二) 生物力学推动口腔生物材料和器械的诞生

生物力学对于生物材料的研究和临床应用具有重要的作用。生物材料在临床应用中,往往面临复杂的应用环境,其内部及周围组织内的应力分布较大地影响生物材料功能的正常发挥、疲劳、失效,应力分析及优化是口腔生物材料优化设计的关键之一。另外则是生物力学检测,力求材料和器械具有足够的强度、刚度和稳定性。临床上常用的金属材料、树脂材料、陶瓷材料、粘结材料、种植体及内固定钛板等作为口腔材料必须经过严格的力学测试后才能广泛应用于临床。随着现代科技的进步,生物力学无疑在促使新的口腔生物材料和器械的诞生起到积极的催化作用。

(三) 口腔生物力学的发展提高了口腔临床医疗质量和水平

口腔生物力学运用生物力学技术,可形成诊治全过程中形态、功能和应力变化的动态监控、反馈及判别系统,使口腔诊治过程数字化、系统化、个体化及动态化,达到疗程缩短、疗效稳定、形态与功能最佳统一的诊治目标。在口腔医学中正畸学、修复学、种植学及口腔颌面外科学等领域均存在着大量的生物力学问题,事实上,生物力学的研究成果极大地提高了临床医疗质量和医疗水平。

了解牙齿的基本力学性质如弹性模量、泊松比、极限强度等可指导临床上选用合适的充填修复材料。颞下颌关节担负着咀嚼、吞咽、语音、表情等功能。通过各种杠杆模型、数学分析模型和有限元分析模型等研究颞下颌关节,为临床上颞下颌关节紊乱病的预防、诊断和治疗提供了重要的理论依据。从宏观到微观对颌骨组织结构的力学性质研究,结果揭示了形态与功能,结构和力学性质的密切关系,使得不管在骨折的愈合过程中还是在种植修复的过程中,都得充分考虑颌骨的力学性能的影响。

口腔正畸生物力学的研究可为研发新型正畸矫治器,或改进正畸矫治器的设计指明方向;同时还能提供面向患者的个体化正畸力系统的优化设计,预测正畸矫治效果。另外,正畸治疗不但是正颌外科必不可少的治疗手段之一,还可应用于牙周病治疗。牙周病时的正畸治疗不仅能够排齐牙列改善美观,还可恢复倾斜移位患牙的正常生理位置及邻接关系,改善咬合,恢复正常的牙列牙弓位置,消除创伤殆并分散殆力,减小侧向力,减轻牙周支持组织负担,有利于牙周组织愈合。

口腔修复生物力学对口腔各种修复体及支持组织进行生物力学研究,分析各种修复体在不同载荷、不同加载部位,修复体及支持组织的应力分布状况,为嵌体、桩冠修复、瓷贴面、固定桥、精密附着体、可摘局部义齿、全口义齿、颌面部赝附体的设计及基牙的选择,提供理论依据;通过对天然牙和修复材料的摩擦磨损研究,找到摩擦设计原则,使得设计制作出的修复体不仅能够保护口腔硬软组织的健康,还可正常行使咀嚼功能,延长修复体的使用年限。

在口腔种植领域,口腔种植体构型设计、骨整合、口腔种植体材料的力学特性评测等与生物力学关系密切。各种构件间的微动损伤(磨损、腐蚀及疲劳)等可导致螺丝松动失效。长期生物力学研究发现,种植体失效的原因除应考虑材料的生物相容性外,临床上选用力学性能相当的种植材料才能提高种植成功率。同时种植义齿上部修复中也会出现各种力学问题,可指导在修复时选用适合的调磨咬合方法,减小负荷,使用合理的上部修复材料,尽量避免出现各种如种植体基台中心固定螺杆松动折断等并发症。

口腔颌面部创伤,无论是解剖特点,外力的大小、性质,发生骨折的部位和特点等也都无不包含着生物力学法则。如果不是从生物力学原理角度来认识牙拔除术中经典的牙挺使用方法,现在拔除一颗牙就不会这么简单。同时在生物力学原理指导下诞生的坚强内固定原则,各型内固定夹板的问世则大大提高了颌面骨骨折的处理质量,并为正颌外科的发展提供了坚实的保证和基础。关于愈合和力学的研究,提出了对颌骨骨折愈合的理念从强调制动颌间结扎到适当的运动刺激。

牙体缺损时用银汞充填窝洞,而此时窝洞洞型预备则需要强调固位型和抗力型的生物力学原理,在此基础上才可保证避免充填物脱落和(或)牙折。随着科学技术的快速发展,高粘结强度的新型粘接材料在充填牙体窝洞或缺损时已不一定拘泥于以前提出的固位型、抗力型等要求而能保存更多的牙体组织;在此基础上,丰富发展了现今流行的"微创治疗"概念。

在牙周病科中与生物力学有关的典型疾病是咬合创伤,它的病理主要是一个慢性创伤和受力应力不均衡的过程;最终结果则致创伤性牙周炎,而基于生物力学原理的"调殆"是牙周病科治疗创伤性牙周病的重要治疗方法。

口腔生物力学是力学和生理学,口腔医学等学科之间相互渗透的交叉学科,它用经典的力学知识来解释口颌系统生命过程中的力学现象,用力学的方法定量地分析研究该系统的功能与形态结构的关系。我国口腔生物力学学科无论在基础、应用及两者结合的研究方面,还是在高层次人才培养方面,都将会有快速的发展。未来口腔生物力学发展前景是无限的,对口腔医学的贡献也是巨大的,随着口腔生物力学对口颌系统的生物力学规律阐述进一步的加深,不仅将改变人类对口颌系统疾病的认识,还将提高口腔医师对口腔疾病预防、诊断、治疗、控制和康复的水平,为人类保健事业的发展做出巨大的贡献。

于海洋

参 考 文 献

1. 陈新民,赵云凤. 口腔生物力学. 北京:科学出版社,2010.
2. 樊瑜波. 生物力学:一门活跃的交叉学科. 医用生物力学,2003,18(4):193-194.
3. 樊瑜波. 口腔生物力学. 医用生物力学,2007,22(2):119-120.
4. 冯元桢. 生物力学. 北京:科学出版社,1983.
5. 邱蔚六. 生物力学原理无所不在——浅论生物力学与口腔医学的关系. 医用生物力学,2007,22(2):115-118.
6. 周书敏. 我国口腔生物力学研究进展及展望. 力学进展,1993,23(4):547-559.
7. 赵云凤. 口腔生物力学. 北京:北京医科大学中国协和医科大学联合出版社,1996.
8. Natali AN. Dental Biomechanics. New York:Taylor Inc,2003.

第二章

口腔生物力学的基本概念和定义

第一节 刚体静力学基本概念及公理

一、力 的 概 念

(一) 力

力(force)是指任何使物体保持或改变位置或使物体变形的作用,也可以说是一个物体对另一个物体的作用。力和物体两者不可分割,离开了物体,力就无从谈起。施力物体发力,受力物体受力,没有脱离物体而凭空存在的力。

(二) 力的效应

力是物体之间的相互机械作用,其作用效果是使物体的运动状态和(或)形状发生改变。力使物体运动状态发生变化的效应称为力的外效应,使物体产生变形的效应称为力的内效应。一般来说,这两种效应是同时存在的。在研究中,为了使问题简化,通常是将运动效应和变形效应分开来研究,静力学研究的运动效应,材料力学研究力的变形效应。

力对物体的效应取决于3个要素:①力的大小;②力的方向;③力的作用点。三者缺一不可。力的作用点就是力对物体作用的位置。一般而言,它并不是一个点,往往是物体的某一部分的体积或面积。在很多情况下,可以把这些分布在体积或面积上的分布力简化为作用于某一点上的集中力。例如重力分布在物体的整个体积上,而当研究力的外效应,就可把重力简化为集中力作用在物体的重心上;又如咀嚼肌的下端附着在下颌骨的下颌角这一区域,在计算该肌力时,就可以作为一集中力来处理。在口腔生物力学中,力的运动效应和变形效应都具有重要的理论意义和实际意义。

二、刚 体 的 概 念

(一) 质点

质点是具有一定质量而几何外形和尺寸大小可以忽略不计的物体,也就是说,可将物体作为只有质量但没有大小的点。例如,研究人造地球卫星的轨道时,卫星的形状和大小对研究的问题无关紧要,可将卫星看做一个质点。

(二) 质点系

质点系是由几个或无限个相互有联系的质点所组成的系统。例如,太阳系就是一个质点系。质点系的概念十分广泛,对于无限个质点组成的系统可以是有形状和大小的物体,例如刚体和固体,也可以是有一定体积而无一定形状的流体,例如液体和气体。

（三）刚体

实践表明,任何物体受力后都会产生变形,但在通常情况下绝大多数零件和构件的变形是很微小的,不影响所研究问题的实质,可以忽略不计,将其视为刚体。所谓刚体,是指受力时永远不变形的物体。刚体是对实际物体经过科学的抽象得到的一种理想模型,这种抽象化使问题的研究得以简化,可按原尺寸进行计算。对于一个具体的物体是否视为刚体,主要取决于所研究问题的性质。同一物体在静力学中被视为刚体,而在材料力学中,为研究受力和变形之间的关系,却被视为变形体。

三、静力学公理

所谓公理,就是符合客观现实、符合事物发展的普遍规律。静力学公理是人类从反复实践中总结出来的,它的正确性已被人们所公认。静力学的全部理论,都是以静力学公理为依据导出的,所以,它是静力学的基础。

（一）公理一　二力平衡公理

作用于刚体上的两个力平衡的充分必要条件是:这两个力大小相等,方向相反,并作用于同一直线上(图 2-1)。

这个公理揭示了作用于物体上最简单的力系平衡时所必须满足的条件。对刚体来说,这个条件是充分必要的,但是对于变形体,这个条件是不充分的。如图 2-2 所示,软绳受两个等值反向的拉力可以平衡,当受两个等值反向的压力时,就不能平衡了。

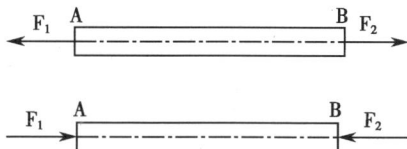

图 2-1　二力平衡原理示意图　　　　**图 2-2　二力平衡原理示意图**

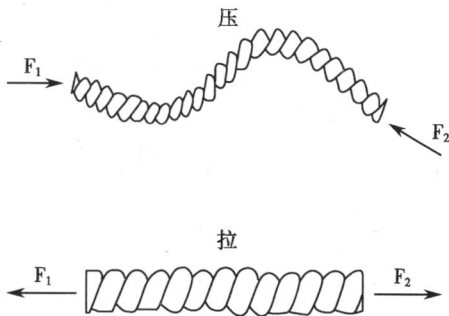

（二）公理二　加减平衡力系公理

在作用于刚体上的任何一个力系上,加上或减去任一平衡力系,并不改变原力系对刚体的作用效应。

这是显而易见的,因为平衡力系对于刚体的平衡或运动状态没有影响。这个公理被用来简化某一已知力系。

【推论】　力的可传性原理　作用于刚体上的力,可以沿其作用线移至刚体内任意一点,而不改变该力对刚体的外效应。这个原理也是我们所熟知的。例如,人们在车后 A 点推车的效果与在车前 B 点拉车的效果是一样的(图 2-3)。

力的可传性仅适用于讨论力的外效应,而在讨论力的内效应时则不适用。因为力移动后,物体的内力与变形和移动前是根本不同的。例如,图 2-4 所示的变形杆 AB,受到等值共线反向的拉力(F_1、F_2)作用,杆被拉长。若将力沿各作用线移动后,则变成受压力 F_1、F_2,此时力对物体的内效应发生变化,改变为压缩变形。

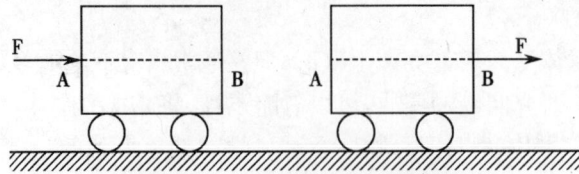

图 2-3 力的可传性原理示意图

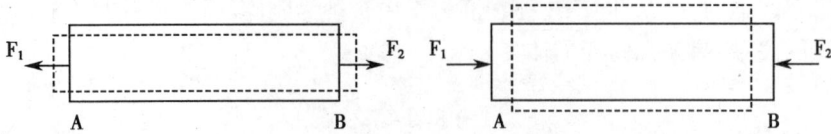

图 2-4 力的方向与力的效应

（三）公理三 力的平行四边形公理

作用于物体上同一点的两个力，可以合成为一个合力。合力的作用点仍在该点，合力的大小和方向以这两个力为边所作的平行四边形的对角线来表示（图 2-5）。

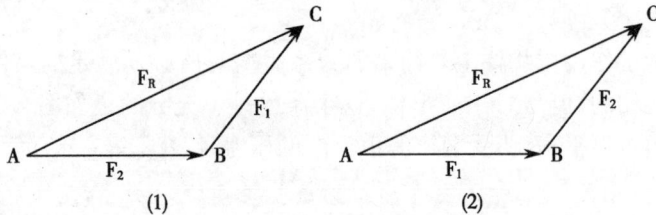

图 2-5 力的平行四边形定律

这种合成力的方法称为矢量加法，合力称为这两力的矢量和（或几何和），可用公式表示为

$$F_R = F_1 + F_2 \qquad\qquad 2\text{-}1$$

应该指出的是，式（2-1）是矢量等式，它与代数等式 $F_R = F_1 + F_2$ 意义是完全不同，不能混淆。

为了方便，在用矢量加法求合力时，往往不必画出整个平行四边形，如图 2-5（2）所示，可从 A 点作一个与力 F_1 大小相等、方向相同的矢量 $\overrightarrow{AB}$，过 B 点作一个与力 F_2 大小相等、方向相同的矢量 $\overrightarrow{BC}$，则 $\overrightarrow{AC}$ 即表示力 F_1、F_2 的合力 F_R。这种求合力的方法，称为力三角形法则。但应注意，力三角形只表明力的大小和方向，它不表示力的作用点或作用线。平行四边形法既是力的合成法则，也是力的分解法则。

【推论】 三力平衡汇交定理 刚体受不平行的三力作用而平衡，则三力作用线必汇交于一点位于同一平面内。

（四）公理四 作用与反作用公理

两物体间相互作用的力，总是大小相等、作用线相同而指向相反，分别作用在这两个物体上。

这个公理概括了自然界中物体之间相互作用力的关系，表明一切力总是成对出现的。有作用力就必有反作用力。

作用力与反作用力，一般用同一字母表示。为了便于区别，在其中一个字母的右上角加一小撇"′",如 F 表示作用力,则 F′便表示反作用力。

作用力与反作用力相互对立、相互依存,同时存在、同时消失。作用力与反作用力不是作用在同一物体上,而是分别作用在相互作用的两个物体上,因此对每一个物体来说,不能说成是一对平衡力。这与公理一有本质的区别,不能混同。

四、约束与约束反力

(一) 约束的概念

在各种机器和工程结构中,每一构件都是根据工作要求以一定方式和周围其他构件相联系,它的运动会因此而受到一定的限制。例如,列车受铁轨的限制,只能沿轨道运动;人体的四肢受到关节的限制,只能绕关节转动;血液受到血管的限制,只能在血管中流动等。

凡一个物体的运动受到周围物体的限制时,这些周围物体就被称为该物体的约束,而这个受到约束的物体称为被约束物体。上面所说的铁轨、关节及血管均可称为约束。

凡是可以沿空间任何方向运动的物体称为自由体,如空中飞行的飞机、水中游动的鱼等。

(二) 约束反力

约束限制物体的运动,所以约束必然对物体有力的作用。约束反作用力就是约束限制着物体运动的力,简称为约束反力或反力。

谈到力,自然想到力的大小、方向、作用点这三个要素。约束反力的大小从受力体的平衡方程中求解。约束反力的方向与该约束所能阻碍的运动方向相反。由此可以确定约束反力的方向或作用线的位置。约束反力的作用点,则在研究物体与约束的接触处。

(三) 常见的约束类型

1. 柔索约束　柔索约束是由柔软的绳索、钢丝绳、皮带、链条等及韧带、肌腱等柔性索状物体所形成的约束。其特点是,柔索只能承受拉力,不能抵抗压力和弯曲,只能限制物体(非自由体)沿柔索约束的中心线离开约束的运动。因此,柔索的约束反力方向一定是沿着柔索中心线而背离物体,而作用在柔索与物体的连接点。柔索的约束反力通常用符号 F_T 表示。在图 2-6(1)示例中,一条绳索悬吊一个物体,绳索的约束反力 T 的作用点在接触点 A,方向沿绳索的中心线且背离物体。如图 2-6(2)所示。

2. 光滑面约束　若与物体相接触的约束是光滑表面(平面或曲面),则称此约束为光滑面约束。光滑面是一种理想化情形,事实上,两物体相接触总是存在摩擦的,若摩擦力与其他力比较很小时可略去摩擦力,视为

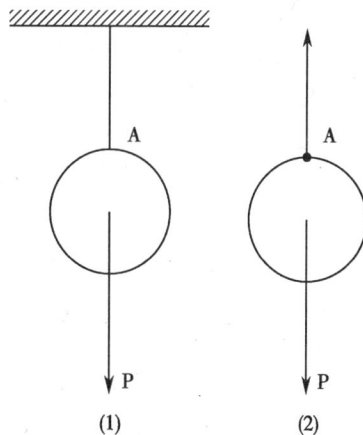

图 2-6　柔软约束

(1)柔软约束;(2)接触反力 T 的作用点 A 和方向示意

光滑面。这类约束不能限制物体沿物体表面切线方向的运动,只能阻碍物体沿接触表面法线并向约束内部的运动,因此,光滑面约束对物体的约束反力,其作用点在接触点处,方向沿接触表面的公法线,并指向受力物体,这种约束反力称为法线反力 W_A,下标 A 指接触点 A,如图 2-7 所示。

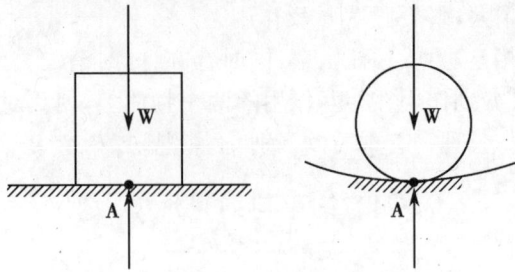

图 2-7　光滑面约束

　　例如,人的肢体关节面间有关节面软骨,关节囊的滑膜层能分泌滑液,所以关节面的摩擦力可以减小到最小限度。因此,人体关节面是比较理想的光滑面约束。

　　3. 光滑圆柱形铰链约束　光滑圆柱形铰链(简称铰链)是由两个带有圆孔的构件和圆柱销钉连接而构成的约束。这种铰链应用比较广泛,如门窗的铰链(又称合叶),起重机动臂与机座的连接等。

　　(1)中间铰:如图 2-8(1)、(2)所示,用销钉穿入带有圆孔的构件 A、B 的圆孔中,即构成中间铰。

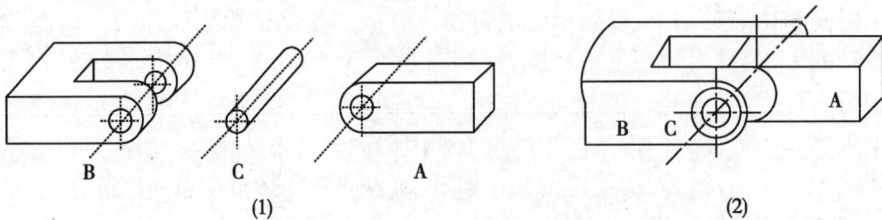

(1)　　　　　　　　　　　　　　(2)

图 2-8　光滑圆柱铰链中间铰
(1)光滑圆柱铰链中间铰;(2)二物体及销钉所构成的铰链

　　如果销钉与圆孔的接触面是光滑的,则销钉只能限制被约束构件在垂直于销钉轴线的平面内沿径向的相对移动,而不能限制物体绕销钉轴线的相对转动或沿其轴线方向移动。因此,铰链的约束反力作用在圆孔在销钉的接触点 K,通过销钉中心,作用线沿接触点处的公法线。如图 2-9(1)所示的反力 Fc。由于接触点 K 的位置一般不能预先确定,因此 Fc 的方向也不能预先确定。在实际计算中,通常用过铰链中心的两个互相垂直的分力 Fcx、Fcy 来代替 Fc,如图 2-9(2)所示。

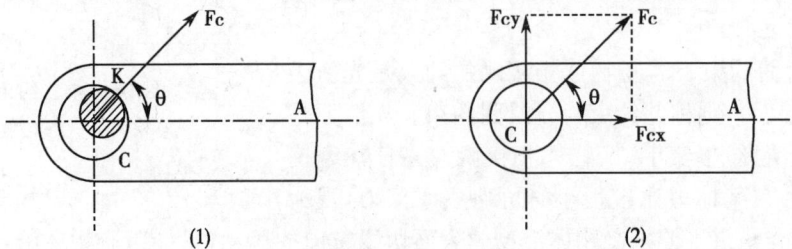

(1)　　　　　　　　　　　　　　(2)

图 2-9　中间链约束反力
(1)中间链约束反力示意图;(2)中间链约束反力分解成两个正交分量

凡是具有铰链约束特征的,不论其构造形式如何均属于铰链约束,例如人身上的胫骨与股骨间的膝关节就是铰链约束,这是因为膝关节只允许胫骨和股骨绕其作相对转动。

(2)固定铰链支座:用圆柱销连接的两构件中,有一个是固定件,则称为固定铰链支座,其结构和简图如图 2-10(1)、(2)所示。显然,固定铰链支座是圆柱形铰链的一种特殊情况,故其约束反力的确定原则与圆柱形铰链约束反力的确定原则相同,一般也分解为两个正交分力,如图 2-10(3)所示。

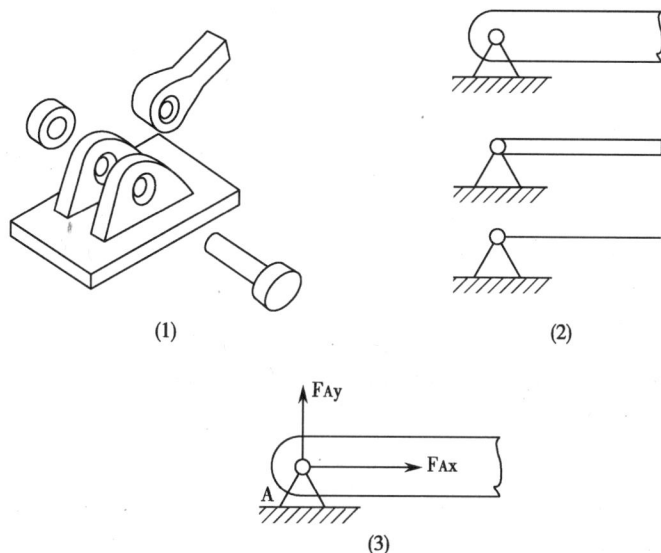

图 2-10　固定铰链支座
(1)固定铰链支座构造图;(2)固定铰链支座常用简图;
(3)固定铰链支座约束反力

(3)铰链支座(辊轴铰链支座):在铰链支座与支撑面之间装上辊轴,就成为活动铰链支座,如图 2-11(1)所示。如略去摩擦,则这种支座不限制构件沿支撑面的移动和绕销钉轴线的转动,只限制构件沿支撑面法线方向的移动,因此,活动支座的约束反力必垂直于支撑面,且通过铰链中心,指向待定。在力学计算中,常用图 2-11(2)所示的简图来表示活动铰链支座。活动铰链支座的约束反力常用符号 F_N 表示,如图 2-11(3)所示。

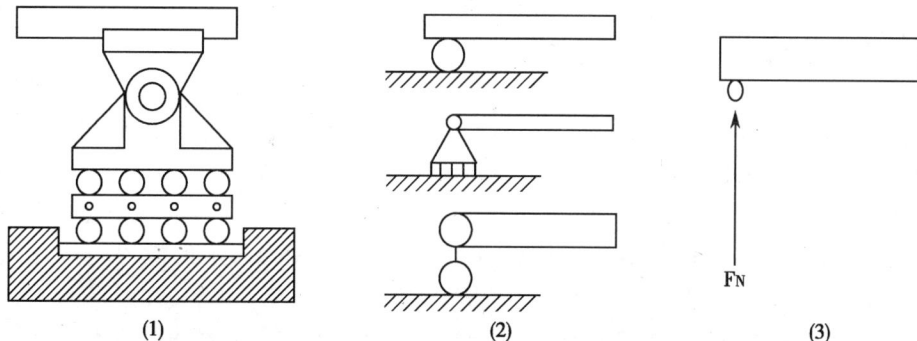

图 2-11　活动铰链支座
(1)活动铰链支座构造图;(2)活动铰链支座常用简图;(3)活动铰链支座约束反力

五、受力分析与受力图

在求解静力学平衡问题时,必须首先分析物体受到哪些力的作用,每个力的作用位置及方向,这个过程称为受力分析。为了清晰地表达物体的受力情况,需要把被研究物体的约束全部解除,将其从周围物体中分离出来,画出其简图。这个被解除了约束的物体称为分离体。在分离体上画出全部主动力和约束力的简明图形称为受力图。正确地画受力图,是解决力学问题的关键。

(一) 受力图的画法与步骤

1. 根据题意选择研究对象　研究对象可以是单个物体,也可以是由几个物体组成的系统。在有些问题中,当需要先后选取几个研究对象时,它们的分离体图也应分别画出。

2. 根据已知条件,画出全部主动力。

3. 在研究对象上所有原来存在约束(即与其他物体相接触和相连)的地方,根据约束的性质画出约束反力。对于方向不能预先独立确定的约束反力(例如圆柱铰链的约束反力),可用互相垂直的两个或三个分力表示,指向可以假设。

4. 正确运用作用与反作用公理,两物体间的作用力和反作用力大小相等、方向相反,作用在不同的物体上。有时还要根据二力平衡公理、三力平衡汇交定理等条件确定某些约束力作用线的方位。

(二) 画受力图应注意的事项

1. 当选取的分离体是相互有联系的物体时,同一个力在不同的受力图中用相同的方法表示同一处的一对作用力和反作用力,分别在两个受力图中表示成相反的方向。

2. 防止漏掉力和多加力　除重力、电磁力是间距作用外,其他一般的力都是接触力。因此,凡是与研究对象相接触的物体,在接触处都应画出相应的接触力,否则就会漏掉力。每画出一力,必能指出相应的施力物体,否则就会多加力。如果取物体系统为研究对象,则物体系统中一物体与另一物体之间的作用力是内力,不应画出。漏掉力与多加力而得到的受力图是与实际情况不符的。对其进行受力分析而得出的结果必将是错误的,因此,受力图这一基本功应予特别重视。

第二节　变形体力学基础

一、变形固体及其基本假设

在静力学中研究的对象是刚体,但实际上,理想的刚体是不存在的,在外力作用下,物体形状会发生变化,变形包含物体尺寸的改变和形状的改变。本节是变形体力学基础知识,力学研究变形体在外力作用下的以下性能:①抵抗材料破坏的能力,即有足够的强度抵抗材料破坏的能力;②抵抗变形的能力,即有足够的刚度抵抗材料变形过大的能力;③具备足够的稳定性。

变形力学是生物力学的重要基础之一。例如,人体的每块骨骼都承受着不同的载荷(外力、骨关节间的相互作用力和肌肉力等),要保证在不同载荷作用下具有足够的承载能力,因而在人工置换骨骼时,如在设计人工关节和假肢时都必须保证在负重情况下既能满足强度和刚度的要求,又能合理选择材料及截面形状。

在变形体力学研究中,为了便于进行强度、刚度和稳定性的理论分析,通常省略一些对分析计算影响小的次要因素,将它们抽象为理想化的材料,然后进行分析计算,对变形做以下四个基本假设。

(一) 连续性假设

认为物体的整个体积都是无空隙、充满物质,且物体内任何部分的性质都是完全一样的。根据这一假设,构件内的一些力学量既可用坐标的连续函数表示,也可采用无限小的数学分析方法。同时,这种连续性不仅存在于构件变形前,也存在于变形后,即构件在变形后不会出现空隙或孔洞,也不出现重叠现象。

(二) 均匀性假设

认为物体内的任何部分,其力学性能相同。根据这一假设,从构件内部任何一点所取的微小体积单元,其力学性质与其他部分相同,可以代表整个构件的力学性质。

实际的材料,其组成部分的力学性质往往存在不同程度的差异,例如水泥混凝土材料,是由砂、石、水、水泥等材料经水化反应后形成,对每个组成材料而言,其力学性质存在差别,但由于构件或构件的任一部分包含了数量极大的组成材料,而且无规则地排列,构件的力学性能是这些组成材料力学性能的统计平均值,能保持一个恒定的量,所以可认为各部分的力学性质是均匀的。

(三) 各向同性假设

认为物体的材料沿各方向的力学性能均相同。对于金属材料的单一晶粒而言,沿不同方向,其力学性能是不一样的。但构件中包含了数量极多的晶粒,且杂乱无章地排列,这样,从宏观来看,沿各个方向的力学性能就接近相同了。若材料沿不同方向的力学性能不相同,则称为各向异性材料,如人骨骼、牙釉质、牙本质等。变形体力学主要研究各向同性材料的力学问题。但生物力学则要延伸到各向异性材料力学问题。

(四) 小变形假设

认为构件在载荷作用下产生的变形与构件的原始尺寸相比较微小。根据这一假设,由于构件的变形很小,在研究构件的平衡和运动以及内部受力和变形等问题时,均按构件的原始尺寸和形状进行计算,在各种计算中出现的变形数值的高次方项可忽略不计。

在变形体力学中将变形体称为构件(例如人体每块骨骼均可称为构件),并将构件从几何上抽象为杆件。杆件是纵向(长度方向)尺寸远比横向(垂直于长度方向)尺寸要大得多的物体,例如人体四肢中的肱骨、股骨、胫骨和腓骨均可抽象为直杆。

二、外力与内力

(一) 外力

机器、结构物及其零部件,在它们的表面上,要求受到相邻结构和零部件传给的力和力矩的作用,有的要求受到流体压力以及按其使用目的而承受各种不同载荷。这些外在的载荷统称为外力,包括外加载荷和约束反力。外力可按下列方式分类。

1. 按外力的作用方式分类

(1)体积力:就是连续分布于构件内部各点上的力,如构件的自重和惯性力。

(2)表面力:就是作用于构件表面上的外力,按其在表面的分布情况又可分为分布力和集中力。

分布力是连续作用于构件表面或某一范围的力,如作用于船体上的水压力,作用于挡土墙上的土压力,作用于高压容器内壁的气体或液体压力等。

如果分布力的作用面积远小于构件的表面积或沿杆件轴线的分布范围远小于杆件长度,则可将分布力简化为作用于一点的力,称为集中力,如车轮对桥面的压力,火车轮对钢轨的压力等。

2. 按载荷随时间变化的情况分类

(1)静载荷:载荷缓慢地由零增加到某一定值后,不再随时间变化,保持不变或变动很不显著。例如,恒定运动中产生的惯性力、非常缓慢变动的载荷、温度变化或温差变动很小时所产生的载荷等。

(2)动载荷:随时间显著变化或使构件各质点产生明显的加速度的载荷,称为动载荷。动载荷又可分为交变载荷和冲击载荷。

交变载荷是随时间作周期性变化的载荷,如当齿轮转动时,作用于每一个齿上的载荷;车辆行走时,作用于轴上某点的载荷等。

冲击载荷使物体的运动在瞬间内发生突然变化所引起的载荷,如紧急刹车时车轮的轮轴;锻造时汽锤的锤杆等都受到冲击载荷的作用。

(二) 内力与截面法

1. 内力　构件在外力作用下发生变形,其内部各部分之间因相对位置发生改变,从而引起相邻部分的相互作用力,称为内力。实际上,即使无外力作用,构件内各质点之间依然存在着相互作用的力,由于这种作用力的存在,使构件以固体的形式存在。材料力学中的内力,是指外力作用下引起的质点相互作用力的变化量,因此也称"附加内力"。

构件在载荷作用下内力的大小及分布规律,直接影响构件的强度、刚度和稳定性,因此内力分析在材料力学中占有重要地位。

2. 截面法　截面法是求构件内力的方法。内力是物体内部的相互作用力,若要求内力的大小和方向首先就要将内力揭示出来。用截面法求内力的步骤如下:

(1)截开:在求内力的截面处,假想用一平面将构件截成两部分。

(2)取出:任取其中的一部分(一般取受力情况较简单的部分)作为研究对象,弃去另一部分。

(3)代替:将弃去部分对留下部分的作用用内力来代替,按照连续性假设,内力应连续分布于整个切开的截面上,将分布内力系向截面上一点(通常为截面形心)简化后得到内力系的主矢和主矩,以后就称它们为截面上的内力。

(4)平衡:考虑留下部分的平衡,列出平衡方程,求出内力。

需要指出,截面上的内力是分布在整个截面上的,利用截面法求出的内力是这些分布内力的合力。

现以受拉力直杆的内力为例。如图 2-12(1)所示,该直杆受到一对平衡力 P 的作用。用一平面 m-m 将杆截为两部分。若取左部分杆为分离体,画受力图,如图 2-12(2)所示,在截开的 m-m 横截面将有连续分布的内力系,内力系向截面上的一点(通常为截面形心)简化得到内力相的合力 N,N 是 m-m 截面的内力。由于直杆处于平衡状态,则右部分杆也处于平衡,可以应用平衡方程求出内力 N。

$$\sum F_x = 0 \quad P - N = 0 \quad N = P$$

也可以取右部分杆为分离体,如图 2-12(3)所示,将得到相同的结果 $N = P$。左右两部分在 m-m 截面上的两个内力是作用力与反作用力的关系。

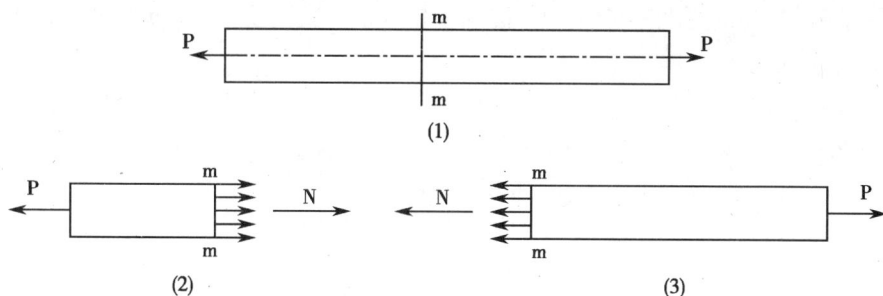

图 2-12　用截面法先生轴向内力

(1)直杆轴向受一对平衡力 P 的作用;(2)取左部分杆为分离体,画受力图;
(3)取右部分杆为分离体画受力图

三、应　　力

(一) 应力

通过截面法可以求出构件的内力,但是仅求出内力仍不能解决构件的强度和刚度问题。因此,还应该了解内力在截面上的聚集状态,即各处内力的集度。

衡量一个物体内力的大小,应该以单位面积上内力的大小为依据,这个单位面积上内力的大小称为应力(stress)。

例如,两根材料相同但粗细不同的直杆在相同外力作用下,若两杆的内力是相同的为 N,会发生细杆拉断而粗杆不断的情况。说明内力不能确切地表达截面上各点受力强弱及其引起的破坏效应。为此,引入了分布内力集度的概念。

如图 2-13(1)所示,在截面 m-m 上围绕任一点 C 取一微小的面积 ΔA,并设作用于该面积上的内力为 ΔF,则 ΔF 与 ΔA 的比值,称为面积 ΔA 内的平均应力,用 P_m 表示,即

$$P_m = \frac{\Delta F}{\Delta A} \qquad\qquad 2\text{-}2$$

当 ΔA 趋近于零时,平均应力 P_m 的极限值,称为截面 m-m 上 K 点的应力,用 P 表示,即

$$P_m = \lim_{\Delta A \to \infty} \frac{\Delta F}{\Delta A} = \frac{dF}{dA} \qquad\qquad 2\text{-}3$$

应力 P 的方向为 ΔF 的极限方向,如图 2-13(2)所示,通常将应力 P 沿截面的法向与切向分解为两个分量。沿截面法向的应力分量称为正应力,用 σ 表示;沿截面切向的应力分量称为切应力,用 τ 表示。

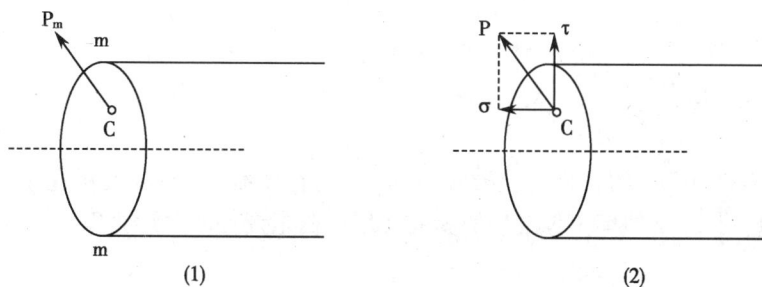

图 2-13　内力分布的集度-应力

(1)微小面积上分布内力的平均集度 P_m;(2)C 点应力 P、正应力 σ 和切应力 τ

应力的国际单位为帕斯卡(Pascal),简称为帕(Pa),1Pa＝1N/m²,也常用千帕(kPa)、兆帕(MPa)和吉帕(GPa)。

(二) 应力的分类

为了指明应力作用面及作用方向,在物体内设直角坐标系 x、y、z。与 x、y、z 轴垂直的各平面分别称为面 x、y、z。如果这些面的外法线与坐标轴的正方向一致时,则这样的面称为正面;反之,称为负面。为了表示不同作用面及方向的应力,而用 σ_x、σ_y、σ_{xy}、σ_{yx},这样表示的应力称为应力分量。

通常情况下,将应力分为正应力和剪切力,但为了区别各种应力状态,又采取了相应的名称。

在一般情况下,在面 x、y、z 上均产生应力,这样的应力状态称为三向应力。而在面 x、y 产生的应力状态,则称为平面应力。两个以上的应力分量同时产生的情况,称为复合应力。

此外,在杆件的横截面上,如正应力按线性分布且其合力等于零时,这样的正应力就是由弯矩产生的,所以称它为弯曲应力。在圆轴横截面上,如剪切力的大小与轴线的距离成正比(按线性分布),这样的剪应力则是扭矩产生的,所以称它为扭转应力。

在承受内压的薄壁容器的器壁内,产生的拉应力称为环应力。由于剪应力是平行于作用面产生的,所以又称为切应力。

在没有外力作用的情况下,物体内存在的应力称为残余应力。根据应力产生的原因,又将应力分别称为初应力、装配应力、热装应力、铸造应力、收缩应力等。

根据应力变动的种类又可分为:由冲击载荷引起的应力称为冲击应力;大小随时间改变的应力称为动应力;在极大值和极小值之间、简单而周期变化的应力称为重复应力;在绝对值相等的正负力之间变化的应力,称为交变应力;在定值和零值之间交替变化的重复应力,称为脉动应力。

不致使机器和结构物破坏,而允许材料产生的最大应力,称为许用应力。由于在设计时把该应力作为标准,所以又称它为设计应力或使用应力。

物体即将产生屈曲时的应力,称为屈曲应力。在应力分布复杂的地方,如不考虑应力集中而只用简单的方法求得的应力,称为名义应力。

四、应　变

物体在受到外力作用时即产生变形。物体各部分的变形一般并不相同,但在分析物体内任意点处的微小部分的变形时,可近似地认为是均匀的。表示这种变形程度的量,称为物体在该点的应变量,简称为应变(stain)。

以直杆受拉伸变形为例说明变形和应变的概念。

设有一原长为 l 的直杆受一对拉力而伸长,长度增加到 l_1,如图 2-14 所示,则杆的纵向伸长为 Δl,$\Delta l = l_1 - l$。

变形 Δl 是长度为 l 的杆件的绝对变形量,它与长度有关,不能说明杆件的变形程度。因此,需要用相对变形,即单位长度杆的纵向变形来衡量杆件的变形程度。

$$\varepsilon = \frac{\Delta l}{l} \qquad\qquad 2\text{-}4$$

ε 称为线应变,是一个无量纲量,伸长以正号表示,缩短以负号表示。直杆在纵向变形的同时横向也发生变形,如图 2-14(2)所示。横向变形为 $\Delta b = b_1 - b$

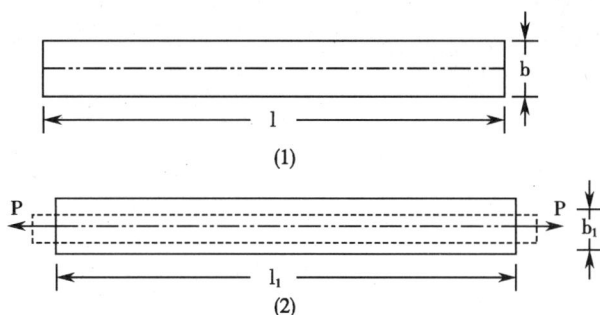

图 2-14　纵向与横向变形示意图

(1)长度为l,宽度为b的直杆;(2)杆的纵向与横向变形

其相应的平均应变为

$$\varepsilon' = \frac{\Delta b}{b}$$

ε' 称为横向应变。ε' 值与纵向应变 ε 的正负号相反。实验结果表明,对于同一种材料,在弹性范围内,ε' 与 ε 的绝对值之比 γ 为一个无量纲的常数,此比值称为横向应变系数或泊松比:

$$\gamma = \frac{\varepsilon'}{\varepsilon}\qquad\qquad 2\text{-}5$$

由于两应变正负号恒相反,则

$$\varepsilon' = -\gamma\varepsilon\qquad\qquad 2\text{-}6$$

　　若在变形以前,在物体上取互相垂直,其长为 dx、dy 的两根极短线段,则在物体变形后,这两线段间所夹角度将有所改变,所改变的数值 γ 就称为角变形,或角应变(图 2-15)。

　　物体的变形是一个几何性质的问题,为了研究整个物体的变形,我们可以设想把物体分成许多极微小的正六面体来研究,这种微小六面体,简称单元体[图 2-16(1)]。当整个物体变形时,所有单位体也都变形;整个物体的变形可以认为是由所有单元体的变形累积起来的。不难看出,每一单元体的变形,不外乎各边长度的改变[图 2-16(2)]及各边或各面间的夹角的改变[图 2-16(3)]。可见,不管物体的变形如何复杂,皆是有两种基本变形即线变形与角变形组合而成。

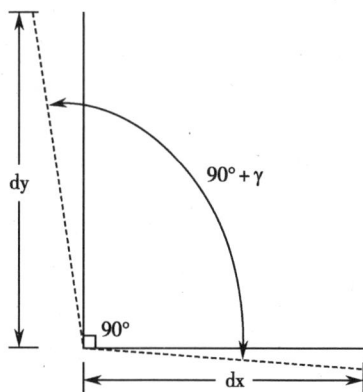

图 2-15　角应变

五、应力应变关系

(一) 纵向变形——胡克定律

若应力未超过某一极限,伸长率较小时,应力与应变成正比,即

$$\sigma = E\varepsilon\qquad\qquad 2\text{-}7$$

这个应力极限值,称为比例极限。联系应力与应变的比例常数 E 称为材料的纵弹性模量,其表征拉压时材料对弹性变形的抵抗能力。

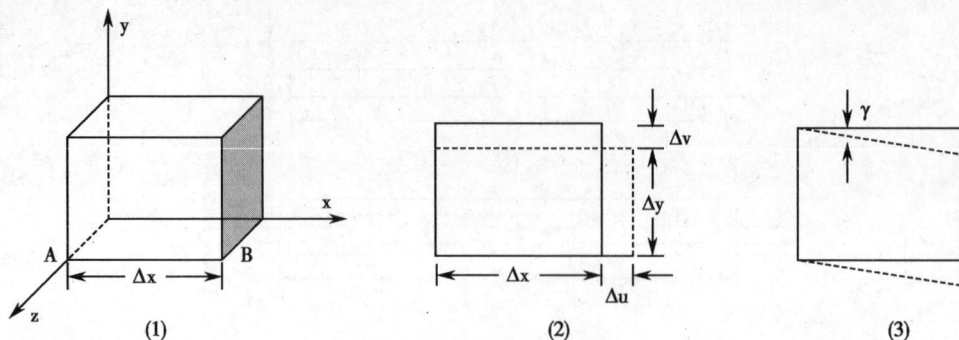

图 2-16 构件内各点的应变情形
(1)微小六面体;(2)六面体长度改变的变形;(3)六面体夹角改变的变形

(二) 剪切——剪切胡克定律

当剪切力未超过剪切比例极限时,剪切力与剪应变成正比。这个关系称为剪切胡克定律,表达为

$$\tau = G\gamma \qquad\qquad 2\text{-}8$$

(三) 体应变

令球形物体在大气压 P_0 下的体积为 V_0,当压力位 $P_0+\Delta P$ 时,其体积为 V,根据胡克定律体积应变 $\gamma=(V_0-V)/V_0$,同 ΔP 成比例,亦即

$$\gamma = \frac{1}{K}\Delta P \qquad\qquad 2\text{-}9$$

式中,K:体积弹性模量(N/m^2),其倒数 $\frac{1}{K}$:压缩系数。

第三节 材料的基本变形

材料受到载荷作用后,有一种抵抗载荷作用的能力,产生应力而发生变形,外力的形式各种各样,因而,材料的变形也是各种各样的。但归纳起来,这些基本变形有拉伸、压缩、剪切、弯曲和扭转等 5 种基本变形。实际上,材料受到载荷作用后所发生的变形往往并不是单纯的一种基本变形,而是两种或更多的基本变形形式的组合,称为组合变形。

一、轴向拉伸与压缩

(一) 轴向拉伸(压缩)的正应力

当杆上受到一对平衡外力的作用线与杆的轴线相重合时,杆的主要变形是纵向伸长或缩短。如图 2-17(1)中显示出直杆受轴力 P 后拉伸的情况,简称拉杆。如前所述,由截面法任取垂直于轴杆的平面将杆截开,取左边部分为分离体,其受力图如图 2-17(2)所示,则杆上任意截面 m-m 上的内力为 N=P;也可以取右边部分为分离体,如图 2-17(3)所示,将得到相同的结果 N=P。

在杆的轴心受力拉伸的变形过程中,m-m 始终为一平面。如果我们把杆设想为由无数纵向纤维组成,则各纤维变形相同,由均匀变形可得到横截面上的内力均匀分布,所以各条纵向纤维的受力亦相等。因为内力 N 是横截面上分布内力系的合力,如杆横截面的面积为 A,则横截面上的正应力 σ 计算公式为

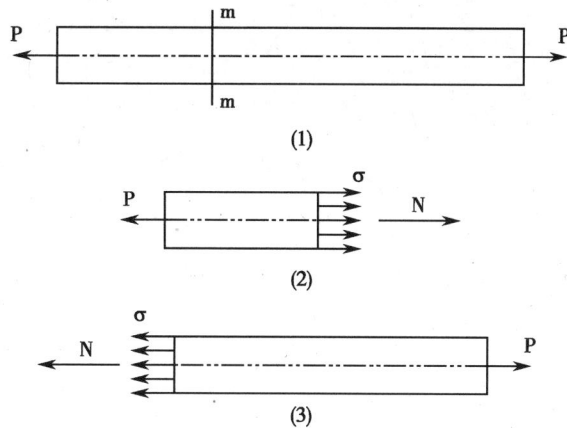

图 2-17 直杆受拉伸的情况

(1)轴向受拉力 P 的杆;(2)取左边部分为分离体,杆的内力 N 和正应力 σ;
取右边部分为分离体,杆的内力 N 和正应力 σ

$$\sigma = \frac{N}{A} \qquad 2\text{-}10$$

(二) 轴向拉伸(压缩)的应变

当直杆两端有一对作用线与杆轴线重合、大小相等、方向相反的外力 P 作用时,发生变形主要是长度的改变。

设杆长为 L,宽为 b,纵向总变形(伸长或缩短)为 ΔL,横向变形为 Δb,则相对变形为

$$\varepsilon = \frac{\Delta L}{L} \qquad 2\text{-}11$$

$$\varepsilon' = \frac{\Delta b}{b} \qquad 2\text{-}12$$

式中,ε:纵向相对伸长或缩短,统称为纵向线应变;ε':横向相对伸长或缩短,统称为横向线应变。

(三) 轴向拉伸(压缩)时的应力和应变的关系

通过一系列实验证明:当杆内的应力不超过材料的比例极限时(比例极限将在下一节中讨论),则杆的伸长量 $\Delta L = L_1 - L$ 与杆所受外力 P,杆的原长 L 以及其横截面积 A 之间有如下比例关系

$$\Delta L \propto \frac{PL}{A}$$

引进比例常数 E,则有

$$\Delta L = \frac{PL}{EA}$$

由于杆上轴力 N=P,因此,又写为

$$\Delta L = \frac{NL}{EA} \qquad 2\text{-}13$$

式(2-13)是轴向拉伸和压缩时纵向变形和轴力的关系式,称为胡克定律。式中的比例系数 E 称为弹性模量,其量纲为[E]=[N][L]/[L][L]²=[N]/[L]²。在国际单位制中,其单位为 Pa,弹性模量的数值随材料而异。

将式(2-13)做如下变动可得

$$\frac{\Delta L}{L}=\frac{N}{EA}$$

上式中$\frac{\Delta L}{L}$为直杆内任一点的纵向线应变 ε，而 N/A 为直杆内正应力 σ，将这两个关系式代入，有

$$\sigma=E\varepsilon \hspace{4cm} 2\text{-}14$$

上式是胡克定律的又一表达式，具有更为普遍的意义。也就是说，在弹性范围内，应力与应变成正比。其中，比例常数 E 是纵向弹性模量，E 越大，材料越不容易变形，它是衡量材料抵抗变形能力的指标之一。

二、剪　切

(一) 剪切的概念

构件受到作用在其两侧面的垂直于轴线的一对横向外力，两外力的大小相等、方向相反，作用线相距很近所引起的变形，称为剪切变形。剪切变形的特点是两个力之间的横截面发生相互错动。

如图 2-18(1)所示为一杆件受到两个大小相等而方向相反的横向力 P 的作用。在外力剪切作用下，杆的变形如图 2-18(2)所示，在两外力作用线之间的各横截面积都发生相对错动。杆在发生剪切变形时，往往有其他形式的变形伴随产生。在图 2-18(1)所示的外力作用下，只有当两个 P 力的作用线彼此很靠近，也就是只有两作用线间的距离 a 比杆的横向尺寸小得多时，剪切变形才成为主要变形形式。

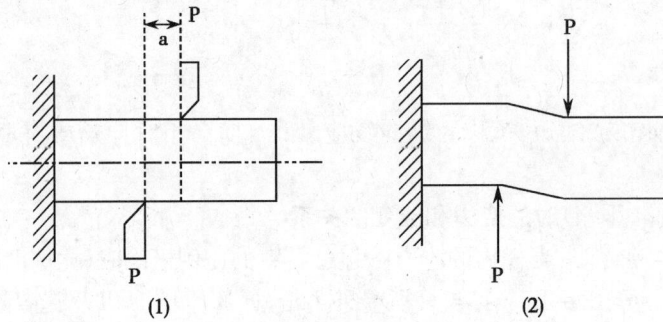

图 2-18　杆的剪切

(二) 剪切应力与应变

现以铆钉为例进行剪切受力分析。铆钉是两块钢板的连接件，如图 2-19(1)所示。取铆钉为研究对象，其受力如图 2-19(2)所示。应用剪切面作为截面用，截面法显示剪切面上的内力 Q，如图 2-19(3)所示。剪切变形的内力 Q 称为剪切力。应用平衡方程，剪切力 Q=P。

由于剪切面上的应力分布规律复杂，在本实验的基础上，假定切应力 τ 在剪切面上平均分布，则剪切面上的切应力 τ 为

$$\tau=\frac{Q}{A}=\frac{P}{A} \hspace{4cm} 2\text{-}15$$

剪断时的应力叫剪切强度，一般工程上为了安全起见，采用小于许可剪应力[τ]的力。由剪切试验测得剪切强度极限 τ_b，取恰当的安全系数 n，得到许用剪切力[τ]

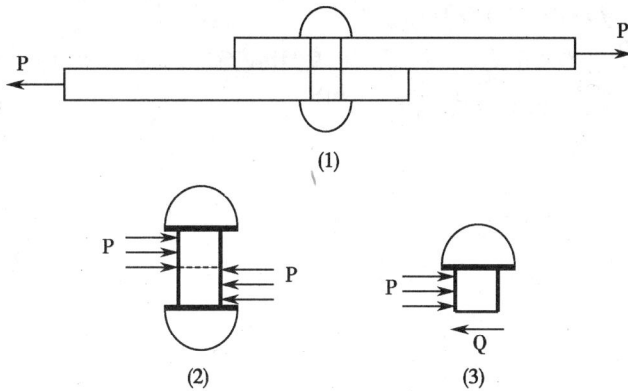

图 2-19　铆钉的剪切变形

(1)受剪切作用的铆钉;(2)铆钉受力图;(3)铆钉截面上的剪力 Q

$$[\tau]=\frac{\tau_b}{n}$$

此时剪切的强度条件为

$$\tau=\frac{P}{A}\leqslant[\tau] \qquad\qquad 2\text{-}16$$

在骨科临床上常见剪切骨折,特别是在四肢长骨骨折内固定时,固定件上预压钢板的螺钉受剪切,应对该螺钉进行强度校核。

在剪力的作用下,物体伴随着发生剪切变形。例如,剪切可使原来的矩形变为平行四边形。剪切变形的特点是形状歪斜,线段转动了一个角度,代表歪斜的程度,所以叫剪应变(角应变),因此,在剪切问题中,研究发生剪切变形问题就是有这个特征:线应变和角应变。

三、扭　　转

(一)扭转的概念

若构件在两端受到两个垂直于轴线平面内的力偶作用,两力偶大小相等、转向相反,构件各横截面绕轴线作相对转向,这种变形称为扭转变形,如图 2-20 所示。任意两个横截面之间的相对角位移 φ 称为扭转角。

扭转变形的受力特点是在垂直于杆件轴线的平面内,作用着一对大小相等、方向相反的力偶。扭转变形的特点是圆轴扭转时,各横截面绕轴线发生相对转动。

(二)外力偶的计算及扭转时的内力

要分析圆轴扭转时截面上的内力,应先计算出轴上的外力偶矩。在工程计算中,作用于轴上的外力偶往往不是直接给出的,通常给出轴所传递的功率 N(单位是 kW)和轴的转速 n(r/min)。利用已分析过的理论力学中功率、转速和力偶矩之间的关系,可以计算出作用在轴上的外力偶矩,外力偶矩的计算公式为

$$Mn=71620\times\frac{N}{n} \qquad\qquad 2\text{-}17$$

根据上式,作用在轴上的所有外力矩都求出后,就可用截面法研究截面上的内力。在其内部必定有一扭矩 Mn 同外力矩平衡,此 Mn 就是该截面的内力矩。如果在截面上作用有许多个扭矩,那么根据平衡条件同样可以求出内力矩。

杆件扭转时,其横截面上的内力是一个在截面平面内的力偶,称为扭矩。如图 2-20(1)所示,在力偶矩为 M 的外力偶作用下的圆轴,应用截面法,假想在轴的 1-1 处切成两段,如图 2-20(2)所示,由任一段的平衡条件可见在横截面 1-1 上分布的内力系构成一力偶,称为扭矩,以 T 表示。由平衡条件可得出 T=M。

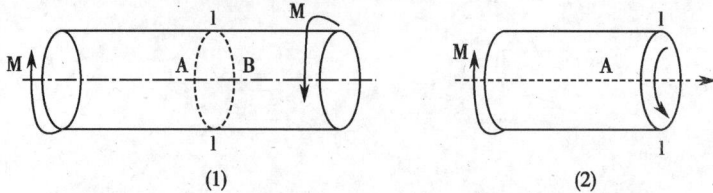

图 2-20   扭转变形的扭矩分析
(1)受扭转作用的轴;(2)取任一段轴为分离体,轴的扭矩 T

扭矩的单位与外力偶矩的相同,常用的单位为牛·米(N·m)及千牛·米(kN·m)。

(三) 扭转时的应力与应变

1. 圆轴扭转的变形   要分析和计算圆轴扭转时横截面上的应力,应先了解应力分布的规律。

取一等直圆轴,在它的表面画出一组平行于轴线的纵向线和一组代表横截面的圆周线,形成许多矩形格子,如图 2-21(1)。将其左端固定,在轴的右端加一外力偶矩 M,其作用面与轴线垂直,如图 2-21(2)。这时,轴产生变形现象:所有圆周线的形状、大小及相互距离均无变化,只是它们绕轴线旋转了不同的角度;所有纵向线都倾斜了同一角度 γ,使原来的矩形格子变成平行四边形。

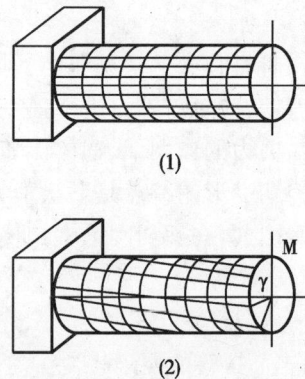

图 2-21   圆轴扭转时横截面上的应力分析示意图
(1)等直圆轴;(2)等直圆轴受扭转力后的变形

根据以上现象,可作出圆轴扭转的平面假设:圆轴在扭转变形时,各横截面仍为垂直于轴线的平面,只是绕轴线发生了相对转动。这一假设称为平面假设。

由假设可知,扭转变形后,圆轴横截面上的半径仍为直线,且其长度不变。

2. 圆轴扭转时横截面上切应力的分布规律   根据平面假设,可得出如下两点推论:

(1)扭转变形时,相邻横截面之间发生了绕轴线的相对转动,说明各横截面材料的颗粒之间发生了相对错动,这实质上是剪切变形,γ 就是切应变。所以横截面上必有切应力存在,圆轴扭转时横截面上的内力——扭矩 T,就是由截面上各点切应力所组成的内力矩的总和。因此,切应力的大小与扭矩 T 有关,即切应力必组成力偶。又因截面半径长度不变,故切应力方向必垂直于半径。圆轴扭转时,中心处的剪应力为零,在圆周上剪应力最大,自圆心到轴的表面剪应力也逐渐增大。

(2)扭转变形时,因相邻横截面的颗粒之间沿轴线方向的距离不变,即线应变 $\varepsilon=0$,所以横截面上没有正应力。

在实验的基础上,经过理论计算得出在扭转构件 m-m 横截面上任一点 A 点的切应力计算公式:

$$\tau = \frac{T_\rho}{I_p}$$ 　　2-18

式中 T 表示横截面 m-m 上的扭矩，ρ 为点到轴心的距离，I_p 为圆截面的极惯性矩。对于直径为 d 的圆截面其极惯性矩 I_p 为

$$I_p = \frac{\pi d^4}{32}$$ 　　2-19a

对于外径为 D，内径为 d 的空心圆截面其极惯性矩 I_p 为

$$I_p = \frac{\pi(D4 - d^4)}{32}$$ 　　2-19b

由公式(2-18)可见，m-m 截面上的各点的切应力 τ 与 ρ 成线性关系，如图 2-21 所示。显然，τ 在圆截面的边缘上 ρ 达到最大值为

$$\tau_{max} = \frac{T}{W_n}$$ 　　2-20

其中 $W_n = \frac{\pi d^3}{16}$。

3. 圆轴扭转强度计算　　只有使危险截面上最大工作切应力 τ_{max} 不超过材料的许用剪切力 $[\tau]$，才能保证圆轴正常工作。由此得出圆轴扭转的强度条件及计算方法。

和拉伸与压缩强度计算一样，圆轴扭转时的强度要求仍然是最大工作应力及强度条件

$$\tau_{max} \leqslant [\tau]$$

许用切应力 $[\tau]$ 由扭转试验测定，也从有关手册中查得。塑性材料在静载荷作用下，许用切应力与许用拉应力 (σ) 之间的关系为

$$[\tau] = (0.5 \sim 0.6)[\tau_{max}]$$

扭转强度条件也可用来解决强度校核、选择截面尺寸及确定许可载荷等三类强度计算问题。

4. 圆轴扭转的刚度条件　　扭转角表示扭转变形的大小，用两个横截面间绕轴线的相对转角 ϕ 来度量，单位是弧度(rad)，如图 2-21(2)所示，试验结果指出，扭转角 ϕ 与扭矩 T 及杆长 L 成正比，而与材料的切变模量 G 及杆的截面和惯性矩 I_p 成反比即

$$\phi = \frac{TL}{GI_p}$$ 　　2-21

截面的抗扭刚度反映材料和横截面的几何因素对扭转变形的抵抗能力，用 GI_p 表示。当 T 和 L 一定时，GI_p 愈大，则扭转角 ϕ 愈小，说明圆轴的刚度愈大。为了消除 L 杆长的影响，将扭转角 ϕ 除以杆长，即得到单位长度的相对扭转角(单位长度扭转角：rad/m)：

$$\theta = \frac{\phi}{L} = \frac{M_n}{GI_p}$$ 　　2-22

为了保证刚度，规定最大单位长度扭转角 θ_{max} 不得超过许用扭转角 $[\theta]$，即

$$\theta_{max} = \frac{M_{n max}}{GI_p} \leqslant [\theta]$$ 　　2-23

从公式中看出，应力随着直径的增大而增大。轴心附件的应力很小，甚至不负担力，所以工程上用的不少是空心轴，它不但重量轻，而且符合力学原理。一般说，在同样强度条件下，空心轴的重量大约只有实心轴的一半。人体的骨骼是空心的，说明它符合力学原理，是十分合理的结构。

四、弯　曲

（一）平面弯曲的概念

直杆受到垂直于杆轴的外力或在杆轴平面内受到外力偶的作用时,杆的轴线将由直线变成曲线,这种变形称为弯曲变形。在工程上把以弯曲变形为主的杆件称为梁。

工程中常见的梁,其横截面通常都有一纵向对称轴,该对称轴与梁的轴线组成梁的纵向对称面。若梁上的外力以及外力偶作用在纵向对称面内,则梁的轴线在纵向对称平面内弯曲成一条平面曲线,这种弯曲变形称为平面弯曲(图 2-22)。

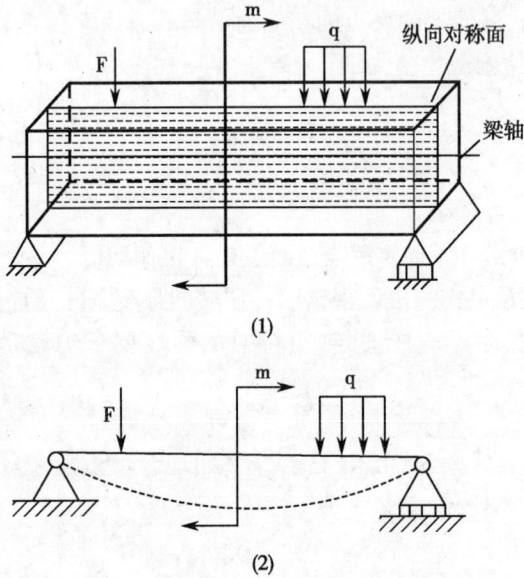

(1)

(2)

图 2-22　梁的平面弯曲
(1)梁的平面弯曲受力图;(2)梁的平面弯曲受力简图

梁的结构形式很多,但按其支撑情况可分为三种基本形式。

1. 简支梁　梁的一端为固定铰支座,另一端为活动铰支座,如图 2-23(1)所示。

2. 外伸梁　其支座形式与简支梁相同,但梁的一端或两端伸出支座之外,如图 2-23(2)所示。

3. 悬臂梁　梁的一端为固定端,另一端为自由端,如图 2-23(3)所示。

平面弯曲情况下,梁的主动力与约束反力构成平面力系。上述简支梁、外伸梁、悬臂梁的约束反力,都能由静力平衡方程确定,因此,又统称为静定梁。

(1)

(2)

(3)

图 2-23　梁的三种基本形式
(1)简支梁;(2)外伸梁;(3)悬臂梁

若工程实际中,有时为了提高梁的强度和刚度,采取增加梁的支撑的办法,此时静力平衡方程就不足以确定梁的全部约束反力,这种梁称为静不定梁。

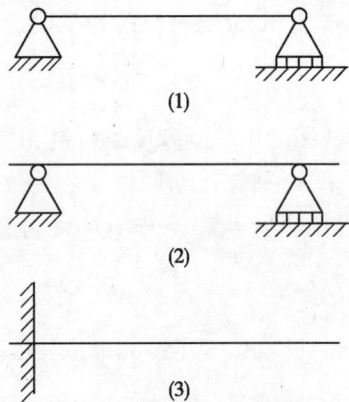

(二) 剪力和弯矩

为计算梁的应力和变形,必须确定梁上任一横截面上的内力。图 2-24(1)是一简支梁 AB,其受集中 F_1、F_2,相应的支反力 FRA、FRB。若求距左端 x 处横截面 m-m 上的内力,首先应根据平衡方程求出 A 和 B 支座的反力 FRA、FRB,然后应用截面法求内力。

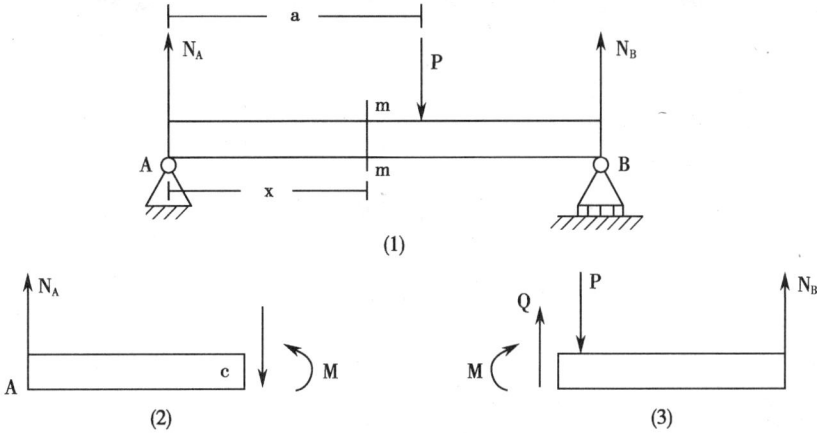

图 2-24　梁的剪力和弯矩
(1)简支梁受力图;(2)取左部分为分离体,梁的剪力和弯矩;
(3)右部分为分离体,梁的剪力和弯矩

取截面 m-m 左段为分离体,如图 2-24(2)所示。因外力 F_{RA} 及 F_1 均垂直于梁的轴线,故一般情况下,在截面 m-m 上应有一个与外力平行且方向相反的内力,设此力为 Q,它为剪力。由平衡方程得

$$\sum F_y = 0 \quad N_A - Q = 0$$

可得

$$Q = N_A$$

剪力 Q 实际上是横截面 m-m 上切向分布力的合力。显然,由平衡条件可知,此横截面还必定有一内力偶,它与反力 N_A 与剪力 Q 组成的力偶平行。设此内力偶的矩为 M,则由平衡方程

$$\sum M_c = 0 \quad M - N_A x = 0$$

$$M = N_A x$$

此内力偶的矩 M 称为弯矩。

由上面的计算可以得出结论:梁的某横截面上的剪力 F_Q 等于此截面一侧梁上所有外力的代数和,弯矩 M 等于此截面一侧梁上所有外力(含外力偶)对该截面形心力矩的代数和。

(三) 梁的弯曲应力和强度条件

1. 梁的纯弯曲概念及其简化　如图 2-25(1)所示,在一简支梁纵向对称面内,关于跨度中点对称的两集中力 F 作用在梁的两端 C、D 两点,其剪力图和弯矩图如图 2-25(2)、(3)所示。此时梁靠近支座的 AC、DB 段内,各横截面内既有弯矩又有剪力,这种弯曲称为剪切弯曲或

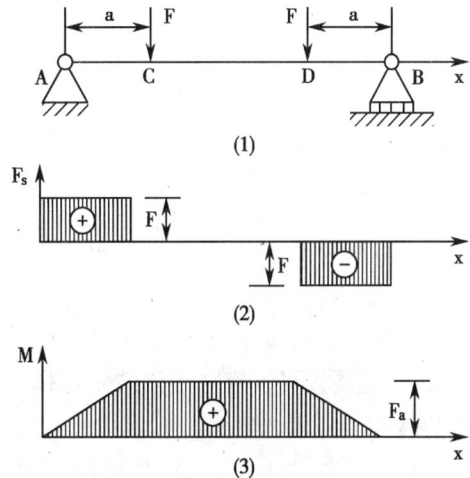

图 2-25　梁的纯弯曲
(1)梁的受力图;(2)梁的剪力;(3)梁的弯矩

横力弯曲。在中段 CD 内,各横截面上剪力等于零,弯矩为一常数,这种弯曲称为纯弯曲。为了更集中地分析正应力与弯矩之间的关系,先考虑纯弯曲梁横截面上的正应力,然后再将所得结论推广到剪切弯曲上。

在矩形截面的梁表面画上垂直于轴线的横向线 mm、nn 和平行于轴线的纵向线 aa、bb,如图 2-26(1)所示。然后使梁发生纯弯曲变形,如图 2-26(2)所示,从梁的表面变形情况可观察到下列现象:

(1)横向线仍为直线,但转过了一个小角度。

(2)纵向线变成曲线,但仍与横向线保持垂直。

(3)位于凹边的纵向线缩短,凸边的纵向线伸长。

(4)观察横截面情况,在梁宽方向,它的上部伸长下部缩短,分别和梁的纵向缩短(上部)或伸长(下部)存在简单的比例关系。

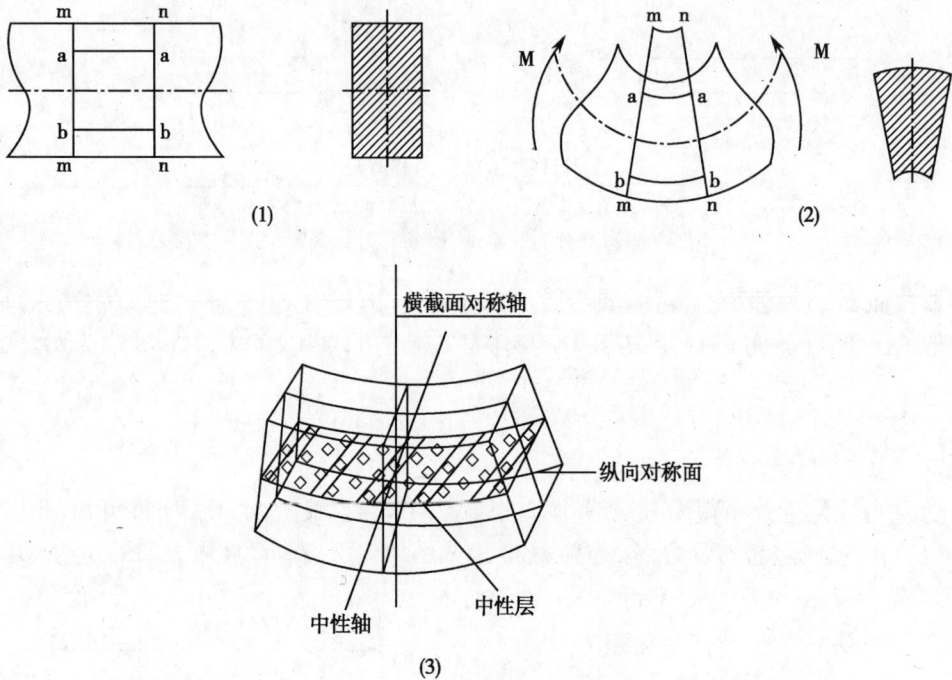

图 2-26　矩形截面梁纯弯曲变形及受力
(1)矩形截面梁未受力时;(2)矩形截面梁纯弯曲状态;(3)矩形截面梁中性层

根据上述表面变形现象,对梁的变形和受力作如下假设:

(1)弯曲的平面假设:梁的各个横截面在偏斜后仍保持为平面,并且仍然垂直于变形后的梁的轴线,只是绕横截面上的某轴转过了一个角度。

(2)单向受力假设:纵向纤维之间互不牵扯,每根纤维都只产生轴向拉伸或压缩。

由上述假设可以建立起梁的变形模式,如图 2-26(3)所示。若将梁看做是由无数条纵向纤维构成,可以认为上方纤维受到轴向压缩,承受压力,下方纤维受到轴向拉伸,承受拉力,而每个层面的压缩量或拉长量相等,则所受的压力或拉力也相等。由压缩层过渡到伸长层必有一纵向层的纤维长度保持不变,这一层面称为中性层。中性层与横截面的交线称为中性轴,中性轴与横截面的对称轴垂直。梁纯弯曲时,横截面就是绕中性轴转动,并且每根纵向纤维都处于轴向拉伸或压缩的简单受力状态。

在实验的基础上,经过数学推导可得梁横截面上任意点的正应力计算公式

$$\sigma = \frac{My}{I_z} \qquad\qquad 2\text{-}24$$

式中 M 为横截面的弯矩,y 值为应力作用点到中性轴的距离,I_z 为横截面对中性轴的惯性矩。

I_z 惯性矩是固体力学中常用的一个几何量,决定于横截面的形状和尺寸,且与材料的强度有关。对于矩形横截面、圆形横截面及空心圆截面惯性矩分别为:$I_z = \frac{bh^3}{12}$、$I_z = \frac{\pi d^4}{64}$ 和 $I_z = \frac{\pi(D^4 - d^4)}{64}$,如图 2-27。

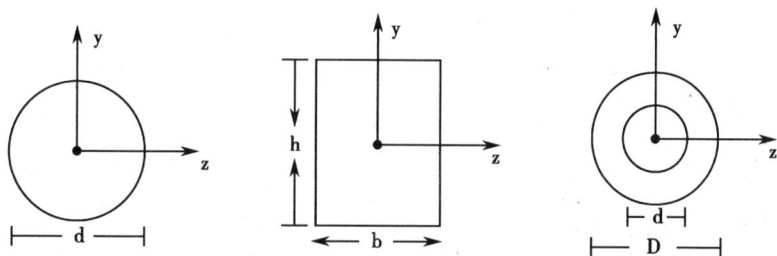

图 2-27　矩形横截面、圆形横截面及空心圆截面惯性矩

由梁正应力公式(2-23)见,横截面各点的正应力 σ 与该点到中性轴 z 距离 y 成线性关系,σ 最大值发生在距中性轴最远点,即横截面的外边缘处

$$\sigma = \frac{M_{max} y_{max}}{I_z} = \frac{M_{max}}{W_z} \qquad\qquad 2\text{-}25$$

式中 $W_z = y_{max}/I_z$ 是一个与横截面形状和尺寸有关的几何量,称为抗弯截面系数。矩形、圆形和空心截面的抗弯截面系数分别如下:

矩形横截面(高为 h,宽为 b)

$$W_z = \frac{I_z}{y_{max}} = \frac{bh^3}{6}$$

圆形横截面(直径为 d)

$$W_z = \frac{I_z}{y_{max}} = \frac{\pi d^4}{32}$$

空心圆截面(外直径为 D,内直径为 d)

$$W_z = \frac{I_z}{y_{max}} = \frac{\pi(D^4 - d^4)}{32}$$

2. 梁的强度条件与设计

(1)梁弯曲时正应力强度条件:由于横截面上距中性轴最远处剪应力 $\tau = 0$,正应力 σ 的绝对值最大,材料处于简单拉伸或压缩的状态,如果限制梁的最大工作正应力 σ_{max} 不超过材料的许用弯曲正应力[σ],就可以保证梁的安全。因此,梁弯曲正应力的强度条件为

$$\sigma_{max} = \frac{M_{max}}{W_z} \leqslant [\sigma] \qquad\qquad 2\text{-}26$$

上式强度条件只适用于抗拉和抗压许用应力相等的材料,通常这样梁的截面做成与中

性轴对称的形状,如矩形、圆形等。对于拉、压许用应力不等的材料,为了使材料能充分发挥作用,通常将梁的横截面做成与中性轴非对称形状,如 T 形、槽形等,这一类梁应分别列出抗拉强度条件和抗压强度条件

$$\sigma t_{max} = \frac{M_{max} y_1}{I_z} \leqslant [\sigma t]$$

$$\sigma c_{max} = \frac{M_{max} y_2}{I_z} \leqslant [\sigma c]$$

式中　y_1——梁的受拉边缘到中性轴的距离;

　　　y_2——梁的受压边缘到中性轴的距离。

对于变截面梁,由于 W_t 不是常量,应综合考虑 M 和 W_z 两个因素来确定梁的最大正应力 σ_{max} 即

$$\sigma_{max} = \left(\frac{W}{W}\right)_{max} \leqslant [\sigma] \qquad\qquad 2\text{-}27$$

应用强度条件,可校核梁的强度、设计截面尺寸以及求梁的许可载荷。在具体计算中,材料的许用弯曲正应力$[\sigma]$可以近似用单向拉伸(压缩)的许用应力代替。

(2)提高梁抗弯强度的措施:梁的承载能力表现在强度和刚度两个方面,在梁的设计中,一般先按强度选择截面,然后再进行刚度校核。一个重要问题是为了节省材料或减轻梁的自重,如何以较少的材料消耗,使梁获得更大的承载能力。

弯曲正应力是校核弯曲强度的主要因素,所以弯曲正应力条件

$$\sigma_{max} = \frac{M_{max}}{W_z} \leqslant [\sigma]$$

往往是设计梁的主要依据。从这个条件可知,提高梁的弯曲强度主要从两个方面来考虑:一是合理安排梁的受力情况,以降低 M_{max} 的值;二是采用合理的截面形状,提高 W_z 值以充分利用材料的性能,实验数据显示最经济合理的为工形梁。

(四) 梁的弯曲变形和刚度条件

1. 梁的弯曲变形　工程中,对于某些受弯构件,不仅要求足够的强度,还要求足够的刚度,这就要求对其变形加以严格限制。为了限制构件的变形,需掌握弯曲变形的计算方法,下面给出几个有关的概念。

(1)挠曲线:梁受到外力作用后,其轴线由原来的直线变成了一条连续而光滑的曲线,如图 2-28 所示,这条曲线称为挠曲线。

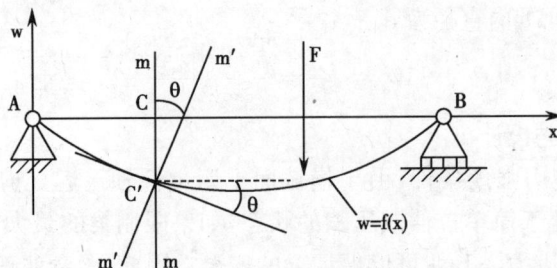

图 2-28　梁的挠曲线

（2）挠度：弯曲时梁轴线上任一点在垂直于轴线方向的竖向位移，即挠曲线上相应点的纵坐标，称为该点的挠度，用 y 表示，其单位常用 mm。

（3）转角：梁变形时，横截面将绕中性轴转动一个角度。梁的任一截面相对其原位置转动的角度称为该截面的转角，用 θ 表示，其单位是弧度或度。根据平面假设可知，变形线垂直于 x 轴的横截面，变形后仍垂直于挠曲线在该点的切线。因此，转角 θ 就是挠曲线的切线与 x 轴的夹角，如图 2-28 所示。

挠度（y）随截面的位置坐标而变化，是 x 的函数，即

$$Y = y(x) \qquad\qquad 2\text{-}28$$

式（2-28）称为梁的挠曲线方程。由高等数学知识可知，过挠曲线任一点的切线与 x 轴夹角的正切，就是挠曲线上该点的斜率，即

$$\tan\theta = \frac{dy}{dx} = y'(x)$$

由于工程中梁的转角很小，故

$$\theta \approx \tan\theta = \frac{dy}{dx} = y'(x)$$

这说明任一截面的转角 θ 近似等于挠曲线对应点处的切线斜率，反映了挠度与转角间的关系。

2. 梁的刚度条件　在实际工程中，对于一些弯曲构件，除要求满足强度条件外，还要满足刚度条件，通常是要求其最大挠度或最大转角不得超过某一规定值，即

$$y_{\max} \leqslant [y]$$
$$\theta_{\max} \leqslant [\theta]$$

式中：[y]为构件的许用挠度；[θ]为构件的许用转角。对于各类受弯构件，[y]和[θ]通常可以从工程手册中查得。

3. 提高梁弯曲刚度的主要措施　综合梁的各种变形计算式，梁的变形可统一为变形与载荷，跨度与抗弯刚度。基于此，可以从以下两个方面着手来提高梁的弯曲刚度。

（1）增大梁的抗弯刚度 EI：由于梁的变形与梁的抗弯刚度成反比，因此，增大 EI 可有效地减小变形。这一措施包括两个方面：增大 E 值和增大 I 值。对于钢材而言，E 值差别不大，故通过调换优质钢材不划算，工程中主要是通过增大 I 值来提高梁的刚度。即选用合理截面，如采用工字钢、空心截面或组合截面。

（2）缩短梁的跨度：由于梁的变形与跨度的 n 次幂成正比，故缩短 L 值能明显提高梁的弯曲刚度。这一措施有两种途径：采取外伸的结构形式和增加支撑；将原来的静定梁变成静不定梁。

五、组 合 变 形

（一）组合变形概述

1. 组合变形的概念　如果构件在外力作用下，产生的变形较为复杂，这时需要把它分解为两种或两种以上的基本变形进行计算，这种可以分解为几种基本变形或者可以看出由几种基本变形组合而成的较复杂的变形称为组合变形。

组合变形的形式很多，本节着重讨论常见的三种组合变形。

（1）两个相互垂直的平面弯曲的组合变形（称斜弯曲）。

(2)弯曲和拉伸(或压缩)的组合变形。

(3)弯曲和扭转的组合变形。

2. 组合变形的计算原理   在小变形情况下,组合变形可按下述步骤进行强度计算。

(1)外力分析:将载荷分解或平移,判断所含基本变形的种类。

(2)内力分析:画出各基本变形的内力图,确定危险截面的位置及内力的最大值。

(3)应力分析:根据危险截面上各种应力的分布规律,确定危险点的位置以及各内力在该点相应的应力值。

(4)强度计算:组合变形一般可以分为两大类,一类危险点上只有正应力,没有剪应力,如斜弯曲和弯拉(或压)组合变形。这时只需把危险点上由各基本变形引起的应力按代数值叠加,确定最大应力值建立强度条件并进行计算。另一类,危险点上既有正应力又有剪应力,如弯扭组合变形,这时需选择适当的强度理论,确定相当应力,建立强度条件并进行计算。

(二) 斜弯曲

由相互垂直的两个平面内的平面弯曲,即双平面弯曲的组合称为斜弯曲。根据内力图确定危险截面的位置及该截面上铅直平面内的弯矩 M_z 和水平面内的弯矩 M_y(图 2-29)。

按照应力分布规律和叠加原理,确定危险点的位置及该点处与 M_z 相对应的正应力 σ' 和与 M_y 相对应的正应力 σ''。建立强度条件

$$\sigma_{max}=\sigma'+\sigma''=\frac{M_z}{W_z}+\frac{M_y}{W_z}\leqslant[\sigma]$$

圆形截面没有棱角,故在斜弯曲中它不存在矩形截面那种危险点,也不能用矩形截面梁应力叠加的方法求截面的最大应力。圆形截面梁用先求危险截面合成弯矩的方法进行斜弯曲的强度计算,即

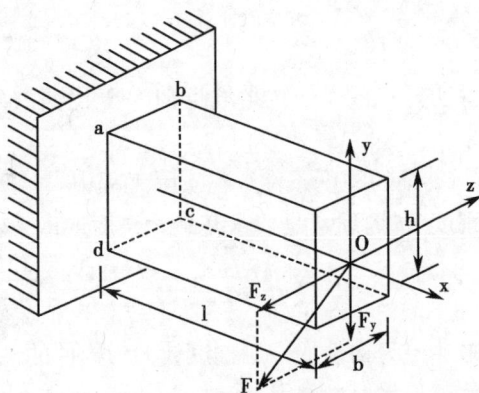

图 2-29   斜弯曲

$$\sigma_{max}=\frac{M}{W_z}=\frac{\sqrt{M_z^2+M_y^2}}{W_z}\leqslant[\sigma]$$

(三) 拉伸(压缩)**与弯曲组合变形**

弯曲与拉伸(压缩)组合变形常见的形式有斜拉(压)、偏心拉伸(压缩)及一侧开槽的轴向拉(压)杆。

杆件受到轴向外力 R_p 和横向外力 R_b,将引起拉伸(压缩)变形和弯曲变形。当杆件的刚度较大,可忽略弯曲时引起的轴向变形,而这两种基本变形,仍然可以利用叠加原理来进行计算,建立强度条件。

$$|\sigma_{max}|=\left|\frac{F_N}{A}\right|+\left|\frac{M_{max}}{W_Z}\right|\leqslant[\sigma]$$

(四) 扭转与弯曲的组合变形

在遇到扭转弯曲的联合作用时,可以分别计算出应力,然后进行合成。

扭矩 M_n 引起的剪应力为

$$T_n=\frac{M_n}{W_n}$$

弯曲引起的正应力为

$$\sigma_b = \frac{M_B}{W}$$

如果进行强度校核,可以利用第三强度或第四强度理论进行,即

$$\sigma_{xd3} = \frac{\sqrt{M^2 + M_n^2}}{W_z} \leqslant [\sigma]$$

$$\sigma_{xd4} = \frac{\sqrt{M^2 + 0.75M_n^2}}{W_z} \leqslant [\sigma]$$

第四节　材料的力学性能

构件的强度不仅与它承受的应力有关,而且也与构件材料本身的力学性质有关。材料的力学性质主要是指材料在外力作用下的强度与变形性能。材料的力学性能是通过材料的加载试验获得的。

(一) 工程材料的力学性能

在工程材料中,低碳钢的拉伸试验所表现的应力与应变的关系最为典型,其应力-应变 σ-ε 曲线如图 2-30 所示,所表现出的材料的力学性能如下。

1. 弹性变形阶段

(1)正比例极限(proportional limit):当应力不超过 σ_p 时,拉伸曲线 0b 是直线,说明在 0b 阶段应力 σ 与应变 ε 成正比例关系,即遵从胡克定律。此时应力与应变呈线性变化,试样处于弹性变形阶段。a 点所对应的应力值称为比例极限,以 σ_p 表示,比例极限是材料应力与应变成正比的最大应力。应力超过 σ_p 时,其应变不再随应力成比例变化。

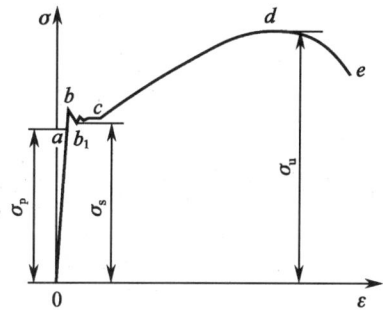

图 2-30　低碳钢拉伸应力-应变曲线

(2)弹性极限(plastic limit):应力超过 σ_p 时,应力与应变间不再是直线关系。ab 阶段尽管应力与应变呈非线性变化,但卸载后变形仍可完全恢复,在 ab 阶段试样仍处于弹性变形阶段。图中 b 点所对应的应力值称为弹性极限,它是材料不发生永久形变所能承受的最大应力值;也即材料产生完全弹性变形时所能承受的最大应力值。

2. 屈服阶段　当应力超过 b 点后,材料开始发生塑性变形。材料表现为塑性,即卸载后应变不能完全恢复。bb_1 阶段,应力不再增加,仅有微小波动,而应变急剧增长,材料从 b 到 b_1 暂时失去了抵抗变形的能力,出现了显著的塑性变形,该现象称为材料的屈服或流动,此阶段称为屈服阶段。b 点称为上屈服点,所对应的应力值为在屈服阶段内的最高应力,称为上屈服应力、上屈服极限,b_1 称为下屈服点,所对应的应力值为在屈服阶段最低应力,称为下屈服极限,常取下屈服极限作为材料的屈服强度(yield strength),其对应的应力值记为 σ_Y,称为屈服极限。

3. 强化阶段　从屈服终止点 b_1 到曲线应力的最高点 d,材料恢复了抵抗变形的能力,要使材料继续变形必须增大应力,这种现象称为材料的强化,b_1d 称作强化阶段。d 点是曲线中应力最高点,是在材料出现断裂过程中产生的最大应力值,也即材料在破坏前所能承受

的最大应力,称为强度极限(ultimate strength),记为 σ_d。σ_d 可出现在断裂时也可出现在断裂前。拉应力时,极限强度称为拉伸强度;压应力时,极限强度为压缩强度;切应力时,极限强度为剪切强度;弯曲应力时,极限强度为挠曲(或弯曲)强度。

4. 局部变形阶段 应力达 d 点,试件的变形开始集中于某一小段范围,横截面面积出现局部迅速收缩,即"颈缩"现象。由于局部范围内截面收缩变小,应力下降,直至 e 点材料被拉断。de 称为局部变形阶段。

材料将视其塑性变形程度分为塑性材料和脆性材料。应用伸长率 δ 来衡量材料的塑性,

$$\delta = \frac{L_1 - L}{L} \times 100\% \qquad 2\text{-}29$$

式中 L 为试件原长,L_1 为拉断后的长度。当材料的 $\delta \geqslant 5\%$ 时,称其为塑性材料,如碳钢、各种铝合金等;当 $\delta < 5\%$ 为脆性材料,如铁、人骨等。

材料在终点 e 点断裂,材料发生断裂时的应力称为断裂应力或断裂强度(fracture strength)。

(二) 生物材料的力学性能

骨是典型的生物材料之一。按延伸率来分类,骨属于脆性材料,其应力-应变关系与工程材料很相似,因此,常用的工程方法可用于骨的应力分析。图 2-31 为人体股骨受单向拉伸时应力-应变曲线。图 2-31(1)为干骨的 σ-ε 曲线,图 2-31(2)为湿骨的 σ-ε 曲线。从图中可以看出到曲线上有直线段或接近于直线的线段,表明在单向受力的情况下,当应变小于某值时,应力与应变的关系符合胡克定律。

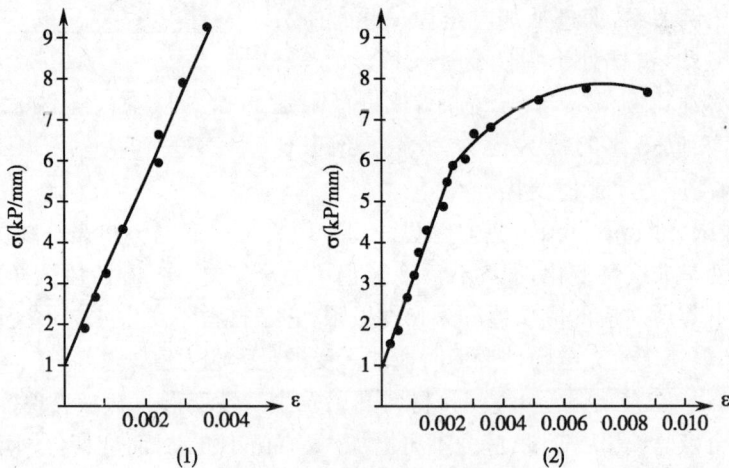

图 2-31 人体股骨的 σ-ε 曲线
(1)干骨;(2)湿骨

但大部分情况下,生物材料都不服从胡克定律。图 2-32 是主动脉弹性组织的应力-应变曲线,该曲线与橡胶(纯弹性体)应力-应变曲线类似,曲线中几乎没有直线部分,材料可以产生大的弹性变形,弹性极限 σ_p 是强度极限的 95%,也就是说,该类组织能伸长到几乎接近破裂点,而不致造成塑性变形。这类生物材料产生很大弹性变形的原因在于该材料由杂乱无章、彼此松散连接的分子构成,在正常情况下,这些分子盘绕起来,受到拉力作用时,这些

分子不再盘绕,从而极大地增加它的长度。当拉力消除后,分子又恢复到原来的结构状态,即恢复到原状。

生物材料非线性应力-应变关系的弹性模量,称为非线性弹性模量。如图 2-33 所示的 τ-γ 曲线,任取曲线上的一点 $P(\tau$-$\gamma)$,此时

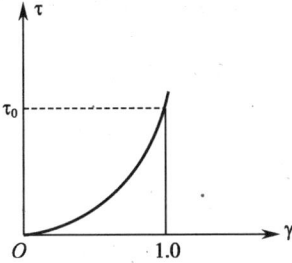

图 2-32　主动脉弹性组织的 σ-ε 曲线

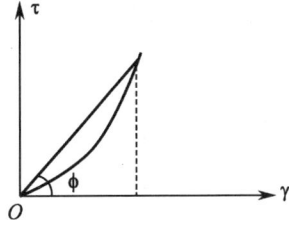

图 2-33　非线性 τ-γ 曲线的弹性模量

$$\frac{\tau}{\gamma} = \tan\phi$$

被称为割线弹性模量,它随 P 点的位置,即随应变 γ 值的不同而变化,不是常数。

在 P 点,应变 γ 有增量 $\Delta\gamma$,其应力增加 $\Delta\tau$,$\Delta\tau/\Delta\gamma$ 的极限 $d\tau/d\gamma$ 称为微分弹性模量。微分弹性模量是微小应变的弹性模量,其值随 P 点的 γ 值而异。

在生物力学中,扩展体应变的概念,胡克定律的表达式为

$$\Delta p = -K\theta$$

2-29 式中 Δp 表示压强的增量,θ 为体应变,即 $\theta = \frac{\Delta V}{V}$,K 称为体变模量,而式中的负号表示 $\Delta p > 0$ 时,$\Delta V < 0$,因此 $\theta < 0$;反之亦同。体应变用作表示血管及心脏各腔室的变形。

对于血管的性质,还常采用可扩张度和顺应性来描述。可扩张度的量值定义为体变模量的倒数

$$\frac{l}{K} = \frac{\theta}{\Delta p} \qquad\qquad 2\text{-}30$$

即每升高单位压强所产生的体应变。而顺应性定义为压强改变一个单位所对应的容积改变量,以 C 表示,于是有

$$C = \frac{Vl}{K} \qquad\qquad 2\text{-}31$$

第五节　生物材料的黏弹性

生物流体大多具有黏弹性,固态生物组织也大都具有黏弹性。本节将对黏弹性的基本概念进行讨论。

弹性体的特点是其内部的任一点在任一时刻的应力,完全取决于当时当地的应变,与应变的历史过程无关;而黏弹性体内部的任一点在任一时刻的应力状态,不仅取决于当时当地的应变,而且与应变的历史过程有关,是具有“记忆”的。

一、黏弹性特点

黏弹性具有以下三个特点:应力松弛、蠕变和弹性滞后。

(一) 应力松弛

当负荷作用于物体而使之突然发生应变后,如保持应变一定时,其应力随时间增长而降低,这种现象称为应力松弛。若在 $t \to \infty$ 时,应力减小为零,则称为完全松弛;若在 $t \to \infty$ 时,应力虽然减小,但仍大于零,则称为部分松弛,如图 2-34 所示。

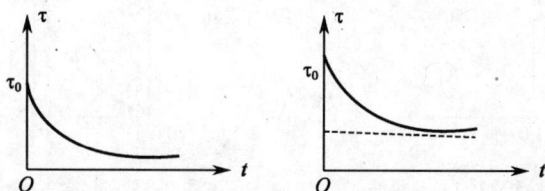

图 2-34   应力松弛

(二) 延迟弹性变形

设 $t = 0$ 时,物体具有一定应力 τ_0。对于弹性体,由于在比例极限以内应变与应力成正比,若弹性模量为 G,则弹性应变 γ_e 为

$$\gamma_e = \frac{\tau_0}{G} \qquad\qquad 2\text{-}32$$

也就是说,在 $t \geqslant 0$ 时,弹性体应变为一与实际无关的常数,如图 2-35(1)所示。

对黏弹性材料而言,在应力 τ_0 下,应变由 γ_e 和 γ_τ 两部分组成,如图 2-35(2)所示,即

$$\gamma = \gamma_e + \gamma_\tau \qquad\qquad 2\text{-}33$$

式中 γ_e 是与时间 t 无关的弹性应变,在 $t = 0$ 时就达到此值;γ_τ 是随时间变化的,从 $t = 0$ 时逐渐增加并趋于定值,即呈现变形延迟的现象,因而称 γ_τ 为延迟弹性应变,如图 2-35(3)。

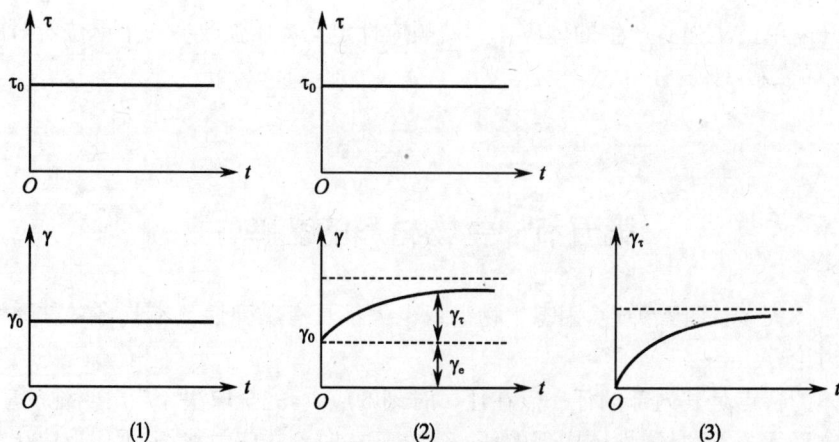

图 2-35   应力为定值时的应变

(1)弹性变形;(2)延迟弹性变形;(3)延迟弹性应变

对于符合胡克定律的弹性体,当除去应力时,应变立即消失,如图 2-36(1)所示。对于黏弹性体,在除去应力时,应变瞬间减少,仅为其中的弹性应变部分 γ_e,随着时间的增加逐渐减少并趋于零,如图 2-36(2)所示。由于消除应力的结果是应变消失,所以,应该认为这种物体是有弹性的,但是由于消除应变需要一定的时间,因而称为延迟弹性。

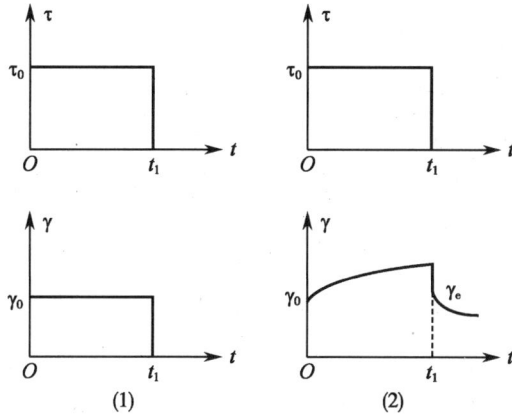

图 2-36　应力在 t_1 撤销的情况下的应变

(1)弹性变形;(2)延迟弹性变形

(三) 蠕变

若物体在定值应力 τ_0 作用下,其应变 γ 随时间增加,这种现象称为蠕变,如图 2-35(2)所示。当 τ_0 较小时,γ 随 t 变化到一定值时饱和,正如图 2-37 所示,但当 τ_0 较大时,蠕变曲线具有向上倾斜的渐近线,此时,应变包含有 γ_e、γ_τ、γ_v 三种成分(图 2-38),即

$$\gamma = \gamma_e + \gamma_\tau + \gamma_v \qquad\qquad 2\text{-}34$$

式中 γ_e 为弹性应变,γ_τ 为延迟弹性应变,γ_v 为黏性应变。

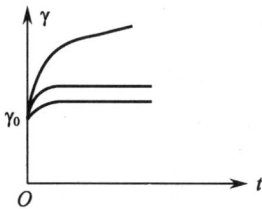

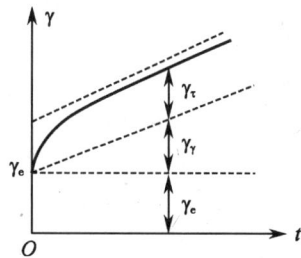

图 2-37　蠕变曲线　　　　**图 2-38　蠕变曲线的分解**

在蠕变过程中,该应力常远小于屈服应力。有些材料对这一现象很敏感,甚至在不变载荷下上述应变可以连续增长至断裂,如银汞合金。

二、黏弹性的力学模型

由于黏弹性物体的力学性质比较复杂,本教材仅介绍 3 种可以描述黏弹性的简单力学模型。这 3 种力学模型是由线性弹簧和阻尼器组成的。弹簧服从胡克定律,即应变 γ 与应力 τ 成正比,且 $\gamma = \tau/G$;阻尼器服从牛顿黏滞定律 $d\gamma/dt = \tau/\eta$。

（一）Maxwell 模型

Maxwell 模型描述应力松弛，它是由弹簧和阻尼器两个元件串联而成，如图 2-39 所示。

令在应力 τ 下的弹簧应变为 γ_1，阻尼器的应变为 γ_2，则

$$\gamma_1 = \frac{l\tau}{G}$$

$$\gamma_2 = \frac{l\tau}{\eta}$$

这类模型中的两个元件承受相同的应力，而应变 γ 是两个元件应变 γ_1 和 γ_2 的总和，故

图 2-39　Maxwell 模型

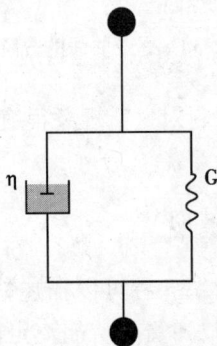

$$\gamma = \gamma_1 + \gamma_2$$

在应力松弛情况下，产生的应变 $\gamma=\gamma_0$ 为常量，经过推算可得

$$\tau = \gamma_0 G e^{-\frac{t}{\lambda}} \qquad 2\text{-}35$$

式中 $\lambda=\eta/G$，称为松弛时间。式（2-35）反映了在应变保持常量的条件下，应力随时间松弛的效应。

（二）Voigt 模型

Voigt 模型由弹簧和阻尼器并联组成，如图 2-40 所示。可以描述延迟弹性变形。因为两个元件具有相同的应变，而模型的总应力 τ 是两个元件应力 τ_1 和 τ_2 的和，即 $\tau=\tau_1+\tau_2$，因而可得出

$$\tau = Gy + \eta\frac{d\gamma}{dt}$$

设应力 $\tau=\tau_0$ 为常量，经计算可得

$$\gamma = \frac{\tau_0(1-e^{-\frac{t}{\tau'}})}{G} \qquad 2\text{-}36$$

式中 $\tau'=\dfrac{\eta}{G}$，称为延迟时间，应变由于阻尼器的黏性而产生滞后，Voigt 模型直观地反映出延迟弹性变形的时间效应。

（三）四元模型

四元模型是由弹簧、Voigt 模型以及阻尼器串联而成的，如图 2-41 所示。其特点是该模型中的 γ 由三部分应变所组成，即是弹性应变、延迟弹性应变和黏性应变的总和，可以描述蠕变的时间效应，其应变为

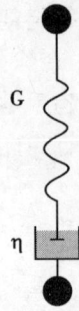

图 2-40　Voigt 模型　　　　**图 2-41　四元模型**

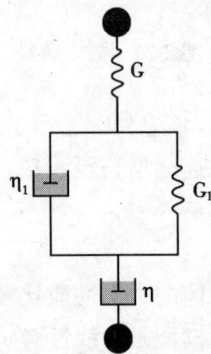

$$\gamma = \frac{\tau_0}{G} + \frac{\tau_0(1-e^{-\frac{t}{\tau}})}{G} + \tau_0\frac{t}{\eta}$$

2-37

上述三类简单的力学模型可以反映黏弹性物体的基本性质,有助于对黏弹性的理解,但不能完全代表实际的黏弹性。

第六节　生物摩擦学的基本概念及定义

一、摩擦学的定义及内涵

摩擦学是研究摩擦、磨损、润滑以及相对滑动表面行为的科学。

(一) 摩擦

摩擦(friction)是指一种物理学行为,是指两物体相互接触,同时沿接触面做相对运动或呈相对运动趋势的物理过程或状态。摩擦副就是相接触的两个物体产生摩擦而组成的一个摩擦体系。

(二) 磨损

磨损(abrasion)是摩擦的伴生现象。磨损可定义为:两表面做摩擦运动时表层的破坏或材料的丢失。

磨损现象可以分为 3 个过程。

(1)表面的相互作用。两个摩擦表面的相互作用可以是机械的或分子的两类,作用包括弹性变形、塑性变形和犁沟效应,它可以是两个表面的粗糙峰直接啮合引起的,也可以是三体摩擦夹在两表面间的外界磨粒造成的,而表面分子作用包括相互吸引和黏着效应。

(2)表层的变化。在摩擦表面的相互作用下,表面层将发生机械的、组织结构的、物理的和化学的变化,这是由于表面变形、摩擦温度和环境介质等因素的影响造成的。

(3)表面层的破坏形式。磨损形式有以下几种。

1)擦伤:由于犁沟作用在摩擦表面产生沿摩擦方向的沟痕和屑粒。

2)点蚀:在接触应力反复作用下,使金属疲劳破坏而形成的表面凹坑。

3)剥落:材料表面由于变形强化而变脆,在载荷作用下产生微裂纹随后剥落。

4)胶合:黏着效应形成的表面粘接点具有较高的连接强度,使剪切破坏发生在表层内一定深度,因而导致严重磨损。

5)微观磨损:以上各种表层破坏的微观形式。

按照表面破坏机制特征,磨损可分为磨料磨损、黏着磨损、表面疲劳磨损、腐蚀磨损和微动磨损等。应当指出:在实际磨损现象中,通常是几种形式的磨损同时存在,而且一种磨损发生后往往诱发其他形式的磨损。同时,磨损产生的机制也是由多种因素综合作用的结果,而且由于磨损与周边条件存在复杂的相关性,至今尚未形成普遍适用的理论计算方法。

(三) 润滑

润滑(lubrication)是人类紧随摩擦而发现的物理现象,是指在两摩擦表面之间由于充填一种介质使摩擦力下降的现象和方法。这种介质内部各层面之间发生相对运动时具有很低的内摩擦力,使原本发生的两固体摩擦面之间的摩擦转化为介质内的摩擦,从而降低了摩擦副之间的摩擦力。按摩擦副之间润滑介质的不同,可分为液体润滑和固体润滑,而按摩擦副之间摩擦状态的不同,润滑又分流体润滑和边界润滑。

目前,液体动力润滑、弹性流体动力润滑、边界润滑、固体润滑以及纳米厚度薄膜润滑的研究都在不断深入,形成比较完整的润滑理论体系,它成为进一步研究润滑问题的重要工具。

随着"摩擦学"研究的不断深入,这一定义包含着广泛的内涵:

1. 表面 表面是指发生摩擦的两物体接触表面,不仅指固体与固体接触界面,还包括液体与固体、气体与固体、气体与液体之间的接触界面。不仅指界面,而且还应包括界面背后摩擦作用涉及的一定深度的表层。

2. 相对运动 指发生摩擦两表面之间沿界面方向的相对滑动与滚动,包括宏观运动、微动以及相对运动趋势。

3. 相互作用 包括发生摩擦两表面相互之间的力学作用,以各种磨损形式表现的表层之间相互损伤作用、热力学作用、摩擦学作用、摩擦电物理作用、伴生摩擦产生的表面化学反应以及参与摩擦的生命体表面的生物学和生物化学作用等。

二、生物摩擦学的定义及研究对象

(一) 生物摩擦学的定义及特点

生物摩擦学(biotribology)是一门新兴的边缘和交叉学科,它是用物理、数学、材料科学和工程等方面的知识来分析研究和解决与生物系统相关的所有摩擦学问题。其目的在于研究生物机体内部器官或生物材料的摩擦磨损机制和失效机制,以便采取相应对策和措施,延长其使用寿命。

生物摩擦学是从生物系统问题出发,研究生物器件摩擦学行为并进行模拟和应用的一门学科。从生物摩擦学的内涵上看,它不仅涉及机械学、材料学、力学、物理学和化学等,而且涉及生物学和生物医学工程等,具有强烈的学科交叉性。除此之外,还有以下几个特点。

1. 存在普遍性 人和动物体都离不开摩擦学问题,无论伸手做事还是抬腿行走,机体各部位的关节都要运动,彼此之间都会产生摩擦。对于人工器官,例如人工关节、种植义齿、人工义肢、义眼、义齿都在行使功能活动时发生摩擦。因而,摩擦学问题在生物中存在着普遍性,其研究也显得十分重要。

2. 生物活性 生物摩擦学问题的另一个显著特点是生物相容性和活性问题,表现为自我适应、自我修复的功能。生物体内的关节液在各种复杂的微循环交换体系中保持优良的润滑特性;人体手掌、足底等摩擦部位的皮肤厚度会随着运动量和时间的增加而变厚,以抵抗摩擦磨损;牙齿在不断的摩擦磨损过程中,继发性牙本质的出现;不少动物如鱼类、土壤类动物的肌体表面可以分泌一些特殊的体液,用于降附减阻作用。

3. 独特的材料显微组织和结构 动物内的不同器官或一些动植物的表面通常具有一种独特的材料显微组织和结构,以适应不同功能的需求。贝壳表面分布粒状或球状增强相,用以在沙石等爬行中起到抵抗磨损、保护肌体的作用。牙釉质是由靠近釉质表面1/3的直釉和靠近釉牙本质界2/3的绞釉组成,釉柱有序而规则的排列为牙釉质良好的机械性能和力学性能提供了基础,满足了咀嚼功能的需要。

4. 奇异的表面形貌 许多土壤动物的表面为几何非光滑结构或具有协同柔性变形的

能力,以起到减少黏着、降低阻力的作用。例如贝类、蚯蚓和穿山甲等。

(二)生物摩擦学的研究对象

生物摩擦学发展至今,所涉及的内容非常广泛。按研究对象可划分为两类:一类是生物体自身的摩擦学;另一类是生物替代体的摩擦学。

1. 生物体自身的摩擦学　生物体自身的摩擦学主要是指与动物、植物以及微生物等生物活体内部器官、体表相关的摩擦学问题。虽然目前尚未看到涉及微生物的摩擦学问题的有关报道,但生物摩擦学问题在动植物领域非常普遍。其研究对象包括动物体的天然关节、牙齿、心脏瓣膜、管壁、骨骼以及皮肤、毛发、羽毛等以及植物类的叶子表面等。研究生物体自身的摩擦学现象揭示其摩擦学机制,特别是优良的摩擦学性能,通过摩擦学仿生设计与制造,研制出具有同样性质的人工摩擦副,用于修补或重建病损的组织或器官。

2. 生物替代体的摩擦学　生物替代体主要是指人工植入体、与生物组织相接触的具有生物相容性或生物降解性的各种修复体和器械。其研究的对象有生命体与非生命体构成的摩擦副,如天然牙与人工义齿、眼睑与人工角膜等,其目的在于保证这些人造物在生物体各种介质环境不会对生物体造成损害,同时研究生物体对替代物的负面作用。另外,还有研究生物体环境中工作的人工摩擦副及天然与人造器官表面与人体体内介质构成的摩擦副。

三、口腔生物摩擦学

口腔生物摩擦学(oral tribology)作为生物摩擦学中的重要组成成分,顾名思义,其研究的是口颌系统相关的所有摩擦学问题。口颌系统是包括口腔颌面部各种组织结构如牙、颞下颌关节、咀嚼肌、神经的总称,是一个相互制约又相互协调的功能整体。在中枢神经系统统一指挥下,牙、颞下颌关节、咀嚼肌各司其职,共同完成复杂的功能运动。口颌系统担负着发音、讲话、表情、咀嚼、吞咽等各种重要功能。

目前,口腔生物摩擦学主要集中于天然牙、颞下颌关节、唾液、口腔黏膜软组织、口腔科修复材料、种植体等摩擦学性能的研究。人们对口腔天然组织器官及人工器官在摩擦学性能的研究,有助于认清这些器件工作及损伤的生物力学、摩擦学、生理学与病理学机制,为预防医学、重建医学、康复医学的发展提供理论支撑;同时掌握人工器官在体内的磨损寿命以及失效机制,为其设计提供理论依据。

口腔生物摩擦学研究的对象同样可以分为口腔自身生物摩擦学和口腔人工器官及修复体生物摩擦学。

(一)口腔自身生物摩擦学

1. 颞下颌关节　颞下颌关节由颞骨下部关节结节和下颌骨的下颌头配副组成,中间被一个具有良好润滑性能的软骨关节盘隔离。下颌骨左右两侧各一副颞下颌关节,彼此联动,形成下颌复杂的咀嚼与语言运动。颞下颌关节在行使功能时,其接触面(关节软骨)之间必然存在一定程度的摩擦磨损。因其特殊的生理结构及细胞的代谢等决定了其优异的摩擦和润滑状态,即使在低载荷、高承重和承受冲击载荷的恶劣环境下,也表现出极小的摩擦系数和几乎没有磨损的摩擦学性能。因而颞下颌关节的摩擦学主要集中于其优良摩擦学性能的研究及润滑机制的探讨,在此基础上为颞下颌关节紊乱(TMD)的诊治提供理论依据,同时也为人工关节的开发引入摩擦学的设计。

2. 唇、齿、舌　唇、齿、舌是人体最灵活的运动器官,负责语言和咀嚼运动。唇与齿、齿与齿、舌与齿是口腔内的三个重要的人体组织对人体组织摩擦表面。唇与唇之间具有非常良好的润滑保护,尽管相对运动极多,但不被磨损。

牙齿摩擦学主要集中于牙体组织摩擦磨损行为的研究。牙齿特殊的组织结构是其优越耐磨损性能的保证,探讨其摩擦学性能有助于为研发口腔科修复材料提供理论依据;强化天然殆面及邻面的摩擦磨损行为研究,有助于防治非正常磨耗,从而预防牙齿过敏、颞下颌关节紊乱、牙周病、牙龈炎等口腔疾病的发生,进而提高人们的生活质量。

3. 唾液　口腔内的化学环境极其复杂,对牙齿摩擦磨损性能有很大的影响。唾液是口腔化学环境的重要成分,具有多种功能,如消化、稀释和缓冲、杀菌和抑菌、清洁等。在唾液的诸多功能中,其润滑和缓冲功能与牙齿的摩擦磨损性能密切相关。唾液润滑性能的研究与探索不仅丰富了生物摩擦学理论,同时为生物滑液系统的实现奠定了坚实基础。

(二) 口腔人工器官及修复体生物摩擦学

1. 口腔科材料摩擦学研究　根据第五次全国口腔流行病学调查,中国有数亿人缺牙,每年对口腔修复材料的需求量巨大,而磨耗是材料失效、修复体失败的主要原因。在我国,使用最多的是塑料义齿,普通的塑料义齿,使用寿命只有 5 年,失效的主要原因为咬合面磨损,从而失去咬合接触。

有关口腔修复材料的摩擦磨损研究主要集中在金属材料、陶瓷、复合树脂等三个方面,在此领域已经取得了一定进展。如何研究开发适应个性差异、与天然牙具有优异的摩擦学匹配特性材料是本方向的重点。

2. 种植体与皮质骨形成的微动磨损　目前,种植牙已经成为治疗和修复缺失牙非常重要且有效的方法。无论从功能还是从形态美观方面,种植牙都可以获得传统修复技术所无法实现的修复效果。然而,随着种植的大量应用,骨-种植体界面松动失效的难题也接踵而至。如何确保种植体的服役寿命,是医学界和工程界的研究工作者共同关注的热点问题。目前,从皮质骨-植入物界面的切向微动、径向微动到复合微动等系列研究的开展,从而建立了植入体-皮质骨界面的微动损伤理论,并提出了有效减缓骨复合微动损伤的方法。这一成果的研究极大地推动了相关学科基础理论的丰富和发展,同时对于种植体的研发和应用起到了指导性作用。

3. 中央螺丝松动的微动腐蚀机制　微动损伤是导致各种螺纹联接失效的主要原因之一。针对牙种植体螺纹联接易发生松动的问题,运用微动摩擦学和腐蚀电化学等研究手段,在对几种螺纹联接力学分析的基础上,通过对口腔腐蚀性环境的模拟,对牙种植体螺纹联接进行复合微动磨损、电化学腐蚀及复合微动腐蚀的实验研究,建立运行工况微动图和材料损伤响应微动图;并对其腐蚀行为进行观察研究,揭示微动磨损与腐蚀的交互作用机制,构建牙种植体螺纹联接的体外微动损伤模型。通过不同材料配副和不同复合角度(模拟几种螺纹联接)实验结果的对比分析,提出抗复合微动腐蚀的防护对策,探索其在牙种植体螺纹联接防松设计中的应用,为进一步提高牙种植体服役寿命提供新的思路。

总之,作为摩擦器官口颌系统内存在众多摩擦学问题,探索摩擦磨损机制,对口颌系统功能重建具有重要的现实意义。

于海洋

参 考 文 献

1. 冯元桢. 生物力学与基因. 力学进展,2002,32(4):484-494.
2. 田心,毕平. 生物力学基础. 北京:科学出版社,2007.
3. 王成焘. 人体生物摩擦学. 北京:科学出版社,2008.
4. 杨继宏. 工程力学. 武汉:华中科技大学出版社,2008.
5. 杨桂通. 医用生物力学. 北京:科学出版社,1994.
6. 赵云凤. 口腔生物力学. 北京:北京医科大学中国协和医科大学联合出版社,1996.

第三章

口腔医学中的细胞力学研究

第一节 细胞生物力学的概念及研究内容

一、细胞生物力学的基本概念

细胞生物力学(cell biomechanics)是现代生物力学近几年来发展十分迅速的一个前沿领域,也是组织工程学的一个重要组成部分。它是研究细胞和力学因子的相互作用的科学,是细胞生物学和力学相结合而产生的科学。因而,细胞生物力学可以定义为:运用生命科学和工程科学的原理和方法来研究正常和病态细胞的结构和功能的关系,以及开发生物替代物来恢复细胞的功能。

细胞(cell)是生命的实体和生命的基本单位,几乎所有的有机体都是由细胞和细胞的产物所组成。细胞的形态结构及其功能,细胞的生长、发育、成熟、癌变、增殖、衰老以及死亡,细胞的分化及其调控机制,都和力学有着密切的联系。细胞在实现其功能时,必须使用有关基因信息,合成、选择、存储和输运各种生物分子,转换成各种形式的能量,转导各种信号,在响应外界环境的作用同时调整或保持其内部结构,所有这些行为都涉及力学。

二、细胞生物力学的研究内容

传统关于细胞力学的研究主要包括对细胞运动、细胞变形、细胞间相互作用及细胞如何产生力、感觉和响应外界的作用力的研究。20世纪90年代以来随着细胞与组织工程的发展与需要,细胞生物力学得到快速发展,目前关于细胞力学的研究还包括细胞骨架动力学研究,细胞-细胞外基质(extracellular matrix,ECM)相互作用以及有关的细胞形状结构、功能、形变能力和整个细胞的力学特性,细胞内亚细胞结构如微管(microtubule)、肌动蛋白丝(actin filament)和中丝(intermediate filament)、微梁网络(microtraecular lattice)等的黏弹性和连接,与细胞附着和运动有关的细胞与分子层次的力学行为,细胞因机械力作用所引起的损伤及力学干扰对细胞生长、再塑形、力学信号转导和基因表达等过程的影响等。这些研究对当前细胞与组织工程、心血管生物力学、各种软硬组织的生物力学、生物力学模型和生物材料等研究具有重要的促进作用。

三、细胞的力学结构及力学特性

(一)细胞的力学结构

与细胞生物力学密切相关的结构是细胞骨架(对于植物细胞,则还有细胞壁)。细胞骨架(cytoskeleton)是在细胞核中存在的核骨架-核纤层。核骨架、核纤层与中间纤维在结构上相互连接,是贯穿于细胞核和细胞质的网架体系(图 3-1)包括微管、微丝和中间丝。

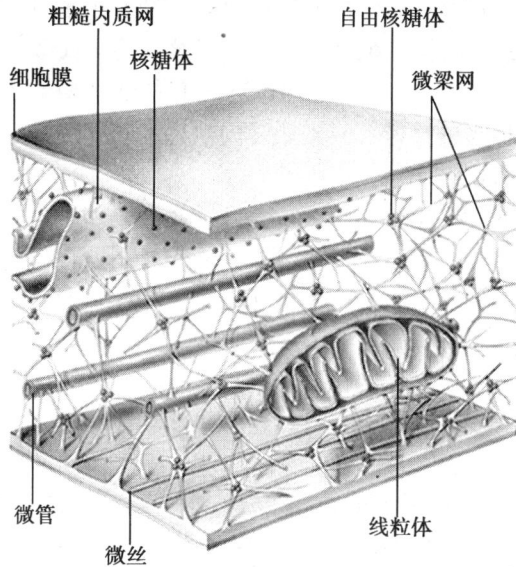

图 3-1　细胞力学结构

细胞骨架不仅在维持细胞形态、承受外力、保持细胞内部结构的有序性方面起重要作用,而且还参与许多重要的生命活动,如:在细胞分裂中细胞骨架牵引染色体分离,在细胞物质运输中,各类小泡和细胞器可沿着细胞骨架定向转运;在肌肉细胞中,细胞骨架和它的结合蛋白组成动力系统;在白细胞的迁移、精子的游动、神经细胞轴突和树突的伸展等方面都与细胞骨架有关。另外,在植物细胞中细胞骨架指导细胞壁的合成。

微管(microtubule)可在所有哺乳类动物细胞中存在,直径大于 12nm,除了红细胞外,所有微管均由约 55kD 的 α 及 β 微管蛋白(tubulin)组成。它们正常时以 β 二聚体形式存在,并以头尾相连的方式聚合,形成微管蛋白原纤维(protofilament),一般由 13 根这样的原纤维构成一个中空的微管,直径 22~25nm。少数变异的微管如线虫等则有其他数目的原纤维。微管确定膜性细胞器(membrane-enclosed organelle)的位置和作为膜泡运输的导轨。微管是细胞骨架的架构主干,也是某些细胞器的主体。

微丝(microfilament)也普遍存在于所有真核细胞中,是一个实心状的纤维,直径为 4~7nm。一般细胞中含量约占细胞内总蛋白质的 1%~2%,但在活动较强的细胞中可占20%~30%。在一般细胞中主要分布于细胞的表面,直接影响细胞的形状。微丝具有多种功能,在不同细胞中的表现不同,在肌细胞中组成粗肌丝、细肌丝,可以收缩(收缩蛋白),在非肌细胞中主要起支撑作用、非肌性运动和信息传导作用。

微丝主要由肌动蛋白(actin)构成。肌动蛋白和肌球蛋白(myosin,一种分子马达蛋白)一起作用,使细胞运动。它们参与细胞的变形虫运动、植物细胞的细胞质流动与肌肉细胞的收缩。

细胞骨架的第三种纤维结构称中间纤维(intermediate filament,IF),又称中间丝、中等纤维,为中空的骨状结构,直径介于微管和微丝之间(8~10nm),其化学组成比较复杂。构成它的蛋白质多达 5 种,常见的有波形蛋白(vimentin)、角蛋白(keratin)。在不同细胞中,成分变化较大。中间纤维使细胞具有张力和抗剪切力。

(二) 生物纤丝的力学特性

由于细胞的机械强度和力学支撑作用主要由各种纤丝组成的网络框架提供,所以它对细胞的力学特性是十分重要的。细胞的各种生物纤丝或链可近似看作一带有均匀密度和截面积的柔软柱体,直径大多在 8～25nm 之间。对细胞内各种聚合物与生物纤丝相关长度的有关测定表明,其值是从链烷的 0.5mm 到微管的数毫米间大范围变化的。

(三) 细胞质膜的力学性能

如前所述,细胞的结构组件除生物细丝外,另一大类是由类脂双层膜组成的细胞质膜。假定细胞质膜为一各向同性的刚性面板时,其抗压缩或拉伸的力学特性可由下式表达

$$K_A = \frac{d_p K_\nu}{4/9 + K_\nu / \mu} \qquad 3\text{-}1$$

式中 K_A 和 K_ν 分别为膜的面积和体积压缩弹性模量,μ 是切向模量,d_p 为膜的厚度。式(3-1)表明,K_A 随膜的厚度而线性增加。膜在压缩时使得其组成成分类脂分子的形状和空间位置发生变化,所以 K_A 和 K_ν 与类脂分子间的位错排斥作用能以及膜截面的表面张力 γ 两者间的平衡有关。通常对于单层膜,$K_A = 2\gamma$,而对于双层膜,$K_A = 4\gamma$。膜在受到张力时,还可能发生弯曲变形,故还应考虑其抗弯的力学特性。这一特性的分子根源也来自弯曲时使类脂分子改变其结构与位置所需的能量。

(四) 细胞蛋白与 DNA 分子的力学性能

细胞内还有各种蛋白和 DNA 分子,它们在力的作用下也会发生形变,而且其形变会影响它们的功能,从而影响细胞的功能。所涉及的形变有功能团的运动(如转动)和变形、功能团的铺展以及如仅螺旋、β 板层等亚结构的变性。

到此为止,我们可以对细胞组成材料的力学特性有一比较清晰明确的了解:作为细胞结构的各基本组件如膜(其厚度)与各种生物纤丝(其线径)在尺度上均在几个 nm 到 25nm 之间,而刚度则比传统的硬材料低上百倍,如此小的尺度和较低的刚度,使之毫无疑问都可归类为软材料。软性的材料对于细胞是适合与必要的,因为只有这样才能使细胞在热平衡过程中获得足够的能量,以使其膜与纤丝震颤波动而发生适度的形变。这不仅对于细胞每时每刻功能的实施是必要的,对于细胞的生长、分裂也都是必须的。

四、细 胞 受 力

(一) 与细胞有关的力

生命过程中,细胞会随时因周围环境条件的改变而主动改变其形状,或进行蠕动,并在其内部进行化学物质和细胞亚单元的输运。这些行为,都必须由相应动力学机制来驱动。与细胞有关的力分为细胞内产生的力和细胞受到的外部作用力。

1. 细胞内产生的力　细胞内产生的力主要是由生物丝体的生长与收缩产生的力及分子马达产生的力。

(1)由生物纤丝的生长与收缩产生的力:细胞最简单的动力学机制是作为细胞骨架纤丝的肌动蛋白和微管蛋白的生长与收缩。这些丝体的生长会对细胞膜产生一内压,从而引起细胞的移动。

(2)分子马达产生的力:具有动力且能在细胞纤丝上线性走的或蠕动的蛋白称为马达蛋白(linear motor protein),与肌动蛋白有关的主要马达蛋白为肌浆球蛋白-Ⅰ(Myosin-Ⅰ)及

肌浆球蛋白-Ⅱ（Myosin-Ⅱ）。两种肌浆球蛋白与肌动蛋白形成力学复合体，最常见于肌肉细胞内。肌浆球蛋白通常以速率 $0.01\sim 1\mu m/s$ 沿着肌动蛋白细丝走正端（细丝具有较快增长速度的一端），引起肌肉收缩。而另一种马达为转动型马达，主要出现在一些细菌及单细胞生物体中，如鞭毛菌。鞭毛的标准长度为 $10\mu m$，这长度约为该细菌主体的几倍。这种细菌会在其分子马达驱动下绕其轴转动时产生力矩和推动力。此外，细胞鞭毛的力矩可产生几个 pN 的前向推进力，使得细菌以高达每秒数十微米的速度向前运动。

2. 细胞所受外部作用力　细胞膜的结构为镶嵌有蛋白的类脂双层膜，类脂的亲水性极头有些是两性离子化的，如卵磷脂，呈现电偶极子特性，有些则是带负电的，如磷脂酰丝氨酸。所以，当细胞与其他细胞或与基底材料接触距离在 5nm 或以上时，就会产生因电偶极子相互作用导致的范德华力以及因与细胞质或细胞外溶液中游离的带相反电荷的离子、或与其他带电表面的相互作用产生的静电力。当细胞间的接触距离再近一些时，还会出现因每一细胞膜的细胞外基质间的位错排斥作用力及细胞膜与外部物体分子间接触所产生的结合而发生的黏附作用。此外，因为热起伏，细胞还会产生抵抗吸附的熵阻力。

五、细 胞 形 变

细胞的力学单元主要为一流体膜与其细胞骨架（或细胞壁）形成的组合包膜。该膜的各弹性模量，包括弯曲（bending）、压缩（compression）以及抗切变能力（shear resistance）等，弹性模量会强烈影响细胞的形状。同时，细胞骨架为一网络结构系统，它使得细胞具有主动变形和抵抗被动变形的能力。

对于细胞的力学行为，常用的分析方法是连续介质力学。基于连续介质力学，细胞可看做一均匀的连续体。在细胞与外界相互作用过程中，若细胞与外界接触的界面上有一跨界压力差 P，就会引起使细胞变形的横向张力。该张力大小与方向和膜表面局部曲率的关系服从著名的 Young-Laplace 公式：

$$P=\frac{\tau_1}{R_1}+\frac{\tau_2}{R_2} \qquad 3\text{-}2$$

上式中的 R_1 和 R_2 分别是曲面沿方向1和方向2的曲率半径，τ_1 和 τ_2 则为对应方向上的张力。因此，对应于不同的张力，膜会有不同的曲率，从而便呈现不同的形状。通常将细胞形变分为对于因细胞膜和各种类脂双层膜在外力作用下的被动变形（passive deformation）与细胞因环境的生理生化条件变化及自身生长的需要而发生的主动变形（active deformation）两类。

总之，细胞生物力学（包括其分子的生物力学）因为对于揭示细胞及其分子结构与功能的本构关系，揭示细胞间的相互作用及其对细胞行为与功能的影响与调控规律以及对之进行建模做定量描述等方面起着重要作用，在近年来进入了一个蓬勃旺盛的发展新时期。它所发挥的影响不仅体现在对细胞生命过程与生理功能的定量分析上，而且还体现在对细胞与组织的研究与实践中以及如何调控细胞的生长与行为等多个方面。其研究工作已与细胞与分子生物化学、生物信息学等相融合，并成为细胞与分子生物学的研究前沿。因此，当前不但从事细胞生物力学的科学工作者迫切需要进一步了解和深化有关细胞生物力学的知识，进一步发展有关理论与实验技术，而且所有从事生命科学研究的人员都需要掌握有关这方面的信息和技术，来帮助与促进本身的研究工作。

赵志河

第二节　口腔医学中的细胞力学研究进展

一、牙髓干细胞生物力学研究进展

(一) 牙髓干细胞概述

牙髓干细胞(dental pulp stem cells,DPSCs)是指存在于成年机体牙髓组织中具有自我更新和多向分化潜能的未分化细胞或称为前体细胞,由美国学者 Gronthos 等于 2000 年首次提出。大多数学者认为,DPSCs 其实就是牙髓未分化的外胚层间充质细胞,是成体干细胞中的一种。

(二) 牙髓干细胞的性质

1. 高度的增殖能力　目前骨髓基质干细胞(bone marrow stem cells,BMSCs)研究较为成功,Gronthos 等(2000)借鉴 BMSCs 的研究方法,将 DPSCs 和 BMSCs 进行了对比研究。在体外培养的细胞中加入溴脱氧尿嘧啶(Brdu),然后检测第一代 DPSCs 和 BMSCs 的增殖率,发现在体外培养中 DPSCs 的增殖率比 BMSCs 更高,DPSCs 平均约有 72%Brdu 阳性细胞,而 BMSCs 约有 46%Brdu 阳性细胞,并且 DPSCs 在以后的传代中依然保持着较高的增殖能力。研究表明 BMSCs 可从骨髓抽取液中分离到,贴附于培养板上,通过适当的刺激开始增殖可形成克隆,所获得的每一个克隆来源于一个干细胞。Gronthos 将牙髓细胞悬液和骨髓细胞悬液中克隆形成率作了对比,结果发现成人牙髓细胞具有较高的克隆形成能力,推测牙髓细胞悬液中的干细胞含有率较高。

2. 自我更新能力　Gronthos 从原代 DPSCs 移植物中分离出基质样细胞,在体外培养扩增后,再植入 10 周龄的免疫缺陷小鼠皮下,结果又形成了牙本质-牙髓样复合体,对形成的牙本质进行免疫组化检测,发现其抗牙本质涎磷蛋白(dentinsialopho-sphoprotein,DSPP)阳性,证实 DPSCs 具有自我更新的能力。

3. 多向分化潜能　2000 年,Gronthos 等对 DPSC 的分化潜能进行了体外试验。即将 DPSC 在 L-维生素 C-2-磷酸酶、糖皮质激素、地塞米松和无机磷酸盐的诱导下进行长期培养,证实其可以形成硫酸茜红素阳性的钙沉积结节。2002 年,Gronthos 等对照骨髓间充质干细胞研究了 DPSCs 向脂肪细胞和神经细胞分化的潜能。即在用 3-异丁基-1-甲基黄嘌呤、氢化可的松和吲哚美锌混合物诱导培养 DPSCs 5 周后,脂肪细胞和神经细胞油红 O 染色阳性。通过反转录-聚合酶链反应检测发现,这与两种细胞的特异性转录物过氧化物酶增殖物激活受体-γ_2和脂蛋白脂酶表达的增量调节有关。在 mRNA 及其蛋白质水平上,DPSCs 能够表达神经巢蛋白和神经胶质酸性蛋白,这两种蛋白分别为神经前体细胞和神经胶质的标志物。Nosrat 等(2004)发现,牙髓细胞为多巴胺能的神经元提供营养支持,而且在体外可分化为神经元,该结果进一步支持了 Gronthos 等的研究结果。

(三) 牙髓干细胞的生物力学研究

DPSCs 在牙髓组织中有散在分布,与牙髓组织中残留的未分化间充质细胞分布相似,可位于血管周围,DPSCs 血管周围细胞标志物的表达揭示血管周壁可能是 DPSCs 的微环境。Shi(2003)研究也表明 DPSCs 表达内皮或平滑肌细胞的相关各种标志,如血管细胞黏附分子 VCAM-1、CD146、α-SMA。这些血管周围细胞标志物的表达揭示血管周壁可能是 DPSCs 的微环境。

应力是机体细胞生命活动过程中重要的环境因素,对细胞的形态、发育和功能有明显影响,并且细胞对应力刺激所产生的反应与所施加应力的方式密切相关。研究显示,流体剪切力可以明显促进接种于组织工程支架上的猪牙胚细胞的矿化能力,并且与牙齿形成密切相关的釉原蛋白、骨桥素和骨钙素基因也有明显上调。牙在发生、发育及行使功能的过程中都伴随着应力的刺激,而 DPSCs 作为牙髓未分化的成体干细胞,其生物学性能是否同样受应力的调控,然而目前研究尚少。

Yu(2009)等将 0.5Hz、2.5MPa 的动态的流体剪切力直接作用于人的 DPSCs 2 小时,研究结果表明动态的流体剪切力降低了牙髓干细胞黏附能力和存活率,但促进牙髓干细胞的牙源性分化,矿化能力增加,DMP-1、DSPP 蛋白表达增加,ICAM-1、VCAM-1mRNA 表达增加。将接受 0.5Hz、2.5MPa 的动态的流体剪切力的 DPSCs 细胞然后接种到 HA/TCP 支架材料上,再将载有细胞的支架材料移植到 4 周龄的免疫缺陷小鼠皮下,6 周后取出移植物检测,表明流体剪切力增强牙齿发生硬组织的新生能力和对 BMP-2 的反应能力。

牙髓细胞是牙髓组织的主要细胞成分,其中含有一定量的牙髓干细胞,DPSCs 在牙本质形成和损伤修复中发挥着重要作用。牙髓细胞是具有自我修复能力的活性细胞,在合适的诱导条件下,能向成牙本质细胞分化,甚至形成在矿化特征、有机成分等方面与体内相同的牙本质,表明牙髓细胞可以作为牙组织工程研究的种子细胞。

Lee(2010)等采用 Flexercell 对人的牙髓细胞施行周期性的牵张力,发现血红素加氧酶-1 的 mRNA 增高,牙髓细胞分化标志物 OPN、BSP、DSPP、DMP-1 通过聚合酶链反应也增高,Western-Blot 反应检测到 Nrf2 蛋白表达。Derringera(2004)等研究表明人的牙髓细胞在正畸力作用下,牙髓细胞释放 VEGE、FGE2、PDGF、TGF-β 四种血管源性生长因子。Giuseppe(2005)等研究,当人的牙齿正畸治疗一周时,承受正畸力牙齿的牙髓 ALP 活性比未承受正畸力的牙齿低。

国内学者余晶等(2009)应用 Flexercell(FX-4000T)细胞应变加载系统,对细胞分别施加幅度为 2％ 和 8％、频率为 1Hz 的周期性张应变,观察人牙髓细胞在周期性张应变下形态、存活率和增殖活性的变化,以期进一步了解人牙髓细胞的生物力学效应以及应力在牙组织工程中应用的潜在可能。结果显示,在周期性张应变的作用下,牙髓细胞形态明显改变,细胞变为长梭形,有极性突起,且长轴与应变加载方向垂直,细胞排列趋于一致。这一结果随着加载时间的增加愈加明显。说明牙髓细胞受力后会发生适应性改变,排列与受力方向垂直,这与 Lee 等(2007)的研究结果一致。提示:细胞的存活率及增殖活性在张应变作用下均明显升高,并呈时间依赖性,说明不同的应力刺激方式对细胞的影响有明显差异。在 2％ 和 8％ 应变下,加载 0.5~12 小时,细胞存活率均有增加,而加载 24 小时后有所降低。细胞的增殖性能与存活率趋势基本一致,2％ 应变组加载 24 小时增殖活性增加最明显。2％ 应变组在同一时间段细胞存活率和增殖活性均高于 8％ 应变组,说明牙髓细胞对低变形应力更加敏感。研究表明,周期性张应变作用下人牙髓细胞的形态、存活率和增殖活性的改变,证实细胞存活率及增殖活性在张应变作用下明显增加,并呈加载大小和时间依赖性,有关作用机制尚待进一步研究。本研究结果对组织工程牙的构建过程中如何大量且快速获得足够的良好的种子细胞提供了依据。

同时有研究表明,对间充质细胞施加低张应力(<10 ％),可促进细胞的增殖及分化,而过大的力学刺激则可能导致细胞骨架断裂,产生细胞毒性,从而抑制增殖。

谢亚佳等(2009)应用 FX-4000T 细胞应变加载系统,对细胞分别施加幅度为 2％ 和

8%、频率为1Hz的周期性张应变,观察人牙髓细胞在张应变状态下L型钙离子通道基因表达的变化,以期进一步了解应力是否可以作为一种诱导因素调控牙髓细胞矿化相关基因的表达。L型钙离子通道是牙髓细胞主要的调控钙离子摄入的跨膜通道,在组织矿化和细胞内信号转导过程中起着关键作用。在2%形变下,加载0.5小时和12小时组Cav1.2和Cav1.3mRNA的表达均有增加,但24小时组与对照组间无明显差异;在8%形变下,加载0.5小时后Cav1.2和Cav1.3mRNA表达水平即有上调,在12小时达到最大值,之后逐步降低,到24小时出现表达水平下调。

二、牙周膜细胞生物力学研究进展

(一) 牙周膜生物力学的重要性和特殊性

"牙-牙周膜-牙槽骨"复合体对应力刺激有强烈反应,甚至其自身的存在都依赖于功能性机械刺激。一旦失去由牙或义齿传递的机械刺激,牙槽骨将发生失用性萎缩(disuse atrophy)。应力刺激下牙周组织合成代谢的细胞反应与其他所有骨稳态(homeostasis)因素在生理、病理状态下重叠并交互作用,对于维持牙槽骨终生的结构和体积至关重要。

牙周膜(periodontal ligament,PDL)是夹在牙槽骨和牙骨质之间的柔软结缔组织,发挥决定牙位置、分散咬合力的重要功能。从材料学角度看,牙周膜是一种复杂的、纤维强化的组织,以黏弹性而非线性方式对应力作出反应。牙周膜含有多个细胞种群,这些细胞长期暴露于各种应力刺激中,包括咀嚼、口颌功能运动和正畸力等。发生骨粘连的牙和种植体受力后不能移动,也不会发生漂移(drift),证明牙周膜在正畸牙移动(orthodontic tooth movement,OTM)中起着不可或缺的作用。发生粘连的乳牙之所以出现"下沉"(submerge)现象,也是因为有正常牙周膜的邻牙随面部垂直向生长不断伸长。目前的牙周治疗及预防措施可以去除牙周病的病因,建立有利的应力环境。然而,即使这样,临床上仍难以获得理想的牙周重建,于是问题出现:究竟哪一种或哪几种对于应力性骨合成及维持所必需的元素在牙周病中被彻底破坏了呢?更好的理解应力环境中牙周膜细胞的分子反应是回答上述问题,进一步发展正畸、牙周及牙槽骨修复重建、种植及术后愈合等治疗手段的前提。

本节的重点是牙周膜细胞的生物力学研究进展,包括相关研究模型、机械信号转导、细胞增殖、基因表达等几个方面。对成牙骨质细胞和牙周膜干细胞的生物力学研究进展也会做简要介绍。牙周膜生物力学的相关研究绝大多数是以正畸牙移动和牙周组织重建为临床目的,本节的叙述也将围绕其展开。尽管牙周膜如何对不同应力刺激做出相应反应的机制还没有完全弄清楚,但研究其独特生物力学现象的重要性却是毋庸置疑的。

(二) 新的理论发展

1. 牙周膜的结构和功能　牙周膜中纵横交错的胶原纤维束组成的网架结构占据了大部分的空间,除此之外两种重要的成分是细胞和组织液。生理状态下,牙周膜的胶原不断被改建和更新,相同的细胞既是生成胶原基质的成纤维细胞(fibroblast),又是破坏胶原的破纤维细胞(fibroblast)。牙周膜的孔隙充满了组织液,正是这样一种充满液体的连续多孔结构使牙周膜能有效发挥缓冲应力,尤其是压应力的功能。

2. 牙周膜的正常功能反应　牙周膜承受的咀嚼力相当巨大。咀嚼软食时力值为1～2kg,而咬住硬物时力值可高达50kg。然而,咀嚼时牙相互接触的时间很短,小于1秒,随着组织液被排出,牙周膜缓冲了绝大部分压力。但当受到持续压应力,即使是较轻的压应力时,一旦牙周膜的组织液被完全排出,牙周膜便失去了缓冲能力,从而引发另一种生理反应——牙槽骨改建。正畸牙移动以及唇舌肌造成的牙移动都是基于这一原理。

3. **牙周膜细胞** 牙周膜的主要细胞成分是具有成骨细胞特性的成纤维细胞。成纤维细胞是牙周膜中数量最多，功能也最重要的细胞。通常所说的牙周膜细胞（periodontal ligament cells，PDLCs）即指牙周膜中以成纤维细胞为主的细胞群。"牙周膜细胞"这一称谓较"牙周膜成纤维细胞"更为常用是因前者强调了牙周膜细胞组成的异质性。牙周膜细胞可分别向成骨细胞或成牙骨质细胞方向分化，后者分别形成牙槽骨和牙骨质。此外，牙周膜中还含有部分上皮细胞和少量干细胞。

4. **正畸牙移动与牙萌出** 正畸牙移动与牙萌出有很多相似之处。例如，牙与骨组织间均存在生物活性的软组织：正畸牙移动中是牙周膜，牙萌出中是牙囊。然而，正畸牙移动与牙萌出也有很大不同：牙萌出是生理现象，正畸牙移动则是外力作用下结合了生理、病理反应的过程。除了与牙萌出非常相似的"漂移"现象外，正畸牙移动都伴有轻微的、可逆的牙支持组织的损伤。因此，理解正畸牙移动时，除了骨机械信号转导外，还应考虑相关炎症机制。

5. **正畸力诱导牙周膜改建（remodeling）** 组织学研究表明，加力后，张力区牙周膜增宽，牙离开牙槽骨。受牵张的牙周膜中有数个细胞过程明显被激活，同时伴有结缔组织细胞数量的增加。随后牙槽窝边缘有类骨质沉积。张力区血管扩张，受牵张的 PDLCs 按应变方向重新排列。牙周膜中心的细胞呈纺锤状，而邻近牙槽骨区域的细胞呈球形。PDLCs 在邻近牙槽窝壁上生成新基质的同时还分泌形成 Sharpey 纤维。新形成纤维的一部分与新生类骨质整合，另一部分则包埋于牙周膜中。

6. **骨塑建和骨改建** 骨结构的改变通过三种不同方式实现：成骨（osteogenesis）、骨塑建（bone modeling）和骨改建（bone remodeling）。正畸牙移动（orthodontic tooth movement，OTM）中，张力区牙槽骨表现为广泛成骨，符合骨塑建模式；压力区牙槽骨则经历了骨改建循环——短期内骨量减小（临床表现为牙周间隙增宽和牙松动），随后回复到正常水平。正因为如此，随着牙槽骨的恢复，在牙周膜和牙龈纤维的共同牵拉下，已经移动的牙有迅速复位，即矫治后复发的趋势。

7. **压应力和张应力** 临床 OTM 可粗略分为三个阶段：①受力最初，发生物理性即刻牙移动；②延迟期，没有明显的牙移动；③线性牙移动期，牙持续移动。根据应力的效应可粗略将其分为两类：压应力和张应力。有限元研究发现，施加在牙周的应力其实不能简单解释为沿着载荷方向上的压应力或张应力。然而，由于张、压应力的描述在文献中已经非常普遍，用它们表述会更加通俗易懂。

8. **张应力成骨与压应力破骨** 传统骨应力理论认为，增加应力刺激会导致成骨（osteogenesis），而缺乏应力（如在太空失重环境下）则导致骨量减少（osteopenia）——似乎与OTM 中压力侧发生骨吸收的现象矛盾。对此矛盾有两种可能的解释：①OTM 压力侧除了机械应力转导外，还有明显的损伤成分，而后者可以生成炎症介质，从而诱导骨吸收；②OTM压力侧的骨吸收可以看作是牙周膜正常受载降低的结果，而张力侧则因牙周膜的正常受载增强而表现为成骨。

（三）牙周膜细胞生物力学研究模型

对于牙周膜细胞生物力学反应的认识来自大量体外细胞研究及动物和人的体内研究。早期的体内研究提供了真实可信的形态学证据，但对于更深层次细胞分子学水平的探索主要依赖于体外实验。

1. **体外加力方式** 体内细胞受力时，细胞不仅通过特定的"机械-生化"信号转导途径对力作出反应,也对胞外基质的变化(组织损伤)产生反应,因此只有通过体外细胞模型才能直接评价应力本身对细胞的作用。在细胞生物力学研究中,如何模拟体内情形,对体外细胞施加适当的、精确可控的应力刺激,一直是研究重点之一。目前对 PDLCs 的体外应力加载主要有以下方式:

(1)基底形变加力:目前使用最多的是以基底形变为基础的加力装置。其原理是通过细胞培养板基底弯曲变形增大或减少其长度,从而使附着于基底生长的细胞被相应拉伸或压缩。1991 年,Andersen 等最早报道了用"圆顶"产生基底形变,对细胞施加 1% 双轴张应变的方法。近年来,基于弹性基底膜形变对细胞施加周期性应变(绝大多数是张应变)的各种成品加力仪被广泛用于 PDLCs 的细胞力学反应研究中。

(2)重物加力:2002 年,Kanzaki 等报道了采用重物直接对 PDLCs 加力的方法。他们将盛有铅珠的玻璃容器直接放在平层培养的 PDLCs 上,通过改变铅珠数量调节所施加压应力的大小。由于该加力方法产生的持续静压力与体内正畸压力侧牙周膜受力的方式极为接近,有不少学者沿用了该加力方法。对于二维平层培养的 PDLCs,用该方法加力时使用的力值必须很小,在 $5g/cm^2$ 内。

(3)液压加力:Yousefian 等报道对 PDLCs 施加 $\pm 30 \sim 600g/cm^2$ 的静水压。正静水压为压应力,负静水压可以看作张应力,但与前述两种加力方法产生的张、压应力从本质上有一定区别。可能是由于该加力方法太过独特,此后相关研究中应用较少。2001 年,张惠等报道了使用类似的高压装置给 PDLCs 加力的方法,认为该装置能施加更大的压力(约 $300 \sim 900g/cm^2$),与咀嚼力值更为接近。

(4)离心加力:离心力也被认为是一种压应力。有学者用水平微板转盘(horizontal microplate rotor)对培养的 PDLCs 施加持续离心力。在相关研究中,$33.5g/cm^2$ 的离心力被用来模拟临床上的正畸力值。

(5)流体加力:据报道,内皮细胞、骨细胞在流体剪切力作用下会产生 PGE2 和 NO。有学者对同为应力敏感细胞的 PDLCs 也施加了脉冲式流体剪切力,同样发现了 PGE2 和 NO 的生成。

通过以上方法,可以对体外培养的细胞施加静态或动态、不同大小、频率、时长的张、压应力。种类繁多的体外加力模型正说明了体外模拟体内的复杂性。每种装置各有优缺点,没有一种装置能涵盖体内细胞所处的复杂应力作用环境。研究者应根据实验目的,选择与拟观察力学现象最接近的方式进行体外加力。

2. 体外加力的力值　除了加力方式,加力大小也是需要考虑的重要因素。然而,由于加力方法的差异,各实验中使用的力值,甚至描述力值的单位都不尽相同。

不论采用哪种加力方法,力学刺激要激发细胞反应都需要一定的大小,即须超过最低阈值。只有力学刺激达到一定阈值,力学传感器才会激活;另一方面,力值不能过大,过大的力值会导致细胞死亡。因此,体外加力实验需要确定"最适力"。

对于压应力,学者们多直接以所施力值描述,最常用的单位是 g/cm^2。如用重物法加力,二维培养的 PDLCs 所能承受的力值较小,在 $5g/cm^2$ 内;而用液压加力装置,压应力值可高达 $600g/cm^2$。有人认为人 PDLCs 受到 $167g$ 的离心力最接近临床正畸加力,相当于施加 $33.5g/cm^2$ 的持续压力。

对于张应力,文献中通常以应变量而非应力值描述。Muhlemann 等发现给人中切牙施加 $500g$ 水平力,牙齿切端移动 $281\mu m$,设牙周膜宽度为 $350\mu m$,计算得出牙槽嵴处牙周膜大约拉伸 23%。Yamaguchi 等据此认为 9%~24% 的应变范围模拟了牙周膜在创伤以及正畸等非生理状态下的受力大小。赵志河等采用膜式动态张应力加载装置加载的最大张应力值为 5kPa,其产生的细胞培养生物膜形变率约为 14%。

3. 体内加力模型

(1)动物模型:大鼠是本研究领域使用得最多的动物模型,学者们使用弹性垫圈、腭侧开大、弹力橡皮圈或拉簧等方法为大鼠磨牙加力。最常用的是腭侧扩大式加力装置,用于颊向移动磨牙。最简单的方法是将弹性橡皮塞放在第一、二磨牙之间,对第二磨牙施加远中移动的力。此外,还有学者通过拔除对殆牙,制造过度萌出,从而建立模拟伸长力的模型。

(2)人牙周膜加力:对人牙周膜加力只能选择需要减数的牙。有学者用腭侧开大装置对拟定正畸减数拔除的前磨牙进行加力,将颊侧作为压力区,腭侧作为张力区。还有人在局部粘接托槽,用推簧对即将拔除的第三磨牙施加正畸力。

(3)三维应力加载模型:体外二维细胞培养与体内模型是经典的研究手段,然而,它们在发挥重要作用的同时,也存在着各自的局限性。近年来,随着组织工程的发展,以细胞在生物支架材料中三维培养为基础建立的新型体外模型日益增多,提供了衔接两者的良好桥梁。2007 年,两个实验室先后报道用胶原凝胶三维培养 PDLCs,对其施加持续压应力——可以看作建立"压应力-牙周膜"三维培养应力加载模型的初步尝试。2009 年,Berendsen 等报道在塑料牙根和塑料颌骨间放置包埋了 PDLCs 的胶原凝胶,通过"牙根"轴向间隙性移动模拟咀嚼力——可以看作建立"咀嚼力-牙周膜"三维模型的初步尝试。

(四)牙周膜细胞的机械信号转导

细胞对机械信号的转导机制在生物力学研究领域有重要意义。信号转导可通过构成跨膜通道的受体完成,细胞骨架结构通过细胞黏附分子与胞外基质的物理连接更增加了其复杂性。

1. 牙周膜的组织反应 正畸治疗中牙受力初期,牙周膜内液体被挤压,胞外基质和细胞发生形变,扭曲的神经末梢释放血管活性神经递质。由于牙周膜中许多神经末梢都邻近血管壁,释放的神经递质便首先与毛细血管内皮细胞反应。内皮细胞表达受体与血液中的白细胞结合,促使后者渗出毛细血管。这些迁徙的细胞分泌多种信号分子,如细胞因子和生长因子(其中包括炎症介质),刺激牙周膜和牙槽骨衬里细胞对胞外基质进行改建。

2. 牙周膜细胞的机械信号转导通路 应力对 PDLCs 最直接的效应可能发生在黏附斑(focal adhesion)区域。所有牙周膜细胞(迁徙出来的白细胞除外),都必须附着在胞外基质上,这种附着对其存活至关重要。在牙周膜张力区,胞外基质被拉伸,附着的细胞随之被拉伸,此过程中细胞骨架直接把机械力传递至细胞核。另一方面,被拉伸的细胞不断努力试图恢复其正常形态,这一目标通过细胞与胞外基质的脱附着(detachment)和再附着(reattachment)过程实现。压力区情况与之类似,受压后数小时内细胞变得扁圆,2~3 天后恢复形态。

体外实验对于 PDLCs 机械信号转导通路研究的贡献较大。早期实验显示 PDLCs 对于机械应力的反应是生成前列腺素(PGs)和第二信使环磷鸟苷(cAMP)以及磷酸肌醇(inositol phosphates)。随后发现胞内 Ca^{2+} 通过由拉伸激活的离子通道发生改变。事实上,环磷鸟苷和磷酸肌醇的激活很可能都发生在"胞外基质-黏附斑-细胞骨架-细胞核"的下游。研究证实,受牵张的 PDLCs 中,整合素介导的信号通路组分,如 Rab 和 Rho 蛋白及丝裂原活化蛋白激酶(mitogen-activated protein kinase,MAPK)亚类发生改变,参与了机械信号的跨膜传递。

3. 胞外基质的功能   牙周膜的胞外基质主要是包埋于含水聚糖凝胶中的大量纤维蛋白。细胞分泌的黏多糖和蛋白多糖形成凝胶样的基质,将其他纤维成分(如胶原)包埋其中。胞外基质为细胞提供了行使正常功能的物理构架,牙周膜是人体内胞外基质代谢最为活跃的组织之一,其中成熟胶原的半衰期仅 2 天,而牙龈是 5 天,牙槽骨是 6 天,皮肤是 15 天。

胞外基质的改建在正畸牙移动中起到整合作用。具有成骨特性的 PDLCs 不断成熟、分化的过程中完成了骨形成。矿化前缘合成的蛋白,如骨涎蛋白(sialoprotein)可能在细胞黏附和协调矿物质沉积中发挥作用。随后表达的蛋白,如骨钙素(osteocalcin),可能通过与骨桥蛋白(osteopontin)交互反应起到防止矿化不足的作用,同时还可能参与了破骨细胞的募集。

4. 细胞骨架与胞外基质的交互作用   PDLCs 对机械应力刺激的反应包括细胞内、外结构组分的交互作用。应力刺激使胞外基质发生形变,并通过细胞表面蛋白传递至细胞骨架。参与这一过程的胞外基质分子包括胶原、蛋白多糖(proteoglycan)、层黏连蛋白(laminin)和纤维连接蛋白(fibronectin)。信号传递始于胞外基质与细胞黏附分子(如整合素)及其他表面受体的结合,随之引发细胞骨架的重组,储存细胞因子的分泌、核糖体的激活和基因转录的启动。

细胞骨架的三个组成部分(微丝、微管和中间丝)中,微丝最适合感受这些变化。微丝的主要亚单位蛋白是肌动蛋白(actin),另外还有肌球蛋白(myosin)、原肌球蛋白(tropomyosin)、纽蛋白(vinculin)和踝蛋白(talin)。微丝的纤维束在细胞膜的特定部位形成连接复合体,即附着斑(focal adhesion)。整合素的胞外部分与纤维连接蛋白结合,胞内部分与踝蛋白结合。细胞内,肌动蛋白和纽蛋白微丝则与"踝蛋白-整合素"复合体结合,形成了传递机械信号的完整通路。

综上所述,在牙周膜细胞机械信号转导中,"胞外基质-黏附斑-细胞骨架-细胞核"是最有效的信号传导途径。此外,应力敏感机制还要受其他因素,包括神经递质、细胞因子、营养及药物等的综合影响。

(五) 应力作用下牙周膜细胞的增殖反应

Mabuchi 等通过弹性橡皮垫对大鼠磨牙加力,加力后张力区和压力区的 PDLCs 增殖都有增加,平均 3 天增加了 6 倍。但区别在于,张力区加力 3 天增殖即达峰值,增殖细胞集中在牙周膜中央;压力区增殖一开始不如张力区明显,加力 10 天才达峰值,增殖细胞集中在靠近牙槽骨区。另一方面,TUNEL 法检测发现,张力区和压力区细胞的凋亡数都较对照组增高。研究者由此提出理论:牙周膜受力后,细胞增殖首先增加,随后凋亡增加,最终细胞总量和牙周膜宽度保持不变。

有关应力对 PDLCs 增殖活性影响的体外研究尚不充分,由于加力方式、应力大小、频率、作用时间等各不相同,实验结果存在较多争议。

1. 张应力对 PDLCs 增殖的影响   对体外培养的 PDLCs 施加牵张力后,多数实验发现细胞 DNA 合成增加,增殖活性增强。Kletsas 等对人 PDLCs 施加 1~6 小时牵张力,用同位素 ^{3}H 标记胸腺嘧啶核苷,发现应变量为 2.5% 的周期性应力能促进细胞 DNA 合成增加,而利用牵拉后的条件培养液培养细胞未见到同样的增殖效应出现,说明是机械刺激本身而非通过机械刺激后产生的旁分泌途径发挥促增殖效应。周继祥等发现大小恒定的张应力对 PDLCs 具有明显的促增殖作用,而大小波动的张应力对其增殖活性有一定抑制作用。此外,也有少数研究报道一定力值范围内的牵张力能促进 PDLCs 增殖,过大力值的牵张力对 PDLCs 增殖没有影响,甚至反而抑制其增殖。

2. 压应力对 PDLCs 增殖的影响 Yousefian 等利用细胞液压加载装置对 PDLCs 施加 $30g/cm^2$ 的静液压后,前列腺素 E 和细胞内环磷鸟苷(cyclic AMP,cAMP)合成增加,而细胞增殖被抑制。张惠等发现间歇性压力可抑制 PDLCs 的增殖,该抑制作用是通过改变细胞进入 DNA 合成前期,即 G1 期的数量来实现,且随压力增大而增强。

(六) 应力作用下牙周膜细胞的基因表达

大量文献报道了应力作用下体外培养 PDLCs 的基因表达(包括转录水平和蛋白水平)。下面将对细胞因子、成骨分化和破骨诱导、炎症介质及胞外基质几个方面的相关基因表达进行综述。需要说明,这并不是严格的分类,如某些细胞因子很可能同时又具有诱导破骨细胞生成和介导炎症的功能。研究表明,PDLCs 对张、压应力会作出不同的反应,如胞外基质合成和降解的差异。对体外培养 PDLCs 施加张应力的实验较多,而施加压应力的实验相对较少。

1. 细胞因子 细胞因子是细胞合成和分泌的多肽类因子,在相应的靶细胞表面高度亲和性受体的介导下,对细胞间相互作用、细胞的生长和分化起重要调节作用。

白介素 1(IL-1)是一种具有多种生物学活性的细胞因子。现已知在体内存在两种不同的 IL-1 分子,即 IL-1α 和 IL-1β,牙周膜中主要是 IL-1β。Shimizu 等对 PDLCs 施加时长 1~5 天、频率为 0.1Hz、应变量为 9% 和 18% 的周期性牵张力,发现 PDLCs 内 IL-1β 表达增高。近年来有学者发现,较重的应力刺激产生的信号是促进炎症反应和分解代谢的,而较轻的应力刺激则可以负向调控 PDLCs 的促炎效应。Long 等发现低强度的等轴张应力激发了 PDLCs 中的潜在抗炎信号,抑制了 IL-1β、IL-6、IL-8 和 COX-2 的 mRNA 表达,从而明显减小了 IL-1β 诱发的炎症信号放大效应。

血管内皮生长因子(vascular endothelial growth factor,VEGF)能明显提高成骨细胞活性,直接促进其迁移和分化,并加速骨形成。Yoshino 等对 PDLCs 和牙龈成纤维细胞(gingival fibroblast,GF)施加周期性牵张力,发现牵张力能刺激两种细胞 VEGF 在 mRNA 和蛋白水平表达的增加,且两者蛋白的表达量相近。刘建林等对 PDLCs 施加周期性牵张力,发现未加力的 PDLCs 有 VEGF 的表达,其 mRNA 及蛋白表达从加力后第 1 天即开始升高,第 5 天达到高峰,第 7 天开始下降,表明机械力作用下 PDLCs 产生的 VEGF 可能参与了牙周组织的修复和改建。

转化生长因子 β(TGF-β)具有对骨组织、结缔组织及免疫系统等的细胞调节功能,其调节包括细胞生长调节和分化诱导两方面。Brady 等对 PDLCs 施加周期性牵张力,发现 TGF-β1 和 IL-6 上调,而其他细胞因子如 IL-1β、TNF-α 和 IL-8 没有反应。应力诱导的 TGF-β1 的表达可能是 PDLCs 促有丝分裂发生及成骨样细胞表型下调的生理机制。Kimoto 等对乳牙及恒牙 PDLCs 及 GF 施加周期性牵张力,结果发现只有恒牙 PDLCs 中的 TGF-β1 表达受牵张力激活,其水平明显高于 GF 和乳牙 PDLCs。汤楚华等对 PDLCs 施加正液压力,发现 1000kPa 组细胞加力 12 小时后 TGF-β1 含量显著降低,提示机械压力可能通过影响 PDLCs 的 TGF-β1 表达,调节细胞的增殖和细胞外基质的降解。

巨噬细胞集落刺激因子(macrophage colony stimulating factor,M-CSF)可以促进破骨细胞的存活、增殖和活化,另外也能介导炎症反应。Kimoto 等对人乳牙和恒牙 PDLCs 及 GF 施加周期性牵张力,发现所有细胞中 M-CSF 的生成均被抑制,且牵张力还阻断了维生

素 D_3 对 M-CSF 的促分泌作用,提示 PDLCs 可能通过抑制 M-CSF 分泌而影响牙槽骨吸收。

2. 成骨分化相关基因 PDLCs 在应力刺激下分化并产生骨基质,由具有明确时间序列细胞特异性基因所调控。成骨基因的表达是细胞数量增加的 10~20 倍,证明应力诱导成骨反应的主因是细胞分化及功能的增强,而非细胞增殖。此外,体内牙周组织在应力下的成骨向分化进程比体外模型中快数倍,也表明体内环境中机械应力是通过作用于处于预备状态的成骨前体细胞启动成骨向分化。

Yamaguchi 等发现周期性张应力作用 5 天后,碱性磷酸酶(alkaline phosphatase,ALP)表达下调。但另一研究发现,周期性张应力作用 24 小时后,ALP 的表达上调而 OPG 表达下调。Pavlin 等报道了体内实验中张力侧的牙槽骨表层骨钙素、ALP 和 I 型胶原的时间序列表达情况。总的说来,在加力后的 6 天中,这三个成骨相关因子的表达都有上调。由此看来,牙周膜的成骨向分化与所受应力刺激的类型、频率、时间长短有很大关系。

最近,Garlet 等检测了受力牙压力侧和张力侧牙周膜中成骨及破骨相关趋化因子的表达,发现压力侧 MCP-1/CCL2、MIP-1alpha/CCL3 和 RANKL(receptor activator of nuclear factor kappa B ligand)表达上调,张力侧骨钙素表达上调,而 RANTES/CCL5 和 SDF-1/CXCL12 的表达在两侧相近。Wescott 等对 PDLCs 施加了周期性单轴张应变,并用 real-time PCR 芯片检测了成骨分化及骨代谢相关基因的表达,发现 BMP2、BMP6、ALP、SOX9、MSX1 和 VEGFA 表达上调,而 BMP4 和 EGF 表达下调。

另外,有学者报道了离心力作用下 Osx(osterix)——一种前成骨细胞向功能性成骨细胞分化过程中的特异性转录因子——在 PDLCs 中的表达。加载离心力后,转染了 Osx 的 PDLCs 中 ALP、骨桥蛋白(osteopontin)和骨涎蛋白(bone sialoprotein)等成骨标志基因表达都有上调,证明 Osx 可能在 PDLCs 的应力诱导成骨通道中发挥重要作用。

3. 破骨诱导相关基因 骨的完整性是形成骨的成骨细胞和吸收骨的破骨细胞动态交互作用的结果。骨改建的速率主要由成骨细胞系决定,除了骨形成外,它们还负责破骨前体细胞的激活和募集。成骨细胞与破骨细胞之间的作用机制一直不清楚——直到发现了成骨细胞表面细胞因子 RANKL。RANKL 与破骨前体细胞表面的 RANK 受体结合,诱导破骨细胞生成,同时存在 CSF-2(macrophage-colony stimulating factor)的情况下,还能激活破骨细胞的骨溶解效应。可溶性受体 OPG 能与 RANK 竞争性结合 RANKL,故成骨细胞 RANKL 与 OPG 的相对表达被看作是破骨诱导的决定因素。

PDLCs 也能表达 RANKL 和 OPG。体内实验发现,RANKL 在受力牙的压力侧牙周膜表达显著上调。牙周炎组织中,病理性的淋巴细胞和巨噬细胞与 RANKL 生成有关,而内皮细胞与 OPG 生成有关。从正畸的角度看,很可能由于牙槽窝微环境的压力改变造成了 RANKL 和 OPG 基因表达的改变,从而导致最终的骨改建效应。

Kanzaki 等报道持续压应力作用下,PDLCs 中 RANKL、cyclooxygenase-2(COX-2)、PGE2 的表达均上调,而 OPG 的表达没有变化。此外,压应力作用下 RANKL 的上调还会被吲哚美辛(indomethacin)抑制,提示这类止疼药可能不适于正畸患者。Liu 等报道 PDLCs 在压应力诱导下的 PGE2、COX-2 和 RANKL 的表达能被氯屈膦酸二钠(clodronate)抑制,从而提出氯屈膦酸二钠可用于正畸临床辅助加强支抗。Nakajima 等给 PDLCs 施加了 $0.5~4.0g/cm^2$ 的持续压应力,发现 RANKL 和成纤维细胞生长因子 2(fibroblast growth factor-2,FGF2)的表达增加,而使用 FGF2 抗体可以阻断 RANKL 的释放,提示 FGF2 可能在压应力诱导 PDLCs 表达 RANKL 的通路中发挥关键作用。Yamaguchi 等还发现,牙根吸收的正畸患者来源的 PDLCs 在压应力作用下 RANKL 的表达明显高于无牙根吸收组来源的 PDLCs,从而提示正畸治疗中患者牙根吸收的程度与该患者 PDLCs 在压应力作用下产生 RANKL 的能力强弱有关。

4. 炎症介质 Long 等发现轻的等双轴张应变具有对抗 IL-1β 的功能,从而抑制了 IL-1β 介导的 COX2、PGE2、MMP1 和 MMP3 等炎症因子的表达,并终止或逆转了 IL-1β 对 metalloprotease-2(TIMP2)、osteocalcin 和 ALP 的抑制作用。有人发现离心力也能引起 PDLCs 中的 MMP1 表达上调,而 TIMP1 和 TIMP2 没有改变。流体剪切力作用 5～60 分钟之后,PDLCs 释放 NO 和 PGE2,而牙龈成纤维细胞则无此反应。此外,持续张应力或压应力作用下,组织蛋白酶(cathepsins)B 和 L 在 PDLCs 中表达上调,提示 cathepsins 可能参与了正畸牙移动中的胶原降解。

5. 胞外基质 Howard 等对 PDLCs 施加了大小为 5%,频率为 0.5Hz 的双轴张应变,24 小时后,胞外基质 I 型胶原和纤维连接蛋白的表达增加,而弹力蛋白原(tropoelastin)的表达则减少。另一研究中,施加离心力 30 分钟之后,PDLCs 表达的弹力蛋白原上调了 4 倍以上。作为胞外基质重要成分的弹力蛋白原可能对不同性质的力学刺激有不同的反应。

需要指出的是,以上众多研究结果有时模糊不清,甚至相互矛盾,例如,有的研究报道周期性张应力可以促进 PDLCs 中 IL-1β 的表达,另有研究则发现其效应为抑制。造成这一现象的原因是不同实验的培养条件、培养时间和加力模式各不相同。如何设计体外模型使之能更好地反映体内真实情况是本领域亟待解决的重要问题。

(七) 成牙骨质细胞的生物力学研究进展

1. 成牙骨质细胞的独特性 牙骨质位于牙周膜和牙本质之间,在解剖上属于牙体组织,但在功能上却是牙周组织的一部分。牙骨质是牙周膜主纤维的附着点,因此牙骨质再生被认为是牙周病暴露的根面上牙周组织再生的关键。

牙骨质相关的细胞主要是成牙骨质细胞(cementoblast,CB)。在牙根发育过程中,牙骨质开始形成后,成牙骨质细胞逐渐远离新生牙骨质表面,加入到牙周膜的成纤维细胞族群中,其形态也由立方形拉伸变长。此时,成牙骨质细胞所分泌的基质形成了无细胞外源性纤维牙骨质(acellular extrinsic fiber cementum,AEFC)。在牙根发育达 2/3 时,牙骨质的另一种主要类型——有细胞内源性纤维牙骨质(cellular intrinsic fiber cementum,CIFC)——开始形成,由成牙骨质细胞以相对快速的多极方式分泌基质,细胞自身被埋入其中,成为牙骨质细胞。

早期观点认为,牙骨质与骨的重要不同之处在于没有改建过程。然而,随后的研究结果显示,正畸治疗中,张力区有新生牙骨质形成,表明力学刺激下牙骨质同样在发生缓慢改建。成牙骨质细胞同成骨细胞一样表达矿化相关蛋白,包括骨钙素(osteocalcin,OCN)、骨桥蛋白(osteopontin,OPN)和骨涎蛋白(bone sialoprotein,BSP)。但诸多证据表明,成牙骨质细胞是独特的细胞,和成骨细胞属不同类型。牙骨质黏附蛋白(cementum-derived attachment protein,CAP)和牙骨质衍化生长因子(cementum-derived growth factor,CGF)是鉴别成牙骨质细胞与成骨细胞或其他细胞的标志分子。

2. 成牙骨质细胞的起源 目前主导观点认为,无细胞牙骨质与有细胞牙骨质来源于两种不同细胞,分别是由 Hertwig's 上皮根鞘发生"上皮-间充质"转化而来的成牙骨质细胞以及由神经嵴来源的成牙骨质细胞。

对于成熟牙周组织中牙骨质前体细胞的来源,学者们也存在着不同的看法。多数人认为,成熟牙周组织中形成牙骨质的前体细胞来自牙周膜。近年来发现的牙周膜干细胞在体外可表达成骨细胞和成牙骨质细胞的标志分子,更加支持了这一观点。

3. 成牙骨质细胞的生物力学研究   目前对成牙骨质细胞生物力学的相关研究多着眼于正畸牙移动中的牙根吸收及修复。一般认为牙骨质表面的成牙骨质细胞和未矿化的牙骨质阻碍了破骨细胞黏附,使得牙骨质具有抵抗吸收的特性。但是,多年来的临床观察和动物实验表明,随着矫治力的加载和持续,牙根表面的牙骨质也会发生吸收,吸收与力的类型、大小、持续时间相关。Faltin 等发现,不仅牙根吸收的程度与加力大小呈正相关,成牙骨质细胞的破坏程度也与力的大小呈正相关,同时牙骨质吸收陷窝附近的成牙骨质细胞有修复作用。Sismanidou 等发现吸收陷窝附近的成牙骨质细胞出现表皮生长因子受体(epidermal growth factor receptor,EGFR)上调。Domon 等发现基质金属蛋白酶 1(matrix metalloproteinase-1,MMP-1)在发生正畸性牙根吸收的小鼠成牙骨质细胞中阳性表达,证实其可能参与了牙骨质破坏。

牙根吸收的同时伴有少量的牙根修复。在矫治力去除后,牙根修复才全面启动。牙根的修复过程最主要的是牙根表面牙骨质的再生过程,许多研究都表明,牙骨质的再生类似于牙根发育阶段牙骨质的形成,成牙骨质细胞是产生牙骨质的功能细胞,骨涎蛋白和骨桥蛋白是牙骨质主要的非胶原蛋白,在牙骨质形成过程中发挥重要作用,也是成牙骨质细胞重要的矿化相关蛋白。因此,BSP 被认为是羟基磷灰石结晶成核的启动子,参与调控晶核的形成和生长,对成牙骨质细胞的分化、黏附也有重要意义。OPN 被认为与牙骨质发育过程中的最初矿化有密切关系。近年来,由于其与破牙骨质细胞(cementoclast)的黏附和趋化密不可分,OPN 在牙根吸收中所起的作用也越来越受到研究者的关注。

最近,有学者用新生小牛牙原代培养成牙骨质细胞并对其施加周期性张应力,发现BSP 表达上调。然而,另有学者使用 OCCM-30 成牙骨质细胞系,对其加载周期性张、压应力,却发现 BSP 和 OPN 的表达均下调。对于成牙骨质细胞的体外研究仍相当匮乏,原因是成牙骨质细胞的原代培养相当困难。尽管先后有实验室构建了鼠永生化成牙骨质细胞系,包括 OCCM-30、RCM-C3 和 RCM-C4,但这些细胞系也存在自身的不足,如改变了成牙骨质细胞的性状、降低了细胞增殖能力和功能活性以及培养条件苛刻等。不同细胞系的使用可能是造成上述体外细胞力学研究结果差异的主要原因。

总的说来,成牙骨质细胞也是一种应力敏感性细胞,但目前对其生物力学性质的研究还远远不足。

(八) 牙周膜干细胞的研究进展

牙周膜细胞是构成牙周组织的主要细胞,可作为牙周组织工程的种子细胞。然而,牙周膜细胞作为一个细胞群体,其中含有大量终末分化的功能细胞,其组织再生能力有限。

很早就有学者提出牙周膜的三种主要细胞(成纤维细胞、成牙骨质细胞和成骨细胞)可能均来自共同的祖细胞。2004 年,有学者首次用单克隆培养法从人牙周膜中分离出成牙骨质细胞前体细胞,将其称为牙周膜干细胞(periodontal ligament stem cells,PDLSCs)。PDLSCs 增殖迅速,可形成成纤维细胞集落形成单位;广谱角蛋白标记为阴性、波形蛋白免疫组化呈阳性;脂肪诱导后,可形成大量脂滴;在体外表达成牙骨质细胞蛋白,在体内能生成类牙周膜和牙骨质。PDLSCs 阳性表达间充质干细胞标志因子 STRO-1 和 CD146,与牙髓干细胞(dental pulp stem cells,DPSCs)和骨髓基质干细胞(bone marrow stromal stem cells,BMSSCs)相同,表明三者可能均来源于血管周;不同的是 PDLSCs 还高表达韧带特异转录因子 scleraxis。

随着我国进入老龄化社会,牙周病的防治尤显突出。近年来干细胞研究的蓬勃发展为牙周组织再生的研究提供了努力方向。PDLSCs 以其组织来源和分化性能的优势在牙周再生研究中得到重视。目前利用 PDLSCs 已经在小动物和大动物体内成功再生出牙周结构,但这些结果必须在特定环境和诱导下才能完成。行使咀嚼、吞咽、言语等各项功能时,牙周膜均受到不同类型的应力刺激,故应力刺激无疑是影响 PDLSCs 功能的重要微环境因素。然而,目前对于 PDLSCs 的生物力学相关研究,包括其力学信号转导、应力敏感基因、应力诱导分化等各方面的研究几乎还处于真空地带,存在广阔、诱人的探索空间。

综上所述,在牙周修复重建和正畸牙移动的各阶段,不同的应力刺激导致了以 PDLCs 为中心的“细胞－细胞”及“细胞－基质”交互反应。这些反应决定了牙周改建的结局。目前的研究趋势是弄清以上现象背后的细胞分子机制,扩大对控制骨和牙周膜改建的基因和转录因子的认识。关于 PDLCs 生物力学反应的理论可以帮助我们认清有效的临床方法,识别并摒弃有害的力学疗法(mechanotherapy)。未来的正畸和牙周修复重建治疗也会因此越来越科学合理,越来越有利于患者。

三、骨髓间充质干细胞、成骨细胞、破骨细胞的生物力学研究进展

口腔处在复杂的力学环境中,口腔的一切活动都有赖于力的参与。牙列在咀嚼、吞咽、张闭口等功能活动以及紧咬牙、夜磨牙等副功能活动中都不同程度地受到对𬌗牙、邻牙、唇颊肌、舌等的力学作用。下颌是全身唯一——块具有联动双关节的骨骼,其周围伴有复杂而强大的咀嚼肌群。颞颌关节的平衡是口颌系统健康的前提条件,其失衡将导致咬合力的改变,从而引起口腔疾病,比如颞下颌关节疾病、牙周病、错𬌗畸形等。因此,在临床上对牙周病和错𬌗畸形的诊断、治疗均需要考虑咬合力因素,分析其受力情况,这样才能保证治疗结果的稳定。

牙周病与错𬌗畸形治疗的本质是牙周组织的改建,包括病理性的和生理性的牙周改建。牙周改建的实质是在口腔咬合力作用下的骨改建,其基础是各种细胞对应力刺激的反应。在口腔的复杂力学环境下,牙周组织中的细胞增殖、分化、凋亡均受到力学调控。其中涉及间充质干细胞、成骨细胞、破骨细胞等。

(一) 间充质干细胞

间充质干细胞(mesenchymal stem cells,MSCs)作为成体干细胞(adult stem cells)的一种,具有自我更新和多向分化的能力,可以分化为骨、软骨、韧带、肌肉和脂肪等多种细胞类型。从骨髓中分离的骨髓间充质干细胞(bone marrow-derived mesenchymal stem cells,BMSCs)因其取材方便,可避免排异反应和伦理学的问题,有望成为组织修复和再生的细胞来源。而此成功依赖于对 BMSCs 细胞增殖和分化的有效控制。BMSCs 所处的力学环境也是影响功能表达的重要因素之一。学者们就应力刺激下 BMSCs 的各种功能进行了研究,结果证明:力学信号可以被作为调控其增殖和分化的有效手段之一。

1. 应力对 BMSCs 形态和增殖的影响　最先观察到的应力对 BMSCs 的影响之一就是细胞形态和排列的变化。张应力可以引起 BMSCs 的伸长和有序排列。而排列方向因培养体系的不同与受力方向呈垂直或者平行。Park 等的研究显示,以周期性单轴张应力作用于Ⅰ型胶原包被膜上的 BMSCs 可观察到细胞垂直于应力方向排列。Park 提出假设,在此二

维系统中 BMSCs 可能以此排列使作用在细胞上的应力最小化。而 Nieponice 等使用了纤维蛋白凝胶作为培养体系,观察到细胞平行于应力方向排列。

应力被大量实验证明可以影响 BMSCs 的增殖,但其效应在不同报道中不尽相同。一些研究认为应力可以促进 BMSCs 的增殖。Yoshikawa 等将从大鼠股骨获得的 BMSCs 在含胎牛血清和地塞米松的培养基中培养,每天加载 30 分钟周期性张应力(1 秒应变 0.3% 频率 0.5Hz 张应力和 1 秒无加载交替),在加力后第 6 天,细胞干重和 DNA 量都有显著增长。Pelaez 等报道纤维蛋白凝胶中的人 MSCs 在频率 1.0Hz、10% 应变的压应力下,细胞增殖有所增加。但是,也有研究报道在应力加载下,BMSCs 的增殖下降或没有显著变化。Terraciano 等对山羊 BMSCs 加载 10% 应变 1Hz 的压应力,在 5 天和 14 天加力组 DNA 含量与对照组相比无明显差别,在第 21 天,加力组与对照组相比 DNA 含量略低。应力对细胞增殖的不同效应,并不依赖于应力类型和细胞种属来源,而可能与细胞所处的微环境和加力方案(如力值大小、频率、加载时间)有关。

2. 应力对 BMSCs 分化的影响　BMSCs 作为一种成体干细胞,具有多向分化的特征。目前研究证实,应力刺激可影响特定条件下 BMSCs 的分化功能。

(1)成骨分化:应力能增加 BMSCs 内 Osterix 和 Runx2 这两种早期成骨标志物的表达。它们都是与 BMSCs 成骨分化相关的转录因子。Runx2 的表达可能与加载值大小相关。有研究报道在较高灌流率(10ml/min 对比 0.1ml/min)和较大张应力(8% 对比 2%)时,Runx2 表达增加明显。但据报道,高剪切力不增加 Runx2 的表达。流动力、灌流力、静水压力和牵张力都可促进Ⅰ型胶原的基因和蛋白表达,进而促进细胞外基质的形成。上述应力刺激还可以促进 BMSCs 向成骨前体细胞进一步分化以及细胞外基质的继续矿化成熟。其表现为在加载条件下,碱性磷酸酶活性上升,骨钙素、骨桥蛋白、骨涎蛋白的基因和蛋白表达上升。有研究证实,灌流力和牵张力可以在成骨分化的晚期增加细胞外基质中的钙沉积。这一现象主要出现在持续的应力刺激下,提示 BMSCs 向成骨分化并分化成熟可能与加力时间有关。

(2)成软骨分化:Sox9 是成软骨分化的关键转录因子,与软骨基质 aggrecan 和Ⅱ型胶原的表达相关,是成软骨分化的早期标志物。有实验证明,Sox9 的表达与应力(尤其是动态压应力)成正相关,并伴有 aggrecan 和Ⅱ型胶原的表达上升。因此,它可能是力学调控 BMSCs 成软骨分化的通路之一。Huang 等证实,对在琼脂糖培养基中的兔 BMSCs 每天加载 4 小时周期性压应力(应变 10%,频率 1Hz),分别在 3、7、14 天后观察,加力组的 aggrecan 和Ⅱ型胶原的表达都显著上升,这可能与其促进 TGF-β 的表达相关。所以,与 TGF-β 等促成软骨因子类似,力学加载也可以促进 BMSCs 的成软骨分化。近期有研究表明,这一效应可能是由 MAPK 信号通路介导的。而且压应力也可促进非软骨特异的细胞外基质的合成,在较长时间(5~14 天)的压应力加载下,可以观察到Ⅱ型胶原和糖胺多糖的合成增加。但是,Thorpe 报道,猪 BMSCs 琼脂糖培养基间歇加载压应力(应变 10%)42 天,加力组糖胺多糖含量低于对照组。力学刺激还可能影响软骨的终末分化,即软骨细胞肥大、血管侵入软骨、成骨细胞出现等。这一过程,是应该在组织工程中避免的,因为可能引起 BMSCs 的凋亡。有研究报道力学刺激不会引起Ⅹ型胶原的变化,也有研究表明压应力可引起其基因表达上升。

(3)成肌分化:尽管力学刺激也被证明可影响 BMSCs 向血管平滑肌细胞的分化,但是,在这方面的研究远少于成骨和成软骨分化。有实验表明,拉应力可以增加钙结合蛋白(calponin)、平滑肌肌动蛋白 α(αSMA)和平滑肌-肌球蛋白重链的基因和蛋白表达。但是,这一效应可能与加载类型有关,Park 报道,单轴应力会增加 SMM2α 的表达,而等轴应力会使其降低。

虽然力学刺激可以促进 BMSCs 的分化,但很难确定哪种特定的力学信号可以诱导 BMSCs 向特定方向分化,因为同一种力学信号在不同的微环境下可促进其向不同方向分化。另外,也有实验证明力学加载对于 BMSCs 的分化没有显著影响或有抑制作用。比如,有报道剪切力和张应力降低 Runx2、骨钙蛋白和骨涎蛋白的表达以及钙的沉积;压应力对于 Ⅱ 型胶原和 aggrecan 的基因表达没有显著影响或有抑制作用。效应的不同可能与实验设计、细胞所处的培养基和生化环境的不同有关,在力学传导机制未完全阐明的今天,这些条件多是依靠经验来设定。

(二) 成骨细胞

机械应力在骨改建及骨重塑中扮演着重要的角色。早期研究者已报道体内应力刺激与骨组织改建紧密相关:骨组织的形态结构的变化主要取决于力学环境的改变,其他的生物学因素则起辅助作用。Frost 把这种骨适应力学环境的机制称为骨的"力学稳态系统"。在生理应力平衡范围内,骨处于稳定状态;更大的应力会导致成骨细胞的活跃,骨形成增加;过大的应力导致成骨细胞的过分活跃,促进编织骨的形成;与此相反,缺乏应力刺激的条件下骨基质蛋白量降低、矿物质及骨形成减少,骨代谢活动减慢。参与骨改建及骨重塑的包括两种基本细胞:成骨细胞(osteoblast,OB)及破骨细胞(osteoclast,OC)。但是应力刺激下骨改建的机制、应力刺激对成骨细胞及破骨细胞的作用机制以及成骨细胞与破骨细胞之间的相互作用尚不清楚。而在体外细胞实验中,由于力学因素、细胞环境可人为调控,影响因素较容易分析,因此对于成骨细胞、破骨细胞力学转导机制的研究有一定意义。但不可否认的是,体外细胞研究与体内生理情况下骨改建的关系仍有争议。在应力刺激下,骨细胞可以发生多种生物学效应,如细胞形态排列的变化、增殖分化凋亡的调控、基质的形成成熟矿化、调节分子(如生长因子、前列腺素、NO)的分泌以及酶的释放。下面将主要就应力刺激对成骨细胞、破骨细胞形态、增殖、分化做一简介。

1. 应力对成骨细胞形态和增殖的影响　应力刺激使成骨细胞形态发生改变,而这一现象与细胞骨架的改建紧密相关。Owan 曾提出,细胞的受力可以由应力下细胞形变来衡量。在体内,成骨细胞的正常生理应力刺激水平在形变 0.2% 左右,而实验中常采用的 10%~20% 的形变量明显超过这一生理范围。有证据显示,过大的应力会损伤细胞骨架。Carmeliet 报道,在 4 天的微重力环境下,小鼠成骨细胞系 MC3T3-E1 形态变圆。尽管在较短时间内,细胞局部黏附没有明显变化,而随着时间的延长,局部黏附斑改建明显。李娟等报道,在 2000μ strain 周期性单轴压应力下 15 分钟,UMR-106 细胞肌动蛋白 F-actin 微丝紊乱;1 小时后重新聚合。在静态载荷作用下,成骨细胞被拉伸并沿拉伸轴排列。戚孟春对成骨细胞给予牵张力后,细胞骨架微丝蛋白重排。有研究者对成骨细胞施加剪切力(FSS)后,成骨细胞内张力纤维重排,与细胞的长轴方向一致;细胞的胞体变大,突起较多;多角形细胞明显增多。可见,成骨细胞形态变化与应力刺激的加载方式有关。

机械力刺激影响成骨细胞的增殖,但不同实验报道的效应不一致,这可能与加力性质(类型、大小、频率、时间)以及细胞来源有关。Ignatius 等报道周期性的单轴张应力对人成骨细胞增殖的效应与力值大小、时间及细胞来源有关:适度的应力刺激才能促进其增殖,力值过大或过小都抑制其增殖。加力短时间内促进细胞增殖,尤其是刺激施加 0.5 小时后效果明显,但后期抑制细胞增殖。此现象与 SIVA-1 凋亡诱导因子的表达有关,早期抑制其表达,后期促进其表达,但具体机制不清。成骨细胞最佳应力值因来源不同而异。有人报道,人成骨细胞最佳拉伸应力是 $1000\mu strain$;鼠颅盖骨成骨细胞最佳张应力值是 $400\mu\ strain$;来源自哈弗系统和皮肤成纤维细胞的成骨细胞最佳应力值更大。

相反,有学者研究发现应力并不能促进成骨细胞的增殖,对成骨细胞每天施加 $10\sim40kPa$、$1.0Hz$ 周期性压力持续 1 小时,连续施加 19 天研究发现成骨细胞的 DNA 总量相比没有改变,只是 I 型胶原、Ca^{2+} 浓度增加,即周期性压力没有改变成骨细胞的数量而影响了其功能。机械刺激能否促进成骨细胞的增殖及其机制尚未阐明,这与很多因素有关,如:体内环境和体外实验环境的差异、实验对象、施力类型、频率、大小、测量指标等。

2. 应力对成骨细胞分化及功能的影响　成骨细胞功能的一个重要方面就是在其成骨分化的过程中,骨基质的生成及成熟、矿化。在体外实验中,成骨细胞分化的主要指标是一系列成骨相关基因、蛋白的序列表达,包括 I 型胶原蛋白、碱性磷酸酶(alkaline phosphatase,ALP)等伴随基质合成、成熟的蛋白;骨钙蛋白(osteocalcin,OC),骨桥蛋白(osteopontin,OPN)等在矿化过程中表达的基因。ALP 是成骨细胞分泌的一种细胞外酶,出现在钙化发生前,钙化发生后其迅速消失,是成骨细胞早期分化和功能成熟的主要标志。OC 是由分化成熟的成骨细胞分泌的一种维生素 K 依赖性钙结合蛋白,主要在矿化形成期出现,是成骨细胞向矿化发生期分化的标记之一。OPN 是一种具有多种功能的分泌型钙结合磷酸化糖蛋白,它能与骨组织中的羟基磷灰石紧密结合,参与调节骨钙的沉积。因此,ALP、OC、OPN 是成骨细胞分化和功能的主要标志。有研究报道,力学刺激可以促进 I 型原胶原、ALP、OC、OPN 的表达;但也有学者报道了相反的结果。

力载荷影响成骨细胞分化相关因子的表达。Nagatomi 等对成骨细胞连续施加 $1.0Hz$、$1h/d$ 的周期性载荷 5 天后,ALP 基因和蛋白表达显著增强。Ignatius 通过对人成骨前体细胞施加周期性单轴拉伸力,发现 ALP、OPN、OC 及胶原蛋白 I 明显增加。Kasper 和唐丽灵等的研究均表明间断性机械刺激可以提高 ALP 活性,并促进 OC、I 型胶原等与成骨细胞分化、基质合成有关因子的表达。但是,与此相反,Kaspar 认为周期性机械牵张力可使成骨细胞增殖能力增强,但其分化及矿化相关因子的表达却下降。Tang 采用四点弯曲加载装置对原代培养的大鼠颅盖骨细胞施加周期性的拉伸刺激,在 $500\mu\ strain$,持续 2 小时拉伸应变下,使 ALP 活力增强和胞外钙基质沉积,但 $1000\mu\ strain$、$1500\mu\ strain$ 应力使 ALP 活力和胞外钙基质分泌量迅速降低,这说明适宜的应力水平能够促进 ALP 的表达,但应力过大或过小都将会抑制 ALP 等表达。

侯晋等给 MC3T3-E1 细胞施加 24 小时和 48 小时的持续性静压力后,发现 OC 的表达增加,说明持续性静压力可能促进成骨细胞分化成熟。但 Roelofsen 等认为持续性压力可抑制成骨细胞的 ALP 活性、胶原合成和肌动蛋白表达。有学者认为机械刺激早期可促进 OC 合成增加,随时间推移 OC 分泌量下降。Sodek 认为机械应变可提高 OPN mRNA 的表达。Meazzinl 的实验表明 OPN 在机械力作用下合成降低。总之,力学刺激会对成骨细胞的分化和功能起到一定的作用,但其具体效应则因影响因素的不同而有较大差异。

近几年 Lynda F 发现机械力能调节牙本质磷蛋白(dentin matrix acidic phosphoprotein,DMP1,矿化促进因子)和细胞外基质磷酸化糖蛋白(matrix extracellular phosphoglycoprotein,MEPE,矿化抑制因子)。但机械力是否参与成骨细胞的矿化过程有待于进一步研究。另外,力生长因子(mechanogrowth factor,MGF)是一种新发现的生长因子,在拉伸刺激下成骨细胞中 Igf-1 MGF mRNA 高表达,提示该因子也可能是骨组织中的力效应分子,并对成骨细胞的功能产生影响。但关于它的作用及机制有待于进一步研究。

3. 成骨细胞在力学刺激下的力学信号转导通路的研究 力学信号在骨内的转导过程分为 4 个阶段:力学耦联、生化耦联、信号的传递、效应性细胞的反应。在成骨细胞应力传导的共同通路:Ca^{2+} 细胞内外的移动、NO 的生成、细胞外信号调节激酶(extracellular signal regulated kinase1/2,ERK)的激活、ER 的磷酸化。下面对几个重要的应力信号通路作简单介绍。

(1)钙(Ca^{2+})通路:应力影响成骨细胞增殖与细胞内和细胞间 Ca^{2+} 水平的升降有关,机制可能涉及以下两方面。第一,力学信号可引发成骨细胞胞膜分泌一种 ATP 酶,导致细胞内的 Ca^{2+} 释放;第二,力学信号可以通过细胞膜上的第二信使——Ca^{2+},使成骨细胞膜去极化,Ca^{2+} 通道开放产生动作电位,引发细胞内生物化学反应,促进成骨细胞增殖。Choudhary 等认为,力学刺激施加于成骨细胞后,成骨细胞内和胞膜上 Ca^{2+} 浓度的增加,COX-2 的释放和 PG 的合成与细胞膜上 CX43 表达有关,机械信号通过细胞内外 Ca^{2+} 变化转化为成骨细胞内的生物化学信号。因此,Ca^{2+} 作为一种信号通路可介导成骨细胞生物化学反应,促进成骨细胞的增殖和分化,调节细胞的各种生理活动。

(2)促分裂原活化蛋白激酶(mitogen-activated protein kinase,MAPK)信号通路:应力刺激作用于成骨细胞后,通过与细胞表面的整合素受体作用激活 MAPK 途径,从而影响细胞的增殖和分化。目前认为与应力相关的 MAPK 信号通路有三条,分别是 ERK1/2 途径、c-Jun N 端激酶/应激活化蛋白激酶(JNK/SAPK)途径、p38 激酶途径。应力刺激作用于成骨细胞后,通过 MEK1/2 激活其下游的 ERK1/2,调节成骨细胞增殖与分化相关因子的表达。剪切力可激活 ERK1/2、p38 激酶及 MAPK 途径,促进成骨细胞分化。有学者将应变大小为 7% 频率为 0.25Hz 的周期性张应力作用于人成骨细胞,发现促进 p38 MAPK 激活而抑制 ERK1/2,并采用相应的阻断剂阻断 p38 MAPK 及 ERK1/2 通路,证明周期性张应力通过 p38 MAPK 通道来影响骨的形成。而有研究发现流体静压和动压通过激活 ERK1/2 通路来促进 MSCs 早期成骨相关因子的表达,而 p38 MAPK 通路未参加此过程。另外,有研究发现不同传代的细胞其应力信号通路不一致:研究发现对成骨细胞施加 7%、0.25Hz 周期性张力,在第 3 代成骨细胞中 p38 MAPK 被激活,而在第 5 代成骨细胞中,p38 MAPK 被抑制,这说明传代次数不同的细胞在应力刺激下信号通路也可能不同,提示机械力对细胞作用机制非常复杂。

(3)BMP-2 信号通路:骨形态发生蛋白(BMP-2)与多种细胞因子构成了 BMP-2 信号通路,BMP-2/Smads/Runx2/Osterix 与 BMP-2/Smads/Msx2/Osterix 是骨形态发生蛋白的两条重要信号通路。Runx2 是 BMP-2 信号的靶基因之一,BMP-2 激活 Smads 信号后,通过其远端 P1 启动子和近端 P2 启动子启动 *Runx2* 基因表达。*Runx2* 与启动子上的效应原件结合后调节基因转录,Smads 与 Runx2 相互作用可诱导成骨细胞分化。在缺乏 *Runx2* 基因时,*BMP-2* 也可上调 Msx2 表达,通过 Smads 信号转录发挥成骨作用。也就是可通过非依赖性 Runx2 通路诱导 Runx2 缺陷细胞表达成骨细胞和成软骨细胞分化相关标志物,但并不诱导这些细胞分化为成熟的成骨细胞和软骨细胞。Kim 对 C2C12 细胞施加静态拉伸力,BMP-2 表达明显上升,从而促进 BMP-2 信号通路其他相关因子 Runx2、Osterix 的表达,从而有效地促进成骨细胞的增殖、分化及 ALP、Ⅰ型胶原、骨钙素、骨桥素的表达增加。Khanal 在兔下颌骨牵张成骨的实验中,发现在牵张潜伏期 BMPs-2、-4 和 Smads 1、5、8 中度增加,而牵张期 BMP2 及 Smads 明显增加。BMP-2 信号通路在牵张成骨过程中将力学信号转化为生物效应起着重要的作用。其他研究表明周期性张力也能激活 BMP-2 通路促进成骨的分化。可见,BMP-2 信号通路是力学信号转化为生物信号的重要途径之一。

（4）整合素-细胞骨架复合体:整合素是异二聚体跨膜蛋白,在胞外与细胞外基质结合,在胞内特定位点(即局部黏附)与细胞骨架相连。这条通路不仅存在于成骨细胞中,还在软骨细胞、成纤维细胞、内皮细胞、上皮细胞、中性粒细胞等多种细胞中,起重要的介导力学信号的作用。有研究证明,流体剪切力可以使整合素聚集于局部黏附位点,引起肌动蛋白丝重组成为应力纤维(stress fibers)。而在成骨细胞中注入 α-辅肌动蛋白的 53kDa 的水解片段,可以阻断流体剪切力引起的应力纤维的形成以及 COX-2 的表达。这一水解片段有整合素结合域但没有肌动蛋白结合域,可以竞争性抑制内源性 α-辅肌动蛋白结合于局部黏附位点。

成骨信号的传导路径是复杂多样,并且相互交叉、相互重叠,除上述的几条通路外,wnt/β-catenin 通路、整合素(integrin)、胰岛素样生长因子、前列腺素 E2 (prostaglandin E2,PGE2)、NO(一氧化氮)等也在成骨细胞的力学转导过程中发挥了重要作用。

(三) 破骨细胞

破骨细胞(osteoclast,OC)形成包括三个因素,一是骨髓破骨前体细胞;二是集落增殖刺激因子(macrophage colony-stimulating factor,MCSF),MCSF 贯穿破骨细胞的一生,表达于骨基质细胞的表面及细胞周围;三是破骨细胞分化因子(osteoclast differentiation factor,ODF),ODF 属于肿瘤坏死因子家族,表达于骨基质细胞的表面、胸腺、淋巴结、脾等部位。但由于破骨细胞不能自我繁殖,所以目前对破骨细胞在应力作用下的研究较少,且不深入,简述如下:

1. 应力对破骨细胞形态、分化、功能的影响　未加力状态下,破骨细胞胞质有突起,向周围伸展,形态不规则,有梭形、圆形、长条形等。加力 1 小时后,破骨细胞形态逐渐变圆,伸向四周的胞质突起明显变短、减少。随着加力时间的延长,细胞的这种形态变化趋势更明显。陈明研究发现流体剪切力使破骨细胞边缘线形状发生变化,由开始时的多边形逐渐向连续圆滑曲线发展,1 小时内改变明显。破骨细胞有两种状态:吸收状态和非吸收状态。用共聚焦显微镜观察吸收状态的破骨细胞在二维图像中为圆形,在三维图像中为拱形。而非吸收状态的破骨细胞的二维图像为不规则状,三维图像为扁平状。细胞受力后,形态的变化说明细胞正从非吸收状态向吸收状态变化。许多酶和其他控制蛋白合成、能量代谢和细胞生长的因子都是以物理方式固定在细胞骨架上。细胞骨架几何形状的改变,使细胞膜局部的黏附分子受到应力后,导致整个细胞作出生化反应。破骨细胞受力 15 分钟后空泡面积即明显增加,且随作用时间和应力强度的增加而增大。空泡面积的增加可能是应力导致的空泡数量绝对值增大,也可能是应力所致的细胞形态改变使空泡面积由小变大而数量不变,或使原来空泡更多显现的结果。Mondion 等在电镜下观察流体剪切力可能改变破骨细胞的细胞骨架,微管及微丝重新排列,微管极性改变;破骨细胞细胞膜的通透性有改变;观测到颗粒样物质的变化和细胞透光性的改变可能是破骨细胞细胞器和胞质化学成分的改变造成。细胞形态的改变,间接反映功能的变化。

基质金属蛋白酶(matrix metalloproteinases,MMPs)作为降解细胞外基质的重要酶类,与牙周组织改建密切相关,参与降解结缔组织以及牙槽骨的吸收过程。TRAP 即抗酒石酸酸性磷酸酶,是一种结构高度保守的含铁蛋白,作用的底物专一性较低,可以水解各种磷酸酯酶和无机磷酸盐类,其最合适的 pH 值为 4.9～6.5。该蛋白常表达于成熟破骨细胞和融合前单核细胞内表达,在破骨细胞前体细胞内不表达。MMP-9 和 TRAP 是目前检验破骨细胞活性和骨吸收功能的指标,在一定程度上反映了骨吸收状况。对破骨细胞施加持续性压力后,破骨细胞内 MMP-9 和 TRAP 表达量增加,酶通过细胞分泌,参与骨基质的降解,酶的增多加速了骨基质中固体钙磷矿化底物的降解和胶原的降解,骨吸收进程加快。另外,碳酸酐酶 II 是破骨细胞内重要的功能蛋白,流体切应力可提高破骨细胞内碳酸酐酶 II 的 mRNA 表达。

破骨细胞对机械应力刺激敏感,尤其剪切力。Rubin 等将骨髓细胞培养在可拉伸的弹性膜上,通过对弹性膜施以一定强度和频率的拉伸力,结果发现拉伸应变明显抑制骨髓细胞分化成破骨细胞,这个体外实验模型首次为机械应力抑制破骨细胞分化提供了直接的证据。国内有学者发现 2％形变率、6 周/分钟的周期性牵张力,可在骨髓诱导培养的早期抑制骨髓破骨细胞的形成。力学因素可直接影响破骨细胞的分化,低强度载荷抑制破骨细胞分化,较高强度的生理载荷促进破骨细胞分化,病理过度载荷抑制破骨细胞分化。但也有学者得出相反的结论,Hisashi Ichimiya 通过对关节滑膜细胞施加静压力,发现 RANKL 表达上调,破骨细胞形成增加。K. Nakao 对人类牙周膜细胞施加间歇性力,结果破骨细胞形成增多。近十几年各种应力对破骨细胞影响研究很多,但是应力作用于破骨细胞的效应及具体机制尚未弄清。

2. 应力在破骨细胞的信号传导通路的研究 骨保护素(osteoprotegerin,OPG)又称破骨细胞生成抑制因子(OCIF),属于肿瘤坏死因子受体超家族,是生理性抑制破骨细胞性骨吸收的因子。破骨细胞分化因子——细胞核因子-κB 受体活化因子配体(receptor activated nuclear factor kappa B ligand,RANKL)是肿瘤坏死因子配位子家族的 II 型跨膜蛋白,为破骨细胞生长分化所必需。OPG/RANKL 被认为是介导各种刺激因子诱导破骨细胞生成及功能活化的核心因子,故 OPG/RANKL 系统处于骨代谢调控的中心地位。在体外实验中,RANKL 可以诱导破骨细胞生成。OPG 可以作为一种诱饵受体,阻止细胞核因子-κB 受体活化因子 (receptor activated nuclear factor kappa B,RANK)与 RANKL 之间的相互作用,抑制破骨细胞的分化、抑制成熟破骨细胞的激活、诱导成熟破骨细胞的凋亡。OPG/RANKL 的比值是调控骨吸收的关键。OPG/RANKL 比值可以向下或向上调节破骨细胞的生成。当这一平衡倾向于 OPG 时,表现为活性破骨细胞数目减少;当平衡倾向于RANKL 时,活性破骨细胞数目增加。Hisashi Ichimiya 通过对关节滑膜细胞施加静态压力,发现 RANKL 表达上调,破骨细胞形成增加。K. Nakao 研究发现间歇性力使人类牙周膜细胞高表达 RANKL。Chi Hyun Kim 通过对骨髓基质干细胞施加振荡剪切力发现RANKL 表达下调,OPG 表达上升,从而抑制破骨细胞的形成。Shimizu 等发现在机械应力可促使牙周膜细胞产生 IL-1,而后者能使骨吸收增加;Wei 等后来进一步发现 IL-1 能使RANKL 表达上调促进破骨细胞的分化,RANKL 通路可能是通过 IL-1 起作用的。

除 OPG-RANKL-RANK 系统外,研究发现还有很多因子受力学因素影响进而影响破骨细胞的形成及功能。NF-κB 是一种多效性转录因子,它调控破骨细胞的形成、功能及生存。敲除 NF-κB P50 及 P52 功能基因片段的动物因无破骨细胞参与而出现骨硬化症。NF-κB是使有 RANK 表达的破骨细胞前体分化为 TRAP＋破骨细胞及其他破骨细胞生成因子的必需因子。NF-κB 阻断剂直接或间接影响破骨细胞的形成。OPN 在破骨细胞传递力学信号中发挥着重要的作用,它促进破骨细胞的形成,抑制成骨细胞的功能从而增加骨吸收。TNF 为前炎症因子,诱导成纤维细胞、成骨细胞凋亡,在骨组织中促进破骨细胞的形成,抑制成骨细胞功能,在骨质疏松症、牙周炎患者中 TNF 含量增加。脉冲剪切力抑制 TNF 同时 NO 合成减少,从而使骨细胞及成骨细胞的凋亡减少。TGF-β1 促进破骨细胞的凋亡,尤其在拉伸力的作用下 TGF 表达增加。Karsten Grote 报道通过拉伸力激活 NAD-PH 氧化酶,从而增强 MMP-2 mRNA 的表达及前 MMP-2 的生成,最后诱导 ROS 的表达。S. Djien 等发现应力抑制破骨细胞形成的机制还涉及 NO 通道。

综上所述,尽管体内与体外情况差别很大,体外实验不能完全模仿体内微环境的变化,但在一定程度上反映了应力刺激对破骨细胞的调控情况。机械力肯定对破骨细胞有影响,但受力后破骨细胞怎么变化,变化的机制是什么? 信号通路是错综复杂的,相互交叠具体通路是什么? 这一切都有待于进一步研究。

四、口腔成肌细胞的生物力学研究

在功能矫形状态下,翼外肌主要受到持续性牵张应力作用,临床上已经证实在力学环境作用下翼外肌形态得到改建,翼外肌成肌细胞在什么样的张应力状况下,更容易发生符合临床治疗需要的形态学改建。目前肌肉力学改建的具体机制尚存在争论,一般关注于肌肉在力学作用下的生物学效应,而忽视了力学作用对肌肉的形态学改建研究。在下颌前伸功能矫形治疗中,翼外肌受到下颌强制性前伸后产生的矫形力,最终导致翼外肌组织的形态学改建。在正常的生理情况下,骨骼肌组织(muscle tissue)借肌腱附着于骨骼上,与周围的神经、肌腱、关节、骨等组织形成协调系统,通过兴奋收缩完成肢体的各种动作。如果由于各种原因引起肌肉长度、作用方式改变,则可能导致肌肉结构的变化以适应新的肌肉功能作用方式,异常肌肉牵张对肌肉产生的损害还与牵张次数、幅度及最大牵张长度有关。

连续排列的肌小节是骨骼肌收缩的基本结构单位。体外细胞力学实验证实,异常牵张造成的肌肉损伤是由于不可逆转的肌小节牵张。肌小节在牵张时长度的不稳定和不一致,使肌小节内部的粗、细肌丝的重复结构遭到破坏,最终产生肌肉组织最适长度等改变。

肌纤维牵张所致的早期损伤中,出现肌纤维膜破损和肌间线蛋白细胞骨架的丧失。在受到异常牵张后 5 分钟,肌间线蛋白出现明显减少,因此可以作为牵张引起肌肉损伤的最早期的结构变化,也说明细胞骨架的破坏早于其他的收缩结构的损害。Phaneuf 等认为肌纤维在受到牵张后同时会出现细胞凋亡和坏死,但两者在形态和生化反应上不同,改变肌肉作用模式引起的凋亡是细胞正常的反应机制,在没有明显炎症反应时去除特定受损细胞,可保证肌肉正常功能。Malm 等发现肌肉牵张也没有引起 T 细胞浸润,但在肌肉再生和改建过程中白细胞发挥重要作用。

肌肉长度缩短引起的肌肉改建,目前认为其主要机制是细胞凋亡。在活体肌肉实验中对肌群中各个骨骼肌再生长度的变化难以判断,但改变肌肉作用方式后的结果,说明成肌细胞增殖和肌细胞凋亡对肌肉改建有重要作用。

一般认为对异常牵张的适应性改建是早期肌肉损伤的继发反应,但 Stupk 等认为牵张后可以没有明显的损伤出现,这种非损伤性的非习惯性收缩可以明显促进肌肉改建。如果以主动收缩所产生张力、最适长度、被动张力为参考指标,则异常张力训练一周后再训练,肌肉损伤减小,肌肉出现适应性改变,收缩的最适长度发生改变。这种适应性变化,似乎是通过改变肌小节数目、肌小节细胞骨架收缩和非收缩结构及肌肉的张力-长度及张力-速度生理曲线来适应新的生物力学环境。

　　肌纤维是真正多核细胞。有实验支持在对损伤、适应和疾病的肌肉改建过程中,肌细胞核数量有调整。卫星细胞是潜在的肌肉再生细胞,参加肌肉修复和生长,在肌肉受到异常牵张引发的修复过程中,卫星细胞激活,有丝分裂发生,分裂后的细胞核结合入肌纤维中,增加肌纤维中细胞核数目。

　　在因各种功能需要发生的肌组织改建过程中,静止的卫星细胞重新进入细胞循环,并分化成肌原纤维,这一过程是肌肉适应性改建的基础。丧失神经支配后肌肉受牵张再生,导致卫星细胞库内细胞数量减少,或不能形成肌纤维,或新生肌纤维类似肌小管,但不能完全成熟,或牵张引起细胞核死亡。

　　此外,McHugh 等学者提出了重复训练效应假说:重复相同的训练会使肌肉损伤减小,发生相应的神经、结缔组织和细胞的适应性变化,同时兴奋-收缩耦联以及继发的炎症反应,也会发生相应的适应性改变。间接证据表明,重复训练效应引起的肌肉改建,在于中间丝和(或)细胞内结缔组织增加。"细胞假说"认为异常牵张造成的肌肉损伤是由于不可逆转的肌小节牵张。肌小节长度在牵张时高度不一致,使肌小节内部的粗、细肌丝的重复结构遭到破坏,使收缩结构失去完整性,这是初期损害。一些实验表明在重复训练后连续肌小节数目增加,肌小节张力降低,防止了继发性损害发生。实际上目前理论都不能单独解释重复改变肌肉作用方式引起的肌肉改建效应。这一改建的结果应该是依赖于改变的肌肉作用方式和参与改建的肌肉的不同特性,是一个复杂的修复与再生过程。

　　结合肌细胞的力学作用的生物学活性,探讨功能矫形中翼外肌在力学环境下改建的形态与增殖的关系,从细胞力学层次模拟研究翼外肌组织的"应力-生长-形态"构建过程,是获取正畸临床基础理论的重要方法,国内学者采用脉动式细胞交变应力施加系统,对口腔成肌细胞进行了体外模拟研究其形态改建与增殖活性变化。

　　该研究将培养成肌细胞置于膜式交变应力系统中,通过垂直方向的震荡,间接地给硅胶膜上培养的成肌细胞施加了交变应力。研究发现,在周期性的交变应力作用一定时间后,成肌细胞细胞骨架可以发生重排,成肌细胞细胞骨架在沿膜交变应力的分布方向重排、延展,应力前后成肌细胞细胞骨架发生伸展。细胞形态及排列就开始发生变化,部分细胞出现明显的形态学改变,细胞边缘清晰,间隙明显增大,随加力时间延长,细胞形态呈多样化,其中有少许细胞死亡脱落。但在过小的交变应力下(如 2.5kPa),细胞形态无明显改变;在中度的间接交变应力(5kPa)下成肌细胞细胞骨架在张应变方向延展更多,而在更大的交变应力下(10kPa 近似 12.76% 应变),成肌细胞细胞骨架具有较多的垂直方向变化的趋势。因此,该研究也证实了在较低的应变水平(小于 6.21%)作用下,成肌细胞排列方向主要沿张应变方向,而在较大的应变水平(近似 12.76%)作用下,成肌细胞排列方向具有较多的沿垂直方向变化的趋势。

　　细胞骨架作为细胞内的张力框架,细胞骨架重排可引起细胞形态的改变。通过与细胞膜上分子的直接联系,将力学受体上的分子作用力在细胞内传递分布,再经过效应分子力将力学信号最终表现在效应点上。体积增大、变扁平的成肌细胞是细胞骨架间距增宽所致。比较不同频率交变应力对成肌细胞的作用,发现交变应力中,成肌细胞的形态和细胞骨架变化较显著,长时间的高频交变应力可使细胞脱落、死亡,而低频组细胞变化则较轻微。其原因可能是成肌细胞在硅胶膜上的黏附力有限,高频容易破坏成肌细胞与硅胶膜的作用力,从而导致成肌细胞脱落。以纤维蛋白修饰硅胶膜对成肌细胞的黏附作用,发现虽缺乏明显特异性,但可以增强成肌细胞的黏附力,从而也可说明成肌细胞通过纤维连接蛋白能够更好地与硅胶膜黏附。这提示在机械应力作用下,细胞外基质成分会发生相应改变,以适应特殊的力学环境。熊绍虎(2003)在动态张应变下对三维培养的大鼠肌卫星细胞形态学进行观察,发现在动态张应变作用下骨骼肌卫星细胞沿应力方向延伸,并见到肌小管形成,有利于肌纤维形成理想的方向性;而未施加应力的骨骼肌卫星细胞,在各个方向上都有突起,但未见到肌小管形成。成肌细胞培养在硅胶膜上时呈无规律方向,在交变应力加载后细胞形态明显顺应其延展方向,与应变的方向平行。在应力加载时间不超过12小时,一般难以见到周期性牵张应变刺激的肌小管形成。成肌细胞延展方向的改建,可能是交变应力作用下成肌细胞伴随着细胞骨架的重建,以降低因张应变载荷作用引起的变化,也可能是张应变对成肌细胞的生长和分化产生影响。

可以推测,动态牵张状态对大鼠翼外肌成肌细胞的增殖活性,在一定范围内有显著的促进作用,各种不同频率的交变应力状态对翼外肌成肌细胞的促增殖作用各不相同,相对较低的频率可能具有更大的促增殖活性作用;随着交变应力作用时间的延长(12小时以内),成肌细胞增殖活性在较低应变范围内(小于6.21%)随应变的加大而增加,较大应变(近似12.76%)比较低应变具有较小的成肌细胞增殖活性增加趋势。因此,在不同应变范围下,成肌细胞增殖活性增加趋势存在一个度的范围,并非越大越高。

在12.76%应变范围内,成肌细胞增殖活性并不随交变应变增大而增加。发生这种变化的可能原因是,较大的应变所提供的促增殖信号与成肌细胞在硅胶膜上的附着存在一定的关联。当间接交变应力由2.5kPa逐渐上升到5kPa时,张应力促增殖信号处于优势状态,这时成肌细胞的新陈代谢速度同样加强,处于过度增殖状态;当间接交变应力由5kPa进一步上升到10kPa时,成肌细胞营养物质的代谢受过度高压的刺激而处于降低状态,成肌细胞的增殖逐渐受到抑制。这也许可以解释为什么临床上接受同样治疗的患者有些未见明显改建,而有些患者改建明显的现象。其原因可能与不同患者群体肌肉力度水平不同有关。在功能矫形治疗中,翼外肌的形态学和增殖效应的改变是否与我们的实验一致,还有待进一步的临床相关研究。

另外,宋锦璘(2006)采用四点弯曲加力装置对成肌细胞施行周期性牵张应力时发现,短时间的机械刺激并没有引起成肌细胞骨架的重新构建,因为成肌细胞骨架具有抵御外部机械刺激的能力,而当外部刺激超过其抵抗力时,细胞骨架开始发生变化,这种变化随时间延长而更加明显。而在细胞力学刺激去除后,细胞形态的各个参数都出现回复趋势,同时成肌细胞在周期性牵张应力作用下具有顺应应力方向改建的特性。

五、软骨细胞的生物力学研究

(一) 前言

为了更好地了解软骨细胞的特性,首先让我们回顾一下软骨和软骨细胞相关的基础知识。软骨和骨都属于支持性结缔组织。软骨的基质是由多糖衍生物硫酸软骨素组成的坚固的凝胶状物质。硫酸软骨素和基质中蛋白质一起形成复合物,形成蛋白多糖(proteogly-cans)。软骨细胞是软骨中的唯一的细胞成分,位于细胞陷窝之中。软骨大多通过软骨膜与其他组织分割开。软骨内没有血管,软骨的物质交换依靠基质的弥散作用。

体内的软骨分为:①透明软骨(hyaline cartilage),是最常见的软骨类型,包括肋软骨、鼻软骨和关节软骨等;②弹性软骨(elastic cartilage),包括外耳软骨、会咽软骨和喉部的楔状软骨等;③纤维软骨,包括脊椎中的软骨等。

软骨细胞通过与软骨的细胞外基质(extracellular matrix,ECM)之间复杂的生物学和生物物理学相互作用来感知周围的理学环境。细胞外基质根据其位置不同分为软骨细胞周围区域(pericellular matrix,PCM),软骨细胞周边区域(territorial matrix)和区间区域(interterritorial matrix)三种。其中,区间区域的细胞外基质是主要的组成部分。胶原、软骨细胞聚合素(aggrecan)、蛋白多糖和蛋白等构成了细胞外基质的固体成分。基质中的胶原赋予了软骨组织基本的拉伸和剪切属性,蛋白多糖含有硫酸角质素和硫酸软骨素糖胺多糖链,其中含有带负性电荷的羟基和硫酸基团。这些负性电荷形成的排斥力以及渗透压梯度使得组织中出现膨胀压。膨胀压会直接影响组织的水和状态以及对压缩应力加载和性状改变的力学反应。

软骨的细胞外基质的软骨细胞周围区域是一层特殊的组织,含有大量的Ⅵ型胶原和高浓度的蛋白多糖。由于这层组织的特殊性,软骨细胞连同这层细胞周基质以及周围的囊性结构共同被称为 chondron,国内有学者翻译为软骨子、软骨细胞复合体。虽然这一结构的功能作用目前还不清楚,但是这一结构极有可能参与了软骨细胞对外界生物化学、生物物理学刺激的感知。

到目前为止,对软骨细胞生物力学的研究主要集中于对关节软骨的研究。因此本部分内容主要讨论关节软骨细胞相关的力学研究现状。关节软骨处于一个动态的力学环境之中,局部的力学信号和其他的环境、遗传信号一起共同调控软骨细胞的代谢活动。从而使得关节软骨可以不断地调整其结构和组成以满足机体的物理要求。但是,在非正常的力学刺激因素或者是关节软骨的病理状态下,力学刺激可以导致或加重关节的病理性进程。

(二) 力学刺激对软骨细胞的影响

研究者设计了各种实验来揭示力学刺激对软骨细胞的影响。对二维培养下骨骺来源的软骨细胞施加 0.2Hz、5.5% 的张应变后 24 小时,检测到了 aggrecan 合成明显增加。对二维培养下鸡胸软骨施加 1Hz、10% 张应变后 aggrecan 合成增加了 2~3 倍。

在对持续压应力作用下软骨块的研究中发现,在 0.1MPa 压应力作用下,在 1 小时使 aggrecan 合成增加 3.2 倍,但是 4 小时之后 aggrecan 合成恢复到或稍高于对照组。在 1 小时内,当压应力在 0~0.25MPa 的时候,aggrecan 合成随压应力的增加而增多,但是当压力增加到 0.5MPa 时,aggrecan mRNA 量较 0.1MPa 和 0.25MPa 时少。可见持续压应力对软骨、软骨细胞的作用与压力大小和持续时间都相关。

对琼脂糖凝胶三维培养的软骨细胞施加持续和循环压力发现,在 15% 压应变的持续和低频循环压力(0.3Hz)作用下糖胺聚糖合成受到抑制,但是当循环频率达到 1Hz 时,可以促进糖胺聚糖的合成。持续压力降低胸腺嘧啶脱氧核苷水平,但是循环压力可以促进软骨细胞的增殖。

以上研究可见软骨细胞的代谢和增殖,在不同的应力大小和应力作用方式下会产生不同的反应。要了解这种差异性,就需要对应力作用软骨细胞的信号转导通路有一个深入的认识。但是由于软骨自身结构的复杂性以及组织力学性质和生化性质之间的内在联系,使得很难对软骨细胞的理学信号传导通路有一个全面的了解和认识。

(三) 软骨细胞力学信号转导的可能机制

尽管由于上述原因,使得对软骨细胞的力学转导机制的认识十分困难,学者们对这一难题进行了大量的研究工作,取得了许多成绩。根据以往的研究,软骨细胞可能的力学信号转导途径有:

1. 细胞核变形   在应力作用下,软骨细胞的大小、形态和体积发生变化的同时,细胞核也发生形变。细胞核的形变将直接改变细胞核内的结构,改变供转录的基因组 DNA 的可表达性。这些改变都会直接导致细胞基因表达水平的变化。研究证实了软骨细胞核的黏弹性本质,软骨细胞核的瞬时和平衡弹性模量比软骨细胞高 $2\sim3$ 倍。同时,对软骨细胞代谢的研究还揭示了 aggrecan 的生物合成和细胞核的形变可能有关。

2. 物理化学效应   在应力作用下,软骨发生形变,会导致一系列的软骨细胞周围的基质内环境的变化。对软骨施加载荷之后,软骨组织内细胞间液发生流动、渗出,电位变化,渗透压增加以及 pH 值下降。现有实验数据已经证实,软骨细胞的大小、形态和功能要受到这些物理化学因素的调节。这些变化都可以将力学信号转换为软骨细胞可以识别的刺激信号,从而实现对软骨细胞的调控。

3. 细胞骨架   细胞骨架(cytoskeleton,CSK)是细胞质中由蛋白纤维交织而成的立体网架体系,它参与维持细胞的形态和细胞器的有序性,参与细胞运动、物质运输、能量转换和信息传递等功能。许多研究已经证实,细胞骨架是细胞的力学信号传导器。在应力加载之后,细胞骨架出现变形、重构、合成和分解。已经有学者证实,细胞骨架可以将应力迅速传导到细胞的各个部位。当中间纤维被破坏之后,软骨细胞的弹性模量和表面黏性发生显著下降,但是微管被破坏之后细胞的力学性能不受影响。可见,细胞骨架各组分对力学性能的影响不一致。

4. 整合素介导的信号传导通路   整合素(integrin)是细胞和细胞外基质相互作用以及信息传导的桥梁。整合素同时承担着细胞的应力传感器的作用,它可以将机械刺激信号转化为化学信号传入细胞内,再通过细胞骨架传入细胞核,从而引起一系列的功能变化。研究认为,整合素的信号的传导途径有:黏附斑激酶(focal adhension kinase,FAK)途径、Shc(SH2 domain-containing protein)途径、ILK(intern-linked kinase)途径和 Rho 家族途径。

5. 受体酪氨酸蛋白激酶信号传导通路(RTK)   在应力作用下,软骨细胞的生长因子表达发生改变,生长因了与其受体结合之后,引起受体的二聚化和自身的酪氨酸磷酸化,经过一系列的蛋白激酶的传递和放大激活靶蛋白,引起相应的软骨细胞的物理学和生物学变化。膜受体酪氨酸蛋白激酶信号的传导途径有:经 PLC-PKC 传递和经 Ras 蛋白的信号传递。

6. 离子泵和通道传导通路   离子流入和流出细胞是常见的细胞上游信号传导通路之一。细胞膜上的牵张激活 Ca^{2+} 通道已经被证实和应力传导相关。此外,压应力加载还被证实和许多离子通道有关。有研究发现,在流体静力作用下,Na^+/K^+ 泵、$Na^+/K^+/Cl^-$ 协同转运蛋白以及基底膜的 K^+ 通透性都会受到抑制。

7. 第二信使介导的信号传导通路   上文提到的 Ca^{2+} 就是重要的第二信使,通过和主要的受体蛋白钙调素相结合,调控多种酶活性。从而实现对软骨细胞的生物学活性的调节。

此外,三磷酸肌醇(IP3)、甘油二酯(DG)、小分子 G 蛋白、NO、cGMP 以及 janus kinase(JAK)/胞内信号转导子和转录激活子 STAT 都可能参与并介导了软骨细胞内机械刺激信号的传导。

由此可见,众多信号传导路径参与了软骨细胞的力学刺激传导。但是,具体调控软骨细胞力学信号转导的力学和生化过程还没有彻底阐明。就以上的研究结果来看,细胞的变形参与了众多信号转导途径。细胞核的形变、物理化学效应、细胞骨架和离子通道等途径都和软骨细胞的变形密不可分。因此,对软骨细胞力学性质以及力学信号转导的研究都要求对细胞的变形和生物力学性质进行深入的研究。

（四）软骨细胞的变形和生物力学行为

目前，对软骨细胞的变形和生物力学研究主要集中在单个细胞、chondron、二维细胞培养和原位细胞力学性能几个层次。越来越多的新技术新设备的问世，帮助我们对软骨细胞的生物力学行为的认识逐渐深入。

1. 软骨细胞变形和生物力学行为的原位研究 对机械应力作用下软骨变形等生物力学行为的研究离不开对软骨细胞原位状态下的研究。第一个报道的此类研究是在1980年，研究者采用特制的仪器对软骨切片施加最大30%的压应变，用诺玛斯基显微镜进行观察。研究发现在细胞外基质变形之后，软骨细胞和细胞间空间发生变化，当压应力去除之后，软骨细胞又恢复了之前的形状。随着激光共聚焦显微镜的诞生，现在不仅可以对软骨细胞的原位生物力学行为进行精确的量化，还可以观察细胞和亚细胞结构三维结构。研究者对软骨组织块施加面对面的15%的压应变后，观察到全厚软骨组织块的表层、中间层和深层软骨细胞高度分别减少26%、19%和20%，细胞体积分别减少22%、16%和17%。可见，软骨细胞外基质发生形变之后，软骨细胞的形状和体积也会发生改变。软骨各层的软骨细胞其力学性能不一致。

此外，还有学者采用立体学技术来观察力学刺激下软骨细胞的生物力学行为。其研究结果与激光共聚焦显微镜结果相似，此外还发现细胞和细胞核在垂直于压应力的方向变化不明显。

2. 软骨细胞的生物力学行为研究 原位软骨细胞生物力学行为的研究不可避免地会受到其周围环境的影响，为了排除这些因素，有学者采用细胞培养的方式随软骨细胞的生物力学行为进行研究。

有些研究者采用软骨细胞二维培养的方式对软骨细胞的生物力学行为进行研究。比如前文中提到的力学刺激对二维培养软骨细胞代谢的影响的研究，研究者将软骨细胞培养在一定的介质上，然后对该介质施加一定的拉伸应力，使该介质发生可控的拉伸应变，带动其上二维培养的软骨细胞发生相应的拉伸。以此来对机械应力作用下，细胞生物学性能的变化进行研究。但是这种方法只能精确控制介质的应变量，难以精确控制其上生长的细胞的应变。

玻璃微管技术的出现，使得对单个软骨细胞的生物力学行为研究成为可能。微管吸吮系统主要由视频图像采集系统、倒置显微镜、视频监视器、显微操作台、显微图像分析系统、电子数显高度尺等组成。通过阶跃式负压吸吮单一的软骨细胞，观察和测量软骨细胞的生物力学行为。对软骨细胞的微管吸吮技术研究结果显示，再一个阶跃式负压的作用下软骨细胞表现出典型的黏弹性固态蠕变特性（图3-2）。

3. 软骨细胞的生物力学特性 国内外学者们利用微管吸吮技术对单个软骨细胞的力学特性进行了广泛深入的研究。Trickey等测得正常软骨细胞的平衡杨氏模量为（0.24±0.11）kPa，瞬时杨氏模量（0.41±0.17）kPa，表面黏性为（3.0±1.8）kPa-s；来自关节炎的软骨细胞的平衡杨氏模量为（0.33±0.23）kPa，瞬时杨氏模量（0.63±0.51）kPa，表面黏性为（5.8±6.5）kPa-s。在另一个对软骨细胞的研究中，对软骨细胞在被完全吸入微管前后的体积进行了比较。软骨细胞被完全吸入微管之后，直径减少32%，体积减小11%；来自关节炎的软骨细胞体积减少20%。

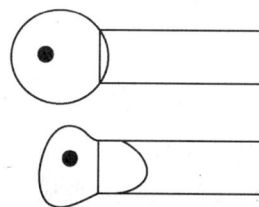

图3-2 玻璃微管吸吮
单个软骨细胞

国内卫小春等的研究测得软骨细胞的杨氏模量为(0.57 ± 0.43)kPa,软骨细胞体积为$(14.94\pm2.33)\,\mu m^3$,吸吮之前软骨细胞体积为$(1871\pm841)\,\mu m^3$,吸入微管之后体积为$(1631\pm834)\,\mu m^3$。

4. 细胞周围基质(PCM)的力学特性　大家已经知道软骨细胞被 PCM 所环绕,并且软骨细胞、PCM 连同其周围包裹的囊性结构共同被称为 chondron。PCM 内富含糖胺多糖以及 Ⅱ、Ⅵ、Ⅸ 型胶原,其中Ⅵ型胶原是其特异性胶原。随着通过酶解方法获得 chondron 的新技术的成熟,学者们对 PCM 的认识逐渐加深。PCM 可能通过蛋白多糖水分的调节对软骨细胞起保护的作用;通过其中的特异性Ⅵ型胶原将力学信号传导到软骨细胞。

研究者采用微管技术对 PCM 的生物力学特性进行了研究。学者利用压力和形变的线性回归计算出正常软骨 PCM 的平均杨氏模量为 1.54kPa,比关节炎来源的 PCM 平均杨氏模量 1.09kPa 高 40%。还有学者结合线性双向有限元模型计算出正常 PCM 的杨氏模量是(38.7 ± 16.2)kPa,也同样比关节炎的杨氏模量(23.5 ± 12.9)kPa 高 40%。酶解法来源的 chondron 的 PCM 的杨氏模量明显大于软骨细胞,但是比细胞外基质的杨氏模量低 2～3 个数量级。

5. 软骨细胞生物力学研究的理论模型　随着科技的发展,越来越多的新兴技术,尤其是显微镜技术为软骨细胞生物力学研究提供了越来越多的原位形态学数据。但是,正如大家所知道的,软骨细胞还可以感知许多信号,比如局部的应力应变、渗透压和电荷等。为了更好地了解软骨细胞的力学环境,预测一些难以测量的生物物理学参数,就需要建立一系列的软骨细胞和基质相互作用的理论模型。

(1)有研究认为细胞和细胞外基质的材料性能的差别对细胞内外的力学环境有很重要的影响。根据这一观点,为软骨细胞构建了一个在双向基质中的固态-液态混合物的包裹体。

(2)在上一模型的基础上,有学者又考虑到软骨细胞对软骨总体力学性能的影响,将整个系统构建成由大体均一的基质(还包括其他的所有细胞)包裹的一个细胞。

(3)在压应力作用下,特定软骨细胞的载荷环境要受到它本身所处位置的影响。研究者根据这一发现建立了新的软骨细胞-基质作用模型。该模型认为单个软骨细胞的形变可能比大体基质形变大 3～4 倍,并且在应力加载 20 分钟之后细胞才达到平衡。

(4)有学者采用多尺度有限元分析方法将细胞、细胞周围基质和细胞外基质构建成材料性质具有显著差异的两相材料。这一模型首次将 PCM 从 ECM 中分离出来,充分肯定了 PCM 和细胞特性的差异在软骨细胞力学中的重要作用。

(5)之后有学者结合软骨组织硬度的深度相关系数和固定电荷密度构建了软骨的三相模型,利用此模型来预测软骨基质中的应力应变、电势和渗透压等参数。

(6)最近有学者采用不同的方法,构建了一个用来预测工程化组织内细胞形变的模型。

(五) 髁突软骨细胞的生物力学研究

功能矫形是正畸临床矫治的主要方法之一,其重要任务之一就是促进髁突的改建。髁突软骨细胞是髁突形成过程中最关键的功能细胞,直接影响下颌骨的发育。大量体内研究表明,功能矫形前伸下颌后,使颞下颌关节局部的生物力学环境发生改变,产生后继生物学效应使下颌髁突软骨局部的激素和生长因子含量增高,刺激髁突软骨细胞增生活跃,促进髁突及下颌骨的生长改建。Yamamoto 等发现下颌髁突软骨细胞受到一定大小的持续压力作用时,在一定时间内表现出随着力值增大,细胞的增殖活性逐渐增高的趋势。Fukuda 等发现低强度的循环张应力负荷(2kPa)可以提高软骨细胞的蛋白多糖的合成,而高强度的循环张应力负荷(10kPa)对软骨细胞的蛋白多糖的合成有负作用;同时他认为膜式张应力施加时基底膜延长率不应该大于17％。

在此基础上,宋锦璘等对体外培养的大鼠髁突软骨细胞进行了周期性应力加载,运用流式细胞仪等实验仪器对所发生的早期应答反应等进行了蛋白质组学和基因层面上的研究。这些研究涵盖了不同大小和时相的静张应力对体外培养的大鼠下颌髁突软骨细胞增殖活性的影响以及生长因子作用下体外培养的大鼠下颌髁突软骨细胞增殖活性的研究,模拟了下颌髁突软骨细胞在正畸过程中受力的情况,为深入阐明功能矫形治疗中软骨细胞静张应力的生物力学机制提供了实验依据。模拟研究功能矫形治疗状态下静张应力对髁突软骨细胞的增殖活性变化时发现短期静张应力对髁突软骨细胞增殖活性的调控影响不大,髁突软骨细胞增殖活性变化需要足够的张应力作用时间。持续静张应力在一定时间范围内可以促进髁突软骨细胞的增殖活性,轻静张应力较重静张应力对髁突软骨细胞具有更大的促增殖作用,即临床功能矫形治疗中并不是局部应力环境改变越大越好,可能存在一个最佳作用范围。而在有生长因子刺激的情况下,联合静张应力学刺激具有更强的促髁突软骨细胞增殖作用,可能是静张应力增加 TGF-β1 合成、分泌以及促进其生物学效应。

通过以上研究提示我们,在临床上,成功的功能矫形要使用持续性的、大小合适的力,要避免间断的、过小或过大的力。其结论也从一个侧面解释了在正畸中最好能使用"持续轻力",以便使牙齿更快、副作用更小地移动的理论。

李　宇　李　娟　赵志河　张春香　谭理军

第三节　口腔医学中细胞力学研究新进展

伴随着细胞生物力学的发展,口腔生物力学也进入到细胞乃至分子层次。近年来国内外学者运用细胞力学的实验手段和细胞分子生物的理论方法研究诸如牙移动机制、牙周组织的改建机制等口腔医学的基础科学问题。

在对牙颌面畸形进行功能矫形的过程中,咀嚼肌在矫形治疗中的作用不断受到重视。随着细胞生物力学的发展,从细胞形态层次来观察功能矫形治疗中咀嚼肌力学形态的改建成为可能。赵志河等(2006)在自行研制脉动式细胞力学系统基础上,辅助研发细胞图像捕获、处理系统,进行了细胞培养、力学加载、细胞图像捕获及分析等系列细胞生物力学实验,结合免疫组织化学、MTT、扫描电子显微镜、同位素测量技术等生物学研究方法,对翼外肌成肌细胞和血管内皮细胞在不同交变应力作用下进行细胞形态学、生物活性的应用研究。这一研究为功能矫形治疗中翼外肌组织在交变应力下的改建提供了必要的基础实验数据,对进一步从细胞生物力学角度揭示功能矫形的"应力-生长-形态"改建机制具有重要意义,是细胞生物力学应用于口腔医学领域的重要进展。

口腔正畸治疗过程中,矫治力所引发的牙齿周围支持组织及颌骨的一系列组织学改变,是牙颌面畸形矫治的基础。通过运用细胞生物力学的实验手段和方法,牙周组织改建这一基础研究问题得到进一步的探索。王军等(2009)通过观察正畸牙移动前后人牙周膜间充质干细胞的数量及分布变化规律,探讨牙周膜内间充质干细胞的力-生物学反应在正畸牙周改建中的作用,结论提示间充质干细胞的数量及分布与正畸牙周组织改建密切相关,间充质干细胞的力-生物学反应很可能是正畸牙周改建的重要组成部分。该研究为后续利用干细胞相关技术进行干预,加速正畸牙移动及牙周组织修复重建奠定了理论基础。

同样地,对于正畸矫治过程中骨组织的生长改建,也可以从细胞力学的角度进行深入研究。程辉(2010)利用四点弯曲细胞力学加载装置对体外培养的成骨样细胞株 MG263 进行加力,发现机械张应力可对 MG263 细胞的增殖活性产生影响。这一研究对于获得更好的正畸治疗效果,深入了解牙颌面畸形矫治的生物学机制是十分必要的。

而对于目前已在临床有了一定应用的牵张成骨术,运用细胞力学的实验手段和细胞分子生物学理论方法可以深入研究其仍存在争议的部分,从而使这一矫治颅颌面畸形的技术得到更加成熟的发展和广泛应用。龙洁等(2007)通过牵张区新骨组织和对照组右下颌骨颏孔区骨组织行 PCNA 免疫组化染色并进行组间比较,对比研究下颌骨牵张成骨中不同牵张频率的作用下新骨组织中成骨细胞的增殖活性,从而筛选出最佳牵张频率,结果发现在下颌骨牵张成骨进程中,随着牵张频率的增加,牵张区成骨细胞的增殖能力提高,可能术后成骨效果更佳。

近年来,在口腔种植的临床中,种植体-骨界面的微动(即微米量级的相对运动)对组织分化起着重要作用,可促进种植体周围骨组织的生成与改建,从而形成有利的骨整合界面。应用适宜幅值的微应力调控界面细胞及相关基因表达以促进种植体的骨整合正成为关注的热点。于海洋等(2011)利用微振动加载装置研究微动水平上成骨细胞在振动刺激下的分化及信号调控等生物活性变化,发现微振动通过影响成骨基因及蛋白的表达调控细胞的增殖及成骨分化,而且适宜的振动幅值促进了成骨基因及蛋白的表达。这一研究不仅可以从力学角度研究振动参数与成骨细胞成骨分化的相关性,为临床上应用振动对种植体进行恰当的微动加载,产生一个有利于骨向分化的微环境,加速种植体的骨整合做好理论基础,更可以从分子生物学角度研究成骨细胞的应力感受与转导机制,从而初步探讨微振动调控骨整合改建的分子机制。

口腔细胞力学的一系列研究还包括张应力对骨髓间充质干细胞骨向分化的影响;微振动对接种于骨支架的骨髓间充质干细胞增殖与分化的影响等领域的研究(于海洋等,2011);静张应力对大鼠髁突软骨细胞增殖效应调节。这些研究是细胞生物力学在口腔医学领域的应用和发展,是对细胞层面上的生物力学机制进行的深入分析,对于口腔生物力学的基础研究具有重要意义。

作为当前生物力学研究中的前沿领域,口腔细胞力学研究仍然在不断地发展与进步之中,实验方法和实验技术也需要更加完善和成熟。比如在研究离体培养细胞的力学实验中,随着对细胞力学行为更加深入细致地研究,人们逐渐清醒地认识到机体细胞的应力状态十分复杂,单独以某种力学实验手段很难反映细胞所处的全部力学状态及其响应,因此需要尽可能考虑各种应力、应变场对细胞产生的作用,并且可能同时考虑几种力的复合作用,研究出更合理、更完善的细胞力学实验方法,更好地模拟细胞的在体环境,以便深入地认识和了解机械力对细胞生命活动的影响。此外,在不同的实验技术条件下所获得的实验结果可比性较差,除了说明细胞本身的力学性能十分复杂以外,实验技术方向无论是实验手段、方法、原理都有待进一步研究,需要借助于声、光、电、磁等其他学科的技术,对原有的实验技术加以改进和完善。

随着细胞分子生物理论的更新,细胞力学实验方法和技术手段的进步,口腔细胞力学还会得到进一步的研究和发展。希望结合生物学研究手段和相关的动物实验,取得临床治疗的一些关键数据,从而将口腔细胞生物力学研究与临床治疗联系起来,进行更深入、细致的研究,为临床提供理论依据和治疗标准,达到理论与实践完美的结合。

赵志河

参 考 文 献

1. 白灵,张明.离体培养细胞的力学实验方法.生物医学工程学杂志,2002,19(2):324-328.

2. 白明海,吴汉江.体外培养细胞机械加力装置研究进展.国外医学:口腔医学分册,2004,31(5):331-334.

3. 程辉,林姝慧,赵志河.机械张应力与雌激素对成骨样细胞株 MG263 增殖活性的影响.山东医药,2010,50(1):15-16.

4. 傅民魁.口腔正畸学.第 5 版.北京:人民卫生出版社,2007.

5. 黄耀熊.细胞生物力学.物理,2005,34(6):433-441.

6. 江凌勇,赵志河,王军,等.张应力对骨髓间充质干细胞骨向分化来源成骨细胞 ICAM -1 基因表达的影响.四川大学学报,2006,37 (3):438-441.

7. 李明黎,邹远文,黄学进,等.体外细胞压应力加载装置的研制与应用.中国组织工程研究与临床康复,2009,13(22):4291-4294.

8. 李煌,徐芸,李松.应力作用下髁突软骨细胞信号转导的可能机制.现代口腔医学杂志,2006,20(6):655-657.

9. 龙洁,田卫东,郑晓辉,等.牵张成骨对山羊下颌骨成骨细胞增殖节律的影响.华西口腔医学杂志,2003,21(2):144-146.

10. 宋锦璘,樊瑜波,赵志河,等.交变应力对大鼠翼外肌成肌细胞形态学改建的影响.华西口腔医学杂志,2006,24(5):397-403.

11. 宋锦璘,罗颂椒,樊瑜波,等.静张应力对大鼠髁突软骨细胞增殖效应调节研究.华西口腔医学杂志,2003,21(1):57-60.

12. 谭又华.细胞力学建模及其力学特性的表征.合肥:中国科学技术大学,2010.

13. 唐亮,金岩.影响牙周膜干细胞功能的重要因素.实用口腔医学杂志,2009,25(5):737-740.

14. 王永,贾莹,赵志河,等.间歇性机械牵张力对人牙周膜成纤维细胞增殖动力学的影响.华西口腔医学杂志,2005,23(4):332-334.

15. 吴承琼,周洪,王晓荣.压力与牙周膜细胞对体外诱导脐血单核细胞分化为破骨样细胞的影响.西安交通大学学报(医学版),2009,30(3):318-322.

16. 王军,雷蕾,赵志河.正畸力作用下人牙周膜间充质干细胞数量及分布的研究.医用生物力学(增刊),2009,24:79-80.

17. 王小虎,卫小春,陈维毅.软骨细胞力学特性的研究进展.中华医学杂志,2006,86(21):1502-1504.

18. 谢亚佳,余晶,许多,等.周期性张应变对人牙髓细胞 L 型钙离子通道基因表达的影响.牙体牙髓牙周病学杂志,2009,19(8):435-437.

19. 熊绍虎.体外构建具有理想方向性组织工程化大鼠骨骼肌纤维的实验研究.广州:中国人民解放军第一军医大学,2003.

20. 余晶,谢亚佳,许多,等.周期性张应变对人牙髓细胞形态、存活率和增殖活性的影响.上海口腔医学,2009,18(6):599-603.

21. 张西正,匡震邦,蔡绍晳,等.细胞力学实验技术研究.实验力学,2001,16(1):66-76.

22. 赵志河,李宇.正畸牙移动细胞生物力学研究进展.医用生物力学,2010,25(6):393-398.

23. 赵志河,周继祥,江凌勇,等.体外不同张应力对人牙周膜成纤维细胞胶原纤维合成的影响.四川大学学报(医学版),2003,34(4):635-637.

24. 周竞,陆劲恒.应力对体外培养破骨细胞影响的研究.国外医学口腔医学分册,2002,29(1):38-40.

25. Alexopoulo LG, Wiliams GM, Upton ML, et al. Osteoarthritic changes in the biphasic mechanical properties of the chondroeyte pericellular matrix in articular cartilage. J Biomech, 2005, 38(3): 509-517.

26. Banes AJ, Gilbert J, Taylor D, et al. A new vacuum-operated stress-providing instrument that applies static or variable duration cyclic tension or compression to cells in vitro. J Cell Sci, 1985, 75: 35-42.

27. Basso N, Heersche JN. Characteristics of in vitro osteoblastic cell loading models. Bone, 2002, 30(2): 347-351.

28. Berendsen AD, Smit TH, Walboomers XF, et al. Three-dimensional loading model for periodontal ligament regeneration in vitro. Tissue Eng Part C Methods, 2009, 15(4): 561-570.

29. Bergomi M, Anselm Wiskott HW, Botsis J, et al. Mechanical response of periodontal ligament: effects of specimen geometry, preconditioning cycles and time lapse. J Biomech, 2009, 42(14): 2410-2414.

30. Brown TD. Techniques for mechanical stimulation of cells in vitro: a review. J Biomech, 2000, 33(1): 3-14.

31. Derringera KA, Linden RW. Vascular endothelial growth factor, fibroblast growth factor 2, platelet derived growth factor and transforming growth factor beta released in human dental pulp following orthodontic force. Arch Oral Biol, 2004, 49(8): 631-641.

32. Del FA, Teti A, Rucci N. Osteoclast receptors and signaling. Arch Biochem Biophys, 2008, 473(2): 147-160.

33. Ehrlich PJ, Lanyon LE. Mechanical strain and bone cell function: a review. Osteoporos Int, 2002, 3(9): 688-700.

34. Garlet TP, Coelho U, Repeke CE, et al. Differential expression of osteoblast and osteoclast chemmoatractants in compression and tension sides during orthodontic movement. Cytokine, 2008, 42(3): 330-335.

35. Guilak F, Jones WR, Ting-Beall HP, et al. The deformation behavior and mechanical properties of chondrocytes in articular cartilage. Osteoarthritis Cartilage, 1999, 7(1): 59-70.

36. Gronthos S, Mankani M, Brahim J, et al. Postnatal human dental pulp stem cells (DPSCs) in vitro and vivo. Proc Natl Acad Sci USA, 2000, 97(25): 13625-13630.

37. Gronthos S, Brahim J, Li W, et al. Stem cell properties of human dental pulp stem cells. J Dent Res, 2002, 81(8): 531-535.

38. Huang L, Meng Y, Ren A, et al. Response of cementoblast-like cells to mechanical tensile or compressive stress at physiological levels in vitro. Mol Biol Rep, 2009, 36(7): 1741-1748.

39. Huang CY, Hagar KL, Frost LE, et al. Effects of cyclic compressive loading on chondrogenesis of rabbit bone-marrow derived mesenchymal stem cells. Stem Cells, 2004, 22(3): 313-323.

40. Hou WW, Zhu ZL, Zhou Y, et al. Involvement of Wnt activation in the micromechanical vibration-enhanced osteogenic response of osteoblasts. J Orthop Sci. 2011, Doi: 10. 1007/s00776-011-0124-5.

41. Ichimiya H, Takahashi T, Ariyoshi W, et al. Compressive mechanical stress promotes osteoclast formation through RANKL expression on synovial cells. Oral Surg Oral Med Oral Pathol Oral Radiol Endod, 2007, 103(3): 334-341.

42. Kanzaki H, Chiba M, Shimizu Y, et al. Periodontal ligament cells under mechanical stress induce osteoclastogenesis by receptor activator of nuclear factor kappaB ligand up-regulation via prostaglandin E2 synthesis. J Bone Miner Res, 2002, 17(2): 210-220.

43. Kaspar D. Proliferation of human-derived osteoblast-like cells dependson the cycle number and frequency of uniaxial strain. J Biomech, 2002, 35(7): 873-880.

44. Kook SH, Son YO, Hwang JM, et al. Mechanical force inhibits osteoclastogenic potential of human periodontal ligament fibroblasts through OPG production and ERK-mediated signaling. J Cell Biochem, 2009, 106(6): 1010-1019.

45. Kusumi A,Kusumi T,Miura J,et al. Passage-affected competitive regulation of osteoprotegerin synthesis and the receptor activator of nuclear factor-kappaB ligand mRNA expression in normal human osteoblasts stimulated by the application of cyclic tensile strain. J Bone Miner Metab,2009,27(6)：653-662.

46. Lau E,Al-Dujaili S,Guenther A,et al. Effect of low-magnitude,high-frequency vibration on osteocytes in the regulation of osteoclasts. Bone,2010,46(6)：1508-1515.

47. Lemaire V,Tobin FL,Greller LD,et al. Modeling the interactions between osteoblast and osteoclast activities in bone remodeling. J Theor Biol,2004,229(3)：293-309.

48. Lee SK,Lee CY,Kook YA,et al. Mechanical stress promotes odontoblastic differentiation via the heme oxygenase-1 pathway in human dental pulp cell line. Life Sci,2010,86(3-4):107-114.

49. Lee WC,Maul TM,Vorp DA,et al. Effects of uniaxial cyclic strain on adipose-drived stem cell morphology,proliferation,and differentiation. Biomechan Model Mechanobiol,2007,6(4):265-273.

50. Li J,Zhao Z,Yang J,et al. p38 MAPK mediated in compressive stress-induced chondrogenesis of rat bone marrow MSCs in 3D alginate scaffolds. J Cell Physiol,2009,221(3)：609-617.

51. Liedert A,Kaspar D,Claes L,et al. Signal transduction pathways involved in mechanical regulation of HB-GAM expression in osteoblastic cells. Biochem Biophys Res Commun,2006,342(4)：1070-1076.

52. Lim CT,Zhou EH,Quek ST. Mechanical models for living cellsa review. J Biomech,2006,39(2)：195-216.

53. Li Y,Zheng W,Liu JS,et al. Expression of Osteoclastogenesis Inducers in a Tissue Model of Periodontal Ligament under Compression. J Dent Res,2011,90(1):115-120.

54. Lu J,Laudinet J,Williams S. Mechanical stimulation and evaluation of hydrogel biomaterial. Biomed Mater Eng,2008,18(4-5)：335-337.

55. Matheson LA,Fairbank NJ,Maksym GN,et al. Characterization of the Flexcell Uniflex cyclic strain culture system with U937 macrophage-like cells. Biomaterials,2006,27(2)：226-233.

56. Mabuchi R,Matsuzaka K,Shimono M. Cell proliferation and cell death in periodontal ligaments during orthodontic tooth movement. J Periodontal Res,2002,37(2):118-124.

57. Nagatomi J. Cyclic pressure affects osteoblast functions pertinent to osteogenesis. Ann Biomed Eng,2003,31(8)：917-923.

58. Nakao K,Goto T,Gunjigake KK,et al. Intermittent force induces high RANKL expression in human periodontal ligament cells. J Dent Res,2007,86(7)：623-628.

59. Nieponice A ,Maul T M,Cumer JM,et al. Mechanical stimulation induces morphological and phenotypic changes in bone marrow-derived progenitor cells within a three-dimensional fibrin matrix. Journal of Biomedical Materials Research,2007,81(3)：523-530.

60. Nosrat IV,Smith CA,Mullally P,et al. Dental pulp cells provide neurotrophic support for dopaminergic neuronsand differentiate into neurons in vitro；implications fortissue engineering and repair in the nervous system. Eur J Neurosci,2004,19(9):2388 2389.

61. Park JS,Chu JS,Cheng C,et al. Differential effects of equiaxial and uniaxial strain on mesenchymal stem cells. Biotechnol Bioeng,2004,88(3):359-368.

62. Pavlin D,Gluhak-Heinrich J. Effect of mechanical loading on periodontal cells. Crit Rev Oral Biol Med,2001,12(5):414-424.

63. Pelaez D,Huang CY,Cheung HS. Cyclic compression maintains viability and induces chondrogenesis of human mesenchymal stem cells in fibrin gel scaffolds. Stem cells Dev,2008,18(1)：93-102.

64. Perinetti G,Varvara G,Salini L,et al. Alkaline phosphatase activity in dental pulp of orthodontically treated teeth. Am J Orthod Dentofacial Orthop,2005,128(4):492-496.

65. Pinkerton MN,Wescott DC,Gaffey BJ,et al. Cultured human periodontal ligament cells constitutively

express multiple osteotropic cytokines and growth factors,several of which are responsive to mechanical deformation. J Periodontal Res,2008,43(3):343-351.

66. Potier E,Noailly J. Directing bone marrow-derived stromal cell function with mechanics. J Biomech, 2010,43(5): 807-817.

67. Rubin J,Murphy T,Nanes MS,et al. Mechanical strain inhibits expression of osteoclast differentiation factor by murine stromal cells. Am J Physiol Cell Physiol,2000,278(6): 1126-1132.

68. Seo BM,Miura M,Gronthos S,et al. Investigation of multipotent postnatal stem cells from human perio-dontal ligament. Lancet,2004,364(9429):149-155.

69. Shi S,Gronthos S. Perivascular niche of postnatal mesenchymal stem cells in human bone marrow and dental pulp. J Bone Miner Res,2003,18(4):696-704.

70. Sotoudeh M,Jalali S,Usami S,et al. A strain device imposing dynamic and uniform equi-biaxial strain to cultured cells. Ann Biomed Eng,1998,26(2): 181-189.

71. Stevens A. Human histology. 3rd edition. Philadelphia. Elsevier/Mosby,2005.

72. Shieh AC,Athanasiou KA. Principles of cell mechanics for cartilage tissue engineering. Ann Biomed Eng,2003,31(1): 1-11.

73. Soysa NS,Alles N. NF-kappaB functions in osteoclasts. Biochem Biophys Res Commun,2009,378(1): 1-5.

74. Tang L,Lin Z ,Li YM. Effects of different magnitudes of mechanical strain on Osteoblasts In vitro. Bio-chem Biophys Res Commun,2006,344(1): 122-128.

75. Terraciano V,Hwang N,Moroni L,et al. Differential response of adult and embryonic mesenchymal pro-genitor cells to mechanical compression in hydrogels. Stem Cells,2007,25(11): 2730 - 2738.

76. Trickey WR,Lee GM,Guilak F. Viscoelastic properties of chondrocytes from normal and osteoarthritic human cartilage. J Orthop Res,2000,18(6): 891-898.

77. Valhmu WB,Stazzone EJ,Bachrachnm,et al. Load-controlled compression of articular cartilage induces a transient stimulation of aggrecan gene expression. Arch Biochem Biophys,1998,353(1): 29-36.

78. Verstraeten VL,Lammerding J. Experimental techniques for study of chromatin mechanics in intact nu-clei and living cells. Chromosome Res,2008,16(3): 499-510.

79. Visconti LA,Yen EH,Johnson RB. Effect of strain on bone nodule formation by rat osteogenic cells in vitro. Arch Oral Biol,2004,49(6): 485-492.

80. Waldman SD,Couto DC,Grynpas MD,et al. Multi-axial mechanical stimulation of tissue engineered car-tilage: review. Eur Cell Mater,2007,13(12): 66-74.

81. Wescott DC,Pinkerton MN,Gaffey BJ,et al. Osteogenic gene expression by human periodontal ligament cells under cyclic tension. J Dent Res,2007,86(12):1212-1216.

82. Wise GE,King GJ. Mechanisms of tooth eruption and orthodontic tooth movement. J Dent Res,2008,87 (5):414-434.

83. Winter LC,Gilbert JA,Elder SH,et al. A device for imposing cyclic strain to cells growing on implant alloys. Ann Biomed Eng,2002,30(10): 1242-1250.

84. Xie R,Kuijpers-Jagtman AM,Maltha JC. Osteoclast differentiation and recruitment during early stages of experimental tooth movement in rats. Eur J Oral Sci,2009,117(1): 43-50.

85. Yang YQ,Li XT,Rabie ABM,et al. Human periodontal ligament cells express osteoblastic phenotypes under intermittent force loading in vitro. Front Biosci,2006,11:776-781.

86. Yamaguchi M. RANK/RANKL/OPG during orthodontic tooth movement. Orthod Craniofac Res,2009, 12(2): 113-119.

87. Yu H,Ren Y,Sandham A,et al. Mechanical tensile stress effects on the expression of bone sialoprotein

in bovine cementoblasts. Angle Orthod,2009,79(2):346-352.

88. Yu V,Damek-Poprawa M,Nicoll SB,et al. Dynamic hydrostatic pressure promotes differentiation of human dental pulp stem cells . Biochem Biophys Res Commun,2009,386(4):661-665.

89. Zhao Z,Fan Y,Bai D,et al. The adaptive response of periodontal ligament to orthodontic force loading - a combined biomechanical and biological study. Clin Biomech (Bristol ,Avon),2008,23 Suppl 1:59-66.

90. Ziros PG,Basdra EK,Papavassiliou AG. Runx2: of bone and stretch. Int J Biochem Cell Biol,2008,40 (9): 1659-1663.

91. Zhou Y,Guan X,Zhu Z,et al. Osteogenic-differentiation of bone mesenchymal stromal cells on bone-derived sanffolds: effect of microvibration and role of ERK1/2 activation. Eur Cell Mater,2011,22(6): 12-25.

第四章

口腔组织生物力学

第一节　牙体组织生物力学

一、牙体组织的结构特点

　　牙体组织由牙釉质、牙本质、牙骨质三种硬组织和一种软组织——牙髓所构成。牙釉质为特化的上皮组织,而牙本质、牙骨质和牙髓则属结缔组织。

　　牙本质构成牙的主体,牙釉质覆盖在牙冠的表面,牙骨质则覆盖于牙根部表面。牙中央有一空腔,称为髓腔,充满疏松的牙髓结缔组织,牙髓的血管和神经通过狭窄的根尖孔与牙周组织相通连(图4-1)。牙本质和牙釉质相交的面称为釉牙本质界,牙釉质和牙骨质相交的面称釉牙骨质界,而牙本质和牙骨质相交的面称牙本质牙骨质界。

(一) 牙釉质

　　牙釉质(enamel)为覆盖于牙冠的高度矿化的硬组织,是龋病最先侵及的组织,所以受到特殊的关注。牙釉质是全身唯一无细胞、由上皮细胞分泌继而矿化的组织,而且其基质由单一的蛋白质构成而不含胶原。切牙的切缘处牙釉质厚约 2mm,磨牙的牙尖处厚约 2.5mm,牙釉质自切缘或牙尖处至牙颈部逐渐变薄,颈部呈刀刃状。牙釉质外观呈乳白色或淡黄色,其颜色与牙

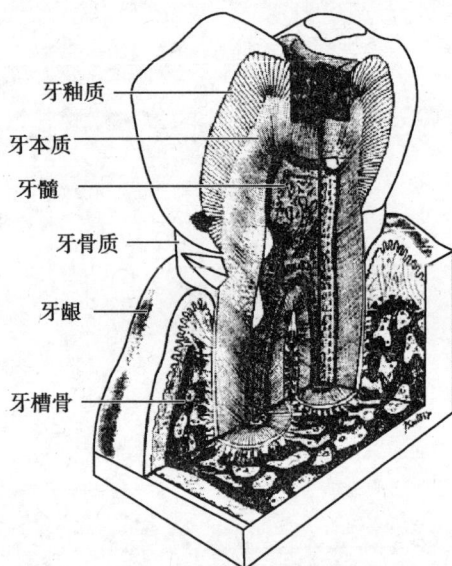

图 4-1　牙体组织

釉质的矿化程度有关,矿化程度越高,牙釉质越透明,其深部牙本质的黄色易透过而呈淡黄色;矿化程度低则牙釉质透明度差,牙本质颜色不能透过而呈乳白色。乳牙釉质矿化程度比恒牙低,故呈乳白色。

　　成熟牙釉质重量的 96%～97% 是无机物,其余的为少量有机物和水。按体积计,其无机物占总体积的 86%,有机物占 2%,水占 12%。牙釉质的无机物几乎全部由含钙(Ca^{2+})、磷(P^{3-})离子的磷灰石晶体和少量的其他磷酸盐晶体等组成。X 线衍射等研究揭示牙釉质晶体非常相似于六方晶系的羟磷灰石晶体。事实上,牙釉质的磷灰石晶体并非为纯的化学

羟磷灰石,而是含有较多 HCO_3^- 的生物磷灰石晶体。在牙釉质晶体形成时,最初形成的矿化物是碳磷灰石。而且牙釉质晶体的核心较外周区含有较多的碳酸盐,晶体核心部位较多的碳磷灰石使晶体容易自晶体一端的中心开始溶解。

成熟牙釉质中的有机物占总重量的不到1%。它们主要由蛋白质和脂类所组成。蛋白质主要来自于成釉细胞,有釉原蛋白(amelogenins)、非釉原蛋白(non-amelogenins)和蛋白酶(proteninases)等三大类。这些蛋白质的主要作用是引导牙釉质晶体的生长,也可能具有粘结晶体和釉柱的作用。

牙釉质中的水以两种形式存在,即结合水和游离水。大部分是以结合水的形式存在,它们主要围绕在晶体周围,并借助于晶体表面的 OH^- 和 CO_3^{2-} 等极性基团构成晶体的水合层,也可占据无机晶体中的钙空位,并可与釉基质中的蛋白质分子结合。

釉柱(enamel rod)是牙釉质的基本结构。它是细长的柱状结构,起自釉牙本质界,贯穿牙釉质全层而达牙的表面。其走行方向反映了成釉细胞形成牙釉质时向后退缩的路线。此路线不是径直的,因此釉柱彼此横跨缠绕,其长度大于相应部位牙釉质的厚度。在窝沟处,釉柱由釉牙本质界向窝沟底部集中,呈放射状;在近牙颈部,釉柱排列几乎呈水平状。近表面的釉柱较直(直釉)(图 4-2),近釉牙本质界的 2/3 常扭曲绞绕(绞釉),可以增强牙釉质对咬合力的抵抗。釉柱的直径平均为 $4\sim6\mu m$。由于牙釉质表面积比釉牙本质界处宽大,因此,釉柱的直径在表面者较深部为大。电镜观察可见釉柱是由一定排列方向(即择优取向)的扁六棱柱形晶体所组成。晶体宽约 $40\sim90nm$,厚约 $20\sim30nm$,而长度较难确定。首先是由于切片很难完全与晶体平行,其次是在制片过程中晶体很容易折断。牙釉质晶体在釉柱的头部互相平行排列。它们的长轴平行于釉柱的长轴,而从颈部向尾部移行时,晶体长轴的取向逐渐与长轴成一角度,至尾部时已与釉柱长轴呈65°～70°的倾斜。因此,在一个釉柱尾部与相邻釉柱头部的两组晶体相交处呈现参差不齐的增宽了的间隙,称为釉柱间隙,正是这类间隙构成了釉柱头部清晰的弧形边界,即釉柱鞘(enamel rod sheath)。

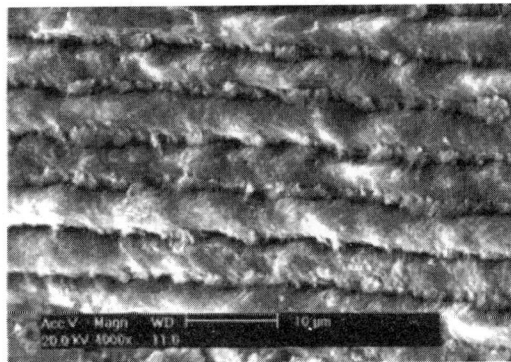

图 4-2　扫描电镜下的釉柱

无釉柱牙釉质(rodless enamel)是在近釉牙本质界最先形成的牙釉质,多数乳牙及恒牙表层约 $30\mu m$ 厚的牙釉质均看不到釉柱结构,高分辨率电镜下可见晶体相互平行排列。牙釉质外层与其内层的结构成分不同,其矿化程度高,含氟量高,有较强的抗酸能力,不易被酸溶解。内层无釉柱牙釉质被认为可能是成釉细胞在最初分泌牙釉质时,托姆斯突(Tomes processes)尚未形成;而外层则可能是成釉细胞分泌活动停止以及托姆斯突退缩所致。提示托姆斯突的形成可能影响其分泌晶体的排列方向,造成釉柱内出现不同方向排列的晶体,而形成釉柱结构。

牙釉质是无细胞组织,它形成后不能再发生修复和再生。随着年龄的增加,牙齿颜色变深,牙釉质表层内的氮和氟增加。牙釉质的渗透性减低。虽然牙釉质是高度矿物化的组织,结构中没有细胞,没有血循环,但其仍是有生命力的组织,具有一定的代谢能力,它的活性可以通过牙本质和牙髓维持。

(二) 牙本质

牙本质(dentin)为构成牙主体的硬组织,由成牙本质细胞分泌,主要功能是保护内部的牙髓和支持表面的牙釉质。牙本质色淡黄,其冠部表面覆有牙釉质而根部覆盖牙骨质。牙本质围成的腔隙内充满牙髓组织。由于牙本质和牙髓在胚胎发生和功能上的相互关系密切,故两者常合称为牙髓-牙本质复合体(pulp-dentinal complex)。

成熟牙本质重量的 70% 是无机物,有机物为 20%,水为 10%。如按体积计算,无机物、有机物和水分的含量约为 45%、33% 和 22%。牙本质无机物的存在形式也为磷灰石晶体,但其晶体比牙釉质中的小得多(长 60~70nm,宽 20~30nm,厚 3~4nm),与骨和牙骨质中的相似。微量元素镁、锌及化合物碳酸钙、氟化物、金属磷酸盐和硫酸盐。有机物中胶原蛋白约占 18%,为全部有机物的 85%~90%。主要为 I 型胶原,还有少量 V 型和 VI 型胶原。在发育中的前期牙本质中可见 III 型胶原。

牙本质的组织结构包括牙本质小管、成牙本质细胞突起和牙本质间质。

牙本质小管(dentinal tubule)为贯通于牙本质全层的管状空间,充满了组织液和一定量的成牙本质细胞突起。牙本质小管自牙髓表面向釉牙本质界呈放射状排列,在牙尖部及根尖部小管较直,而在牙颈部则弯曲呈"~"形,近牙髓端的凸弯向着根尖方向。小管近牙髓一端较粗,其直径约 3~4μm,越向表面越细,近表面处约为 1μm,且排列疏松。因此牙本质在近髓侧和近表面每单位面积内小管数目之比约为 4:1。牙本质小管自牙髓端伸向表面,沿途分出许多侧支,并与邻近小管的侧支互相吻合。牙根部牙本质小管的分支数目比冠部者多。

成牙本质细胞突起(odontoblastic process)是成牙本质细胞的胞质突,该细胞体位于髓腔近牙本质侧,呈整齐的单层排列。成牙本质细胞突起伸入牙本质小管内,在其整个行程中分出细的小支伸入小管的分支内,并与邻近的突起分支相联系。牙体治疗时,窝洞或冠的制备常常破坏成牙本质细胞。因此确定成牙本质细胞突起在小管中确切的延伸长度具有非常重要的临床意义,可以使临床医师在确定修复手术对成牙本质细胞将造成何种损伤中,处于有利地位。这是个长期争论的问题,以往认为突起延伸通过牙本质小管的全长,有的甚至穿过釉牙本质界末端膨大并被包埋在牙釉质内。目前,扫描电镜和透射电镜都观察到该突起只伸至牙本质小管近髓端的 1/3 或 1/2,仅有小部分突起确实延伸到釉牙本质界,甚至有的穿过釉牙本质界,被包埋在牙釉质内形成釉梭。成牙本质细胞突起在其整个行程中亦分出许多侧支伸入到牙本质小管的相应分支中。

牙本质的细胞间质大部分为矿化的间质,其中有细小的胶原纤维,主要为 I 型胶原。纤维的排列大部分与牙本质小管垂直而与牙表面平行,彼此交织成网状。细胞间质中的磷灰石晶体比牙釉质中的小,长约 20~100nm,宽 2~3.5nm,呈针状或板状。这些晶体沉积于基质内,其长轴与胶原纤维平行。

牙本质的矿化并不是均匀的,在不同区域因其矿化差异而有着特定的名称(图 4-3):

1. 管周牙本质(peritubular dentin)　在镜下观察牙本质的横剖磨片时,可清楚地见到

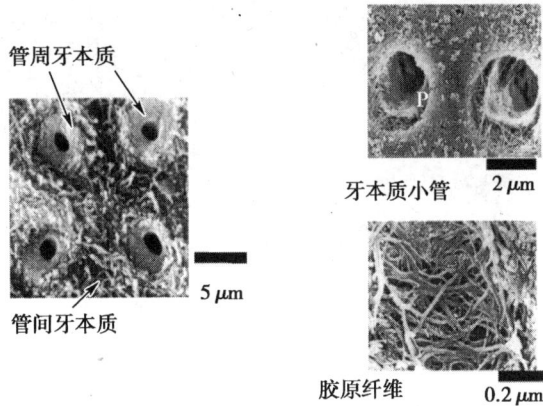

图 4-3 牙本质

围绕成牙本质细胞突起的间质与其余部分不同,呈环行的透明带,称为管周牙本质,它构成牙本质小管的壁。管周牙本质矿化程度高,含胶原纤维极少。在观察脱矿切片时,由于脱矿后该处结构消失,故在成牙本质细胞突起周围呈现一环形的空隙。通过比较脱钙和不脱钙的牙本质小管直径,可知管周牙本质的厚度在近髓端为 400nm,而在牙釉质端约为 750nm。在球间牙本质和近釉牙本质界处的牙本质中无管周牙本质。从发育学的角度,管周牙本质是形成在已存在的小管内侧。它们的基质由成牙本质细胞合成,由其细胞骨架运送到突起并释放于小管的内侧。

2. 管间牙本质(intertubular dentin) 管间牙本质位于管周牙本质之间。其内胶原纤维较多,基本上为Ⅰ型胶原,围绕小管成网状交织排列,并与小管垂直,其矿化较管周牙本质低。在管周牙本质和管间牙本质之间,磨片观察时可见有一较清楚的交界面。以往认为这是一特殊的结构,称之为诺伊曼鞘(Neumann sheath),而电镜未能证实此鞘的存在,但其对染色和酸、碱处理反应与两侧的牙本质不同,其本质还有待证实。

3. 球间牙本质(interglobular dentin) 牙本质的钙化主要是球形钙化,由很多钙质小球融合而成。在牙本质钙化不良时,钙质小球之间遗留未被钙化的间质,此未钙化的区域称为球间牙本质,其中仍有牙本质小管通过,但没有管周牙本质结构。球间牙本质主要见于牙冠部近釉牙本质界处,沿着牙的生长线分布,大小形态不规则,其边缘呈凹形,很像许多相接球体之间的空隙。氟牙症和维生素 D 缺乏时球间牙本质明显增多。

(三) 牙髓

牙髓(pulp)是位于由牙本质所形成的髓腔(髓室和根管)内的疏松结缔组织。牙髓的主要功能是形成牙本质、营养、感觉、防御及修复。牙髓中的血管、淋巴管和神经仅通过根尖孔与根尖部的牙周组织相通连(图 4-1)。

牙髓是来源于外胚间叶的一种疏松结缔组织,它包含有细胞(成纤维细胞、成牙本质细胞、未分化间充质细胞等)、纤维、神经、血管、淋巴管和其他细胞外基质。牙髓组织可分为四层,即①靠近牙本质的一层为成牙本质细胞层。②紧接着成牙本质细胞层、细胞相对较少的组织为无细胞层,或称 Weil 层(zone of Weil),此层约为 40μm 宽,有血管、无髓神经纤维和纤细的成纤维细胞的突起分布。此层存在与否决定于牙髓的功能状态,在牙冠部较明显,在牙本质形成较快和有修复性牙本质形成的区域可能无此层。③无细胞层内侧细胞密集,称多细胞层。④牙髓中央区细胞分布比较均匀,称髓核(pulp core),含丰富的血管和神经。

细胞主要有三种,即①成纤维细胞(fibroblast):是构成牙髓的主要细胞,故又称为牙髓细胞。细胞呈星形,有胞质突起互相连接,核染色深,胞质淡染、均匀。电镜下有丰富的粗面内质网和线粒体以及发达的高尔基复合体等,这说明它有活跃的合成胶原的功能。主要合成Ⅲ型胶原和其他细胞外基质如蛋白多糖和糖胺聚糖,成纤维细胞也能降解细胞外基质。牙髓成纤维细胞的形态往往反映了牙髓组织的功能和活性。随着年龄的老化,牙髓成纤维细胞数量减少,形态呈扁平梭形,细胞器减少,表现为合成和分泌功能下降。近年的研究表明,幼稚的成纤维细胞受到某些刺激后可分化成牙本质细胞。②成牙本质细胞(odontoblast):位于牙髓周围,紧接前期牙本质排列成整齐的一层,是呈极性分布的终末分化细胞。细胞呈柱状,核卵圆形,位于细胞的基底部,细胞顶端有一细长的突起伸入牙本质小管内。其功能是形成牙本质,正常情况下只要牙髓保持活力,牙本质在牙的一生中都可形成。在整个牙髓中,成牙本质细胞的形状并不完全一致,在年轻恒牙的冠部为较高的柱状细胞,反映了细胞的高活性状态;在牙根中部逐渐变为立方形细胞;接近根部的成牙本质细胞为扁平状,呈现相对休止状态。静止期细胞较扁平,胞质较少;活动期细胞丰满,胞质较多。③未分化间充质细胞和巨噬细胞。这些细胞通常位于小血管及毛细血管周围。未分化的间充质细胞比成纤维细胞小,但形态相似,有不明显的胞质突。在受到刺激时,它可分化成结缔组织中任何一种类型的细胞。在炎症中它可形成巨噬细胞。当成牙本质细胞消失时,它可以移向牙本质壁,分化为成牙本质细胞,形成修复性牙本质。目前有人认为未分化间充质细胞就是成纤维细胞。

牙髓间质内主要是胶原纤维和嗜银纤维,而弹性纤维仅存在于较大的血管壁上。随着年龄的增加,胶原纤维的量逐渐增加,但其构成比则基本保持不变。牙髓中的基质是无定型的胶样物质,富含阴离子多糖,与牙髓组织含水的性质有关。牙髓内血管丰富、管腔大、管壁薄。牙髓中淋巴管与血管伴行。牙髓神经丰富,只有痛觉,但不能定位。

在牙发育完成,即根尖孔形成以后,随着年龄的增长和牙受到外界的生理或病理性刺激,继发性牙本质和(或)修复性牙本质等不断形成,可使牙髓腔逐渐缩小。同时,牙髓组织中的细胞成分逐渐减少。成牙本质细胞由高柱状变为矮柱状或扁平,部分成牙本质细胞凋亡,剩余的成牙本质细胞对刺激的反应缓慢。成纤维细胞数量减少,同时伴纤维数量和大小的增加,血管中可出现机体其他部位出现的胆固醇沉积管壁黏附性增加并引起局部炎症反应。牙髓活力降低,出现退行性改变。

(四) 釉牙本质界、釉牙骨质界、牙本质牙骨质界

釉牙本质界(dentin-enamel junction,DEJ)代表来自于上皮和外间充质两种不同矿化组织的交界面。其外形呈贝壳状而不是一条直线(图4-4)。此种连接增大了牙釉质和牙本质的接触面,有利于两种组织更牢固地结合。釉牙本质界处的蛋白质可能是最初形成牙釉质的矿化中心,并且可能在牙釉质和牙本质之间起黏附作用。从三维的角度来看,釉牙本质界处的牙釉质形成许多弧形外突,小凹突向牙本质,而凹面正与成釉细胞的托姆斯突的形态相吻合。电镜观察,此界限不明显,该处仅见大小和排列方向不一致的晶体。

釉牙骨质界(enamelo-cemental junction)是牙釉质和牙骨质在牙颈部的相接,其相接处有三种不同情况:约有60%是牙骨质少许覆盖在牙釉质表面;约30%是牙釉质和牙骨质端端相接;还有10%左右是两者不相接,该处牙本质暴露,而为牙龈所覆盖。在后一种情况下,一旦牙龈萎缩,暴露的牙本质易发生过敏。

牙本质牙骨质界(dentino-cemental junction)是牙本质和牙骨质紧密结合的界限,光镜观察呈现一较平坦的界限,但电镜下可见该处牙本质和牙骨质的胶原原纤维互相缠绕。实

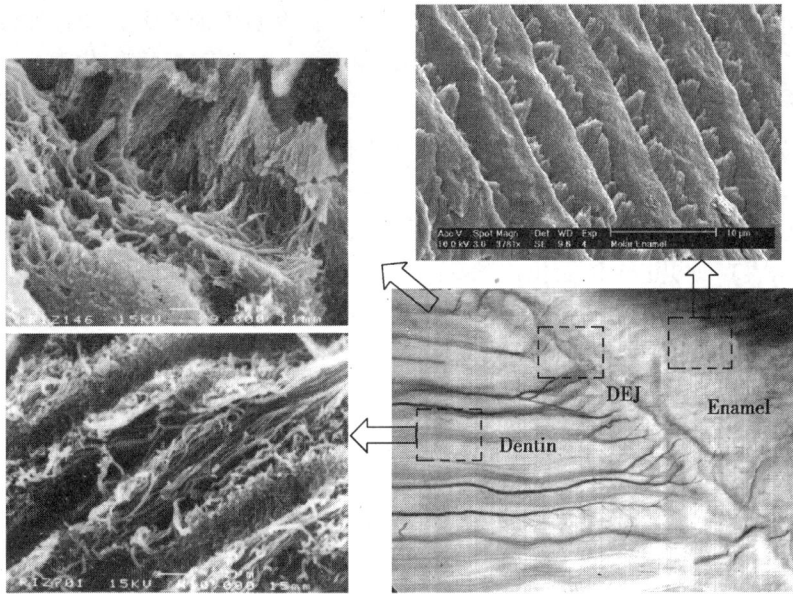

图 4-4 釉牙本质界

际上无细胞牙骨质与牙本质界呈光滑界限,而细胞牙骨质与牙本质界由于胶原纤维的不规则排列而呈不光滑界限。

二、牙体组织生物力学实验方法

(一) 牙体组织基本力学参数

弹性模量(elastic modulus,E)又称弹性系数、杨氏模量,弹性材料的一种最重要、最具特征的力学性质,是物体变形难易程度的表征,定义为理想材料有小形变时应力与相应的应变之比。E 以单位面积上承受的力表示,单位为牛/米^2。模量的性质依赖于形变的性质。剪切形变时的模量称为剪切模量,用 G 表示;压缩形变时的模量称为压缩模量,用 K 表示。模量的倒数称为柔量,用 J 表示。它是一个材料常数,表征材料抵抗弹性变形的能力,其数值大小反映该材料弹性变形的难易程度。对一般材料而言,该值比较稳定,但就高聚物而言则对温度和加载速率等条件的依赖性较明显。对于有些材料在弹性范围内,应力-应变曲线不符合直线关系的,则可根据需要取切线弹性模量、割线弹性模量等人为定义的办法来代替它的弹性模量值。

比例极限(proportional limit,PL)指当一种材料在遵循应力-应变的比例关系(胡克定律)下所能承受的最大应力。

强度(strength,S)指在负荷下,一种材料在未达到折裂时可承受的最大应力。也就是说,强度是衡量材料本身承载能力(即抵抗失效能力)的重要指标,对于压缩测试则以压缩强度来表示。

硬度(hardness,H)表示材料抵抗硬物体压入其表面的能力,它既可理解为材料抵抗弹性变形、塑性变形或破坏的能力,也可表述为材料抵抗残余变形和反破坏的能力。硬度不是一个简单的物理概念,而是材料弹性、塑性、强度和韧性等力学性能的综合指标。一般硬度越高,耐磨性越好。它是评价材料力学性能的一种简单、高效的手段。宏观硬度和显微硬度适用于较大尺寸试样的力学性能评定，只能得到材料的塑性性质。并且随着现代表面工程、微电子、集成微光机电系统、生物和医学材料的发展，试样本身表面改性层厚度越来越小。人们在设计时不仅要了解材料的塑性性质，更需要掌握材料的弹性性质。传统的硬度测量已无法满足新材料研究的需要。纳米压痕测试则能满足这一要求。

纳米压痕硬度和显微压痕硬度的定义和工作方式不同，纳米压痕硬度的定义为压入过程中压痕表面积投影上单位面积所承受的载荷，它反映样品承受接触载荷的能力。而维氏硬度为残余压痕表面积上单位面积所承受的载荷，它反映样品抵抗残余变形的能力。纳米压痕技术是从连续压入深度测量中直接计算接触面积，而显微压痕硬度是通过测量卸载后的压痕对角线再查表得压痕表面积。

各向异性（anisotropy），亦称"非均质性"。物体的全部或部分物理、化学等性质随方向的不同而各自表现出一定的差异的特性。即在不同的方向所测得的性能数值不同。

断裂韧度（fracture toughness）指材料阻止宏观裂纹失稳扩展能力的度量，也是材料抵抗脆性破坏的韧性参数。它和裂纹本身的大小、形状及外加应力大小无关，是材料固有的特性，只与材料本身、热处理及加工工艺有关，是应力强度因子的临界值。常用断裂前物体吸收的能量或外界对物体所作的功表示。例如应力-应变曲线下的面积。韧性材料因具有大的断裂伸长值，所以有较大的断裂韧性，而脆性材料一般断裂韧性较小。

（二）牙体组织生物力学实验方法简述

牙体牙周组织的生物力学性能是研究口腔生物力学的基础。牙体组织的力学性能与修复材料及牙体洞型预备密切相关，在很大程度上影响到修复充填治疗的成败。自从 1895 年 Black 首次测定牙体组织生物力学性能以来，人们对它的研究就没有停止过。从传统的应变计法、电阻应变测试法、云纹法、激光散斑干涉测量法到超声波法、超声共振法及压痕法、纳米压痕法，人们对于牙体组织生物力学性能的认识都在不断地加深。

在牙体组织的生物力学性能测量中，比例极限、弹性模量和强度等参数是最常被测量的。从测试的应力-应变曲线上直线部分的斜率可计算出弹性模量，同时还可以从曲线的非线性部分获得牙本质的比例极限和强度。

在进行牙体组织的力学性能测量过程中，不同的学者采用不同的测试方法，这些方法大致可分成接触式测量法和非接触式测量法。接触式测试法又大致可分为电阻应变测试法和纳米压痕技术等，非接触式测量法包括有投影云纹法、云纹干涉法、电子散斑干涉法、全息干涉法和数字图像相关法等。本书第八章详实地阐述传统的生物力学实验方法，为避免累赘，在此章节中笔者仅对纳米压痕技术进行阐述。

纳米压痕试验方法（nano-indentation）是一种在传统的布氏和维氏硬度试验基础上发展起来的新的力学性能试验方法。它通过连续控制和记录样品上压头加载和卸载时的载荷和位移数据，并对这些数据进行分析而得出材料的许多力学性能指标，如压痕硬度和压痕模量等。由于不需要测量压痕的面积就可以从载荷-位移曲线中直接测出材料的力学性能，因此，只要载荷和深度位移的测量精度足够高，即便压痕深度在纳米范围，也可以方便地得到材料的力学性能，这样该方法就成为薄膜、涂层和表面处理材料力学性能测试的首选。

为了便于理论分析，通常用一个轴对称压头作为纳米压痕试验的理论模型。在加载过程中，试样首先发生弹性变形，随着载荷的增加，试样开始发生塑性变形，加载曲线呈非线性；卸载曲线反映了被测物体的弹性恢复过程。通过分析加卸载曲线可以得到材料的硬度和弹性模量等。图 4-5 为试验过程中压痕剖面变化的示意图。在压头压入材料的过程中，材料经历了弹性和塑性变形,产生了同压头形状相一致的压痕接触深度 h_c 和接触圆半径 a。在压头退出过程中,仅弹性位移恢复。

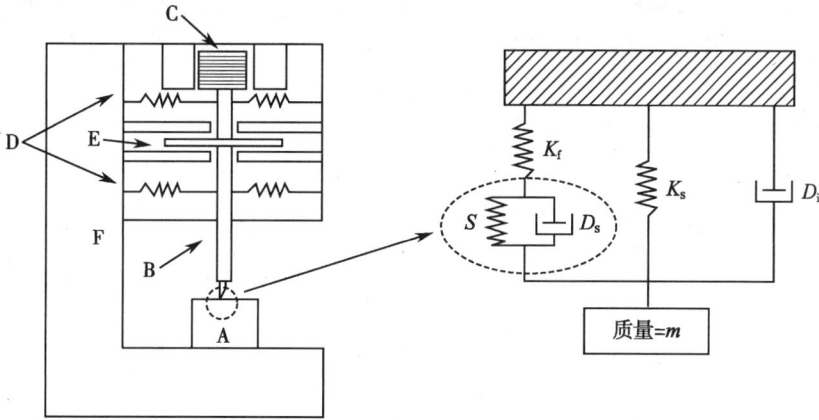

图 4-5 纳米压痕试验装置及其动力学模型
A:试样;B:压杆;C:加载线圈;D:支承弹簧;D_i:压头的阻尼;
D_s:试样的阻尼;E:电容位移传感器;F:加载框;
K_f:加载框的韧度;K_s:支承弹簧的韧度;m:等效质量

压痕硬度的计算公式如下:

$$H_{IT} = \frac{F_{max}}{A_P} \qquad\qquad 4\text{-}1$$

F_{max}——最大载荷,A_P——相应载荷下的接触投影面积。

式 4-1 是压痕硬度的普遍定义。根据此定义,纳米压痕硬度是材料对接触载荷承受能力的量度。这里,请注意该定义与传统硬度定义(接触载荷除以残余压痕面积)相区别。由于纳米硬度试验中载荷和压深很小,如果沿用传统的硬度定义方法确定接触面积,则计算出的硬度值往往有较大误差。对于塑性变形起主要作用的过程,两种定义给出类似的结果;但是,对于弹性变形为主的接触过程,两种定义给出完全不同的硬度。因为纯弹性接触过程,剩余接触面积非常小,用传统的硬度定义计算得到的硬度为无穷大,无法获得试样的真实硬度值。因为纯弹性接触、尖压头测试薄膜时压头周围的弹性接触都是非常常见的,所以用球形压头得到的接触面积的细微差别显得尤其重要。在这些情况下,传统的硬度定义公式计算得到的硬度值要大于式 4-1 的计算结果。

折合模量的计算公式见式 4-2。

$$E_r = \frac{\sqrt{\pi}S}{2\beta\sqrt{A}} \qquad\qquad 4\text{-}2$$

这里,S 为卸载曲线顶部的斜率,又称弹性接触刚度或接触刚度,E_r 可以被用来解释压头和试样的复合弹性变形,β 是与压头几何形状相关的常数。式 4-2 是建立在弹性接触理论基础上的,但它也适合其他形状的压头,只不过 β 值不同。对圆锥压头和球压头,β=1,对维氏压头,β=1.012,对 Berkovich 和 cube-corner 压头,β=1.034。

上述确定接触刚度的方法是根据卸载曲线起始点的斜率来计算的,它只能得到最大压痕处对应的硬度和弹性模量。因此就提出了在加载过程中连续计算接触刚度的测量原理。该原理是将相对较高频率(如 45Hz)的小简谐力叠加在准静态的加载信号上,测量压头的简谐响应,简谐力控制着位移的波动,维持的典型值为 $1\sim2nm$。接触刚度的连续测量,实现了硬度和弹性模量随压痕深度变化的连续测量。这种技术被称之为连续刚度测量法(continuous stiffness measurement,CSM)。该技术将压痕测试系统简化为图 4-6 所示的动力学模型。纳米压痕试验装置主要由以下三部分组成:一个特定形状的压头,它被固定在可以加载的刚性框架上;一个提供动力的制动器以及一个位移感应器。压杆质量 m 由刚度为 K_s 的两个叶片弹簧支撑,弹簧的特点为在叶片平面内刚度很高而在垂直方向上刚度很低。带有压头的压杆被线圈-磁铁装置驱动,压头上的准静态载荷由加在线圈上缓慢变化的电流控制,再叠加小简谐分量,这可由锁定放大器的振荡器完成。位移由平行板电容器测量,所有的运动都被严格限制在一个自由度上。

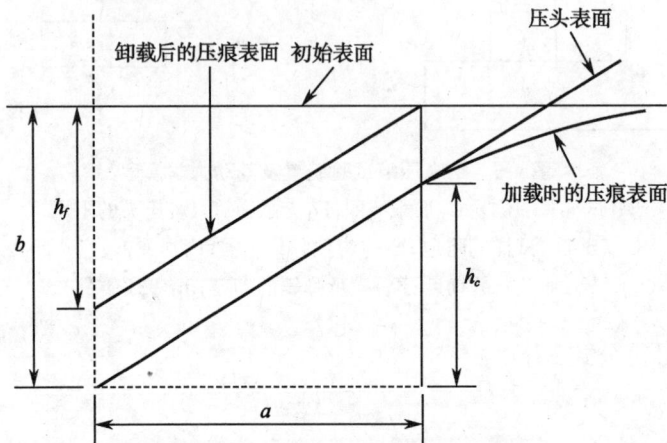

图 4-6　压痕试验过程压痕剖面的变化

　　CSM 技术的一个重要的应用就是可以在连续加载过程中获得硬度和弹性模量,极大地化简了薄膜材料力学性能的表征。对于某些时间相关材料,也就是力学性能随时间变化的材料,由于接触刚度在卸载曲线最大位移处出现负值,因此利用准静态方法将无法得到材料的硬度和弹性模量,而 CSM 技术可以有效地解决这一难题。

　　目前,纳米压痕硬度计的载荷和位移的测量分辨率已达到相当高的水平。前面的理论计算是假设材料表面是平的,计算弹性模量和硬度所需的接触刚度和面积来源于接触深度。实验之前,要对某些试样表面进行抛光(如果是机械抛光,试样会发生表面硬化),可按 ASTME-380 规定制样。事实上,试样的物理表面具有一定粗糙度,且会附着几个纳米厚的水膜等。对小压痕深度的测量,如何精确确定压头和试样的接触就成为决定测试结果的主要问题。

三、牙体组织的基本力学性能

(一) 牙本质、牙釉质的力学性能

　　早在 1895 年,Black 就对牙本质和牙釉质的力学性质进行过研究尝试。近 40 年里,这方面的研究逐渐增多。因牙体组织的特殊性、个体差异,加上采用不同的方法,所得的力学性能参数存在较大差异,导致在选择这些力学参数时混乱,这也是各国学者反复对其进行测试的原因之一。

　　Peyton 等(1952)报告了人类牙本质的压缩实验结果,包括牙本质的弹性模量、比例极限和抗压强度,并提出牙本质的力学性能与牙齿的生理状态、试件大小、加载速度等因素有

关,并认为牙本质是各向异性材料。Tyedesley(1959)在 Peyton 等的研究基础上,不仅重复了牙本质的压缩实验,同时作了牙釉质的压缩实验,得出的结果与 Peyton 等人的结果相接近。他还观察到牙本质、牙釉质的力学性质与牙位、患者年龄、性别、龋蚀等因素无关。在此之后,国外又有不少学者报告了对牙本质和牙釉质力学性质的测定结果。国内这方面的研究始于近二十年,叶德临、赵云凤等(1985)首先应用电阻应变测试技术测定中国人牙本质沿牙轴方向的压缩弹性模量。以后又用相同方法测定了牙釉质的弹性模量。

目前,关于牙本质、牙釉质力学性能研究较多的是通过轴向拉伸、压缩和弯曲实验测定其弹性模量、泊松比、比例极限等基本力学性质。现列出国内外部分有关文献中的牙本质、牙釉质力学参数,见表 4-1、表 4-2。

表 4-1　牙本质力学参数

作者	方法	比例极限(MPa)	强度(MPa)	弹性模量(GPa)
Peyton(1952)	压缩	161	249	12
本村(1985)	压缩	127~167	275~343	13~16
Watts(1988)	拉伸	165	260	13.3
Tyldesley(1959)	弯曲	66.2	266	12.3
郑庄(2004)	压缩	157	257	15.7

从表中可以看出牙本质在受弯曲时比例极限最小,强度、弹性模量跟拉伸和压缩实验测得的数据差不多。

表 4-2　牙本质、牙釉质的弹性模量和泊松比

作者	弹性模量(GPa)		泊松比	
	牙本质	牙釉质	牙本质	牙釉质
Black(1895)	6			
Stanford(1958)	10.35	47.59		
Tyldsley(1959)	12.35	131.04		
Stanford(1975)	11.76	45	0.3	0.3
Grenoble(1972)	20.58	83	0.31	0.33
Farah(1975)	18.6	82.5	0.31	0.33
Wright(1979)	11.72	46.98	0.3	0.3
Farah(1988)	18	84	0.31	0.33
叶德临(1985,1992)	19.16	23.72		

从表中所列的牙本质和牙釉质的弹性模量可以看出,牙釉质的弹性模量要显著高于牙本质,不同实验人员测得的各数据之间有一些差异,但就生物组织的特殊性、个体差异,加上各种测试方法的不同,这些数据之间还是比较接近的。

牙本质和牙釉质的结构和功能各异,对他们各自的研究有很多,但这些在结构和形态学上有差异的组织是如何连接起来形成一个独立的机械单位并为牙齿提供功能特性的机制还

不是很清楚。Braden(1976)通过比较牙本质和牙釉质各项力学参数(表4-3),获取它们的力学信息,分析其结构与功能的关系,为这些硬组织的微机械连接性质的研究提供有利证据,为连接不同材料的仿生法和"裂牙综合征"及龋病的临床治疗提供结构依据。

表 4-3 关于牙釉质和牙本质力学参数的比较(Braden M,1976)

性能	牙本质	牙釉质
杨氏模量(GPa)	10.2~15.6	20.0~84.2
剪切模量(GPa)	6.4~9.7	29
泊松比	0.11~0.17	0.23~0.30
压缩模量(GPa)	0.249~0.315	0.095~0.386
拉伸模量(GPa)	0.040~0.276	0.030~0.035
剪切模量(GPa)	0.012~0.138	0.06
努氏硬度	57~71	250~500
密度(kg/m³)	2900	2500

硬度是由一些物理特性组合起来的抵抗外物压入的能力。材料对磨损或摩擦的抵抗力一定程度上是依赖于硬度的。天然牙外覆牙釉质,内衬牙本质,是人体最硬、钙化程度最高的组织。天然牙表面的牙釉质具有较高的硬度,对咀嚼压力和摩擦力具有高度耐受性。牙釉质的基本结构釉柱及其内部晶体的有序排列使其脆性降低并且有一定的韧性,因此对咀嚼磨耗有较大的抵抗力,同时是深部牙本质和牙髓的保护层。而牙本质因其较高的有机基质含量和牙本质小管内水分的存在而具有一定的弹性,从而给硬且易碎的牙釉质提供了一个良好的缓冲环境。

牙釉质和牙本质的纳米硬度及弹性模量测试结果见图4-7。在牙釉质最外层的硬度最高,达到5.1GPa,随着向内移动,其硬度有所降低,平均硬度为4.4GPa。在牙釉质和牙本质界面处硬度迅速下降,达到同牙本质硬度相当的水平,约为1.1GPa。在牙本质内硬度基本不变。弹性模量呈现类似的变化规律,牙釉质的弹性模量平均为81GPa。界面的弹性模量迅速下降,达到牙本质的水平。牙本质的弹性模量平均为26GPa。

牙釉质的高硬度和弹性模量与其组织形态、矿物元素含量以及磷灰石中原子的结晶程度有关。在牙釉质层,釉柱相互交叉致密排列,而在牙本质区,则存在大量的牙本质小管,因此,致密度的不同是其力学性能差别的原因之一。其次,成分分析表明,牙釉质中 Ca、P 含量明显高于牙本质,而 C 含量低于牙本质,说明牙釉质中的无机物含量较牙本质多而有机物较少。化学成分的不同必然会引起微观相结构的不同。由透射电镜和高分辨透射电镜对牙齿微结构的分析表明,牙釉质内含有大量的羟基磷灰石晶体,有明显的衍射斑点和晶格条纹像,而在牙本质中没有观察到这一特征,因此,矿物元素促进了磷灰石晶体的形成。结晶程度的高低对力学性能有明显影响。当无机物中的原子按一定方向结晶生长,且呈有序排列时,原子间彼此约束力增强,这就使其纳米硬度和弹性模量增高。因此,矿物元素的偏聚以及发生结晶使原子规整排列促进了牙釉质力学性能的提高。

(二) 牙本质牙釉质界面的力学性质

受牙本质牙釉质界面几何尺寸的限制,牙本质牙釉质界面的力学性质的研究较少。

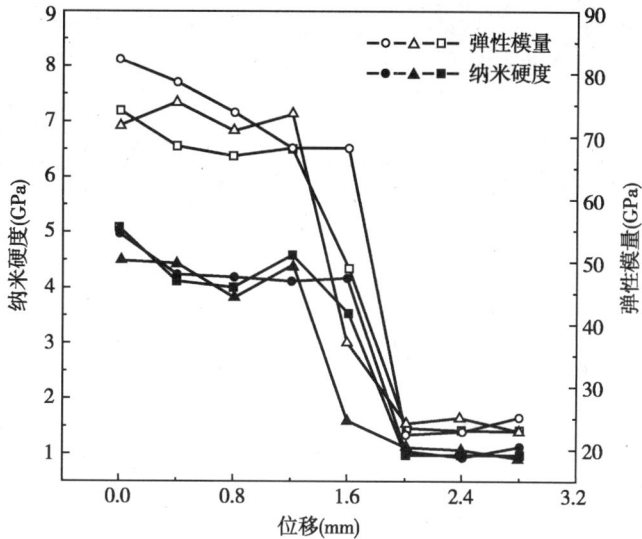

图 4-7　牙釉质和牙本质的纳米显微硬度及弹性模量

Fong 等(2000)采用纳米压痕法测量了牙本质牙釉质界面(DEJ)的硬度和弹性模量,结果发现从牙釉质到牙本质的方向,牙本质釉质界面的弹性模量和硬度均出现降低的趋势。Chan 等(2011)制作了牙本质牙釉质界面的微梁试件进行弯曲实验,结果发现 DEJ 的弯曲强度为 0.78MPa±0.2MPa,比牙釉质的弯曲强度小,而比牙本质的弯曲强度大。通过观察 DEJ 的断面形貌发现 DEJ 具有更多的纤维组织,而没有像牙釉质一样的晶体结构。失水状态的 DEJ 表现出脆性材料的断裂力学性质,而含水状态的 DEJ 表现出韧性材料的断裂力学性质,具有较强的阻止裂纹扩展的能力。Almer 和 Stock(2010)利用 X 射线衍射研究了牛牙本质牙釉质界面的性质,发现 DEJ 具有很大的应变梯度。White 等(2005)通过在 DEJ 上进行压痕实验发现 DEJ 基本不会发生分层现象,损伤遍布整个 DEJ 层。在牙釉质的裂纹扩展到 DEJ 时会发生明显地偏斜,而且大部分裂纹在 DEJ 处停止扩展。裂纹在 DEJ 中是不连续的,经常有小的多重离散的撕裂发生,整个 DEJ 曾经历了塑性变形。通过压痕法测量的 DEJ 的断裂韧度为 $0.84MPa\sqrt{m}$。一般来讲,位于两个弹性模量不同的材料中间的界面相对比较薄弱,然而 DEJ 却能很好地将应力从牙釉质转移到牙本质,而且其抵抗断裂的能力相对牙釉质更强。Imbeni 等(2005)通过在牙釉质处进行压痕实验,观察裂纹在 DEJ 处的扩展情况,结果发现大部分裂纹沿着垂直于 DEJ 方向扩展至 DEJ,少数裂纹沿着与 DEJ 成 30° 或 75°方向扩展到 DEJ 处,并且穿过 DEJ 扩展到牙本质区域。穿过 DEJ 的裂纹在牙本质中最终停止扩展,而且在牙本质中发现了有未断裂的组织形成裂纹桥连出现。利用界面冲击模型(interface impingement)估算 DEJ 的断裂韧度(以能量释放率表示)为 115J/m²,大于牙釉质的断裂韧度,但是小于牙本质的断裂韧度。

四、牙体组织的各向异性性质

(一)牙釉质的各向异性

应用原子力显微镜对牙釉质的组织结构进行观察,并用微观压痕法对牙釉质的力学性能进行测试,结果表明釉质是由有一定排列方向的釉柱和晶体组成的,平行于釉柱方向的弹性模量和硬度明显高于垂直于釉柱方向的弹性模量和硬度,差异具有统计学意义。这一研究结果提示,牙釉质具有明显的各向异性特征。White 等对釉质的组织结构和断裂性能进行研究后提出,釉质是由大量羟磷灰石晶体和小部分基质蛋白构成的结构不可分割的连续统一体,而非不连续的釉柱构成。釉质具有适中的各向异性特征,并且认为釉质适中的各向异性能较好阻止裂纹沿釉柱方向扩展,从而具有更强的抗断裂能力。

牙釉质属于各向异性非均质生物材料,其力学性能可因牙体不同的解剖部位而呈现不同的特点,如表 4-4 所示。

表 4-4　牙釉质的力学参数(Stanford,1975)

牙位	部位	方向	比例极限(MPa)	强度(MPa)	弹性模量(GPa)
尖牙	切缘	平行	116	134	8.96
	牙尖	混合	194	288	47.5
	轴面	垂直	183	253	33
磨牙	𬌗面	平行	91	220	20
	牙尖	混合	224	261	46
	轴面	垂直	186	250	32
	轴面	平行	70	94.5	9.7

从表中可以看出不同部位牙釉质的力学性能各不相同,而且不同方向上亦有区别,呈现各向异性。

(二) 牙本质的各向异性

牙本质作为一种典型的复合结构,主要是由牙本质小管和与小管相垂直的胶原组成,胶原彼此间交织成纤维网,构成牙本质的主要为有机质,而在牙本质小管外围为高度矿化的管周牙本质,独特的各向异性结构使其在力学性能上也体现出各向异性。

1993 年 Van der Graaf 和 Ten Bosch 比较冷冻干燥和60℃、100℃氮气烘干干燥牙本质的收缩,测得它们的重量分别下降 10.2%、9.0% 和 10.5%,平行和垂直牙本质小管的面内收缩变形分别为 1.4%～1.7% 和 1.7%～2.0%,经再水化作用后冷冻干燥和 60℃氮气烘干干燥的牙本质试件能恢复到原来的重量和形状,而 100℃氮气烘干干燥的试件则保留了部分永久性变形。牙本质试件产生的变形非常大,可能是干燥方法的缘故。

同年 Kinney 等(1993)通过原子力显微镜(AFM)周期性测量贮存在去离子水中的去除牙釉质的人类牙本质暴露在室内空气中 24 小时后发生的收缩变形,再通过弹性理论推算出平行和垂直牙本质小管方向的应变分别为 0.04%、0.09%,得出牙本质的力学性能是各向异性的结论。此方法受显微精度约束,不能直接测量出牙本质的收缩应变,通过理论推算的方法增加了计算误差。

2003 年 Wood 等利用云纹干涉法测量受牙釉质环绕和不受牙釉质环绕的牙本质试件在自由空气环境下发生的失水变形,几小时后不受牙釉质环绕的牙本质试件在 DEJ 处收缩应变变化很大,可能是由于牙本质和牙釉质的含水率、失水率的差异,反映了牙釉质对牙本质收缩变形的影响,且牙本质不同部位的收缩存在着差异。

2006 年 Kishen 等利用数字云纹干涉法研究颊舌向牙齿切片在 10～200N 咬合力作用下的变形,其变形主要发生在前 2 个小时,近釉牙本质界的牙本质在平行牙本质小管方向有显著的应变变化,且随压力的增加而变大,认为牙本质的力学性能是各向异性的。

Rasmussen(1984)等在研究牙本质断裂功时发现:平行于小管方向加载的断裂面几乎与小管成 $90°$ 交角,而垂直于小管方向加载的断裂面则几乎平行于小管长轴,电子扫描显微镜进行断口检查,发现两断裂样无明显差异,但测得垂直小管方向加载的断裂功为 $550J/m^2$,明显大于平行于小管方向加载的断裂功($270J/m^2$)。这两种断裂方式的明显不同,可能是由于小管间胶原纤维的方向性造成的。胶原纤维形成一个垂直于小管的平面,小管周围的基质还包括胶原纤维钙化层,分裂这个钙化层比断裂这个钙化层容易,所以,平行于小管方向加载的垂直小管断裂裂纹所消耗的能量较小,断裂功值较低,而垂直于小管方向加载所致的平行小管断裂则正好相反,从而体现了牙本质的各向异性,这也被 Nallal(2003)的断裂试验所证实。Konishi(2002)、Lertchirakarn(2001)等的剪切拉伸试验也从不同方面证实牙本质的各向异性。

近来有学者(2002)采用超声共振技术来测定水化牙本质的二阶弹性常数,从共振频率测得的弹性常数表明,牙本质呈轻度的六边形各向异性,垂直于小管方向(C_{11})是最坚韧的方向,其弹性模量 $E_{11}=25.1GPa$。而在平行于小管方向上(C_{33}),牙本质弹性模量 $E_{33}=23.2GPa$,其各向异性很小,$E_{33}/E_{11}=0.92$,这或许可以解释为何以前未测得牙本质的各向异性。当牙本质干燥时,各向异性消失。另外水化牙本质的泊松比也显示明显的各向异性。

笔者利用数字图像相关法测试带有牙釉质的牙本质试件在自由空气环境下发生的失水收缩应变,得到结论:平行于牙本质小管的收缩量均值是 $2329.37\mu\varepsilon$,而垂直于牙本质小管的均值是 $1895.36\ \mu\varepsilon$,平行于牙本质小管的收缩量明显大于垂直牙本质小管的收缩量,牙本质表现出明显的各向异性。

五、牙体组织的断裂力学性质

牙釉质的自然断裂,一般见于有不符合生理力学的结构,如先天钙化不全或外形解剖异常,在长期的咀嚼力作用下发生的断裂。牙釉质的自然断裂主要是平行于牙釉质柱的基本方向,垂直断裂仅局限于近釉牙本质界的区域。

牙本质断裂是沿一定结晶学平面发生的,牙本质小管间的胶原纤维方向性可能影响其断裂值。牙本质的自然断裂多为垂直断裂,但从牙整体的研究报道,牙本质断裂并不受组织结构方向的影响,而是受冲击体的能量、形状、冲击方向、冲击点,牙支持组织性质,牙的几何形态的限制及牙的显微组织结构。

牙釉质和牙本质都是各向异性断裂的脆性材料。由于釉柱及其内部晶体的有序排列,釉质易于沿釉柱方向断裂。而牙本质相对于牙釉质,具有较低的各向异性,垂直于牙本质小管方向最容易断裂。牙釉质和牙本质都具有较高的压缩强度,而拉伸强度相对较低,特别是牙釉质的压缩强度远远大于其拉伸强度。牙釉质比牙本质具有更高的压缩强度和硬度,对咀嚼磨耗有较大的抵抗力;同时牙本质比牙釉质具有较高的拉伸强度和韧性,故当釉质受力时可适当缓冲其咀嚼压力而不致断裂。

(一)牙本质的断裂力学性质

理解牙组织的断裂力学性质对于预测和治疗牙齿的断裂具有重要意义。牙本质是由胶原纤维和羟磷灰石组成的高度矿化的组织。牙本质的强度主要与羟磷灰石有关,而韧度则与胶原纤维密切相关。

测试方法:描述牙本质抵抗断裂的能力的物理量是断裂韧度 Kc,对于牙本质断裂韧度的测量常采用紧凑拉伸试件和单边缺口三点弯曲试件,如图4-8所示。取新鲜的人第三磨牙,采用医用树脂将其固定,然后利用小型的切片机将其切成片状。将切好的片状结构固定于切片机上,再切成长方体结构。根据所设计的试件尺寸将长方体结构进行精细加工,以便得到紧凑拉伸试件或者单边缺口三点弯曲试件。将加工好的试件进行研磨处理,使表面光滑。对于紧凑拉伸试件还需要用小型的钻孔机加工两个孔。然后用切片机加工出试件的缺口(notch)。使用细小的刀片将缺口尖端锐化。整个加工过程都应使试件处于水合状态。加工好的试件应该放置在 Hank's 盐溶液当中。在进行断裂韧度测试前应该先疲劳预制裂纹。将试件安装在疲劳实验机上,使用循环加载方式对试件加载。同时采用光学显微镜观察试件的缺口尖端,直到出现裂纹为止。在整个疲劳预制裂纹过程中都应使试件处于湿润的状态。将疲劳预制裂纹后的试件安装在材料实验机上,对试件施加载荷,常采用位移加载模式,加载过程要缓慢。同时用显微镜观察试件看是否出现裂纹。也可以通过其他的光学测试方法检测是否出现裂纹,如数字图像相关方法。加载过程中随着裂纹的形成及扩展,会观察到载荷曾出现锯齿形状或波纹形状的变化趋势,如图 4-9。每个峰值为裂纹开裂的临界载荷,将临界载荷与对应的裂纹长度值代入相应的计算应力强度因子的公式中,就得到了牙本质的断裂韧度。对于牙本质应力强度因子的计算有采用 ASTM 提供的公式,如紧凑拉伸试件的计算公式 4-3,也可以根据试件的具体尺寸建立相应的求应力强度因子的公式:

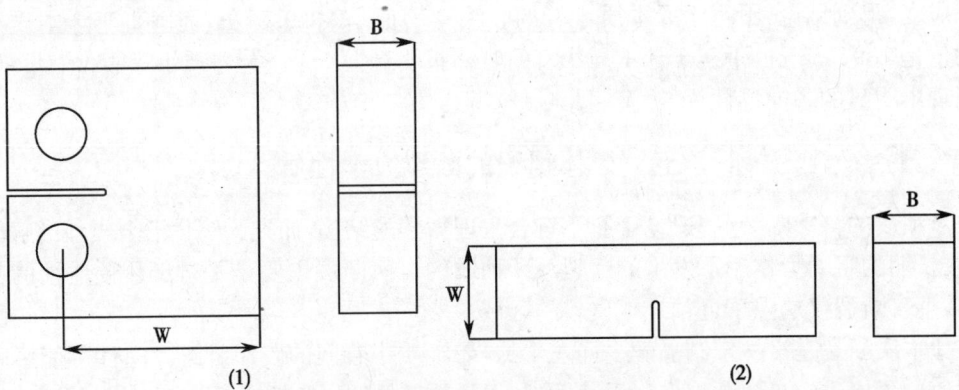

图 4-8　紧凑拉伸试件(1)和单边缺口三点弯曲试件(2)

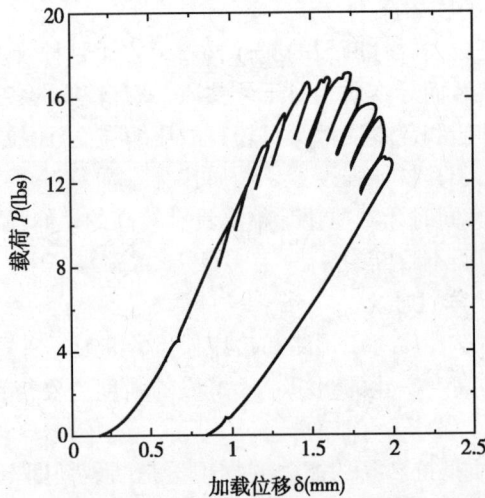

图4-9　牙本质紧凑拉伸试件加载过程中的载荷与位移曲线

$$K_c = \frac{P_c}{B\sqrt{W}} \frac{(2+a/W)(0.866+4.64a/W-13.32(a/W)^2+14.72(a/W)^3-5.6(a/W)^4)}{(1-a/W)^{3/2}}$$

4-3

其中 W 是试件的宽度，a 是裂纹长度，B 是试件的厚度，Pc 是临界载荷。

结果：Iwamoto 等（2003）测量了人的牙本质的不同方向的断裂韧度，发现裂纹垂直于牙本质小管扩展时的断裂韧度为 1.13MPam$^{1/2}$，而裂纹平行于牙本质小管扩展的断裂韧度为 1.97～2.02 MPam$^{1/2}$，牙本质具有各向异性的断裂韧度。Nalla 等（2003）用象牙做实验，研究了裂纹平面与牙本质小管成不同角度时牙本质的断裂韧度，结果表明牙本质的断裂韧度是各向异性的。这些结果在一定程度上揭示了牙本质的断裂力学性质。新近的研究发现牙本质的断裂韧度不是单值的。Kruzic 等（2003）的实验发现象的牙本质的断裂韧度随着裂纹的扩展而增大，即呈现出上升的阻力曲线性质（R-curve）（图 4-10）。并且处于干燥状态的牙本质其断裂韧度要小于处于水合状态的牙本质断裂韧度。干燥状态的牙本质的起始断裂韧度（裂纹扩展量为 0 时的断裂韧度）为（1.18±0.2）MPam$^{1/2}$，扩展断裂韧度（以 R 曲线的斜率表示）为（0.26±0.05）MPam$^{1/2}$/mm；相应的处于水合状态的牙本质分别为：（1.88±0.4）MPam$^{1/2}$ 和（0.54±0.16）MPam$^{1/2}$/mm。这也说明了水对于生物材料的力学性质有很大的影响。牙本质所表现出的上升的阻力曲线性质与其各种增韧机制有关。裂纹尾部由未断裂的牙本质组织形成的桥联（crack bridging）是很重要的增韧机制。其他的增韧机制还包括裂纹分叉、微裂纹（microcracking）、裂纹偏斜。牙本质的结构随着年龄的增长发生了很大的变化，这导致了其断裂力学性质也会与年龄有关。Nazari 等（2009）研究了不同年龄人的牙本质断裂韧度，结果发现年轻牙本质的断裂韧度要比年老的大（图 4-11）。青年人牙本质的起始断裂韧度，扩展断裂韧度和断裂韧度趋于恒定时的值分别为：$1.34MPa\sqrt{m}$、$0.93MPa\sqrt{m}/mm$、$1.65MPa\sqrt{m}$；相应的中年人的牙本质为：$1.22MPa\sqrt{m}$、$0.22MPa\sqrt{m}/mm$、$1.43MPa\sqrt{m}$；而老年人的牙本质则为：$1.08MPa\sqrt{m}$、$0.64MPa\sqrt{m}/mm$、$1.17MPa\sqrt{m}$。这说明了随着年龄的增长，牙本质抵抗断裂的能力减弱了。

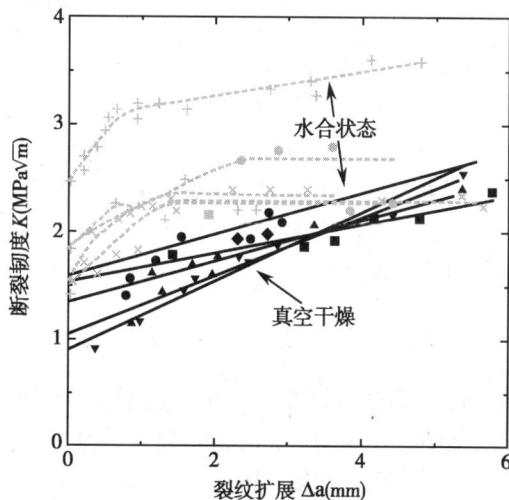

图 4-10　牙本质的断裂韧度与裂纹扩展的关系

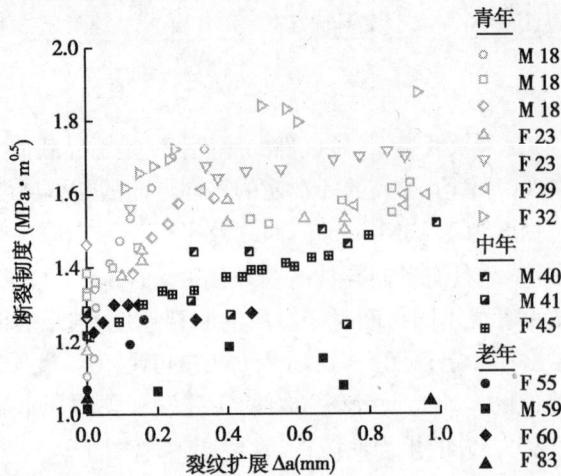

图 4-11　不同年龄的人的牙本质的裂纹扩展阻力曲线

(二) 牙釉质的断裂力学性质

相比牙本质,牙釉质的断裂力学性质研究得较少,这主要和牙釉质的几何尺寸相对较小,试件制作相对困难有关。采用压痕法可以较方便地测量牙釉质的断裂韧度。Hassan 等测量牙釉质的断裂韧度为 $(0.95\pm0.5)MN/m^{3/2}$ (1981)。Park 等(2008)分别测量了外层牙釉质、中层牙釉质和内层牙釉质的断裂韧度,发现这三个区域的牙釉质断裂韧度基本相同,为 $(0.83\pm0.09)MPa\sqrt{m}$。Padmanabhan 等(2010)研究了不同裂纹长度下牙釉质的裂纹阻力(crack resistance),结果发现随着裂纹长度的增加,牙釉质的裂纹阻力增加。压痕法虽然简单,但是在测量材料断裂韧度时有一定的局限性。因此传统的断裂力学测试方法能更有效地测量牙釉质的断裂韧度。Bajaj 和 Arola(2009)设计了人牙釉质的嵌入式紧凑拉伸试件,进行了稳态裂纹扩展实验。结果发现牙釉质的断裂韧度随着裂纹扩展而增大,即牙釉质表现出上升的阻力曲线性质。外层牙釉质(靠近咬合面的牙釉质)和内层牙釉质(靠近牙本质的牙釉质)的断裂力学性质不同,外层牙釉质的断裂韧度基本不会随着裂纹扩展而变化,其扩展断裂韧度为 $(0.11\pm0.18)MPa\sqrt{m}$;而内层牙釉质的扩展断裂韧度为 $(2.62\pm1.39)MPa\sqrt{m}$,显著大于外层牙釉质的扩展断裂韧度。通过扫描电子显微镜观察发现裂纹在外层牙釉质中扩展时,裂纹基本是平直的,而裂纹在内层牙釉质中扩展时,裂纹发生了较大程度的偏斜,偏斜角可达 70°,而且会有未断裂的牙釉质组织形成裂纹桥联出现,这些是导致内层牙釉质表现出更高的扩展断裂韧度的主要原因。Bechtle 等(2010)制作了牛牙釉质的单边缺口弯曲试件,并进行了稳态裂纹扩展实验,结果也发现了牙釉质的上升阻力曲线性质。通过扫描电子显微镜观察发现裂纹主要在富含蛋白质的釉壳中扩展。

六、牙体组织微观力学性质

微观上,牙本质是由胶原纤维,羟基磷灰石晶体构成的复合材料。因此可以采用复合材料力学来研究牙本质的力学性质。Kinney 等(1999)建立了牙本质微观结构的复合材料模型,其中基体为牙本质小管间的牙本质组织(intertubular dentine),增强相是牙本质小管的内腔和其管周物质(peritubular cuff)。将此二相复合材料模型嵌入到等效均质的牙本质连续体介质中,就可以得到五个独立弹性常数的解析表达式。通过这样的模型发现牙本质的弹性性质主要与基体材料的性质有关,而增强相对牙本质的力学性质影响很小。

但是与一般的工程复合材料相比,牙本质中有牙本质小管这样的孔洞结构存在,而且牙本质小管中还含有水。Qin 和 Swain(2004)建立了以管周牙本质为增强相,以粘结的基体材料(bonding matrix)为基体相的复合材料模型,其中管周牙本质由胶原纤维和矿化的羟磷灰石晶体组成。模型考虑了牙本质小管中水的影响,引入了液体压力 P_g。通过与纳米压痕实验比较发现模型很好地预测了牙本质的力学性质。

透射式电子显微镜观察发现牙釉质是由羟磷灰石晶体和蛋白质构成的纳米复合材料。设纳米复合材料垂直于晶体 C 轴压缩方向的压缩模量是 E,剪切模量是 G,则牙釉质的应力应变关系可以表示成:

$$\sigma=\frac{(\cos^2\theta-\sin^2\theta)^2}{\sin^4\theta}E\varepsilon+4\frac{\cos^2\theta}{\sin^2\theta}G\varepsilon \qquad 4\text{-}4$$

其中 θ 是晶体 C 轴与加载方向所成的角度,即晶体方向角。模型表明蛋白质层的厚度和其剪切变形行为对牙釉质整体的力学性质有很大影响。利用此模型研究正常和龋化牙釉质的力学性质,结果发现龋化牙釉质非弹性变形的能力显著减小,其很容易引发脆性断裂。Xie 和 Swain(2007)通过牙釉质的纳米复合材料模型研究发现蛋白质对于牙釉质在纳米压痕过程中所表现出的非线性应力应变关系起决定作用。蛋白质层的剪切应变比接触应变大 16 倍。

七、天然牙的摩擦磨损行为

(一) 口腔医学与生物摩擦学对天然牙摩擦磨损认识的区别

作为人体内最重要的摩擦器官,天然牙的摩擦磨损性能一直都是人们研究的重点。早期的研究主要针对临床上出现的天然牙的摩擦磨损进行描述,进一步的研究涉及天然牙摩擦磨损的流行病学调查,更为深入的研究则是探索天然牙的摩擦磨损特性及其磨损机制,这一方面丰富和发展了口腔生物摩擦学理论,同时为口腔科修复材料的研发提供了理论依据。

口腔医学根据造成牙齿磨损的不同原因将其分为三种类型:磨耗、磨损和酸蚀。临床上所见到的牙齿的磨损通常是这三种类型共同作用的结果。

生理性磨耗(tooth attrition)是指牙齿在咀嚼过程中牙面与牙面之间或牙面与食物之间的摩擦,导致牙体硬组织发生的少量而渐进磨损的生理现象。它是牙齿对于持续性咀嚼压力的一种自身调节,多发生在牙齿的咬合面、切嵴及邻面。咀嚼过程中牙齿微动造成的牙体组织轻微丧失可发生于邻面的接触点。

牙齿的磨耗与𬌗接触存在一定的关系。传统上将𬌗接触分为尖牙保护𬌗和组牙功能𬌗。前者,功能性接触被限制在尖牙之间,其余牙齿的磨损被缩减到最小;在组牙功能𬌗系统中观察到多个咬合接触部位常发生较多的磨损。适度的磨耗使上下颌牙咬合面广泛接触,有助于建立咬合平衡。同时人的适应功能及补偿机制使天然牙不断萌出及生理性前移位,补偿了牙齿咬合面和邻面的生理磨耗,从而确保咀嚼系统功能的终生维持。Lambrechts 等(1989)报道牙釉质正常磨耗的速度是每年 $15\sim29\mu m$;而 Bishop K 等(1997)发现牙釉质的正常磨耗速度是每年 $10\sim40\mu m$。报道结果的差异与选择的人群密切相关,也与所选人群的咀嚼方式密切相关。研究表明:研磨型的咀嚼方式其磨损量较捣切型的咀嚼方式的磨损量大。古代人牙齿的磨耗程度远大于现代人类。许多学者认为古代人牙齿磨损严重是食物粗糙和长时间咀嚼的结果。这两个因素一方面刺激了颌骨的发育,另一方面则增加牙齿的磨耗量。研究还将古代人牙列的咬合方式归为磨耗性咬合。同时对古代人的牙列观察也表明,其牙齿邻面的过度磨损,后牙的"近中迁移",使整个牙弓的长度减少。这些现象在现代人的牙列中却很少见到。对磨耗性咬合的情况来讲,已证实存在以下三种生理性的牙齿移位:后牙的近中漂移、所有牙齿的持续萌出及前牙的舌倾(图 4-12)。

病理性磨损(tooth abrasion)指除正常咀嚼过程外其他机械摩擦所引起的牙体组织损耗,多见于个别牙或少数牙,其主要原因有:磨牙症(图 4-13)、不良刷牙习惯、环境因素(粉尘)、不良修复体等。其中磨牙症是病理性磨损很重要的一个原因。有研究表明,在 6 个月的时间里,夜磨牙比功能正常者牙齿组织的磨损多 4 倍。

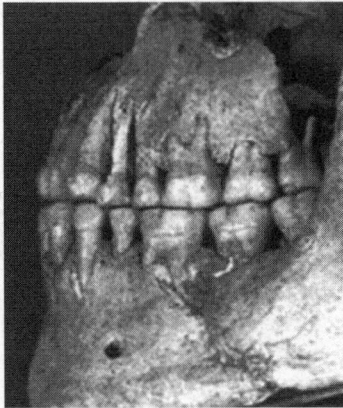
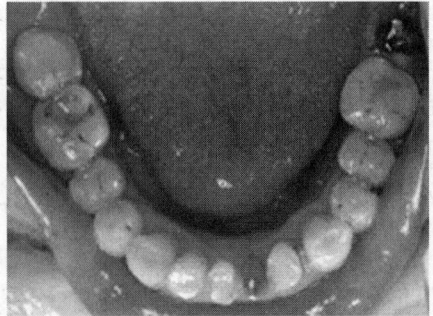

图 4-12　古代成年人的天然牙出现严重磨耗现象　　图 4-13　夜磨牙导致前牙区牙齿过度磨损

酸蚀(erosion)是指非细菌作用下的化学过程所导致的牙体硬组织丧失。引起酸蚀的根本原因是牙齿暴露于外源性或内源性的多种酸。典型的酸蚀通常表现为双侧洞状缺损(图 4-14),同时没有由脱矿形成的白垩色或粗糙感。口腔内牙齿的酸蚀常见于碳酸饮料摄入量过大或胃反酸(反胃)的患者。酸蚀引起牙齿组织的杯状或沟槽形损害。与咀嚼磨耗损伤不同,破坏区域的基底部位与对𬌗牙无接触。由于薄弱组织的折断和较软牙本质不同步的丧失,周边牙釉质常呈现出不规则的外形。胃反酸的患者对牙齿酸蚀的表现最常见的是牙冠硬组织的破坏,即酸蚀损害上颌牙齿的腭面(图 4-15)。其形成原因是在患者反胃准备呕吐期间,舌头引导胃中的食物向前,舌的伸展保护了下颌牙齿,但上颌前牙的腭侧却没有保护,从而引起该处出现明显的酸蚀。

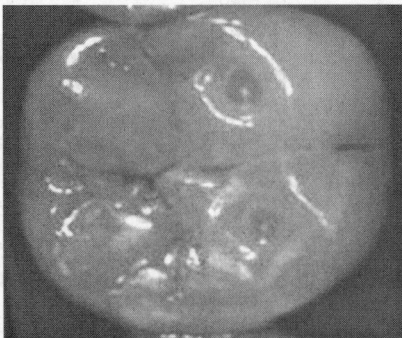
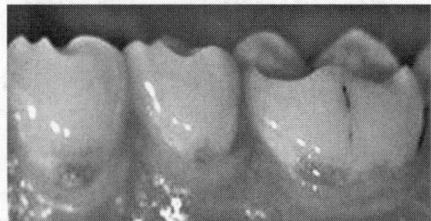

(1)　　　　　　　　　　　　　　　　　　(2)

图 4-14　酸蚀引起的典型的牙体组织损伤
(1)酸蚀导致的咬合面的损伤;(2)酸蚀导致的牙齿颈部的损伤

Mannerberg(1966)描述了两种不同的酸蚀性损害：一种是活动性损害，受损的釉柱末端低于周围组织的水平面，导致一个"凹面"；另一种是釉柱形态不清晰的隐而不显的损害。在牙本质中，弱酸引起管间牙本质表面的脱钙，较强的无机酸影响钙化程度高的管周牙本质，从而导致"漏斗状"的牙本质小管。

天然牙的磨损从摩擦学的角度可以分为以下四种：两体磨损、三体磨损、疲劳磨损和化学酸蚀磨损。

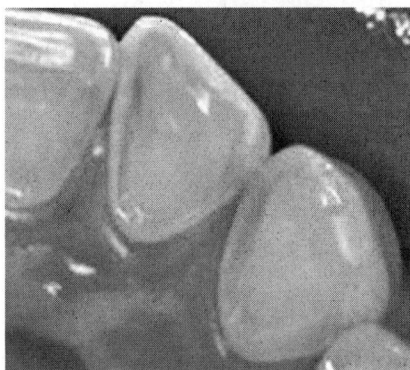

图 4-15　胃反酸引起的上颌前牙腭侧牙体组织的酸蚀

两体磨损指相对应的牙齿或牙齿与对磨件直接接触，接触区的牙体组织晶体在相对运动过程中变形或脆断，造成牙体硬组织的丢失，其磨损机制通常是磨粒磨损。这种磨损常见于牙齿非咀嚼性的相对运动，包括磨牙症。在咀嚼过程中牙齿穿透食物之后的直接接触造成的磨损也是两体磨损，同时也包括咀嚼过程中牙齿邻面在微动过程中造成的牙齿邻面触点区的磨损。牙刷直接刷牙也属于两体磨损，研究表明：单独的牙刷刷牙需要用 2500 年才能去除约 1mm 厚的牙釉质。

三体磨损指的是相对应的两个表面被磨粒颗粒或磨屑层所隔开，常见于咀嚼过程中两个表面中间被食物所隔开的情况，另外刷牙时牙刷与牙齿之间有时被牙膏所隔开，也属于这种磨损类型。在这个过程中，隔开牙齿的第三体常作为磨料来磨损牙面，造成牙体组织的丢失。研究表明：牙刷加上牙膏大约需要 100 年的时间才能磨损约 1mm 厚的牙釉质。

疲劳磨损指牙齿在应力作用下，表面分子的运动转移到了表层下，并导致分子之间键的断裂及表面分子下区域的破坏。最终在表层下形成微裂纹，微裂纹在应力作用下扩展，当微裂纹扩展到牙齿表面时，就造成了牙齿的断裂，引起牙体硬组织的丢失。这种情况常见于体外实验中应力环境造成的颈部牙体组织的缺损，也见于临床观察到的部分楔状缺损。

化学酸蚀磨损指的是因化学因素导致牙齿构成分子之间的链变弱，使牙齿表面耐磨损性能降低，从而加速两体磨损和三体磨损。两体磨损、三体磨损及化学酸蚀磨损三者常相互作用，互相影响。最有利的实验证明就是酸蚀后的牙齿在磨损实验过程中较正常牙齿的磨损量大。研究表明：牙膏加牙刷再加上酸的共同作用，仅用 2 年就可以磨除 1mm 厚的牙釉质。也有研究表明：酸蚀的牙齿在人工唾液或再矿化液中浸泡一定的时间之后再刷牙，其磨损量明显低于酸蚀后直接刷牙的磨损量。

综上所述，天然牙的摩擦磨损涉及两个学科领域：口腔医学和摩擦学。两个学科领域对天然牙摩擦磨损的不同分类是从两个不同的角度对牙齿的磨损进行研究，体现了各自关注重点的不同。口腔医学的关注重点是磨损量，无论是生理性的磨耗还是病理性的磨损，其根本区别在于磨损量是否在正常范围内，其对应的磨损机制并没有明显的区别。而摩擦学则是从磨损机制出发，磨损量的差异只是不同磨损机制作用时间的具体体现。两种分类方法比较而言，口腔医学的分类方法涉及的因素更为复杂，部分表现形式在临床上较难区别，其适用范围也仅限于天然牙；摩擦学角度的分类方法则适用范围更广，除了可以应用到天然牙，还可以应用到所有的口腔材料，实现天然牙与不同口腔材料摩擦学行为的对比。

除了这些常规的分类之外，2006 年 Lambrechts 在综述中还提到了牙齿的磨损区分咬合接触区和咬合非接触区,这两个不同的区域其磨损不同。咬合非接触区的咬合力(早期接触)为 10～20N,其磨损机制为三体磨损,主要由食物颗粒引起的磨损;接触区的咬合力(晚期接触)为 50～150N,其磨损机制为两体磨损,也称为磨耗。咬合接触区比非接触区磨损量多 2.5 倍,接触区釉质磨损平均为 39μm,但磨损速度为非线性。因为随着天然牙的磨损,接触面积发生变化,咬合应力变小。但天然牙釉质由表层及深层硬度值也有所变化,其耐磨损性能的变化(降低)与咬合应力的变小,最终导致磨损速度如何改变还有待于进一步的研究。

(二)正常牙摩擦磨损行为研究

天然牙作为咀嚼的器官,具有优良的耐摩擦性能,对天然牙的摩擦磨损行为研究分为两大类:一类是摩擦学性能评价;另一类是磨损机制研究。此外,以往的研究方法及实验设备所检测行为主要在于天然牙的宏观摩擦磨损性能,随着口腔生物摩擦学检测手段及技术的不断进步,天然牙微米、纳米尺寸范围内的摩擦磨损行为已成为天然牙摩擦学研究的新热点。

1. 正常牙的摩擦磨损行为

(1)正常牙的宏观摩擦学行为:摩擦系数是反映和评价材料摩擦学性能的主要参数。张杰(2002)与郑靖(2006)对牙齿的摩擦学行为进行了系统的研究。其结果显示不同深度牙釉质表现出了不同的摩擦系数。同时研究还发现不同区域的天然牙的摩擦行为不相同,且同一区域在不同方向的摩擦行为也存在差别。

Roy(2008)等证实牙釉质摩擦系数与循环次数并不存在相关关系,同时还指出牙釉质的摩擦系数约为 0.12～0.55。Li(2001)等采用针-盘式磨损试验机上研究牙釉质在干摩擦状态时的摩擦系数为 0.3,而在有唾液润湿状态时摩擦系数为 0.2。不同摩擦系数的结果可能来源于特定的实验条件、不同对偶件的物理机械性能及不同的试验机和测试系统。

(2)正常牙的微观摩擦学行为:纳米划痕测量技术能够在纳米尺度下研究材料摩擦磨损情况,为材料的微观摩擦磨损提供了一种新的手段,并能从微观角度揭示材料的损伤机制。高姗姗、于海洋采用纳米划痕系统地研究了牙釉质及牙本质的微观摩擦磨损行为,发现𬌗面牙釉质和牙本质在不同载荷下的摩擦系数具有相似的变化特征,均随施加载荷的增加而增加,但两者的摩擦系数明显不同。在所有载荷下,牙本质的摩擦系数均高于牙釉质,且摩擦系数的差异随着载荷值的增加而增大(图 4-16)。

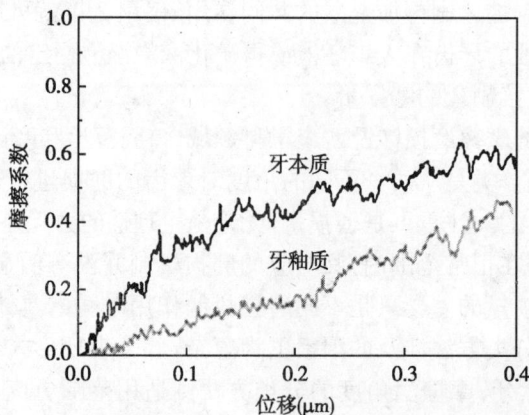

图 4-16　咬合面牙釉质和牙本质在变载下划痕的摩擦系数

(3)临床意义:研磨食物是牙齿的主要功能,摩擦系数小容易造成"打滑"现象,不利于磨碎食物。可以看出,天然牙不同层次的摩擦系数是不相同的,牙釉质的摩擦系数明显比牙本质的高,在咀嚼过程中牙釉质的咀嚼效率最高;当牙釉质被磨损后,釉牙本质界仍可行使咀嚼功能;但当牙本质完全暴露在殆面时,牙齿的咀嚼效率将会显著降低。

2. 正常牙的磨损行为

(1)正常牙宏观磨损行为:在宏观磨损特性研究中,磨痕深度基本能够反映材料的磨损量。郑靖(2004)研究发现牙釉质的磨痕宽度和深度远小于牙本质,耐磨性明显优于牙本质。另外,牙釉质在殆向截面的磨损深度和磨损面积随着摩擦接触面由牙冠外层向内层推移而逐渐增大。可见,对同一颗健康恒牙而言,牙冠不同深度处牙釉质的磨损行为存在差异。同时,牙釉质、釉牙本质界及牙本质在轴向截面上的磨损深度均显著大于殆向截面。

(2)正常牙的微观磨损行为:纳米划痕形貌特征改变能体现划痕测试过程中正常牙的磨损行为,通常选择划痕深度及宽度作为参数。作者研究发现,不管是对牙釉质还是牙本质,其划痕形貌的宽度值和深度值均随施加载荷的增加而增大。在相同载荷下,牙釉质对纳米划痕的抵抗能力远优于牙本质(图 4-17)。

黄毅(2010)研究了牙釉质两个剖面三个方向上的微观摩擦磨损特性发现:殆面上的摩擦性能较轴剖面好,摩擦系数和磨损量均较小,而轴剖面摩擦系数和磨损量均较大,划痕长度方向上的摩擦系数波动较大。牙釉质轴剖面上的摩擦学性能存在各向异性。当划痕方向垂直于釉柱时,摩擦系数曲线和划痕形貌均与殆面相似。而当划痕方向平行于釉柱时,在较低载荷下牙釉质即发生脆性剥落,并且相同载荷下该方向上的摩擦系数和磨损量均最显著。

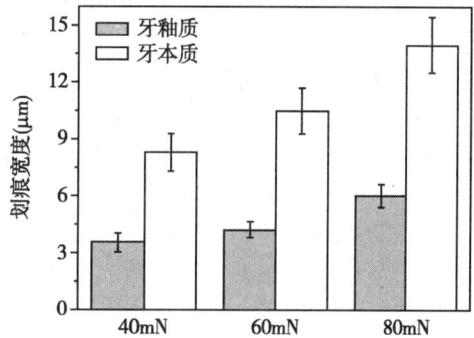

图 4-17　牙釉质和牙本质的划痕宽度对比

(3)磨损增龄性改变:经研究发现不同年龄段的牙釉质显微硬度值、断裂韧性、磨损体积、耐磨损性能是不同的,也有学者评价了天然牙釉质的耐磨损性能,发现表层釉质的耐磨性能较好,水平方向的耐磨性优于垂直方向的耐磨性能。同时该作者还考察了不同年龄段的牙釉质的耐磨损性能,但是不同研究者所进行的研究结果有一定的差异,其差异有可能是不同作者对牙齿的年龄段分组不同,但更多的原因可能是对磨件等实验工况造成的结果差异。

(4)模拟不同口腔环境的工况下磨损行为:磨损量可用磨损前后质量的丢失(精确到0.1mg)来进行评价,有学者用体外磨损模拟咀嚼和夜磨牙的磨损情况,发现在无润滑情况下,随载荷增加,磨损增加。润滑液加入,磨损减少,但当载荷超过某一极限值时,磨损会迅速增加。酸性液体使磨损增加。还有学者研究发现无论干摩擦还是水润滑,牙釉质的磨损率均随载荷增加而增大。同时,在低载时牙本质的磨损率显著大于牙釉质,但是在高载作用下,牙本质的磨损率反而低于牙釉质。

郑靖(2004)在牙釉质平面试样在不同法向载荷作用下的磨损行为实验中,发现咬合力增大会加剧釉质的磨损,而且,载荷越大对磨损率的影响越显著。

周丹(2007)在体外摩擦磨损试验机上对比牙釉质两体直接接触磨损,考察了食物的粒度与硬度对牙釉质三体磨粒磨损特性的影响,发现食物颗粒的硬度和粒度均对牙釉质的摩擦系数和磨损表面形貌有影响。一般来说硬度高、粒度大的食物颗粒比硬度低、粒度小的磨损严重,食物的粒度相同的情况下,硬颗粒的食物,磨损相比软颗粒严重,且磨损形貌以剥落和犁削效应为主,而软颗粒则以擦伤和划痕为主。

(5)磨损机制:对磨损机制的判断主要通过磨斑形貌的观察。张杰(2003)及郑靖(2004)等提出牙釉质的磨损形式主要为黏着磨损,并伴有轻微的犁削现象。而牙本质的磨损机制则表现为明显的磨粒磨损。Arsecularatne JA(2010)提出牙釉质磨损的机制为弹性接触下的微观裂纹的阐述。许多学者认为不同的磨损机制源于不同的组织的微观结构、化学组成及力学特性。有学者对人体天然牙进行压痕测试试验中提出:牙釉质为典型的脆性材料,其表面压痕的形成过程是微观断裂;而牙本质硬度偏小,其表面压痕可能是其延展碎裂的形成过程。

牙釉质在纳米尺度下的摩擦磨损机制与宏观摩擦磨损相近。牙釉质在纳米划痕测试中的破坏机制主要为塑性变形和黏着磨损;牙本质的破坏机制主要表现为裂纹的萌生和扩展、剥层及组织的断裂。

基于目前对牙体组织磨损机制的研究不够深入且关注度较低,现有的实验结果较少,对比困难,目前的实验结果很难支撑天然牙的磨损失效机制。因而失效机制研究的部分缺失已成为了限制口腔材料发展的关键因素。

(6)临床意义:天然牙是一对在口腔中行使咀嚼功能的特殊摩擦副,其磨损是普遍存在的一种生理现象,无论是天然牙还是人工义齿在咀嚼过程的磨损都是不可避免的,另外随着天然牙釉质的不断磨耗,釉牙本质界、牙本质将逐渐参与咀嚼,因此研究天然牙各层次的摩擦学特性很有必要。在牙齿治疗和修复过程中,应尽量保护天然牙冠外层的硬组织不受损伤;在制作人工义齿时,应从仿生学角度出发借鉴天然牙自身的优良结构特点及生理特性,尽量使人工义齿的性能接近天然牙,达到最佳的匹配效果;此外,根据天然牙的磨损情况选取与天然牙各层次的摩擦磨损性能相近的口腔科修复材料,以达到保护天然牙的目的。

(三)不同临床处理对正常牙摩擦磨损性能影响研究

除了对天然牙体组织本身的耐磨损性能进行研究之外,天然牙在不同临床处理之后的耐磨损性能的研究也极具意义。通过对其耐磨损性能的研究可以对天然牙的不同临床处理进行指导。天然牙的表面处理包括酸蚀处理、磷酸盐缓冲液处理、早期釉质龋再矿化处理、激光处理、漂白处理等。

不同处理后牙釉质宏观摩擦磨损性能的研究

(1)酸蚀处理对天然牙摩擦磨损性能影响研究

1)酸蚀处理宏观微观磨损性能研究:有学者研究发现,酸性食物会加重牙齿磨耗,酸性食物的食用次数越多,牙齿的磨耗越重,且酸蚀与摩擦共同作用导致的磨耗比摩擦单独作用导致的磨耗多。Attin(1996)等也发现酸蚀后,牙体的维氏硬度降低,磨损量增加。而且还有人研究经过三种有机酸(乳酸、柠檬酸、苹果酸)处理人牙釉质后,釉质硬度降低,但断裂韧性有所提高,其力学性能受影响的程度与处理剂有机酸的酸性强弱成正比;三种有机酸处理后,牙釉质的磨损形式主要为磨粒磨损和疲劳断裂磨损。

2004年,有学者发现不同缓冲能力的牙膏对酸蚀牙本质的耐磨损性能有影响。2007年Wiegand等实验发现酸蚀的牙釉质的磨损量受载荷影响明显,呈正相关;正常牙釉质受载荷的影响不明显。这一结果与常规结果不同,这可能是因为实验中的测量误差或循环次数较少,也可能是实验样品不同造成的结果。

2)酸蚀对牙釉质微观摩擦磨损行为的影响:肖枫(2008)采用纳米划痕系统地研究了酸蚀对牙釉质的摩擦学性能的影响,并在此基础上,对比研究了不同层次牙釉质的酸蚀行为,揭示了牙釉质微观结构对其耐酸蚀性能的影响。同时,该学者对比研究了不同深度层次的牙釉质酸蚀前后的摩擦磨损行为,发现酸蚀后的摩擦系数曲线的波动程度显著强于酸蚀前,且牙釉质层越往内,酸蚀前后的摩擦系数曲线的波动越显著。

3)临床意义:随着人们生活水平的提高,酸奶、酸性饮料消耗越来越普遍。研究表明,酸蚀症与频繁进食酸性饮料、食物及某些疾病使胃酸反流进入口腔等有一定的关系,其中饮用酸性饮料是牙齿酸蚀症的最主要因素,这不仅会降低牙齿表面机械强度,加速磨耗,而且会导致牙齿硬组织永久性丧失。因此对牙齿在酸性饮料作用下的腐蚀磨损机制了解越多,就越有可能为临床牙齿酸蚀症的预防和治疗提供更精确的理论指导。

(2)磷酸盐缓冲液处理:对不同 pH 值磷酸盐缓冲液作为润滑液的研究发现 pH 值较低时,磨斑不明显,犁沟被覆盖。表面呈现裂纹和轻微酸蚀磨损的现象,磨斑表面可见不规则的片状剥脱、疲劳裂纹、碎屑以及釉质酸蚀后的结构孔隙,釉柱结构模糊;pH 值较高时,磨斑明显,犁沟明显,在均匀的犁沟之间可见清晰的釉柱断面。

(3)再矿化处理对正常牙摩擦磨损行为的影响

1)再矿化处理对正常牙宏观摩擦磨损行为的影响:有研究表明含氟牙膏刷牙可以减少酸蚀牙齿的磨损。邱宜农(2002)还评价了再矿化前后的耐磨损性能。再矿化处理后磨损量较正常牙釉质的磨损量大,牙釉质的磨损可能存在断裂磨损、磨粒磨损等多种机制,龋损釉质的表面硬度并不能完全决定各自的抗磨性能。

2)再矿化对正常牙微观摩擦磨损行为的影响:于海洋(2009)采用纳米划痕系统地研究了氟处理早期釉质龋后其微观摩擦磨损学性能。研究发现,早期釉质龋的摩擦系数随施加载荷的增加而增加。摩擦系数的前期增加较稳定,但随着载荷值的变化,后期的摩擦系数值在增加的过程中出现了较大的波动。矿化后在纳米划痕过程中摩擦系数表现出了相似的变化规律,但其值较矿化前的值高,且摩擦系数的明显波动出现得较早(图 4-18)。

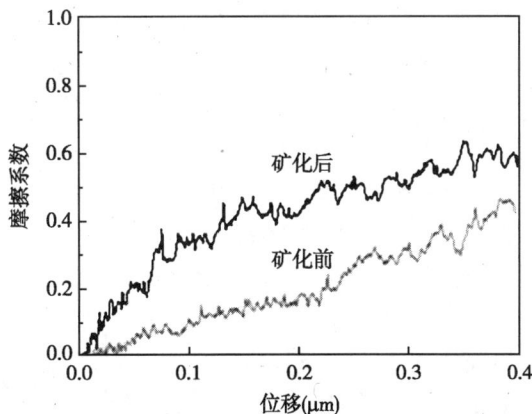

图 4-18　早期釉质龋再矿化前后纳米划痕的摩擦系数

通过对矿化前后不同载荷下磨损区域的纵断面面积的对比可以发现,载荷增加越大,矿化前后其平均磨损量的区别越明显,矿化后的磨损量明显较矿化前磨损量增加。当载荷为

80mN 时,矿化后的磨损量为矿化前的 1.7 倍(图 4-19)。

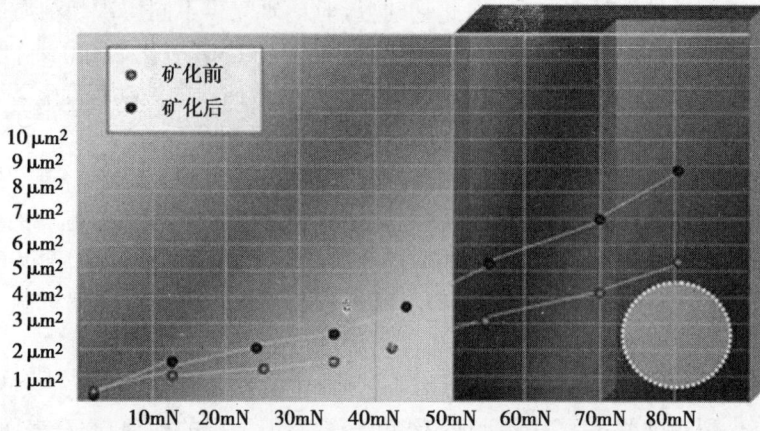

图 4-19 不同载荷下再矿化前后的划痕纵断面面积

通过矿化前后划痕形貌损伤图可以发现早期釉质龋的磨损表现为塑性变形和黏着磨损,而再矿化后转变为裂纹的萌生和扩展及组织的剥层。

3)临床意义:龋病作为一种人类最常见的口腔疾病,从发病机制而言,龋病是一种以细菌为主,多因素影响下牙体硬组织发生的慢性进行性破坏性疾病,再矿化现象被认为是对抗致龋因素攻击的一个重要手段,不但可以维持牙齿硬组织矿物质丢失与获得的平衡,还可促进龋损不同程度的修复或愈合,也能使早期龋恢复其矿物质含量,同时表现为显微硬度等机械性能的恢复,再矿化后耐磨损性能有无改善对于咀嚼功能的恢复至关重要。因此,研究再矿化对早期釉质龋摩擦磨损行为的影响具有重要的现实意义;同时,通过摩擦学性能的研究可为再矿化效果的评价提供新的思路。

八、科研立题参考

牙齿具有特殊的结构和极其优异的力学性能,可完成如咀嚼、辅助语音等各种生理功能。过去学者们主要是研究牙体的生物力学性能及其在牙体牙髓学、修复学、口腔材料学等各学科间的力学表征,并将这些理论成功地应用于临床并指导实践。但是随着学科技术的进步,现今牙体生物力学的研究将可以在以下几个方面进一步深入研究:

(一)研究以微米、纳米尺度下的牙体组织微观生物力学性能。

(二)牙体组织生物力学行为的增龄变化规律。

(三)以牙体硬组织生物力学性能为基础,建立仿生牙体硬组织生物材料的力学设计和力学评价指标。

(四)研究各种临床口腔处理对正常或异常牙体组织宏观、微观力学性能影响,为临床处理提供理论参考。

随着再生医学的不断进步,牙再生已成为遥远或并不遥远的可能。研究牙再生过程中力学环境影响、再生牙组织工程产品的力学评价、标准制定、过程监控等问题都是当前亟待解决的问题。

张东升　黄盛斌

第二节　牙周组织生物力学

一、牙周组织的结构及功能特点

在本节中,我们将对正常牙周组织的特点进行简要的阐述。包围在牙齿周围的组织就是牙周组织(periodontium),它由牙龈(gingiva)、牙周膜(periodontal ligament)、牙骨质(root cement)和牙槽骨(alveolar bone)组成(图 4-20)。其中,牙槽骨又可以分为两部分:固有牙槽骨(alveolar bone proper)和牙槽突(alveolar process)。牙周组织将牙齿固定于上下颌骨中,并且有利于维持口腔咀嚼黏膜的表面完整性。下面我们将对各组成部分分别描述。

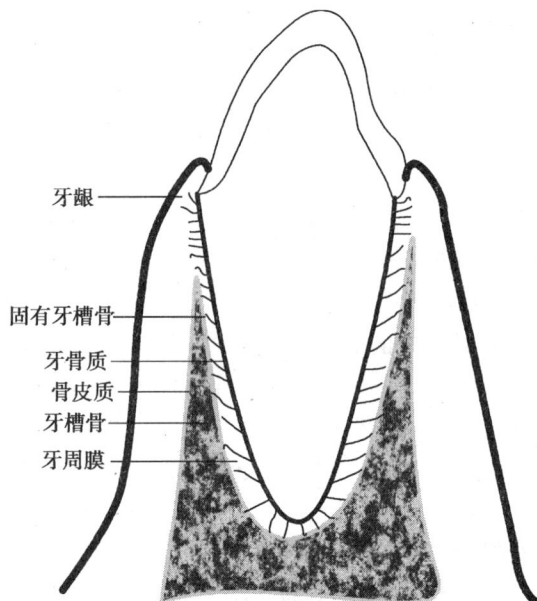

牙龈————

固有牙槽骨————
牙骨质————
骨皮质————
牙槽骨————
牙周膜————

图 4-20　牙周组织

(一) 牙龈

牙龈是指覆盖于牙槽突和牙颈部的咀嚼黏膜,包括表面的上皮层和其下的固有层结缔组织(lamina propria),由游离龈、附着龈和龈乳头三部分组成。伴随着牙齿的萌出,牙龈逐渐形成其最终的形态和纹理结构。

1. 游离龈　游离龈(free gingiva)为粉红色,表面不光泽,结构致密,包裹于牙颈部,宽约 1mm。当牙完全萌出之后,游离龈边缘位于釉牙骨质界冠方 1.5～2mm 的位置。游离龈与牙表面之间形成的间隙被称为龈沟(gingival crevice)。龈沟的深度是重要的临床指标,临床上健康的龈沟深度约为 1.8mm。

2. 附着龈　附着龈(attached gingiva)从游离龈开始,向根方一直延伸到膜龈联合的部位与牙槽黏膜相接。游离龈和附着龈之间以一条凹向牙表面的小沟,即游离龈沟(free gingival groove)为分界线。附着龈表面可观察到橘皮样的点状凹陷,称为点彩(stippling)。牙龈上皮的角化程度越高,点彩就越明显。附着龈的宽度也是一个重要的临床指标,指的是从膜龈联合到龈沟底的距离。附着龈的正常宽度因人、因年龄、因牙位而异,其正常范围大致在 1~9mm 之间。

3. 龈乳头 龈乳头(gingival papilla)呈锥形充满于两牙邻面接触区根方的楔状隙中。龈乳头的侧缘和顶缘由相邻两牙的游离龈延续而成,其中央部分则由附着龈构成。它的形状由邻牙的邻接关系、邻接面表面宽度以及釉牙骨质界的轮廓所决定。在前牙区,龈乳头呈金字塔形,而在后牙区,龈乳头在颊舌向变得更加扁平。

4. 牙龈的组织结构 牙龈上皮可以分为三个区:口腔龈上皮、沟内上皮和结合上皮。口腔龈上皮覆盖于游离龈的顶端、外表面和附着龈的表面,是角化或不全角化的复层鳞状上皮。沟内上皮是薄的非角化复层鳞状上皮,在游离龈顶端与口腔龈上皮相接,延伸到龈沟底部与结合上皮相接。牙龈附着于牙冠或者牙根表面的上皮称为结合上皮。由于在人的一生中牙在不断的萌出、移位,结合上皮的位置也在不断的变化中,可以位于牙冠、釉牙骨质界或者牙根上。结合上皮由非角化复层鳞状上皮构成,通过基底板和半桥粒与牙釉质相附着。结合上皮和牙面连接,封闭了软硬组织交界处。

牙龈组织由上皮层和结缔组织构成,没有黏膜下层。Ⅰ型胶原纤维是固有层的最主要构成部分,分为龈牙纤维、牙周膜纤维、环形纤维和越隔纤维四个组。这些纤维结构为牙龈提供了必要的硬度,使游离龈与牙骨质和相邻的附着龈相连。

(二) 牙周膜

牙周膜(牙周韧带)(periodontium)是松软、富含血管和细胞的结缔组织,包裹在牙根周围,将牙根的牙骨质与牙槽窝内壁相连。

胶原构成的主纤维是牙周膜内的重要组成成分,一端埋入牙骨质内,另一端埋入牙槽骨,呈束装排列。其中,埋入牙槽骨和牙骨质内的部分称为 Sharpey 纤维。主纤维主要由Ⅰ型胶原纤维和耐酸水解性纤维组成。正常的主纤维束呈波纹状,弯曲值约占牙周膜长度的7.5%。根据主纤维束的位置及其排列方向,被分为:自牙槽嵴顶向冠方呈放射状止于牙颈部牙骨质内的牙槽嵴纤维;位于牙槽嵴纤维根方,水平环绕整个牙齿的横纤维;起于牙骨质,斜行向冠方进入牙槽嵴的斜行纤维;自根尖部呈放射状延伸到根尖周牙槽骨的根尖纤维和存在于多根牙之间的根间纤维五组。其中,斜行纤维是牙周膜中数量最多、力量最大的一组纤维。各组主纤维在不同的位置上,排列方向各不相同,功能也各异。它们相互协调,共同支持和稳固牙齿,完成各种生理功能。

牙周膜内的细胞成分主要有:Malassez 上皮剩余细胞、成纤维细胞和成骨细胞等结缔组织细胞,巨噬细胞、肥大细胞等组成的防御细胞以及神经血管相关细胞四类。其中成纤维细胞是牙周膜中最常见的细胞,其功能是形成牙周膜内的胶原纤维。近年来还在牙周膜中成功分离出了具有多向分化潜能的牙周膜干细胞,牙周膜干细胞对牙周组织的修复具有非常重要的作用。

在牙周膜的纤维束和细胞间,含有大量的基质,含水量约为 70%,有大量的糖胺多糖和糖蛋白。近年随着对牙周组织力学研究逐渐深入,牙周膜组织中新发现的分泌性蛋白periostin,已经被证明参与调控了牙周组织对机械应力的应答,并发挥着十分重要的作用。

(三) 牙槽骨

牙槽骨是上下颌骨包围和支持牙根的部分,容纳牙根的部分叫做牙槽窝,牙槽窝的内壁是固有牙槽骨,牙槽窝在牙冠方向的游离端被称为牙槽嵴。牙槽嵴的最冠方称为牙槽嵴顶,青年时期,其与釉牙骨质界的距离为 0.75~1.49mm,平均 1.08mm。在上下颌第一、二磨牙区殆力较大区域,可以观察到牙槽嵴顶区域的硬骨板加厚。

牙槽骨是全身骨骼系统改建活动最活跃的部分,它随着牙齿的萌出而逐渐形成,并在牙缺失之后逐渐吸收。除此之外,在机械应力等局部因素以及影响骨代谢的全身因素作用下会发生相应的改建。

(四) 牙骨质

牙骨质是一种特殊的矿化组织。它主要覆盖在牙根的表面,少数情况下还会覆盖牙冠的一小部分。牙骨质中的矿化成分主要是羟基磷灰石,约占牙骨质总重量的65%。在牙骨质的有机基质中含有大量的胶原纤维,这些胶原纤维一部分来自外源性的、与牙根表面垂直的 Sharpey 纤维;一部分是与牙根表面平行的、成牙骨质细胞产生的内源性纤维。

牙骨质内没有血管、淋巴管,没有神经分布。随着年龄增加,牙骨质不断沉积增厚,除此之外不会发生生理性的吸收、改建。牙骨质分为无细胞牙骨质和有细胞牙骨质两类。无细胞牙骨质位于牙颈部到根尖 1/3 处,有细胞牙骨质位于无细胞牙骨质的表面,形成于牙萌出建殆之后。牙骨质参与了承受和传导殆力,使牙稳定于牙槽窝内的生理功能。

二、牙周组织的基本力学性质

(一) 牙周膜的力学性质

牙周膜的力学特性直接影响到牙周组织的改建和稳定,与口腔各科临床治疗操作息息相关,因此对于牙周膜力学性质的研究一直是一个热点。但是由于牙周膜的结构复杂,存在年龄、个体、种群等差异,同时牙周膜力学研究对实验仪器、材料和方法的要求都很高,对牙周膜力学性质的研究一直是一个难点,并且现有的实验结果差异较大。

1. 牙周膜力学性质研究的方法　目前对牙周膜应力应变的研究方法有有限元法、电测法和光弹法。其中以建立牙周组织的三维有限元模型的研究方法最为常用。对牙周膜的三维有限元建模,有的研究使用线弹性本构模型,有的研究采用非线性本构模型。有学者对人离体牙周膜进行受力测试,发现人离体牙周膜的载荷-形变曲线在起始阶段载荷与形变呈指数关系,之后第二阶段由于大部分牙周膜纤维被拉伸,载荷和形变呈现出线性关系,最后随着力值的加大,牙周膜纤维逐渐断裂,载荷与形变的关系又呈现出不规则曲线关系。随着机械力载荷的逐渐加大,载荷-形变曲线呈 S 型,牙周膜表现出非线性材料的特性。因此,在近年的研究中,对牙周膜的三维有限元建模多采用非线性本构模型。目前,牙周膜的非线性本构模型主要有三类:超弹性模型、双线性模型和黏弹性模型。

近年来,各种体外体内实验模型的开发应用,尤其是体外研究中,各种应力加载方式不断出现,使得我们可以进一步研究牙周膜内各组成成分的力学特性。比如以 Flexcel 为代表的膜式加力装置,Forcel 等四点弯曲加力装置,这些二维培养加力系统为研究牙周膜内各细胞成分的力学特性提供了有效的途径。随着对牙周组织力学特性研究的深入,单纯的二维研究体系已经不能满足研究者的需要,许多自制三维培养加力装置不断出现。有研究者采用胶原凝胶三维培养牙周膜细胞 PDLCs,但是由于胶原凝胶的弹性模量远低于牙周膜的弹性模量,研究结果与前期二维研究结果有差异。于是学者开始寻找更佳的支架材料,有学者使用聚乙醇酸(PGA)作为支架进行人牙髓、牙龈成纤维细胞的三维培养,还有学者使用聚乳酸-乙醇酸共聚物[poly(lactic-co-glycolic acid),PLGA]作为支架材料构建人工牙周膜,均取得了初步的研究成果。近年来还有部分学者已经开始尝试使用多材料复合支架模拟牙周组织的各个部分来研究其力学性能,目前这类研究尚处于起步阶段。

2. 牙周膜的力学特性

(1)牙周膜的各向异性和非均质性:在不同种群之间,同一个体的不同发育阶段、不同牙位之间,同一牙位牙周膜不同点之间,甚至是同一点的不同方向上,牙周膜的力学性质都各不相同。有学者对人的前磨牙牙周组织研究发现,其最小载荷出现在根尖部(约为 26.3N),而根颈部承受了最大载荷(约为 53.6N)。除此之外,在各种局部和全身因素的作用下,牙周组织会发生生长改建,从而导致牙周膜的受力环境发生变化。Geramy 等采用有限元法研究正常殆力情况下牙周组织的受力情况。实验中,在牙冠距切缘 1mm 的地方施加不同大小颊舌向的力,对牙根颊侧的多个节点受的最大和最小应力值进行了研究。当牙槽骨高度被降低之后,颈部最大应力值升高 16 倍,根尖区最大应力值升高 11.25 倍。颈部的最小应力值增加了 17.13 倍,根尖区最小应力值增加了 9.9 倍。

(2)牙周膜的黏弹性(viscoelasticity):目前,研究认为牙周膜具有黏弹性物质的特性,蠕变与松弛是黏弹性体的两个典型特征。简单地讲,蠕变(creep)是指在应力保持一定的状态下,应变发生变化。而松弛(hysteresis)正好相反,是应变保持一定的状态下,应力发生变化。对人牙周膜的研究发现,当施加 5N 的压入载荷,牙周膜形变为 $66\mu m$,当压入载荷持续 6 秒之后形变增加到 $68\mu m$。

(3)牙周膜的力学性质(表 4-5):由于牙周膜特殊的解剖结构特点,使得牙周膜力学性质的研究十分困难。至今对其力学性质的研究结果差异较大。

表 4-5　牙周膜的力学性质

研究者	弹性模量(Mpa)	强度(MPa)	泊松比
Bowen(1962)	9.8		0.45
Craig(1978)	3.45		0.45
Atmaram(1981)	34.3		0.45
Reinhrelt(1984)	68.9		0.45
Farah(1989)	6.9		0.45
陈新民(1991)	3.62(T)	3.44	0.45
	0.45(C)		
Yoshida(2001)	随加载力增大而增大,加载力为 0.5N、1.0N、1.5N、2.0N 时 分别为 0.12、0.25、0.44、0.69		
Poppe(2002)	二线性弹性模量分别为 0.05 和 0.28		
Dorow(2003)	二线性弹性模量分别为 0.15 和 5.24		

(二) 牙槽骨的力学性质

骨组织的力学性能与骨的材料、显微结构、骨组织块的形状和尺寸有关。具有特定生理功能的特殊骨组织牙槽骨与其他部位骨组织的力学性能有着明显的差异。

1. 牙槽骨皮质骨拉伸力学性质　有学者采用应变电测技术对人离体下颌骨牙槽骨皮

质骨沿牙长轴方向拉伸弹性模量和泊松比进行了测试。结果发现健康年轻新鲜牙槽骨骨皮质沿牙长轴方向拉伸弹性模量平均值为 12.58GPa(10.96~14.07GPa),泊松比平均为 0.2(0.152~0.25)。防腐骨弹性模量平均值为 12.988GPa(11.56~14.16),泊松比为 0.21(0.142~0.267).干燥骨弹性模量为 13.9 GPa(12.05~15.27),泊松比为 0.23(0.197~0.26)。其中,干燥骨的弹性模量和泊松比明显高于新鲜骨和防腐骨。

2. 牙槽骨皮质骨弯曲力学性质 研究者采用悬臂梁法,应用应变电测技术测试了新鲜下颌牙槽骨和甲醛溶液防腐处理的下颌骨牙槽骨标本的弯曲力学特性。该研究在下颌牙槽骨的颊、舌侧按骨轴向(0° 皮质骨)、横向(90° 皮质骨)和斜向 45°(45° 皮质骨)的方向在下颌骨根尖区上方切取牙槽骨皮质骨试件进行力学测试。研究发现 0° 的新鲜和防腐皮质骨弯曲弹性模量平均值分别为 17.56GPa 和 16.41GPa,泊松比为 0.311 和 0.273。横向新鲜和防腐皮质骨的弯曲弹性模量分别为 12.29GPa 和 12.46GPa,泊松比为 0.195 和 0.207。斜向 45° 新鲜和防腐皮质骨的弯曲弹性模量分别为 12.73GPa 和 12.51GPa。可见,牙槽骨的弯曲力学性能表现出较为明显的各向异性,其各向异性常数为 1.2。同时,与大多数工程材料的规律相似,下颌牙槽骨皮质骨的弯曲弹性模量略低于拉伸弹性模量。

3. 耠力在牙槽骨内的传导 牙在行使咀嚼功能的时候,耠力通过牙齿传递到牙周组织,这一生理性刺激对牙周组织的健康有着十分重要的作用。有学者对新鲜下颌骨标本的牙齿施加垂直加载,应用应变电测技术研究耠力在牙槽骨的传递规律。在垂直加载的作用下,机械力通过牙体、牙周膜传导至牙槽骨。在牙槽骨内,力量同时向邻近区域传递,可以表达为三次多项式回归曲线。传递的耠力随着与受力牙的距离增加逐渐减小,最远可以传递到邻近第三个牙的牙槽骨。下颌左右两侧的同名牙的耠力传导方式相同。

4. 耠力作用下牙槽骨的变形情况 有学者使用电子散斑干涉技术对牙列完整和牙列缺失后牙槽骨变形的情况进行了研究。研究中对颅颌骨标本进行垂直均匀加载和集中点加载实验,发现牙列完整的情况下牙槽骨的条纹稀疏,曲线平缓。而在牙列缺失的状态下,牙槽骨的条纹密集,在缺失区还有中断的现象出现。说明在牙列缺失之后,缺失牙区邻牙相对应的牙槽骨变形明显增加,牙槽骨的形变变得很不均匀。

(三)牙骨质的力学性能

有学者采用位移传感器对牙骨质的弹性模量进行测量,得出牙骨质的弹性模量平均为 2.398GPa,牙本质比其大了 10 倍,故对人牙进行应力分析时,必须考虑人牙骨质的性质,才能得到与实际情况相符的结果。人牙为了适应冲击作用和根尖应力集中等不利因素,根尖生长了较多的(与牙本质比较)弹性模量较低变形较大的牙骨质组织,用以削弱冲击作用和应力集中现象。含水量对牙骨质弹性模量有明显影响,脱水牙骨质的弹性模量为 3.172GPa,比未脱水的人牙骨质弹性模量 2.398GPa 约大 32%。牙骨质的显微硬度约为 1.04GPa,与牙本质的硬度差不多。

牙骨质是维系牙体组织和牙周组织联系的重要结构。由于牙骨质不同部位组成成分和结构的变化,导致不同部位牙骨质的力学性能各不相同。Sunita P. Ho(2009 年)使用纳米压痕法对干燥和潮湿的牙骨质不同部位(冠部、根部)进行弹性模量和硬度的测量,得到结论(表 4-6):含水量对牙骨质的弹性模量有明显影响,含水量大的弹性模量低,但对于硬度则没有太多的影响;同时,冠部牙骨质的弹性模量要小于根部牙骨质的弹性模量,无论是在干燥环境还是潮湿环境下,但不同部位的硬度区别不大。

表 4-6   牙骨质的力学参数

牙骨质	环境	弹性模量(GPa)	硬度(GPa)
冠部	干燥	15.7	1.3
	潮湿	11	0.8
根部	干燥	18.5	0.7
	潮湿	15.8	0.8

牙骨质是连接牙周组织和牙体组织的桥梁,牙周组织的再生无疑需要良好的牙骨质再生。对牙骨质的深入了解,可使我们在牙周组织再生方面获得新的启迪。

三、咬合力作用下牙周组织的改建

咬合力是当上下颌牙齿发生接触时,咀嚼肌收缩产生的咀嚼压力,由牙周膜传导到颌骨。牙周组织正常的组织结构和功能的维持依赖于正常的咬合力的作用。当咬合力发生改变之后,牙周的组织结构会发生相应改变,以适应改变了的功能状态。

(一) 咬合力减弱对牙周组织结构的影响

咬合力减弱时,牙周组织发生退行性变,牙槽骨骨小梁吸收,骨应力线不明显。牙周膜发生组织萎缩和结构紊乱,牙周膜宽度减小,破骨细胞增多,出现活跃的骨吸收陷窝。随着时间的延长,疏松无序的纤维和细胞逐渐变得紧密、规整,同时随着破骨细胞的减少也使牙槽骨的改建趋于完成。还可以观察到,牙周膜成纤维细胞出现核染色质分解、凝聚、边集、核固缩等细胞凋亡所特有的亚显微结构特征以及具有坏死形态特征的牙周膜成纤维细胞。对于牙周膜宽度的减小,有学者认为是由于牙槽骨骨壁增加,新骨形成有关;有学者认为是与牙骨质合成加快有关;还有一些学者认为,咬合力减弱之后,牙槽窝内骨改建平衡被打破,正常生理性移动发生变化,移动侧破骨细胞数量减少,成骨细胞活性增强不断修复吸收陷窝,使牙移位减慢,牙周膜宽度变窄,而原来发生骨沉积的一侧仍然在不断地发生新骨沉积,使得牙周膜宽度变窄。

研究发现,在咬合力丧失之后,牙周膜成纤维细胞表达 IL-6、IL-1 增强,之后牙周膜内成骨细胞表达 IL-6 也增强。诱发破骨过程,影响牙周组织的正常生理改建。咬合力减弱初期(12 小时内),Bax 蛋白表达增强,Bcl-2/Bax 比值较正常组织明显下降,在第 12 小时降到最低,说明在咬合力减弱的 12 小时内凋亡占主导地位,之后 Bcl-2 蛋白的表达逐渐占优势,细胞增殖活性增强,凋亡细胞减少使得 Bcl-2/Bax 比值开始增高,于咬合力减弱后三天达最大值,凋亡趋势被逐渐抑制;而后随着实验周期的延长,两者的比值开始下降,直至正常,牙周膜的改建也趋于完成。有学者对咬合力减弱后,牙周膜内 I 型胶原 mRNA 的表达进行了研究。咬合力减弱后,牙周膜内 I 型胶原 mRNA 表达水平快速下降,在 1~2 天达到最低,3 天时开始回升,到第 2 周回升到较高水平,但是仍低于正常咬合力组,第 3、4 周时与第 2 周相当,最终稳定在一个低于正常水平的范围之内。

(二) 咬合力增强对牙周组织的影响

咬合力增强时,如果在生理限度内,可以观察到骨应力线增强。牙槽骨骨壁凹凸不平,可见交替出现的骨形成区,在咬合力增强的第六周,牙槽嵴顶以及牙槽骨表面成骨细胞 ALP 强阳性表达率达到高峰,成骨活跃;在整个过程中,未发现破骨细胞的数目有明显差异。研究发现牙周支持组织中 PCNA 的表达增加,并且在咬合力增加 4 周时达到最大值,表明牙周膜细胞在咀嚼压力增强的刺激下,代偿性分裂增生,大量的成纤维细胞合成胶原,细胞骨架使细胞发生移动和形状变化,以适应功能重建更新的需要。未分化间充质细胞进一步增殖分化成为成纤维细胞、成骨细胞和成牙骨质细胞。

在咬合力增强对牙周组织影响的研究中发现,咬合力增强也能促使牙周组织产生 IL-6、IL-1 明显增多,可见 IL-6、IL-1 在咬合力改变对牙周组织的影响中扮演着非常复杂而重要的作用。

(三) 咬合创伤对牙周组织的影响

如果超出生理限度,出现骨小梁吸收,骨应力线不明显。发生咬合创伤初期,牙周组织变化不明显,牙周组织内 TGF-β1 也未发生明显变化。随着时间的延长,牙周膜的排列开始出现紊乱趋势、破骨细胞的数量开始增多,TGF-β1 表达明显增强;但是当咬合创伤持续更长的时间之后,TGF-β1 表达逐渐减弱。在 TGF-β1 的作用下,可以促进牙周组织内间充质细胞向成骨细胞分化、成熟,同时可以抑制破骨细胞的形成,减少破骨细胞的数量。这样,使得牙周组织在咬合创伤下经历了一个骨吸收、骨形成的过程。研究发现,还有很多因子参与了咬合创伤下,牙周组织的改建过程,包括降钙基因相关肽(CGRP)、肿瘤坏死因子 α(TNF-α)、碱性成纤维细胞生长因子(bFGF)等。

四、科研立题参考

牙周组织的生物力学问题,涉及口腔正畸学、牙周病学、种植学等口腔医学多个学科领域。研究者在已有研究手段的基础上,采用三维有限元等力学分析手段对牙周组织的力学性能和应力分布进行了研究。采用机械张应力、压应力、流体剪切力等手段,研究探讨了牙周组织内各种细胞成分的生物力学特性。过去的研究工作取得了大量的研究成果,在解释了已有科学问题的同时,也提出了一些新的问题。

目前在牙周组织生物力学研究方面,主要集中在以下一些方面:

(一) 对未知功能的探索,比如对牙周组织内上皮剩余功能的研究。

(二) 对已知成分的新认识,比如对牙周组织中血管周细胞在牙周组织改建中的作用的研究。

(三) 研究设备的创新,各种新型力学应力加载设备的研发。

(四) 研究模型的改进,研究对象从二维向三维甚至四维发展、单一细胞向多细胞发展等。

(五) 对新临床操作的验证,比如为新的牙周术式提供理论基础。

(六) 对新的医疗仪器设备的验证,比如新的牙周再生诱导膜、新的正畸矫治器等。

谭理军

第三节　颌骨生物力学

目前关于颌骨生物力学的知识在很大程度上依赖于力学各个不同领域的发展。力学规律是通过模型与抽象而导出并表达的,然而,大多数模型与抽象并不能简单地转换及运用于生物体复杂的情形中。例如,刚体的力学概念,连同刚体的性质(体积、形状、惯性、惯性矩)很容易地被用来定量地描述有生命或无生命物体的运动,对两者并没有区别地对待分析。

在这里,从力学到生物力学只不过走了一小步,但却是有意义的一步:有生命的物体并不是刚性的,在运动中它可能改变形状,从而也可能改变它的惯性矩。这样一来,在力学中不变的惯性矩,在生物力学中突然形成了随时间而变的参数,从而在描述运动时引起了一些从纯力学观点出发通常意想不到的数学困难。不管怎样,所用的方法似乎还是直截了当的。如果生物的运动或任何其他力学行为要用适当的力学术语来描述的话,那么生物系统的性质就必须用公认的力学范畴来表达。对于生物系统的有些性质,如惯性矩,这样做是很容易的。可是还有另一些性质,例如典型的生物特性"自修补"或"自组织",这样做却存在问题。在 20 世纪,力学概念和现象已被广泛用来解释生物器官或器官系统的生物性质。就骨(包括颌骨)而言,这种解释分为三个方面,即骨作为一种结构,骨作为一种材料,骨作为一种生物系统。所以,可以说,目前关于骨生物力学的知识起源于这三个主要方面,每一个方面又与一种典型的科学分析模型密切相关。

一、颌骨的结构和功能特点

研究骨的结构首先要明确该对象是属于哪一个水平上的骨组织。骨的结构通常在四个层次上讨论:分子水平的骨、编织骨和板状骨、哈弗骨及层性骨、皮质骨和松质骨。皮质骨和松质骨是最高结构层次。皮质骨由上述结构层次中任一形式的骨扩展而成。从皮质骨到松质骨常常是突变的。然而,骨的形状、结构及功能是相互适应的。功能千变万化,形状亦千变万化。为了适应自然环境,动物都力图以最大效率去履行其功能运动。在这里,"效率"是指以最低水平的新陈代谢去完成其功能。以某种速度运动的动物具有动能。这种动能可分为两部分,即"外部"动能和"内部"动能。外部动能是指动物的总质量和质心速度平方乘积的二分之一;动物的各部分相对于质心是有速度的,与这种相对运动有关的功能则定义为内部动能。在生物系统中,最低水平的新陈代谢去完成其功能往往决定了其组织、器官的形状与结构。下面就将系统地介绍颌骨的结构及其功能特点。

(一)上颌骨

上颌骨居颜面中部,左右各一,互相连接构成中面部的支架。上颌骨有体部和四个邻近骨相连的骨突,如额突与额骨相连,颧突与颧骨相连,腭突在上腭中缝部左右对连,牙槽突即牙齿所在部位的骨质。骨体的上面构成眼窝的下壁,里侧面通连鼻道,内部有开口于里侧面的海默利(Hi-ghmori)窦(上颌窦 maxillar sinus)。在 4 个突起中,额突、颧突和腭突,各自和同名的骨块相连结,牙槽突有牙槽,其中有上颌齿。上颌骨体部内为一空腔,即上颌窦,上颌窦底骨壁较薄,距离后牙牙根很近。上颌骨的上面参与构成眼眶的下壁,下面参与构成口腔顶部,其内侧面参与构成鼻腔的外侧壁,其后下部分呈粗糙之圆形隆起称为上颌结节,上牙槽后神经、血管由此进入上颌骨内。上颌骨的前面有眶下孔(距眶下缘中点下方约 5～7mm),眶下神经、血管即从此孔穿出。上颌骨的下面即硬腭部,在上颌中切牙的腭侧约 5mm 处有切牙孔,鼻腭神经、血管即从此孔通过。在上颌第二、三磨牙的腭侧约 1cm 处有腭大孔,左右各一。

(二)下颌骨

下颌骨(mandible)主要位于颜面部的下 1/3,系颅骨中唯一能动者,是构成颞下颌关节的关键部分,由于下颌骨将颞下颌关节、牙齿与𬌗关系连成了一个统一体,下颌骨在行使口腔功能和下颌运动中起着主体作用,所以下颌骨是颅骨中最重要的骨骼之一。

1. 下颌骨的宏观结构　下颌骨呈弓形,十分像弯曲成马蹄形的长骨(图 4-21)。可分为水平部(称下颌体)和垂直部(称下颌支)。下颌体具有内外两面和上下两缘,载有牙齿,由皮质骨、松质骨及牙槽骨组成。下颌骨附着有众多的咀嚼肌,产生咀嚼力;牙列附着于颌骨上缘,参与颞下颌关节的组成,在咀嚼食物过程中,承受和传递力量。整个下颌骨如同一个生物杠杆,咀嚼肌为力点,颞下颌关节为支点,牙列与骀为重点,使下颌骨能承受很大的咀嚼压力,并经下颌支终于髁突传导至颅底。其松质骨骨小梁的排列方向与咀嚼压力相适应,排列成牙力轨道和肌力轨道传递咀嚼力,骨小梁的粗细与数目多少均与功能有关。在皮质骨有定向结构(图4-22),表示骀力方向,由胶原纤维走向决定,显示哈弗系统的伸展方向,构成受力支柱。

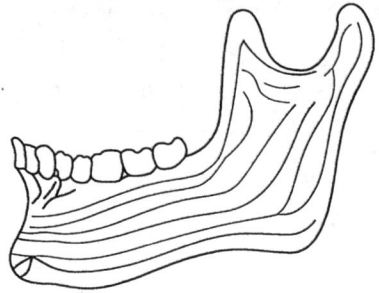

图 4-21 下颌骨

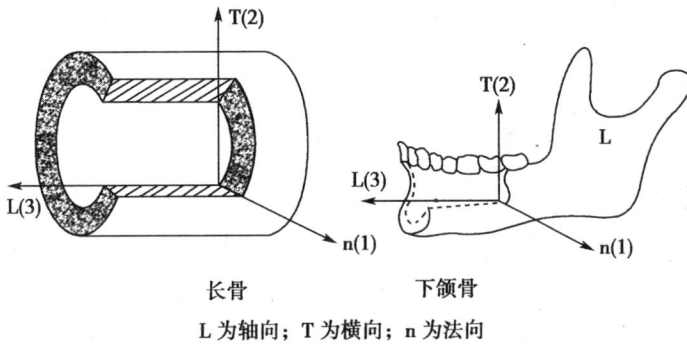

长骨　　　　下颌骨

L 为轴向;T 为横向;n 为法向

图 4-22 下颌骨与皮质骨定向结构

2. 微结构　下颌骨是长空心厚壁扁管形。在其中部变得粗大,主要由松质骨构成。下颌骨的这种结构形式既有良好的刚度和强度,又有良好的稳定性和吸收能量的能力。寻求如何设计一种结构,使它具有最小质量且能履行其职能的方法,叫做最小质量分析。人体的长骨常常承受压缩和弯曲联合载荷。当一简单梁承受变曲载荷时,其弯曲刚度与梁截面惯性矩成正比,若仅以刚度和强度要求为目标函数,从最小质量分析,则薄壁管形最为合理,但长骨截面却为厚壁管形,取这种形式的明显原因之一是,要求长骨在受力时同时要具有良好的稳定性。实际上,若按薄壁圆柱筒壳的弹性稳定条件,承受轴向压缩时,壳壁失稳的临界应为 σ_{cr} 和壁厚 t 与半径 d 之比成比例:

$$\sigma_{cr} = kEt/d$$
$$k = [3(1-\mu2)]-1/2 \qquad 4-5$$

式中 E 为材料弹性模量,k 是与材料泊松比 μ 有关的常数。容易看到,比值 t/d(或用厚度与直径之比 t/D)越大,丧失稳定的临界应力 σ_{cr} 越大,或者说可随的轴向压力越大,即越不容易丧失稳定。这就是长骨取厚壁圆筒形式的原因之一。另一方面,由于骨腔内充满骨髓,若将骨髓的质量也算进长骨总质量中,由最小质量分析,长骨应取厚壁圆筒形式。长骨骨腔通常含有两种骨髓,即红髓和黄髓。红髓有造血功能,它对幼年骨是重要的,在成熟长骨中,则只在骨骺端才有红髓。黄髓是脂肪,一般认为它没有什么生理功能,可以看成仅是一种填充材料。密质骨的密度约为 2100kg/m³。髓脂在体温下可看作黏性流体,它的密度约为 930kg/m³。虽然它对骨强度及刚度的影响一般不予考虑,但对长骨总质量的贡献则不可忽视。因此,当考虑骨髓质量时,通过简单计算得到的长骨总量随直径与厚度之比(D/t)的变化情况,若以刚度或强度为目标函数,髓脂质量对长骨横截面形状的影响大致等同于密质骨。它使得长骨的总质量(即骨的质量和髓脂质量之和)不再一直随径厚比(D/t)的增加而减少,最小质量发生在 $D/t \approx 7$ 时。此时,这个径厚比(D/t)是以弹性稳定为目标函数。再从抵抗撞击力的角度来分析,梁抗撞击弯曲能力与 $\sqrt{I}/C$ 成正比(I 为截面惯性矩,C 是截面高度)。要求管形骨有更大的厚度,最小质量设计(包括髓脂质量)要求 $D/t \approx 4.6$(这与一些成年哺乳动物长骨实测的结果吻合,实测 D/t 值等于 4.4)。此时相应的重量与实体骨相比节省约 8%。

表 4-7　骨的构成百分比(%)

作者	骨种类	骨单元	间板	骨单元残余	孔隙
Evans	股骨	45.7	36.6	11.3	9.4
	胫骨	34.15	48.69	8.24	8.92
	腓骨	34.61	47.91	12.81	4.67
陈新民	下颌骨	30.60	56.62	9.42	3.36

松质骨由原生板状骨和哈弗骨形成的细长枝杆网,结构方式有三类:a. 骨小梁或骨小柱按某种规律排列而形成的网状结构;b. 一部分小杆被小平板所代替,以小平板为主的松质骨;c. 小板较长(数毫米),排列有一定方向性,一些平行的骨片由方向与它们垂直的小杆所连接。松质骨的结构方式的变化与其力学功能有关。松质骨有很高的孔隙度,最低亦有50%,最高可达近100%;低于50%的松质骨与密质骨不易区别。

3. 超微结构　骨的基质干重约50%是无机物,主要为极小羟基磷灰石[$Ca_{10}(PO_4)_6$ $(OH)_2$]晶体,电镜观察为针状或长条状,体积为 $40nm \times 25nm \times 3nm$(长约20nm,横截面积为 $25nm^2$),位于胶原纤维的外侧,沿其长度方向排列,晶体的中心晶轴与胶原纤维的长轴平行。有机物主要为胶原纤维,直径为 $2 \sim 4\mu m$,电镜下其结构与一般结缔组织相同,胶原分子为长链结构,排列成三重长螺旋结构,胶原纤维能抗拉伸,羟基磷灰石能抗压缩,两者联合构成坚实的胶原羟磷灰石纤维,使得骨组织具有良好的力学性能。

二、颌骨的基本力学性质

(一)下颌骨的拉伸和压缩力学性质

骨的力学性质取决于骨的材料、结构及其形状。骨的形态和结构又取决于骨的功能。同时,骨的材料性质和形态结构又是骨功能活动的物质基础。所以,研究下颌骨及牙槽骨的力学性质,必须与其组织结构、功能分析相结合。骨的结构,如哈弗骨胶原纤维的多少、哈弗系统的方向、大小、多少及间板的层数,皆与骨的力学性质密切相关。哈弗系统中央管的大小及钙化程度也影响骨力学性质。而这些骨结构的不同又与颌骨所支持的牙的功能活动也有关,由此造成了其力学性质的差异以及解剖上的增强或薄弱环节。

人体下颌骨及牙槽骨的皮质骨各个方向的力学性质存在明显差异,近远中向的弹性模量和泊松比大于殆龈向,力学性质表现出较明显的各向异性和非均匀性,并且是长轴方向和周围方向变化的,弹性系数是方向的函数(表4-8~表4-9)。下颌骨及牙槽骨皮质骨这种力学性质的方向性差异与其组织结构及生理功能有关。

表 4-8　人体牙槽骨皮质骨的拉伸力学性质测试结果($\overline{x}\pm s$)

		唇颊面		舌面		45°方向
		殆龈向	近远中间	殆龈向	近远中间	
新鲜骨	E(Gpa)	11.65±0.85	16.88±1.85	11.7±1.29	18.36±1.88	14.23±1.27
	ν	0.20±0.02	0.28±0.05	0.19±0.03	0.31±0.05	0.26±0.05
	P(g/cm³)	1.93±0.08	1.90±0.07	1.95±0.05	1.96±0.04	1.93±0.07
防腐骨	E(Gpa)	13.01±0.61	16.18±1.29	13.02±0.47	15.91±1.28	13.26±0.96
	ν	0.22±0.04	0.28±0.05	0.24±0.04	0.27±0.04	0.26±0.05
	P(g/cm³)	1.99±0.03	2.05±0.03	1.97±0.06	1.97±0.04	1.97±0.05
干燥骨	E(Gpa)	13.56±0.98	18.20±1.29	14.38±0.98	20.07±1.43	16.95±1.16
	ν	0.24±0.03	0.30±0.03	0.22±0.02	0.31±0.03	0.26±0.02
	P(g/cm³)	1.84±0.03	1.81±0.03	1.88±0.03	1.86±0.04	1.85±0.05

表 4-9　人体下颌骨皮质骨的弹性模量(Gpa)和泊松比

	E_L	E_T	$E_{45°}$	G_{LT}	ν_{LT}	ν_{TL}	$\nu_{45°}$	ν_{Tn}
试件取向	0°	90°	45°		0°	90°	45°	径向
新鲜骨	18.82	12.78	14.34	5.54	0.30	0.21	0.29	0.37
防腐骨	17.12	12.84	13.23	5.05	0.28	0.21	0.31	0.36
干燥骨	19.27	14.27	15.77	6.07	0.31	0.23	0.30	0.38

(二) 松质骨基本的力学性质

和皮质骨相比,对松质骨的研究要少得多,研究的深度也远不如皮质骨。原因在于难以取得准确形状和尺寸的松质骨试件进行相应的实验研究。

纵观国内外文献,只有很少的报道涉及松质骨的黏弹性行为,如滞后现象和率相关性等。研究结果发现,即使在很低的应变率范围内($10^{-5}\sim10^{-2}S^{-1}$),松质骨的弹性模量也有明显的差别。然而,大部分对松质骨黏弹性行为的描述仍处于线性黏弹性经典模型的水平。

有学者试图给松质骨建立一个理论结构模型。以骨小梁为例,用限元法计算分析。结果发现,有些骨小梁有明显的弯曲和皱褶变形。这提示,即使在日常功能活动中,松质骨的骨小梁也会发生疲劳断裂。

对松质骨的弹性性质研究得较多,但数据很分散,是可以理解的。松质骨由骨小梁以各种方式排列而成。不同的动物,在不同的骨骼和部位,骨小梁的排列方式有很大差异,这势必导致其力学性质的不同。若试图如皮质骨那样,将松质骨看作"一种材料",而得出普遍意义的弹性性质,那将是徒劳的。

William 和 Lewis(1982)对松质骨的试验证明,松质骨可以近似地看成是横观各向同性的。这或许是因为,在这里主压应力大都沿胫骨轴线方向,骨小梁相应地也大都沿胫骨轴向排列。因此,这个概念未必能推广到松质骨的一般情形。

由于松质骨的孔隙度很高(50%以上),试验时将首先面临一个问题:试件取多大才能满足连续性假设? Brown 和 Ferguson 用松质骨做试验时注意到,取边长为 5mm 的立方体试件,可作为满足连续性假定的最小尺寸试件。Vahey 和 Lewis 以边长为 5mm 的立方体为试件,对松质骨做压缩试验,试件取自不同位置,得到的极限应力。通过对数据作线性回归处理,他们得到了松质骨屈服应力中 σy 及根据应力 σu 和弹性模量 EPD 的如下简单的线性关系:

$$\sigma y = 0.0259EPD - 0.586, R = 0.87$$
$$\sigma u = 0.0288EPD - 0.422, R = 0.87$$

式中,R 是回归系数,EPD 的单位用 MPa。

松质骨的弹性模量比密质骨要低数十倍,压缩强度也相差一个数量级。Carter 等(1980)通过大量的压缩和拉伸实验研究之后认为,若以骨的表现密度,即不包括髓脂时骨的质量除以试件体积作为参变量 ρ,则所有骨(密质骨和松质骨)的弹性模量 E 和强度极限 σu 都符合下列经验公式:

$$E \propto \rho 3$$
$$\sigma u \propto \rho 2 \qquad\qquad 4\text{-}6$$

松质骨生物力学研究的一个重要目标就是全面了解微观结构因素对连续介质水平力学性质的影响。针对松质骨特殊的结构及力学特性,其力学实验方法包括压缩试验、超声技术、三维有限元分析以及各种不断发展的数字影像诊断技术,如定量计算机断层 X 线照相术(QCT)、μ-CT 等。

三、颌骨的各向异性性质

人体下颌骨在力学性能方面表现为各向异性,并且沿着其长轴方向和周围方向变化。骨的本构方程可用线弹性各向异性体的本构关系表述:

$$\sigma_i = C_{ij}\varepsilon_j.$$
$$\varepsilon_i = S_{ij}\sigma_j. \qquad\qquad 4\text{-}7$$

式中 $\{\sigma_i\}$:应力;$\{\varepsilon_i\}$:应变列阵;$[C]$:刚度矩阵;$[S]$:柔度矩阵。$C_{ij}(i,j=1,2\cdots,6)$ 是一类表征弹性体弹性特性的系数,称为刚度系数;$S_{ij}(i,j=1,2,\cdots,6)$ 是另一类表征弹性体弹性特性的系数,称为柔度系数。考虑下颌骨皮质骨是正交各向异性的弹性体,可用 9 个独立的弹性常数描述其力学性质(三个弹性模量:E_1、E_2 和 E_3,六个泊松比:ν_{21}、ν_{31}、ν_{32}、ν_{12}、ν_{13} 及 ν_{23})。研究表明,皮质骨的组织结构可进一步简化,即将其看作横观各向同性体。由于 $E_1 = E_2$,$\nu_{21} = \nu_{12}$,$\nu_{31} = \nu_{32}$,$\nu_{32} = \nu_{13}$,独立的弹性常数减少为 5 个:E_3、E_1、ν_{31}、ν_{23} 及 ν_{21}。

下颌骨皮质骨是一种各向异性的复合生物材料,其力学性能在各个方向表现不同,性能是方向的函数。弹性常数随方向角呈一定规律性变化。新鲜下颌骨皮质骨的各向异性常数 e 值为 1.21,高于各向同性材料。可用复合材料力学方法,将其作为横观各向同性或正交各向异性材料来研究(表 4-10~表 4-12)。

下颌骨皮质骨主要由羟基磷灰石和胶原纤维组成的一种多相的复合生物材料。下颌皮质骨的弹性模量为 18.8Gpa,介于羟基磷灰石(轴向弹性模量为 165Gpa)和胶原纤维(1Gpa)之间。质硬的羟基磷灰石晶体具有很大的强度和刚度,可以防止屈服变形;质软的

表 4-10 人体下颌骨皮质骨的工程常数

作者	骨类型	测量方法	假定对称	E_1(GPa)	E_2(GPa)	E_3(GPa)	G_{12}(GPa)	G_{13}(GPa)	G_{23}(GPa)	ν_{12}	ν_{13}	ν_{23}	ν_{21}	ν_{31}	ν_{32}
Ashman	新鲜	超声波	正交各向异性	10.8	13.3	19.4	3.81	4.12	4.63	0.309	0.249	0.224	0.381	0.445	0.328
陈新民等	新鲜	力学试验	横观各向同性	12.78	12.78	18.82	4.67	5.56	5.56	0.369	0.205	0.205	0.369	0.302	0.302
陈新民等	防腐	同上	同上	12.84	12.84	17.12	4.72	5.03	5.03	0.360	0.210	0.210	0.360	0.280	0.280
陈新民等	干燥	同上	同上	14.27	14.27	19.27	5.17	6.10	6.10	0.380	0.231	0.231	0.380	0.312	0.312

注：第一方向为径向,第二方向为周向(切向),第三方向为轴向

表 4-11 人体下颌骨刚度系数(GPa)

作者	骨类型	C_{11}	C_{22}	C_{33}	C_{44}	C_{55}	C_{66}	C_{12}	C_{13}	C_{23}
Ashman	新鲜	15.90	18.80	27.10	4.63	4.12	3.81	8.33	9.79	9.79
陈新民等	新鲜	17.26	17.26	23.42	5.56	5.56	4.67	7.93	7.61	7.61
陈新民等	防腐	17.01	17.01	20.98	5.03	5.03	4.72	7.57	6.88	6.88
陈新民等	干燥	20.16	20.16	25.11	6.10	6.10	5.17	9.82	9.36	9.36

表 4-12 人体下颌骨的柔度系数(Tpa)

作者	骨类型	S_{11}	S_{22}	S_{33}	S_{44}	S_{55}	S_{66}	S_{12}	S_{13}	S_{23}
Ashman	新鲜	92.59	75.19	51.55	215.98	242.72	262.47	−28.61	−22.94	−16.84
陈新民等	新鲜	78.27	78.27	53.12	179.73	179.73	214.27	−28.88	−16.04	−16.04
陈新民等	防腐	77.88	77.88	58.41	198.69	198.69	211.82	−28.04	−16.35	−16.35
陈新民等	干燥	70.08	70.08	51.88	164.07	164.07	193.42	−26.63	−16.19	−16.19

有机纤维具有良好的韧性,可以防止骨脆性断裂。用复合材料力学的一般方法对两者简单的体积浓度的线性叠加为基础的复合计算并未达到预报力学性能的目的。针对该问题,不少学者提出各种模型来解释。可见,研究骨的生物力学性能,必须寻求影响其力学性能的结构因素。

下颌骨的皮质骨是非均质复合生物材料。骨的不同部位有不同的力学性能,性能是位置的函数。但在实际研究中,确定的往往是某一结构层次的平均力学性能。

另外,下颌骨皮质骨也是增强型的黏弹性复合生物材料,用式(4-7)作为其本构方程,似乎过于简单。所以有学者考虑到骨的线性黏弹性性能,认为骨的应力-应变关系可表达为:

$$\sigma_{ij}(t) = \int_{-\infty}^{t} C_{ijkl}(t-\tau, \varepsilon_{kl}) \frac{\mathrm{d}\varepsilon_{kl}}{\mathrm{d}\tau} \, \mathrm{d}\tau. \qquad 4\text{-}8$$

此式重视了与时间相关的黏弹性性能,却忽略了骨的复合材料特点。总之,骨的力学研究,要求用复合材料力学方法的同时,还应考虑其黏弹性和胶原纤维增强的特性。

四、下颌骨的应力分布规律

正常颌骨结构的研究是颌骨生物力学研究的前提和基础,它为临床研究提供必须的各项参数及指标,并指导临床诊断和治疗。在咀嚼功能活动中,下颌骨受到不同的力时,颌骨内会发生不同的力学反应。Palph(1975)采用下颌骨光弹模型加𬌗面负载静态观测下颌骨内应力条纹,发现应力多集中于骨结构坚固区,负载较大的第一磨牙应力最为集中。Standiee(1977)进一步描述了颌骨负载下骨内四条应力轨迹走向:①下颌角沿升支后缘上到髁突;②沿磨牙下经下颌体及升支到髁突;③沿磨牙牙槽嵴向上经升支前缘到喙突;④经乙状切迹从喙突到髁突。Seipel(1948)采用低压微型切割及骨基质有机成分组织学检查补充墨汁灌注方法,描述了下颌骨的五条应力轨迹系统:①下颌下缘压力轨迹;②内外斜嵴张力轨迹;③颞肌附着区轨迹;④两突联结轨迹;⑤牙槽突𬌗力传递轨迹。并在此基础上提出了机械功能学说。

通过以往研究结果可知,下颌骨内的应力轨迹可以分为"张应力轨迹"和"压应力轨迹",在这两轨迹之间有一条"零位应力线",该线与下牙槽神经管相吻合,上方为张应力区,下方为压应力区。应力在牙槽嵴及下颌下缘处最明显,压力最大处为下颌下缘内侧部分,张力最大处为牙槽嵴外侧部分。

不同加载方式及不同咬合状态对下颌骨的应力分布有影响。孙健等(2004)通过建立下颌骨三维有限元模型,分析了在功能状态下正中、前伸及侧方咬合时,正常人下颌骨不同部位的应力分布,得出了髁突颈部、喙突后侧、下颌角等部位应力值较高的结论,并认为下颌骨的材料性能与应力大小密切相关。王杭(2004)采用电阻应变片的测量方法,通过建立下颌骨的机械力学模型,分析不同加载方式以及不同咬合状态对下颌骨应力分布的影响,从而得出咬肌或颞肌单独加载时,下颌骨的受力情况与四组肌肉同时加载的情况均不相同。前牙咬合和双侧后牙咬合相比较,下颌角区域的应变较明显,而单侧后牙咬合时,该侧下颌角应力性质发生变化。

另外,由于年龄不同,下颌骨生物力学特点也不同。熊贵荣(2005)建立下颌三维有限元模型,研究了正常老年人、中年人和儿童三组不同年龄下颌骨的正中在不同作用力下的应力分布。发现三种下颌骨上受到的最大的平均综合应力出现在下颌角,中年人下颌骨上所受到的最大的平均综合应力比老年人和儿童要大很多,而且儿童比老年人也大一些。同时还发现中年人所受应力除了主要分布在下颌体外,还分布于下颌支及下颌颈,而老年人和儿童的下颌支及其下颌颈未见明显的受力分布。

总之,深入系统地研究外力作用后颌骨内应力分布规律,以此考虑在临床实际中颌骨可能发生的损伤情况,可以作为临床伤情判断的参考,同时也从生物力学角度对临床现象给以合理的解释和印证。

五、颌骨的强度和断裂

(一) 下颌骨的强度

骨的强度是指负荷未达到骨折时骨内所承受的最大应力。表现为抗拉、抗压、抗弯、扭转、剪切及联合载荷的强度。影响骨的强度的因素很多,如测试形式、试件形式、组织学特征、应变率、骨的方向、年龄、试件的贮存加工等。一般说来:①骨的强度是非均匀的,不同骨骼及其不同部位的强度是不同的;②骨的强度是各向异性的,随加载方向与骨长轴之间的夹角变化而变化,以骨轴向强度为最大,横向强度最低;③骨的强度随年龄增大而减小;④骨的强度因骨的结构不同而异,如松质骨与皮质骨、哈弗骨与板层骨都存在明显的差异。

人体下颌骨的强度可以用 T sai-Wu 强度理论进行分析,从纤维复合材料的观点来看,基体材料是较脆弱的。在压缩情况下,断裂平面的方向一般与载荷成 60°的角,为斜形骨折,类似 Rosen 对单向纤维复合材料描述过的一种剪切压缩破坏类型。骨的扭转破坏,亦是沿着骨结合线的剪切破坏。在骨试件轴向拉伸破坏中,破坏面垂直于轴向载荷的平面上,其实质上是骨单元脱钩,表现为横向骨折。总之,板层间的区域或骨结合线是骨应力薄弱点及骨折缺损易发生的区域。

(二) 下颌骨的断裂

骨是多孔结构,属于裂纹体,其断裂力学性质亦呈各向异性。对骨的研究,应考虑到骨组织中原有的裂缝和缺陷。裂纹或缺陷的存在,促使了骨材料在外力作用下可能发生断裂。缺陷及骨显微组织的空洞增加了对裂纹的敏感度,所以骨的密度和显微组织结构会影响骨的断裂力学性质。Twright 的骨断裂实验证明,骨密度增加 5%,能使其断裂韧性增加 30%;骨密度减少,则使骨的寿命明显降低。

不少学者通过测量骨裂纹扩展所需要的能量,研究骨裂纹的扩展。低应变率产生低裂纹扩展速度;较高的应变率可产生较高的裂纹扩展速度。断裂应力 σ_f 与裂纹长度 C 之间存在一定的关系(图 4-23)。

按照断裂力学的观点,临界应变能释放率等于裂纹扩展单位长度的能量,表示引起裂纹扩展所需的力依赖存在于骨中应力引起的能量。

1. 骨中的能量　由于荷重的作用引起骨骼的弹性变形,结果在材料内因变形而积聚了能量称为变形位能。根据能量不灭定律,材料所储藏的变形位能就等于荷重减少的位能,也就是荷重所做的功。

如用 U 代表骨的弹性阶段的变形能,则

$$U=A=\frac{1}{2}p \cdot \Delta l \qquad 4\text{-}9$$

若荷重逐渐减少时,变形逐渐恢复,荷重缓慢上升,积聚材料内的变形能又转变为将荷

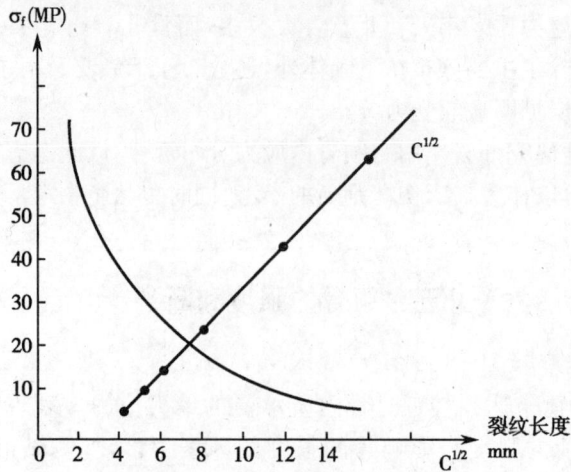

图 4-23 应力与裂纹长度关系曲线

重向上移动的功。人体在正常活动时,能量总是处于微小的平衡状态。但是,骨中的能量是随加载的速度而改变,高速载荷时其能量会增大。当加载至断裂速度 0.01s 减到 200s 时,其能量不断减小,但破坏形变却没有变化。这就是说高速下骨头会变硬。因为骨头快断裂时需要吸收能量,但一旦断裂,破坏的形态可以将断裂能量划分为低能断裂(扭转),高能断裂(如汽车加速度)和超高能断裂(如枪炮)三种。高速骨扭转会产生许多碎片。但是,骨的断裂能量有相当的分散性(甚至在同一种骨头内)。按照断裂力学的观点,临界应变能释放率等于裂纹扩展单位长度的能量,表示为:

$$G_c = \frac{\partial u}{\partial a} \qquad\qquad 4\text{-}10$$

式中 u 是裂纹扩展(每单位宽度)释放的应变能,a 是裂缝长度。临界应变能高利率表示引起裂纹扩展所需的力,它依赖存在于骨中应力引起的能量。

2. 骨的疲劳断裂 骨骼在超过强度极限情况下会发生骨折(断裂)。在低应力重复载荷作用下也会发生断裂,这种往往在没有显著的残余变形下的断裂,称为疲劳断裂。如果在静荷作用下,当它受到这样的力是十分安全的。疲劳断裂的显微解剖表明,在靠近髓腔表面部分是平整光滑的,存在着磨光的痕迹。在外面是呈颗粒状,十分粗糙,这是由于在重复应力作用下,在表面首先发生裂痕,逐步深入内部的缘故。随着裂痕的扩展,横截面逐渐削弱,最后在某一偶然振动或冲击下达到破坏,裂痕是尖锐的横向裂口。疲劳可以分为低周疲劳和高周疲劳两类。

疲劳骨折亦称应力骨折,多见于士兵、运动员和体力劳动者。疲劳骨折的机制以过度负荷学说,引起肌肉和韧带疲劳,骨结构在反复应力刺激下导致结构的改变而发生骨折。骨折的形态与应力有关。疲劳骨折病理分四期:①骨膜神经痛(应力性疼痛);②骨化性骨膜炎或过度负荷性骨膜炎;③疏松性骨炎,骨组织严重疲乏;④疲乏骨自发性骨折。同时,第一期疼痛部位模糊,肌肉僵硬,有压痛,但 X 线片常为阳性,2 周后可发现骨结构裂纹;第二期有区域性疼痛,和骨表面凹陷性水肿,X 线片可见骨膜增厚、骨密度增加或者结构稀疏。如继续活动,裂纹扩展而发生骨折。疲劳骨折常用骨放射性扫描-闪烁图法加以确诊。所以无论从临床上还是试验中得出如下几点疲劳特征:①疲劳骨折断而无永久性弯曲或塑性形变;②周期性负荷引起的骨折,开始于应力集中点,形成蚌壳式裂纹;③疲劳的过程如下所示。

剧烈操练

↓

肌肉疲劳

↙   ↘

丧失贮藏能量   变更步态

↘   ↙

载荷失常

↓

改变应力分布

↙   ↘

加强压力 → 复合 → 加强张力

↓   ↓

斜折裂   骨单元脱钩

横形折裂

↓   ↓

斜形骨折   横向骨折

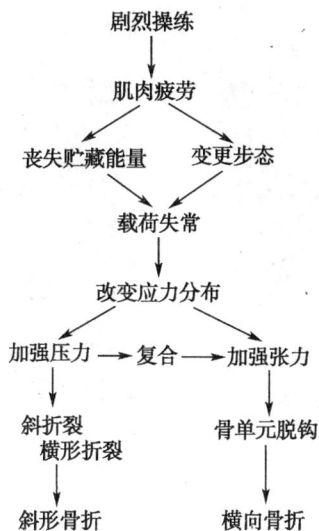

④反复负荷下的骨疲劳,引起的骨折往往是低负荷的情况。因而往往有两种情况:a. 高负荷的低反复;b. 正常负荷的高反复。⑤骨的疲劳极限可以通过疲劳试验加以测定,约为$352kgf/cm^2$。

试验表明,骨骼在接近它的屈服强度,在重复载荷作用下很快会发生疲劳,新鲜骨的疲劳载荷和循环频率次数较长,因为新鲜骨骼不断从自己身上得到补偿,当然如果是连续的、剧烈的运动也会发生疲劳断裂,同时也会使肌肉发生疲劳损伤,使它的附着力大为降低,它所储藏的能量也会不断减少,以致导骨应力分布的改变。疲劳可以发生在拉伸、压缩、弯曲载荷的情况下,或者在复合载荷的情况下,疲劳裂口可能在拉伸侧、压缩侧或全部骨头上出现。在循环应力作用下的疲劳,如果当周期变化的应力在某一极限值时,骨骼能无限期的抵抗这一应力而不发生疲劳裂痕,此一极限值称为持久极限。但当重复应力中的最大应力超过持久极限时,在一定数目的循环中,材料将发生疲劳破坏。

六、颌骨的摩擦磨损性能

下颌骨独特的受力方式决定了其特殊的力学性能。摩擦磨损特性是其力学特性的部分体现,在种植体植入过程中,其各向异性的摩擦磨损特性是种植手术及种植体设计必须考虑的要素之一。然而,遗憾的是从文献调研来看,国内外工作者对于颌骨的摩擦磨损行为研究较少。考虑到下颌骨本身尺寸较小的特征,高姗姗、于海洋(2008)选用纳米划痕技术系统地研究不同工况下下颌皮质骨的微摩擦磨损特性。

(一) 下颌骨不同断面摩擦磨损行为

不同皮质骨断面的划痕测试所选用的加载方式为恒定载荷和变载方式。恒载为了对比不同断面的损伤,了解骨不同断面的微观摩擦学特性如摩擦系数,滑动过程中的变形量等特性。变载方式则用于分析不同载荷下损伤机制的变化。

1. 恒载 相同载荷下,骨纵断面的压入深度和残余压痕更深,与骨纵断面较弱的力学值有良好的对应性。横断面的摩擦系数主要与抛光后的骨组织的表面形貌有关系,在较凸的部位,摩擦系数明显增加,残余深度与骨抛光后的表面形貌也有明显的对应关系。在骨纵断面上,摩擦系数与抛光后的表面形貌并无明显的对应关系,摩擦系数出现了较明显的波动(图 4-24)。

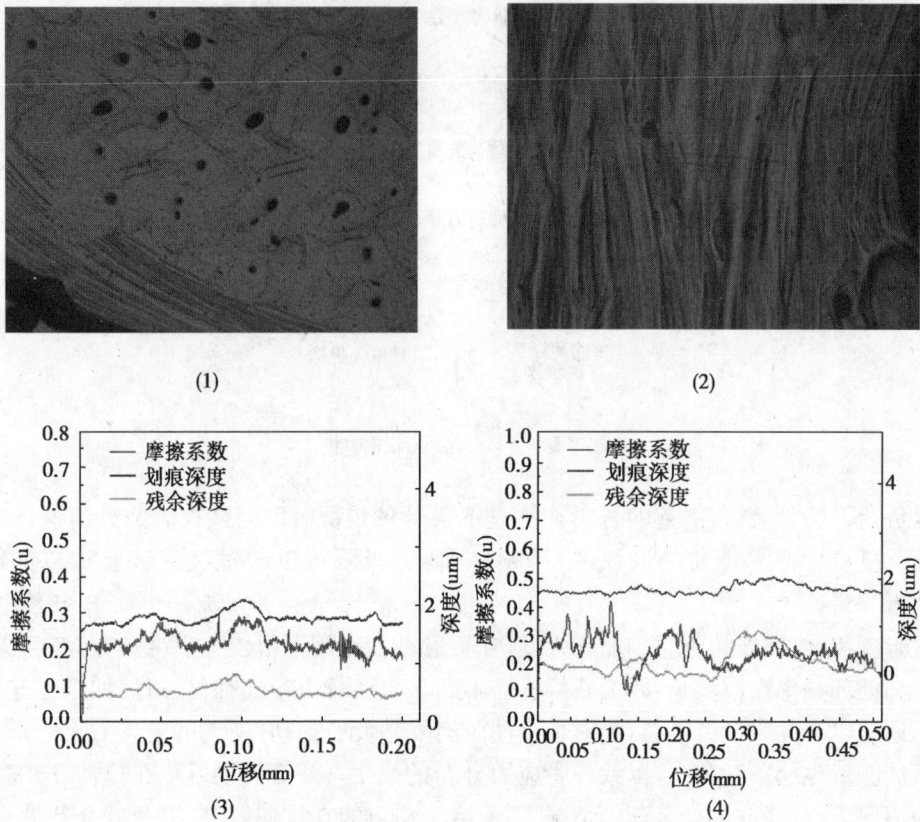

图 4-24 不同断面纳米压痕测试及结果
(1)横断面的划痕形貌;(2)纵断面的划痕形貌;
(3)横断面的划痕摩擦系数;(4)纵断面的划痕摩擦系数

2. 变载

(1)沿着三个不同方向的摩擦系数:在变载下沿三个方向的摩擦系数见图 4-25。在整个划痕过程中,摩擦系数发生了轻微的波动,这是抛光后的表面不完全平整的体现。因为骨组织本身有一定的纹理,这些纹理结构的出现导致抛光后的表面不完全平整。这些不完全的平整导致摩擦系数曲线出现轻微的波动。所有的划痕有类似的变化趋势,其摩擦系数可以大致分为三个阶段,分别对应着不同的磨损模式。第一阶段,摩擦系数随载荷缓慢增加,当载荷增加到 20mN 时,达到相对稳定的状态。在第一阶段开始的时候,摩擦系数迅速增加,其原因是滑动过程中损伤机制发生了改变,其从轻微的弹性变形发展到了弹塑性变形。整个阶段没有裂纹的萌生和扩展。第二阶段,摩擦系数快速增加并急速的波动。这个过程中出现了裂纹的萌生和扩展。第三阶段,当载荷超过 50mN 时,摩擦系数保持较高的稳定值,大裂纹形成。

虽然三个方向划痕的摩擦系数有相似的变化趋势,但仍存在一些细微的差异。横断面的摩擦系数要高于纵断面的值。在纵断面上,摩擦系数与划痕方向还有一定的相关性,当划痕沿着板层骨的排列方向走行时,其摩擦系数最低。

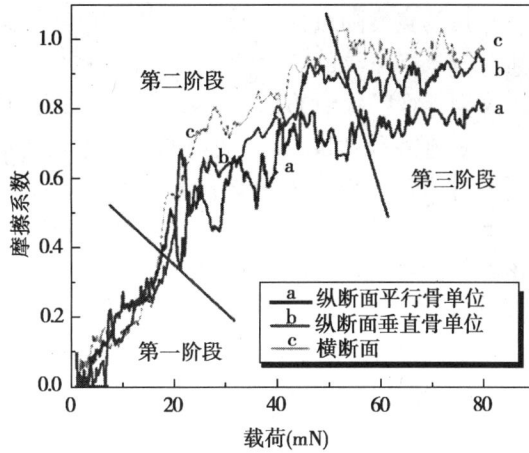

图 4-25　摩擦系数在三个不同方向的发展变化

(2)划痕残余深度和宽度的差异:两个断面不同方向上的划痕的残余深度和宽度如图4-26所示,纵断面上划痕方向与骨单位方向垂直。划痕的残余深度和宽度由台阶仪测得,其值反映了划痕引起的塑性变形和组织的丢失。在两个断面上,残余深度随载荷增加而变深。在低载荷时(10 和 20mN),横断面的残余深度和宽度较纵断面上的值大;随着载荷的增加,两断面上残余深度的差异变得不明显。但横断面上残余宽度,塑性变形及组织丢失的量均比纵断面大。这些结果表明在划痕实验中,横断面发生了更多的组织破坏。同时也说明纵断面有更好的耐划痕损伤的能力。值得一提的是当划痕垂直于骨单位时,其损伤比划痕平行于骨单位方向严重。

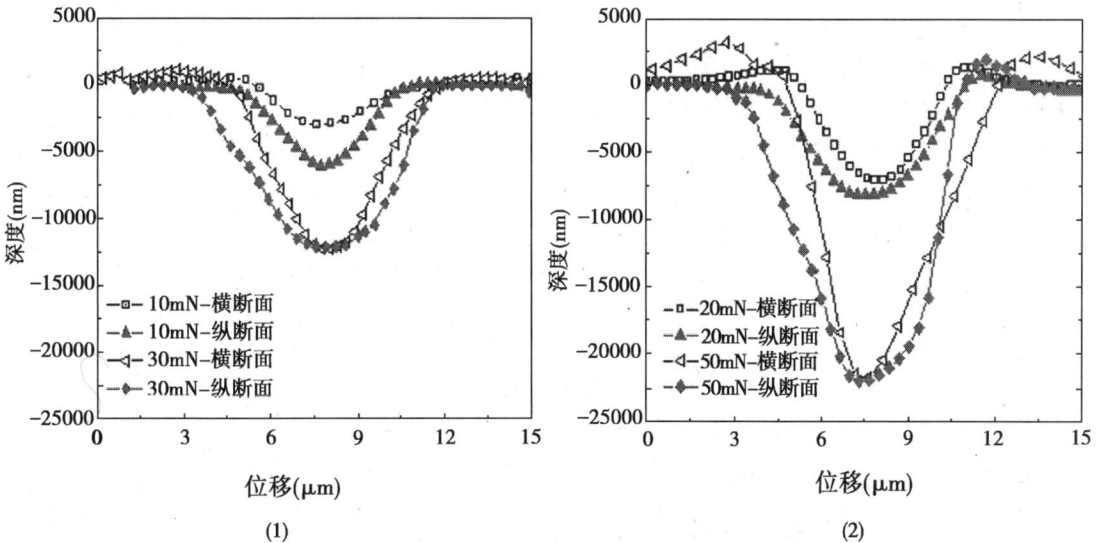

图 4-26　两断面的残余深度和宽度

(1)低载荷;(2)高载荷

(3)两断面的划痕损伤形貌分析:图 4-27 给出了两断面不同方向的典型的划痕形貌。图 4-27(1)～(5)为纵断面沿骨单位方向的划痕。在不同情况下,划痕都出现了明显的塑性变形,其边缘都比较完整,划痕的宽度随载荷而增加[图 4-27(1)]。整个划痕在形貌上可以分为三个阶段:轻微的塑性变形、微裂纹的萌生和扩展、大裂纹的形成。低载荷下(5mN),划痕很光滑,没有明显的显微镜下可以看到的损伤。当载荷增加到 10mN 时,只有轻微的塑性变形和周期的皱状变形的痕迹[图 4-27(2)]。周期的多条皱状变形随着载荷的增加变得更加明显。皱状变形周围没有明显的变形或磨屑的堆积。随着载荷进一步增加(30mN),少量的微裂纹在划痕的一侧出现[图 4-27(3)]、图 4-27(1)]。这些裂纹可以分为两类:靠近划痕中央区域的裂纹为不规则的弧形,靠近边缘区的裂纹和划痕方向呈一定的角度。明显的塑性变形出现在划痕的外侧(图 4-31)。

随着载荷的进一步增加(50mN),裂纹之间的间距变短,同时裂纹变长[图 4-27(4)]。大多数裂纹集中在划痕的两侧。裂纹的分布呈鱼骨状[图 4-30(1)],排列也不对称。

当载荷足够大时,在划痕的末端,形成了明显的塑性变形,块状的磨屑堆积在划痕的前端。在划痕的中央,仍有皱状变形。划痕的外面,在高载荷区域只出现了明显的塑性变形,并没有出现裂纹(图 4-28)。

在纵断面上当划痕垂直于骨单位时,塑性变形及裂纹的萌生与划痕方向同骨单位方向一致时相似,但在这个方向出现了更严重的破坏[图 4-27(6)~(10)]。同时,在这个方向,交错的板层骨也能够区别出来。划痕破坏在皮质骨纵断面不同方向上所产生的破坏的主要区别在于裂纹的萌生及划痕周围大量磨屑的沉积。当载荷较低时(10mN 以下),除了产生皱状变形[图 4-29(2)]之外,还有少量的磨屑堆积在划痕的边缘[图 4-27(7)]。当载荷增加到 30mN 时,哈弗骨管被挤压,变形并被磨屑部分覆盖[图 4-27(8)]。大部分裂纹在划痕的边缘萌生,其余的在划痕外侧。载荷继续增加,裂纹也增加并向内外侧延伸[图 4-27(9)、(10)],更多的磨损在划痕周围堆积。纵断面两个方向磨损行为的变化在于板层骨的排列。

在横断面上,划痕测试经历了不太相同的破坏过程[图 4-27(11)~(15)]。在划痕的开始阶段,在划痕的一侧只出现了部分皱状的塑性变形[图 4-27(12)、图 4-29(3)]。这种现象和纵断面上的情况类似。当载荷增加到 20mN 时,不规则的裂纹同时在划痕的中央和侧方区域出现。同时,侧方的裂纹和划痕的方向有一定的倾斜角度[图 4-27(13)]。裂纹的形成和塑性变形都不对称,这些裂纹更易在划痕的一侧出现。当载荷增加到 50mN,出现在中心区域的裂纹延长[图 4-27(14)],变宽并相互连接,形成大裂纹。大裂纹将骨组织分成两部分地区[图 4-27(15)]。在裂纹的两侧,出现了一些倾斜的微裂纹。同时,裂纹也向划痕外进行扩展。裂纹的扩展方向与骨组织的排列方向密切相关。当载荷增加到 80mN 时,骨组织的破坏更加严重,但破坏类型相似。在靠近中央大裂纹的区域,仍有一些塑性变形引起的皱褶[图 4-27(3)]。中央区出现的大裂纹表明横断面对压应力的能力更差。当载荷增加到一定程度时,它必须通过形成裂纹来耗散能量。同样载荷下,纵断面可以通过采用塑性变形来耗散能量。其原因是下颌皮质骨两个截面的微结构对不同应力的力学响应。

所有的划痕形貌并不完全对称,其原因可能是皮质骨各向异性的结构及组织的不均匀性及骨表面的波动等因素的影响。单层骨板不到 $7\mu m$,相邻的骨板可能是厚骨板和薄骨板。薄骨板的厚度为 $1\sim3\mu m$,厚骨板的厚度为 $2\sim4\mu m$。当划痕平行于板层骨的方向时,其跨度通常会比单层骨板的厚度宽。

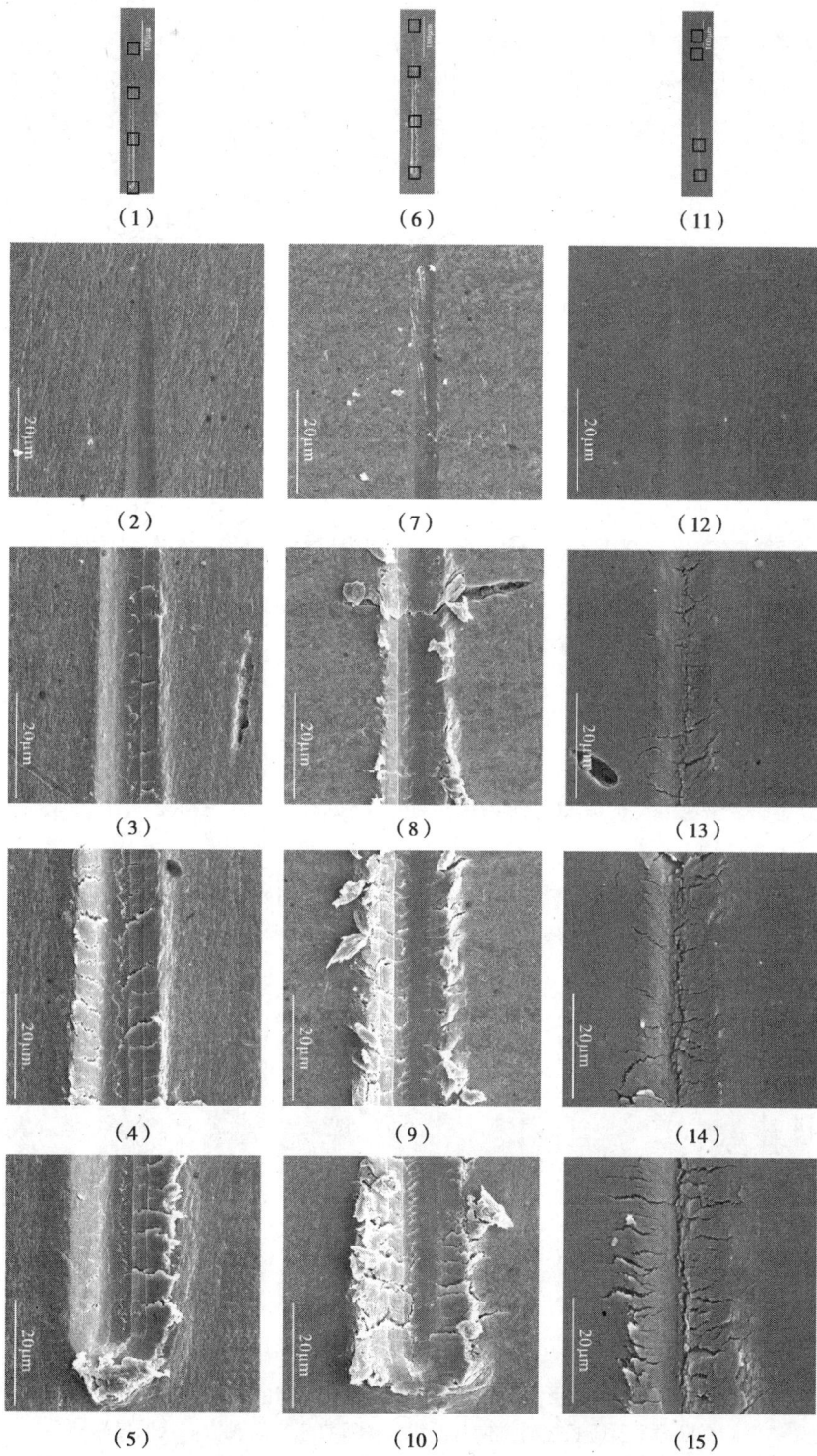

图 4-27 两断面不同方向的典型的划痕形貌

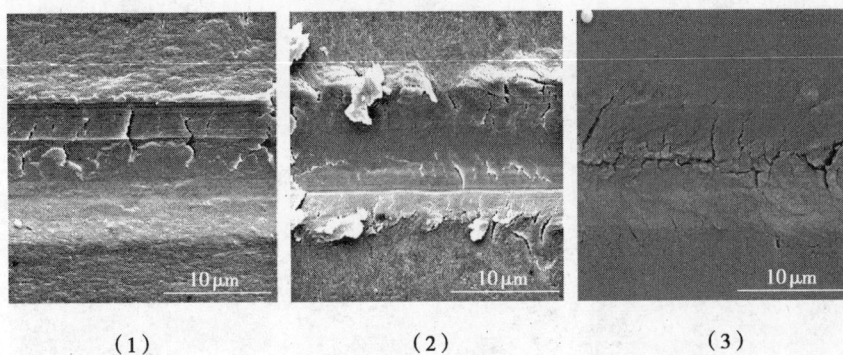

图 4-28　不同断面的裂纹分布图

(1)纵断面平行于板层骨方向;(2)纵断面垂直于板层骨方向;(3)横断面

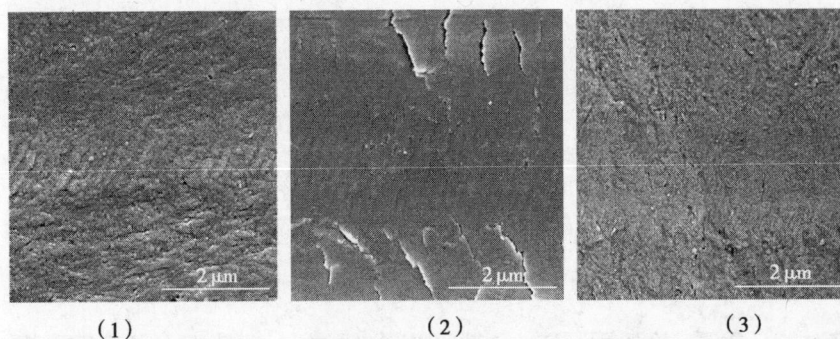

图 4-29　下颌皮质骨不同断面不同方向的皱状变形

(1)纵断面平行于板层骨方向;(2)纵断面垂直于板层骨方向;(3)横断面

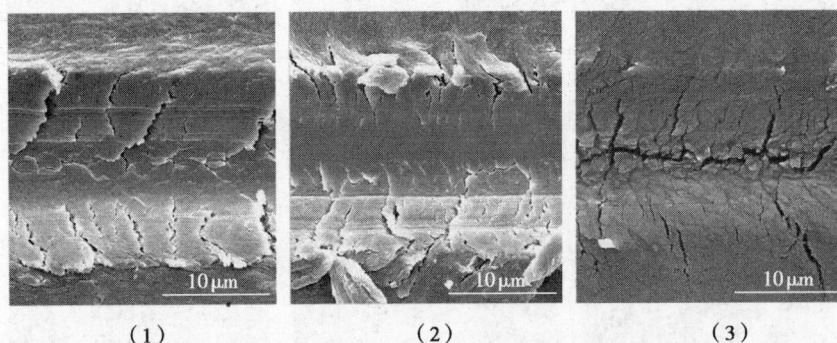

图 4-30　下颌皮质骨不同断面不同方向的裂纹形态

(1)纵断面平行于板层骨方向;(2)纵断面垂直于板层骨方向;(3)横断面

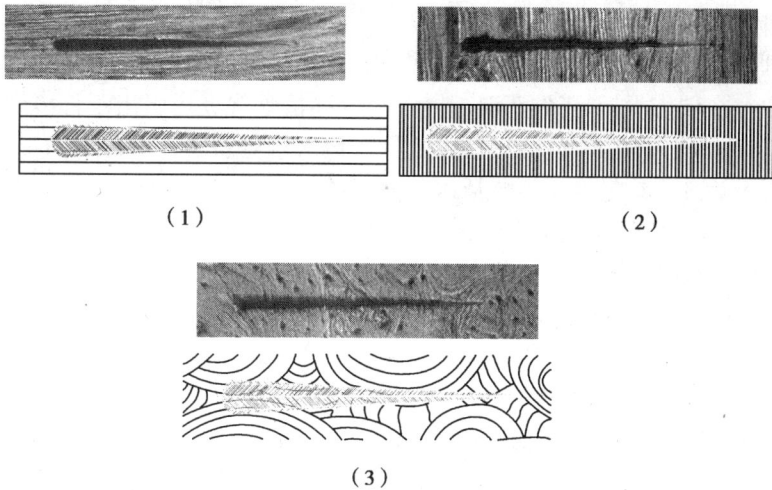

图 4-31　不同断面不同方向的裂纹扩展示意图
(1)纵断面平行于板层骨方向；(2)纵断面垂直于板层骨方向；(3)横断面

纳米划痕技术是评价表面涂层及其他材料抗磨损等力学特性的新方法。这种方法已经在密质骨的原位强度测试中得到了应用。但在应用过程中，只测量了一些划痕的形貌。其破坏机制还没有得到进一步的验证。事实上，皮质骨的破坏模型和涂层材料有点类似。当球形压头进行划痕实验时，在压痕的前方和下方形成了压应力，而在其后方则形成了张应力。且应力随载荷而增加。压头周围组织的塑性变形导致了拉压应力的释放。当压力超过了皮质骨的耐受极限，就会产生裂纹。压头后的张应力决定了划痕中两侧裂纹的形成，并影响裂纹的扩展方向。而中心区域的裂纹则由压应力所决定。

同时，裂纹的萌生还是应力和微结构共同作用的结果。通过扫描电镜来观察其损伤形貌发现不同的划痕方向会导致压头和骨表面有不同的接触。当纵断面上划痕沿着骨单位方向时，划痕的边缘同板层骨界面的接触较少，这种情况下裂纹很难通过板层骨扩展到划痕以外。出现在这个方向的微裂纹主要起源于胶原-羟基磷灰石复合物粘接面的断开。在纵断面上当划痕垂直于骨单位时，划痕的边缘会接触到骨板层的很多界面。同时，在划痕的外面也存在着应力。在应力的作用下，裂纹很容易通过骨层骨间的界面延伸到划痕区的外面。同时，还有很多的磨屑和组织的剥层堆积在边缘。其原因是裂纹扩展的不同。这些裂纹相互连接并形成二级裂纹。当相邻的裂纹互相连接时，剥层就出现了。

在横断面上由划痕产生的磨屑较纵断面垂直于骨单位方向上要少。在横断面上，划痕和骨板之间的关系不断变化，所以裂纹也一直在变。横断面上的皮质骨有较低的弹性变形比率和较高的硬度，其结构表明在这个方向上有更多的晶体和划痕相互作用。这样在压应力的作用下，裂纹就在划痕的中央形成。因为张应力的作用，两侧的裂纹也开始萌生并扩展。下颌皮质骨的纵断面有较低的弹性模量和硬度，抵抗纳米划痕磨损的能力却较强。因此板层骨水平的硬度和弹性模量并不是整个骨组织断裂的关键，并不能解释皮质骨的断裂类型。沿不同方向滑动，其耐磨损性的不同反映了下颌骨各向异性的力学特性。

七、科研立题参考

颌骨在人体中具有特殊的解剖形态、位置、功能，因此它的生物力学性质也有其独特之处。研究颌骨的基本力学特点、应力分布、疲劳与断裂、改建与修复等不仅丰富了口腔生物力学的基础理论,同时对口腔临床诊断、治疗、预后、预防具有重要的指导意义。同时,颌骨生物力学的研究在创伤骨折、正颌正畸、种植牙、骨移植等领域还引出了许多令人深思的问题,诸如颌骨生物力学研究方法的改进、人工材料植入后对颌骨生物力学的影响、力学刺激对颌骨的生理及病理影响等。主要包括以下内容:

(一)颌骨材料生物学特性与力学特性之关系。

(二)骨材料力学与工程材料力学之异同。

(三)颌骨骨折或缺损修复,不同层次(宏观、细胞、分子等)的生物力学机制。

(四)颌骨改建的生物力学机制。

(五)牵张应力对骨细胞的作用及对颌骨改建的作用。

(六)颌骨微观结构力学和摩擦学性能测试。

颌骨在正常生理功能中,其受力是多向而复杂的,因此颌骨的生物力学需多方法、多角度地探寻。特别是在科技日新月异的今天,应用新技术和新方法解决这些问题对临床实践有着重要意义,同时也需要我们发挥想象与创造力,寻求最佳的方案,不断推动颌骨生物力学发展。

陈新民　高姗姗

参 考 文 献

1. 陈新民,赵云凤. 人体下颌骨的弹性. 生物医学工程学杂志,1990,7(4):293-298.

2. 陈新民,赵云凤. 不同状态人体牙槽骨的弹性性质. 口腔材料器械杂志,1993;2(1):6-8.

3. 黄毅. 人牙釉质的微观结构纳米力学性能及微摩擦磨损行为研究[硕士学位论文]. 成都:西南交通大学,2008.

4. 黄红燕,邓蔗男,董本涵. 牙列完整和牙列缺损时牙槽骨承力的变形分析. 解剖科学进展,2005,11(2):144-146.

5. 刘飞,李甘地. 咬合力减弱对大鼠磨牙牙周膜Ⅰ型胶原 mRNA 表达的影响. 华西医科大学学报,2001,32(2):267-270.

6. 刘东旭,董作英. 牙周膜生物力学参数的研究进展. 国际口腔医学杂志,2007,34(2):146-148.

7. 孙健,张富强,王冬梅,等. 三种加载方式下正常人下颌骨三维有限元应力分布分析. 上海口腔医学,2004,13(1):41-43.

8. 王杭,陈孟诗,田卫东,等. 不同加载方式及咬合部位对下颌骨-应力分布的影响. 四川大学学报(医学版),2004,35(4):516-519.

9. 王春亮. 纳米压痕试验方法研究[硕士学位论文]. 上海:机械科学研究总院,2007.

10. 王成焘等. 人体生物摩擦学. 北京:科学出版社,2004.

11. 王国栋,姜晓钟,何玉林. 咬合力改变对牙周膜成纤维细胞凋亡及其凋亡相关基因表达的影响. 现代口腔医学杂志,2007,21(4):402-405.

12. 肖枫. 人牙釉质的酸蚀特性研究[硕士学位论文]. 成都:西南交通大学,2008.

13. 鲜苏琴,魏伟,辜向东,等. 咬合创伤下大鼠磨牙牙周膜中转化生长因子 β1 表达的变化. 口腔颌面修复学杂志,2004,5(1):2-5.

14. 孟焕新. 牙周病学. 第3版. 北京:人民卫生出版社,2008.

15. 袁林,周伟东. 咬合力丧失对大鼠牙周组织白细胞介素-1β 表达的影响. 第一军医大学学报. 2002,22(10):925-927.

16. 袁林,赵云凤. IL-6 表达蛋白与 mRNA 转录在咬合力影响大鼠牙周组织改建中的变化及意义. 中华口腔医学杂志,2002,37(1):54-57.

17. 叶德临,赵云凤,杜传诗,等. 用电子应变测试技术测定中国人牙本质沿牙轴方向的压缩弹性模量. 华西口腔医学杂志. 1985,3(4):241-243.

18. 叶德临,向云乡,张尚慧,等. 电阻应变测试技术测人牙釉质的弹性模量. 华西口腔医学杂志. 1991,9(8):207-209.

19. 张泰华,杨业敏. 纳米压痕技术的发展和应用. 力学发展. 2002,32(3):349-364.

20. 周丹. 人牙釉质三体磨粒磨损特性研究[硕士学位论文]. 成都:西南交通大学,2006.

21. 郑靖. 牙齿的摩擦学特性研究[博士学位论文]. 成都:西南交通大学,2004.

22. 郑庄. 人类牙本质的力学性能测试. 广州:暨南大学[硕士学位论文]. 2004.

23. 张杰. 天然牙与口腔科修复材料的摩擦学研究[硕士学位论文]. 成都:西南交通大学,2003.

24. 张富强,杨宠莹. 𬌗力在牙槽骨内传递的力学分析. 医用生物力学. 1994,9(4):202-206.

25. 张烈焚,刘丽,何福明,等. 咬合力增强对老年大鼠磨牙牙周组织成骨和增殖细胞核抗原表达的影响. 口腔医学. 2007,27(4):169-171.

26. Ashman RB,Cowin SC,Van Buskirk WC,et al. A Continuous wave technique for the measurement of the elastic properties of cortical bone. J Biomech,1984,17(5):349-361.

27. Almer JD,Stock SR. High energy X-ray scattering quantification of in situ-loading-related strain gradients spanning the dentinoenamel junction (DEJ) in bovine tooth specimens. J Biomech. 2010,43(12):2294-2300.

28. Arsecularatne J A,Hoffman M. On the wear mechanism of human dental enamel. J Mech Beha Biomed. 2010,(3)4:347-356.

29. Bechtle S,Habelitz S,Klocke A,et al. The fracture behaviour of dental enamel. Biomaterials. 2010,31(2):375-384.

30. Bishop K,Kelleher M,Briggs P,et al. Wear now? An update on the etiology of tooth wear. Quintessence Int. 1997,28(5):305-313.

31. Braden M. Biophysics of the Tooth. Front Oral Physiol. 1976,2:1-37.

32. Carter DR,Schwab GH,Spengler DM. Tensile fracture of cancellous bone. Acta Orthop Scand. 1980,51(5):733-741.

33. Chan YL,Ngan AH,King NM. Nano-scale structure and mechanical properties of the human dentine - enamel junction. J Mech Behav Biomed Mater. 2011,4(5):785-795.

34. Fong H,Sarikaya M,White SN,et al. Nano-mechanical properties profiles across dentin - enamel junction of human incisor teeth. Materials Sci Engineering C. 2000,7(2):119 - 128.

35. Farah JW,Craig RG,Meroueh KA. Finite element analysis of a madibular model. J Oral Rehabil. 1988,15(6):615-624.

36. Grenoble DE,Katz JL,Dunn KL,et al. The elastic properties of hard tissues and apatites. J Biomed Mater Res. 1972,6(3):221-233.

37. Geramy A,Faghihi S. Secondary trauma from occlusion:three-dimentional analysis using the finite element method. Quintessence Int. 2004,35(10):835-843.

38. He LH,Swain M. Contact induced deformation of enamel. Applied Physics Letters. 2007,90:171916.

39. Imbeni V,Kruzic JJ,Marshall GW,et al. The dentin-enamel junction and the fracture of human teeth. Nat Mater. 2005,4(3):229-232.

40. Iwamoto N,Ruse ND. Fracture toughness of human dentin. J Biomed Mater Res A. 2003,66(3):507-512.

41. Karimbux NY,Nishimura I. Temporal and spatial expressions of type XII collagen in the remodeling periodontal ligament during experimental tooth movement. J Dent Res. 1995,73(1):313-318.

42. Kinney JH, Balooch M, Marshall GW, et al. A micromechanics model of the elastic properties of human dentine. Arch Oral Biol. 1999,44(10): 813-822.

43. Kinney JH, Balooch M, Marshall GW, et al. Atomic-force microscopic study of dimensional changes in human dentine during drying. Arch Oral Biol. 1993,38(11): 1003-1007.

44. Kishen A, Tan KB, Asundi A. Digital moiré interferometric investigations on the deformation gradients of enamel and dentine: An insight into non-carious cervical lesions. J Dent. 2006,34(1): 12-18.

45. Konishi N, Watanabe LG, Hilton JF, et al. Dentin shear strength: effect of distance from the pulp. Dent Mater. 2002,18(7): 516-520.

46. Koster KJ, Ager Ⅲ JW, Ritchie RO. The effect of aging on crack-growth resistance and toughening mechanisms in human dentin. Biomaterials. 2008,29(10):1318-1328.

47. Kruzic JJ, Nalla RK, Kinney JH, et al. Crack blunting, crack bridging and resistance-curve fracture mechanics in dentin: effect of hydration. Biomaterials. 2003,24(28):5209-5221.

48. Lambrechts P, Goovaerts K, Bharadwaj D, et al. Degradation of tooth structure and restorative materials: A review. Wear. 2006,261(9):980-986.

49. Lertchirakarn V, Palamara JE, Messer HH. Anisotropy of tensile strength of root dentin. J Dent Res. 2001,80(2): 453-456.

50. Li H, Zhou Z R. Wear behaviour of human teeth in dry and artificial saliva conditions. Wear. 2001,249 (10-11):980-984.

51. Lukinmaa PL, Vaahtokari A, Vainio S, et al. Expression of type I collagen pro-alpha chain mRNA in adult human permanent teeth as revealed by in situ hybridigation. J Dent Res. 1992;71(1): 36-42.

52. Matsudu N, Yokoyama K, Takeshita S, et al. Role of epidermal growth factor and its receptor in mechanical stress-induced differentiation of human PDLC in vitro. Arch Oral Biol. 1998,43(12):987-997.

53. Maas M. A scanning electron-microscope study of in vitro abrasion of mammalian tooth enamel under compressive loads. Arch Oral Biol. 1994,39(1): 1-11.

54. Mannerberg F. The reversible phenomenon of erosion. J Dent Res. 1966,45(3): 512-518.

55. Moxham BJ, Shore RC, Berkovitz BKB. Effect of inflammatory periodontal disease on the mobility of the sheep incisor. Res Vet Sci. 1990,48(1): 99-107.

56. Nalla RK, Kinney JH, Ritchie RO. Effect of orientation on the in vitro fracture toughness dentin: the role of toughening mechanisms. Biomaterials. 2003,24(22): 3955-3968.

57. Nazari A, Bajaj D, Zhang D, et al. Aging and the reduction in fracture toughness of human dentin. J Mech Behav Biomed Mater. 2009,2(5): 550-559.

58. Natali AN, Carniel EL, Pavan PG, et al. Experimental-numerical analysis of minipig's multi-rooted teeth. J Biomech. 2007,40(8): 1701-1708.

59. Palph JP, Caputo AA. Analysis of stress pattern in the human mandible. J Dent Res. 1975,54(4): 814-821.

60. Park S, Quinn JB, Romberg E, et al. On the brittleness of enamel and selected dental materials. Dent Mater. 2008,24(1): 1477 - 1485.

61. Padmanabhan SK, Balakrishnan A, Chu MC, et al. Micro-indentation fracture behavior of human enamel. Dent Mater. 2010,26(1): 100-104.

62. Peyton FA, Mahier DB, Hersbenov B. Physical properties of dentine. J Dent Res. 1952,31(3):366-370.

63. Qin QH, Swain MV. A micro-mechanics model of dentin mechanical properties. Biomaterials. 2004,25 (20): 5081 - 5090.

64. Rasmussen ST, Patchin RE, Fracture properties of human teeth in proximity to the dentinoenamel junction. J Dent Res. 1984,63(11): 1279-1283.

65. Ralph WJ. Tensile behavior of the periodontal ligment. J Periodont Res. 1982,17(4): 23-31.

66. Roy S, Basu B. Mechanical and tribological characterization of human tooth. Mater Charact. 2008,(59)6: 747-756.

67. Seipel CM. Trajectories of the jaws. Act Odont Scand. 1948,8(2):81-191.

68. Stanford JW, Weigel KV, Paffenbarger GC, et al. Compressive properties of hard tooth tissues and some restorative materials. J Am Dent Assoc. 1960,60:746-756.

69. Stanford JW, Paffenbarger GC, Kumpula JW, et al. , Determination of some compressive properties of human enamel and dentine. J Am Dent Assoc. 1958,57(4):487-495.

70. Standiee JP, Caputo AA, Ralph JP. Stress trajectories within the mandible under ocllusal load. J Dent Res. 1977,56(11):1297-1302.

71. Tyedesley WR, The mechanical properties of human enamel and dentine. Br Dent J. 1959,106(8): 269-278.

72. Van der Graaf ER, Ten Bosch JJ. Changes in dimensions and weight of human dentine after different drying procedures and during subsequent rehydration. Arch Oral Biol. 1993,38(1): 97-99.

73. Wright KWJ, Yettarm AL. Reactive force distributions for teeth when single and when used partial denture abutment. J Prosthet Dent. 1979,42(4):411-416.

74. Wood JD, Wang RZ, Weiner S, et al. Mapping of tooth deformation caused by moisture change using moiré interferometry. Dent Mater. 2003,19 (3): 159-166.

75. White SN, Miklus VG, Chang PP, et al. Controlled failure mechanisms toughen the dentino-enamel junction zone. J Prosthet Dent. 2005,94(4): 330-335.

76. Williams JL, Lewis JL. Properties and an anisotropic model of cancellous bone from the proxiamal tibial epiphysis. J Biomech Eng. 1982,104(1):50-56.

77. Yamaguchi M, Shimizu N, Shibata Y, et al. Effect of different magnitudes of tension force on alkaline phosphatase activity in PDLC. J Dent Res. 1996,75(3):889-894.

78. Yamaguchi M, Shimizu N, Ozawa Y, et al. Effect of tension force plasminogen activator activity from human periodontal ligament cells. J Periodontal Res. 1997,32(3):308-331.

第五章

口腔天然器官生物力学

第一节　𬌗与颞下颌关节的生物力学

颞下颌关节(temporomandibular joint,TMJ)是人体最为精细、最为复杂的关节,左右各一,双侧联动构成一功能单位,共同完成咀嚼、吞咽、言语、表情等功能。TMJ 的骨性成分由颞骨关节面和下颌骨髁突组成,由关节盘将颞骨关节面和下颌骨髁突分开。从功能上讲,非骨性的关节盘承担了关节复合运动中的第三块骨的作用,因此,TMJ 被认为是复合关节,其运动形式也更为复杂化。

𬌗(occlusion)也称为咬合,泛指上、下牙列间的一切接触关系,包括上下牙列之间的接触动作或接触过程。作为主要的咀嚼器官,前、后牙的形态区别也突出表现在后牙具有承载食物的𬌗面上,这是咀嚼活动的主要功能部位。加载到牙上的咬合负荷,在𬌗面形态的制导下,经牙体、牙周膜传导至牙槽骨、颌骨和颞下颌关节。

TMJ 发生病变的生物力学因素是由于关节长期承受超负荷的作用。比如翼外肌功能异常,紧咬牙、夜磨牙或偏侧咀嚼习惯,髁突形态异常,关节盘位置形态异常等都会造成关节负荷过大。长期以来,许多学者采用数学、力学和工程学的原则和方法建立数学和力学模型,对 TMJ 负重的生物力学进行研究,但是,由于人体颞下颌关节的生物力学参数还很缺乏,对翼外肌的功能和肌力大小的了解还不多,尚未明确髁突移位与咬合力的关系,分析 TMJ 的受力情况有一定困难。对 TMJ 生物力学功能的理解,将有助于促进对 TMJ 生理功能和病理过程的进一步认识,对临床治疗有一定意义。

一、颞下颌关节负重的生物力学分析

(一) 颞下颌关节是受力关节

在口颌系统的功能运动中,颞下颌关节是否承受负荷,一直是一个有争议的问题。近三十多年来有关其解剖、临床和生物力学的研究结果证实,TMJ 是负重关节。

1. 临床和解剖学依据　动物实验结果也证明,关节功能负荷改变主要引起软组织的适应和改建。McNamara 和 Carlson 的研究显示,应用咬合板诱导恒河猴下颌使之处于前伸𬌗位,会造成髁突软骨细胞的大量增生。TMJ 的改建活动或退行性病变多见于关节结节的后外侧斜面和髁突的前外侧斜面。在成年人正常关节盘的外侧份有变薄和盘后组织出现纤维化的现象。这些改变在儿童时期并未出现,说明在长期的功能运动中,关节组织在不断地承受力学因素的作用。在关节的长期功能运动中,髁突反复的侧向移位,如咀嚼运动等,可产生向上向外的压力,作用于关节盘和关节窝软骨组织,在相应的软骨部位出现改建

(remodelling)。轻微的周期性应力作用引起髁突、关节盘、关节窝表面的适应性改建以更好地适应功能的变化,但如果受到反复的较大负荷的压力,可引起关节软骨的退行性改建而导致关节退行性变(degenerative changes)。临床上常见后牙缺失、殆重度磨耗及夜磨牙症患者,其髁突形态多有改变,并伴有软骨的退行性变。

解剖学和影像学的研究发现,下颌骨牙槽窝底部周围骨松质排列成一定方向,骨小梁沿着咬合力线分布,形成殆力轨道,通过下颌升支达髁突,说明髁突是关节的承力区。

2. 生物力学研究结果 有关颞下颌关节受力情况的研究多数是在动物和理论分析模型上进行的。

Inuzuka(1998)在动物实验中,通过手术暴露猴的 TMJ,把微型陶瓷传感器包埋在猴的髁突表面,直接测定了关节所能承受负荷的大小,并且关节负荷值随不同咬合状态而变化。在最大开口位,最大压力值为 0.293MPa,在咀嚼过程中,最大压力均值为 0.062MPa。Hylander 和 Bays(1978,1979)通过应变片实验得出类似结论并认为在咀嚼和咬传感器过程中,平衡侧关节承受更大的负荷。Mongini(1981)对牙尖交错位和单侧咬合时髁突的应变情况进行了研究,实验中将应变片贴在干燥的下颌骨髁突后斜面,然后将下颌骨与复制的对殆牙弓和关节窝咬合,模拟升颌肌,分别在牙尖交错位和单侧咬橡皮垫时施加载荷,结果证明颞下颌关节承受负荷,且平衡侧髁突的应变值明显大于工作侧。Naeije 和 Hofman(2003)对下颌骨颏部加载 50N 的实验力值,通过记录 10 例健康人体 TMJ 在咀嚼中工作侧和平衡侧髁突运动中心的变化对关节的负重情况进行了分析,认为平衡侧髁突运动中心轨迹变化的重合性远高于工作侧,说明平衡侧受到了更大的压力。临床关节痛的患者往往采用患侧咀嚼反而使疼痛症状减轻也是这个原因。

在研究颞下颌关节的应力分布方面,光弹实验和有限元法被广泛应用。Mongini 等(1984)使用 10 个牙列完整的下颌骨,通过光弹实验发现,下颌骨有典型的主应力分布方向,且与下颌骨 X 线片上骨小梁分布相似;下颌升支应力分布与髁突的大小和方向有关。三维光弹应力分析证实了下颌骨单侧或双侧受力时都有四个明显的应力轨迹,即①从下颌角经升支后缘达髁突;②从磨牙下方区域经下颌体部斜向上达髁突;③经牙槽嵴向上再经升支前缘达喙突;④喙突与髁突之间的乙状切迹,单侧受力时工作侧的应力增加。尽管牙周组织和咀嚼肌能吸收部分应力,但毫无疑问,髁突是下颌骨应力轨迹的终点。髁突颈部的应力集中且方向单一,这是由于髁突颈部较厚的皮质骨是其力学基础。Teng 等(1995)对猪下颌骨髁突的压缩力学性质和骨小梁结构进行了研究,认为髁突前面和下面的压缩刚度和压缩强度最大,其原因与骨密度值大小有关,髁突的负重方式影响骨小梁大小、数量及排列。

Chen 和 Xu(1994,1998)借助磁共振成像技术建立了颞下颌关节的二维有限元模型来研究关节内部在下颌髁突移位中所产生的应力和反作用力分布,分析了关节盘内最大主应力和 Von Mises 应力,髁突和颞骨关节面的接触应力以及髁突的反作用。结果表明髁突的反作用力直接指向有较强骨支持的关节结节后斜面。高应力区位于关节盘的上、下界面,最大压应力为 12.07MPa,位于关节盘接近上、下界面的后部;最大拉应力为 3.97MPa,位于关节盘中部上界面区域。由于盘纤维抗拉伸能力较弱,盘中部的拉应力可导致盘穿孔。在不可复盘前移,由于关节盘前移,可使关节承受更大的负荷,作用力将向着关节窝,而该处的骨支持较弱,易造成关节内部力学环境的改变,容易导致关节组织的破坏,这和临床观察的情况是一致的。

各种情况产生的下颌运动使 TMJ 承受了压缩、拉伸、剪切力载荷,分析下颌生物力学有助于理解形态与功能、TMD发生的机制、预防和治疗关节疾病。同时也有助于对修复体的设计和力学行为进行改良，提高治疗效果。只是由于在TMJ各部位安装检测设备比较困难，在体应用又容易造成组织的损害，故直接检测生物力学的方法并不常用。

在各种在体实验研究中，间接实验技术如模拟机械人法（humanoid robotic approach）、光弹实验系统（photo-elastic systems）、摩尔条纹技术（moire fringe technique）、激光全息干涉术（laser holographic interferometry）被许多研究者用来评价下颌的生物力学，但是这些方法仅能测试模型的表面应力而不能测试其内部力学性质，加之TMJ各组分的材料参数很难在体测量，其应用受到很大的限制。

TMJ骨关节炎与关节软骨的降解和由过大剪切应变造成的胶原组织网的破坏所导致的关节损伤有关。Tanaka等（2006）采用自动动态黏弹仪对10个猪下颌髁突软骨的剪切反应进行了研究，结果显示下颌髁突软骨的剪切力学行为取决于剪切应变的大小和频率，提示剪切应变对软骨组织内部间隙液的流动会产生显著影响。

Beek等（2001，2003）采用正弦式压凹实验和有限元模型对人体关节盘的机械行为进行了研究，认为关节盘具有非线性和时间依从特性，提出多孔弹性材料模型可以描述关节盘的动态力学性质。Tanaka等对TMJ摩擦和润滑特性的研究（2006，2008）也表明关节盘的存在降低了关节的摩擦效应，这也提示替代关节盘切除术的方法对治疗TMJ内紊乱和骨关节炎是有意义的。Beek等（2001）设计的3D线性有限元模型分析了紧咬条件下的关节受力，Tanaka等（2001，2004）也采用3D模型研究开口状态下正常组和关节内紊乱组患者的关节内应力分布；在后续的实验（2008）中认为关节面之间摩擦系数的增加可能是关节盘移位始发的主要因素。但是这些模型都没有进行动态分析和考虑关节运动的不对称性。Pérez-Palomar和Doblaré（2006）建立的3D有限元模型不仅包括了两个关节盘，还包括了最主要的韧带结构以及髁突、关节盘和关节窝三个刚性接触面，分析了关节软组织在非对称侧向运动中的生物力学行为，认为工作侧关节盘后带和平衡侧关节盘前带最大主应力可达2.5MPa；工作侧后带和外侧部分压应力较高（3.2MPa）；平衡侧关节盘后带外侧剪切应力较高（3.2MPa）；平衡侧韧带拉应力较高。该研究提示下颌持续的向外侧运动可以导致双侧关节盘外侧的穿孔发生。

国内刘展等建立的三维模型中，皮质骨、松质骨、关节软骨和牙齿均考虑为各向同性的均质线弹性体，关节盘考虑为非线性材料，生成实体单元186772，节点285210。用非线性缆索元模拟颞下颌韧带、蝶下颌韧带和茎突下颌韧带以及颞前附着、下颌前附着和双板区；在关节盘和髁突之间、关节盘和颞骨之间添加接触单元，以模拟关节盘与两个关节面的接触问题，摩擦系数选用0.001，共生成接触单元5961，对应节点125290。作者采用该模型同时对几种典型的颞下颌关节疾病和下颌前突进行了模拟分析。

（二）不同𬌗型髁突的受力方式

Wolff认为，人体骨将随其所承受的应力和应变而改变。在生长发育过程中，咀嚼肌收缩产生的力作用于下颌骨和颞下颌关节，决定了下颌骨和颞下颌关节的外形和内部结构会因力学环境的变化产生相应的改变，即骨小梁的空间分布和密度大小决定着下颌骨的抗力性。反过来，这种抗力结构也反映了作用力方向和大小对骨小梁分布的影响。从力学角度考虑，不同咬合关系的髁突骨小梁的分布和排列不同，因而具有不同咬合关系的颞下颌关节承受负荷的方式不同。

安氏Ⅰ类、Ⅱ类开𬌗和深覆𬌗者的𬌗、颌、面形态各有其特征，不同类型之间咀嚼肌的功能、解剖和组织化学的特点也各异,对颞下颌关节的形态造成不同的影响。安氏Ⅰ类正常𬌗者的骨小梁表现为从髁突前斜面向后下方排列,颈部与髁突颈长轴平行。骨小梁的这种排列方式说明了髁突所承受的负荷方向自前上至后下,从冠状面看受力方向也与髁突前斜面垂直。在咀嚼功能中,工作侧髁突向后向外运动,非工作侧髁突带动关节盘沿关节结节后斜面向前、下、内滑行,非工作侧髁突承受了近80%的关节反作用力。在咬切功能状态,盘突复合体沿关节结节后斜面向前向下滑行,然后髁突前斜面、关节盘、关节结节后斜面组成功能单位发挥切割作用,此时髁突承受了最大的压力负荷,其受力方向与髁突前斜面相垂直。

Ⅱ类开𬌗患者的下颌髁头和髁颈的骨小梁不如Ⅰ类明显,且没有明确的方向性,骨小梁分布较稀疏。说明Ⅱ类开𬌗患者的颞下颌关节功能不同于Ⅰ类,在咀嚼中承受较小的压力。临床和实验研究也证实,在咀嚼功能中,Ⅱ类患者的髁突相对位于关节窝的后位,患者并无切割功能,因此髁突承受的负荷就明显减小。临床上常见年轻Ⅱ类开𬌗患者的后牙牙尖都出现严重磨损而成年患者的切牙却无磨损,说明Ⅱ类开𬌗很少做切向滑行运动。Ⅲ类患者下颌功能情况与Ⅱ类开𬌗者相似,也无切向滑动,髁突骨小梁排列方式也相似。

Ⅱ类深覆𬌗患者的侧位X线片显示,髁突有两个主骨小梁群分布,即骨小梁从髁突前斜面向后向下、从髁突中垂直向下排列。冠状面观,有三群致密的骨小梁排列,即从髁突的内、外侧和中垂直向下,髁颈致密的骨小梁与其长轴平行。反映出Ⅱ类深覆𬌗患者关节承受的咀嚼压力较Ⅰ类更大,方向更垂直于关节表面。临床上可见,Ⅱ类2分类患者,切牙常发生重度磨损,后牙区𬌗间距离变短,咬肌功能代偿性增大,咬合力较高,因此颞下颌关节承受的负荷也更大,容易导致颞颌关节疾病的发生。实验研究也证明,Ⅱ类深覆𬌗者咀嚼肌肌电活动增加,咬合力增大。

(三) 颞下颌关节的适应与改建

异常咬合关系、后牙缺失和𬌗紊乱、重度𬌗磨耗、偏侧咬合习惯、夜磨牙等都可影响下颌的功能负荷状况,进而影响关节的承力特性。关节内部不同的应力状态可引起关节组织对应力刺激的反应性改变,软硬组织在力的作用下发生改建与形态的改变,极端情况下甚至会出现关节组织的退行性变。

1. 颞下颌关节组织对应力的适应性变化 颞下颌关节发育完成的时间大致在20~25岁左右,但由于颞下颌关节终生承受咀嚼功能所产生的负荷,其软硬组织也将发生相应的变化,这个过程称之为改建,包括骨随环境的变化所产生的适应以及形态的改变。

(1)关节硬组织的改建:骨对力学环境的适应性变化是通过影响骨量的大小与几何分布、基质构型、板状骨的排列方向来实现的,另外,骨的成熟过程、功能因素、年龄和病理过程也影响骨结构的力学性质。骨改建是一种骨吸收和骨沉积同时发生的以更替旧骨的过程,与骨成形不同,这种同时出现的骨改建只能在显微水平下才能发现。改建的结果可使骨的内部结构或外部形态发生变化。对颞下颌关节而言,髁突软骨会因终生承受各种不同的咀嚼功能压力而产生结构上的适应,以满足颅面骨骼正常发育和咀嚼系统功能变化的需要。但是关节负重过大或承载过久,会导致改建活动停止,代之以骨的退行性变和关节结构与功能的破坏。

Moffett等在38具55~81岁的尸体关节上发现,以组织增生为主的进行性改建常发生在关节结节内侧份和髁突前份;而以破骨吸收为主的退行性改建发生在关节结节外侧份和髁突后份。肌牵引、下颌移位或系列拔牙都能引起骨的改建,它可以发生在任何年龄段中。Mongini(1984)研究发现下颌髁突的改建指数在18~25岁时急剧上升,以后相对稳定。

改建发生在前后方向,上方较少涉及,改建的结果常使髁突变平,骨小梁的排列垂直于改建活跃的区域,髁突形态的改变取决于改建分布的区域和范围。

(2)关节软组织的改建:颞下颌关节的软组织层由三层组成:最表面一层为纤维软骨层,由致密胶原纤维组成,无血管,是关节面的组成部分;第二层为细胞增殖层,既可以形成软骨,又可以形成骨组织;第三层为透明软骨层,靠近骨组织一侧。改建活动主要发生在细胞增殖带,早期改建以软组织层的增厚为特征,在髁突较为明显,很少出现在关节结节表面,关节盘极少见。关节的软组织层在髁突前份和关节结节后斜面及下方较厚,最厚处可达0.5~1.0mm,出生后最为明显,后随年龄增长和口腔功能加强而逐渐变薄。

关节结节后斜面、关节盘中间带和髁突前斜面是颞下颌关节在行使功能时主要承受压应力的功能接触区域,中等程度的压力产生关节的正常改建,而过度的压力会使改建停止并且导致组织的透明样变,这种改变既可以出现在髁突,也可以出现在关节结节的表面。压力过大、过久,会导致软骨下方的局部组织的吸收。由于关节盘组织中无增殖层存在,其改建被动适应于关节窝与髁突的形态,并与关节的功能状态密切相关。

由于颞下颌关节能够终生适应于功能的需要而发生软硬组织的改建,因此,这是临床上有关矫形治疗、正畸、咬合功能重建的重要依据。但是,这种改建必须考虑下列因素:关节所承受的力的大小不应该是破坏性的,如导致关节面摩擦力加大的异常负载因素;功能改变不能过快,如快速牙移动、即刻咬合重建及其他医源性因素造成的突然改变;机体自身因素不能够适应正常的改建过程,如年龄、系统性疾病如糖尿病、风湿性疾病、髁突发育不良等。所有的改建必须是渐进性的,任何急性殆的改变过程如正畸加力过快,殆高度修复不当、殆干扰等均会导致改建异常,出现关节形态的改变甚至退行性变的发生。

2. 颞下颌关节的形态改变和关节退行性变 改建的直接结果是产生关节的形态改变,比如关节软组织层的增厚,髁突变平或变大,关节盘周缘变薄,关节表面的凹凸不平等。关节形态改变的持续发展和关节组织增殖能力的下降最终可导致关节表面结构的破坏,软骨下方深层骨组织的吸收,这一过程称为关节的退行性变(degenerative joint disease,DJD)。形态改变和DJD的发生与关节自身结构生物力学负重能力和软组织增殖层细胞的反应活性有关,增殖层的存在是关节结构的潜在保护性因素。后牙缺失、牙列重度磨损、殆型异常与急性殆的改变等都能引起颞下颌关节负重功能的改变,关节形态的改变和退行性变的发生,进一步造成关节的功能紊乱和功能障碍。负重过大(如夜磨牙症)或因代谢及全身因素等造成关节组织的承载性能下降,也可以通过关节组织内部的生物化学内容的改变,使软骨基质受损,进而出现软骨和骨结构的异常,产生继发疾病。

(四) 颞下颌关节负重的理论分析

对颞下颌关节负重的研究,实验分析多集中在对标本和模型的分析上。由于在体直接测量技术难度大和数据分析误差各异等原因,研究人员多采用数学、力学和工程学的原理和方法,通过建立数学和力学模型,进行关节负荷的计算,从理论角度对颞下颌关节的受力特点进行分析。

1. 生物力学杠杆分析 骨、肌和关节组成人体的运动系统,用杠杆力学的原理分析,骨相当于一根受力棒,肌为动力,在拉力作用下绕关节(支点)转动和滑动,克服阻力做功。人类的咀嚼系统也是一个生物杠杆体系,在下颌运动和咀嚼运动中,咀嚼肌为力点,髁突为支点,食物和下颌骨为重点,发挥Ⅲ型杠杆的生物力学功能。咬合点不同,则杠杆的重点不同,杠杆类型也不一致。比如,闭口运动中,颞肌后束牵引喙突作为力点向后牵拉,以下颌小舌区域为支点,下颌体为重点形成Ⅰ类杠杆。以右侧为例,磨牙区咀嚼食物,右侧磨牙区为重点,右侧闭合肌群为力点,左侧关节为支点,在水平方向上形成Ⅱ类杠杆。另一方面,如以右侧关节为支点,则形成Ⅲ类杠杆,在咀嚼运动的末期,常有Ⅱ、Ⅲ型杠杆的相互转换。前牙咬切食物,切牙区为重点,双侧闭颌肌群为力点,关节为支点,在前后方向上形成Ⅲ类杠杆,这种杠杆类型更加省力,更有利于发挥前牙的切割功能。

根据杠杆平衡原理,关节负荷可用下式计算:$FM \times dM = FR \times dR$,且 $F + FR = FM$ 其中,FM 为肌力,dM 为力臂长,FR 为重点阻力,dR 为阻力臂长,F 为关节支点负荷。

2. 二维或三维静力模型分析　在颞下颌关节静力分析中,下颌骨为刚体,根据静态平衡原则,在二维或三维坐标系中,对关节进行力的向量分析。肌力、负荷和关节载荷作为点载荷,颞肌、咬肌等咀嚼肌简化为力向量,方向由肌纤维起止点的质心确定,并通过限定一些条件和假设,以力、力矩、平衡方程式计算关节承载的大小和方向。在此模型中,咬合力的大小和方向可以通过力测量方法直接测量,力矩臂长度可以在定位头侧片上估测,但肌力大小的估测较为复杂。从肌的生物力学属性出发,通过测量肌重、肌长(卡尺测量肌纤维起点最近端至止点最远端的距离)、羽状角(肌纤维与肌腱之间的夹角,用量角器在肌块的垂直切面上测量)、肌纤维长(用卡尺测量肌束长)、肌节数(单根肌纤维的肌节总数)、生理横切面积等肌的构筑学指数,可较明确地了解骨骼肌的力量、速度和动幅等生物力学特性。

(1)肌力大小的估计:由于明确估计肌力大小要受到肌纤维结构本身(如数量、质量、长度)、力学因素(肌肉起止点位置、肌拉力角、收缩速度等)、神经肌肉以及全身状况的影响,对咀嚼肌力的大小目前仍多为生理横断面积估测或生理横断面积与肌电图结合估测方法。李松龄曾提出我国绝对肌力的正常范围为 $5.0 \sim 8.0 kgf/cm^2$。Faulkner 等(1989)将所有咀嚼肌力值的总和定为 100 单位,除外翼外肌外,分别测量计算出了双侧和单侧咬合时颞肌、咬肌、翼内肌肌力的相对大小值。

(2)肌力方向:估测颌骨肌力方向的简单方法是利用肌肉起止点质心的连线,或者利用头颅侧位片的明显标志点的连线进行运算。Carlsoo 等曾采用了咀嚼肌横截面积的大小和肌纤维长度以及羽状角的大小来估算肌力的向量值。有关颌骨肌力方向的测量多数是基于预想的生物力学理论,根据任意选择升颌肌的方向得出的,但都缺乏有关实验数据的支持。

(3)二维静力模型 :Throckmorton(1985)建立了下颌骨二维坐标模型,根据平衡条件:$\Sigma X = 0$;$\Sigma Y = 0$;$\Sigma Mo(F) = 0$

可推导出平衡方程:

$$F_{JV} = F_M \sin \theta_m - F_B \sin \theta_b$$
$$F_{JH} = F_M \cos \theta_m - F_B \cos \theta_b$$
$$F_J \cdot d = F_M \cdot d_m - F_B \cdot d_b$$

其中,F_J 为关节载荷,V 为垂直分量,F_M 为咀嚼肌力,F_B 为咬合力,d 表示力矩臂长度。关节反作用力的合力 F_J 及其方向角 Φ 可用下式表示:

$$F_J = (F2_{JV} + F2_{JH})$$
$$\Phi = Arcsin(F_{JV}/F_{JH})$$

3. 有限元分析　采用有限元分析的优点在于它能够方便地模拟关节各部分在功能过程中的几何形状、力的类型和大小、应力及其机械特性。Iwata 等(1981)和 Korioth 等(1992)建立了全下颌骨包括颞下颌关节的有限元模型,并假设关节盘与髁突、关节盘与关节窝界面之间无滑动,肌力用力分量来表示,但这些模型并不能反映关节内部的真实情况。从近十年的研究来看,有限元分析模型经历了从静态到动态、从线性到非线性、从二维到三维模拟分析的过程,对 TMJ 的功能分析也越来越精细,但由于测量内部结构的材料学参数和本构关系的建立比较困难,还有许多问题有待解决。Chen 和 Xu（1994，1998）年建立的二维人体 TMJ 有限元分析模型比较经典,在该模型中,对关节盘移位、盘内应力分布、髁突和颞骨关节面上的接触应力分布以及髁突反作用力等力学参数进行了设计,下面以此为例对该模型的特点进行介绍（图 5-1、图 5-2）。

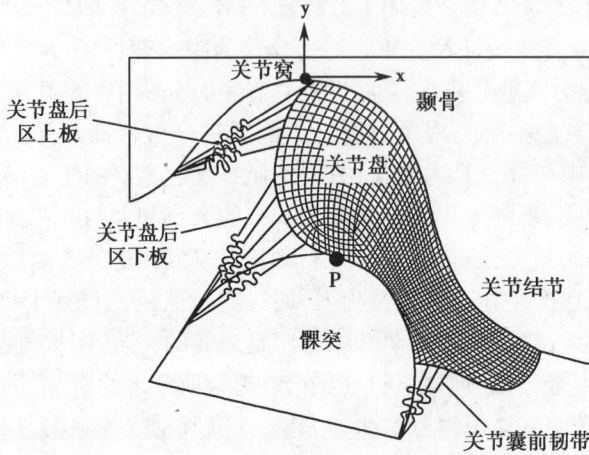

图 5-1　TMJ 有限元模型模式图

P 为髁突点

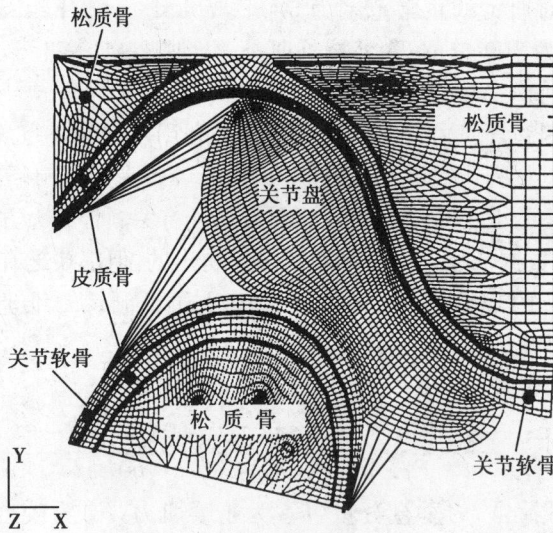

图 5-2　TMJ 有限元模型网格模式图

　　(1)有限元模型的建立:有限元模型根据颞下颌关节的解剖来建模,包括髁突、关节盘、关节结节和关节窝等骨性结构以及下颌前附着和盘后附着区。由于关节盘的运动主要受髁突和关节窝的机械限制,该模型并未包括翼外肌附着部分。假定各骨性结构为刚体,关节盘为弹性体,关节盘与各骨性结构间存在上下两个界面。韧带附着用非线性弹簧来表示,按相应韧带横断面积的大小,盘后附着区上板、下板和下颌前附着的弹簧数之比为 6∶5∶4,共划分 1585 个单元。用磁共振成像技术监测髁突的移位(P 点),开口度为 9 mm,髁突旋转度按 1.3 度反时针旋转,进行模型运算。

(2)模型分析结果:关节盘上、下界面存在高应力区域,最大压应力为 12.07MPa,位于关节盘后缘与上、下界面交界处。最大拉应力(3.97MPa)在上界面盘中份区域。髁突反作用力为 95N,方向与 X 轴呈 75°。最大 von Mises 应力为 5.82MPa。韧带的作用力很小,小于 0.2N。在上、下界面的接触应力分布并不一致。沿髁突移位的方向,在关节盘后部产生高的压应力,最大的接触应力可达 4.45 Mpa。

(3)该模型的局限性

1)该模型的计算结果与由 MRI 估计的髁突移位值的准确性有关。

2)有关颞下颌关节的材料参数还缺乏。

3)翼外肌的功能和肌力还不明确。

4)髁突和窝、结节复合体被认为是刚体,未考虑关节软骨和关节盘的变形和非线性本构关系特征。

5)关节周围韧带的限制效应没有明确。

6)髁突移位与咬合力的关系没有确定。

7)缺乏详细的关节三维运动学资料,用三维有限元模型来分析关节的受力情况尚有困难。

(4)该模型的后期补正:作者曾对该模型进行过修正(1998),关节软骨和关节盘由线性假设改为非线性,关节盘的网格数变成 1536,关节软骨为 980,骨性成分(髁突、关节窝和关节结节)网格单元数增加为 2599 个。关节盘接触应力较原来的模型计算值有所减小。

(5)TMJ 有限元模型中常用的运算参数(表 5-1)

表 5-1　TMJ 各组成部分的材料学参数

作者	材料	E(MPa)	N	Cl(MPa)	$C2$(MPa)	K(N/m)
Tanne(1991)	关节盘	—	0.5	27.91	−20.81	
Teng(1991)	关节软骨	—	0.5	3.84	−2.61	
Blackburn(2009)	关节韧带	2.812				1287
Chen(1994)	关节盘	100	0.4			
Beek(1999)	皮质骨(颞骨、下颌)	13 700	0.3	—	—	
Carter(1978)	松质骨	7900	0.3	—	—	
Siegler(1988)	盘后区					272.4

E、ν、Cl、$C2$、K 分别为弹性模量、泊松比、拉伸模量、压缩模量和弹簧刚度值

二、关节软骨及其生物力学

人类大部分滑膜关节或自由活动关节中的关节软骨多属于透明软骨,少数关节软骨如膝关节半月板,椎间盘和 TMJ 软骨为纤维软骨。关节软骨是特殊类型的结缔组织,其主要功能是:第一,把施加于关节上的载荷扩散传递到较大的区域,以减少接触应力;第二,使对应的关节面间保持恒定接触并以最小的摩擦和磨损进行相对运动。

(一)关节软骨的结构、成分和代谢

关节软骨由软骨基质和软骨细胞组成,在颞下颌关节软骨中尚存在成纤维细胞、软骨细胞形成胶原、蛋白多糖、糖蛋白和形成软骨基质的酶。蛋白多糖是由核心蛋白和糖胺多糖(氨基

多糖)链组成的复合分子,蛋白多糖连接透明质酸链,形成蛋白多糖聚糖体,构成一组基质蛋白。这些聚糖体高度亲水,交织在整个胶原网中。由于聚糖体的亲水性,胶原原纤维的伸张性和基质的膨胀交互作用形成蛋白多糖聚糖体的膨胀压,这样组织间隙液的作用在于支撑关节载荷,关节承载造成的外部压力与关节软骨内部膨胀压相平衡(图5-3)。当关节载荷增加,间隙液向外流动直至达到新的平衡,当载荷下降,液体回吸收,组织恢复原来形状和体积。

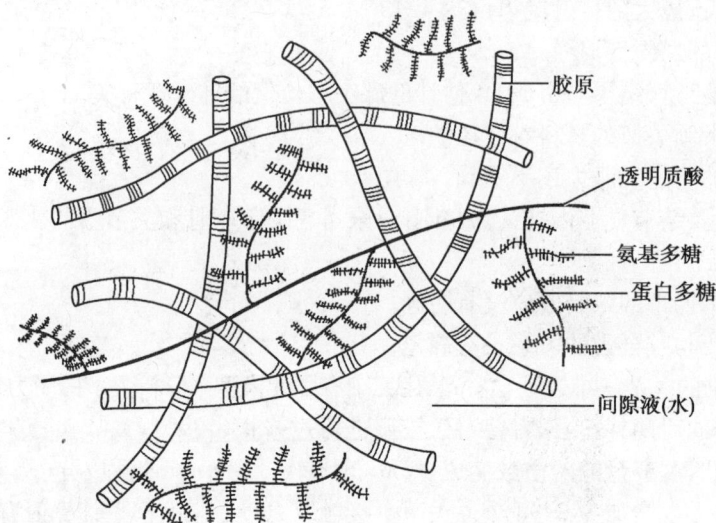

胶原
透明质酸
氨基多糖
蛋白多糖
间隙液(水)

图 5-3　关节软骨基质模式图

　　髁突关节软骨从超微结构形态上可分为表浅带(纤维软骨层,厚度 $200\sim780\mu m$)、中带(增生带)、深带(成熟带)和肥大带(图5-4)。Ⅰ型胶原分布在全层,浅层主要由Ⅰ型胶原构成,深层和肥大带以Ⅱ型胶原为主。表浅带中纤维软骨细胞呈扁平样,与关节面表面平行;蛋白多糖和两种小分子聚糖双蛋白聚糖(biglycan)与核心蛋白聚糖(decorin)是浅层主要的细胞外基质成分。中带和深带含有大量的蛋白多糖聚糖体,含带负电荷的高分子基团,高度亲水,缠绕在Ⅱ型胶原组织网络中,共同维持软骨的形态和弹性,细胞数较少。肥大带主要为Ⅱ型胶原。但是目前对人体髁突软骨的胶原定量分析还很少,缺乏相关的实验数据。

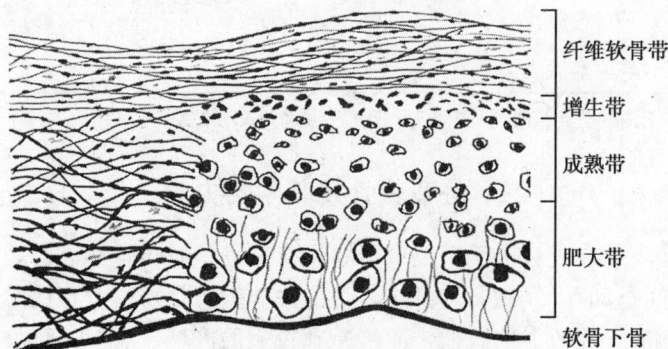

纤维软骨带
增生带
成熟带
肥大带
软骨下骨

图 5-4　关节软骨组织结构模式图

　　关节软骨内无神经、血管和淋巴组织分布,关节痛觉和本体感觉的传导来自滑膜、关节囊、翼外肌与咬肌深份、软骨下骨内的神经末梢,营养和代谢物质通过进出软骨基质的滑液的扩散来输送,而滑液的扩散取决于泵的作用,泵的作用也是挤压润滑的基础,在维持关节软骨的健康方面具有重要作用。

1. 软骨基质　关节软骨的基质成分决定其生物力学特性。软骨基质内部胶原、蛋白多糖和糖蛋白组成的内部动态平衡是关节软骨发挥正常功能的关键。不同的个体、软骨部位、软组织层的厚度和年龄,基质含量会有所不同。但无论在透明软骨还是纤维软骨的基质中,都含有水、胶原、蛋白多糖、结构糖蛋白、少量脂肪和无机盐类,其中水占透明软骨总重的$60\%\sim80\%$,在颞下颌关节纤维软骨中水的含量在$20\%\sim40\%$左右。在髁突软骨上胶原原纤维的直径为$30\sim180$ nm,胶原纤维大致为$1\sim4\mu$m,与关节盘中胶原纤维的直径接近。最近,Singh(2008)的研究显示,在表浅带,胶原的排列也像关节盘组织一样表现出明显的各向异性特征,而在深带和肥大带更接近各向同性排列。弹性纤维稀疏分布在各层中,原纤维直径为8nm,纤维直径为350nm。

(1)胶原:胶原是颞下颌关节软骨的主要成分,占干重的60%以上,呈片状、束状交织成网络结构,与蛋白多糖一起共同维持软骨的强度和形态,并且平衡由蛋白多糖聚糖体所产生的内部膨胀压的大小。表浅带主要为Ⅰ型胶原,中间带胶原纤维束很少,深带和肥大带为Ⅰ型和Ⅱ型胶原的混合,但以Ⅱ型胶原为主,更接近透明软骨的性质。软骨的各区带内尚含有少量的Ⅵ型、Ⅸ型、Ⅹ型和Ⅺ型胶原,这些胶原可能参与Ⅰ型胶原和Ⅱ型胶原与蛋白多糖的交联过程以及参与基质纤维支架的构筑。

(2)蛋白多糖:蛋白多糖占透明软骨干重的$20\%\sim40\%$,在颞下颌关节软骨中的分布报道不一。但是,在髁突软骨,表浅带应该含有更多的反映纤维软骨特征的二聚糖(decorin),而深层应该含有反映透明软骨结构的聚糖体(aggrecan)成分(图5-5)。由于大部分蛋白多糖都含有两种类型的氨基多糖链,带有亲水性极强的负电基团,在胶原网络中具有蓄水和限制大分子物质通透的作用,决定着蛋白聚糖的功能性质。

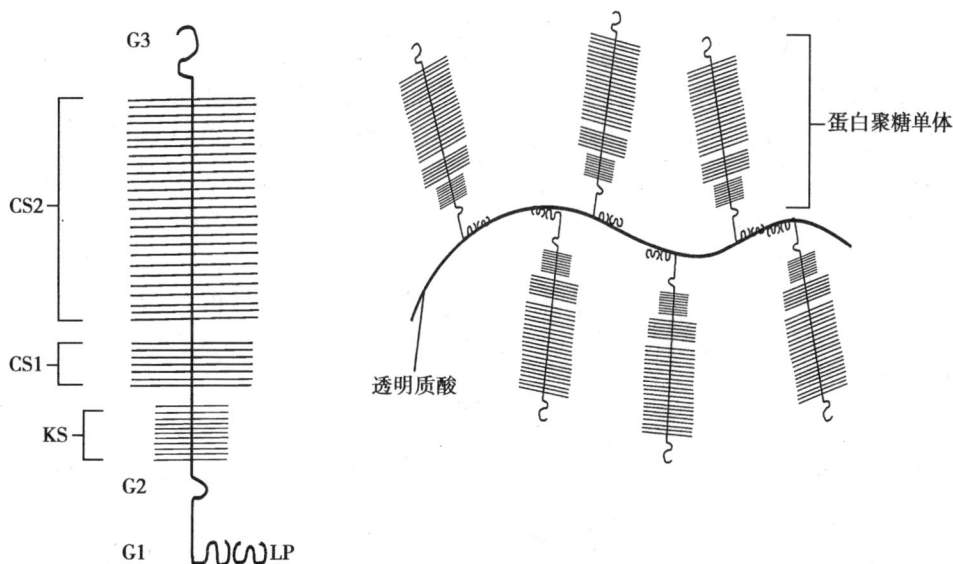

图5-5　聚糖体单体结构
含两个富含硫酸软骨素基团的域(CS1、CS2)和一个硫酸角质素的域(KS)以及三个球蛋白域
(G1、G2、G3),LP为结合蛋白,通过LP与透明质酸结合形成蛋白多糖网状支架

(3)结构糖蛋白:结构糖蛋白约占透明软骨干重的 5%～15%,在纤维软骨中的含量尚不清楚。主要的两种结构糖蛋白为纤维粘结蛋白和层粘连蛋白,前者多聚集在软骨细胞附近的基质中,调节软骨细胞的黏附、迁移、增生和分化;后者主要分布于基质膜上,是细胞表面结合受体的组成部分。

2. 软骨细胞   软骨细胞占颞下颌关节软骨体积的 0.01%～0.1%,周围被基质所包绕。软骨细胞的代谢活动相对较低,但对毒素较为敏感,损伤后再生的能力非常有限。

在关节软骨内部,存在由软骨细胞介导的内部改建系统,软骨细胞通过特殊途径调控细胞的分化、增生和程序性细胞死亡过程,按照功能需要进行改建并改变软骨基质的构成比例。细胞因子和生长因子精确调节蛋白酶和酶抑制剂的含量,诱导软骨基质各组成部分的转化过程。软骨细胞能够通过细胞膜上的特异受体,通过影响细胞的影响控制细胞周围基质的定位分布。这些膜蛋白受体一方面可以和基质成分如胶原、纤连蛋白、生长因子等结合,通过相应配体的结合使细胞膜与胞周基质的支架链延长。另一方面,又通过膜内结构与胞质系统相结合,改变软骨细胞的生理功能。目前认为,软骨细胞膜表面受体为整合素家族,可作为细胞与基质之间的信使物质,与特定氨基酸序列作用,介导组织的形态发生、内稳态维持和组织修复过程。

(二) 关节软骨的生物力学

与透明软骨不同,颞下颌关节软骨为纤维软骨组织,具有较强的能屈性和顺应性,便于协调髁突、关节盘、关节窝之间的相互关系,保证功能运动时关节的稳定性。Mow 等提出的关节软骨的二相理论认为,关节软骨是由黏弹性固体基质(胶原和蛋白多糖)和可自由流动的间隙液(水)组成的二相混合物,是具有渗透性的多孔介质。Fung 等提出的拟线性黏弹性理论认为关节软骨表现出非线性黏弹性力学行为。这两种理论在关节软骨的生物力学研究中都在广泛应用。通过关节软骨的压凹试验、围限压缩试验、拉伸力学试验、剪切试验和摩擦试验可以获取关节组织有关的生物力学参数,表征关节软骨的生物力学特性。

1. TMJ 软骨的压缩特性   在材料性能上,由于关节软骨是一种具有时间依从性的非线弹性材料,即其生物力学性能与应变历史和应变率水平有关,表现出一定的蠕变和应力松弛效应。蠕变是指施加一定步长载荷后发生持续的变形直至达到平衡的现象,应力松弛是指施加应变后应力水平随时间而减小的现象。可以采用蠕变试验测定组织的生物力学性质,用应力松弛试验反映组织的生物力学行为。用拟线性黏弹性模型得出有关的参数,包括瞬时模量(瞬时加载后的刚度大小)、松弛模量(平衡状态下的组织刚度)、黏性系数(反映黏性行为)以及蠕变和应力松弛时间常数等。

有关髁突软骨的压缩试验的数据较多,但是大多数数据来自动物实验,关于人体的数据稀少。基本认为髁突软骨内侧比外侧更富于刚性,前方比后方更具有顺应性。聚集模量为 45～75kPa,平衡模量为 9～23kPa 不等。

软组织在加载和卸载后出现应力应变曲线的不对称现象称为滞后环(图 5-6)。滞后环的面积代表了组织吸收能量的程度,随试

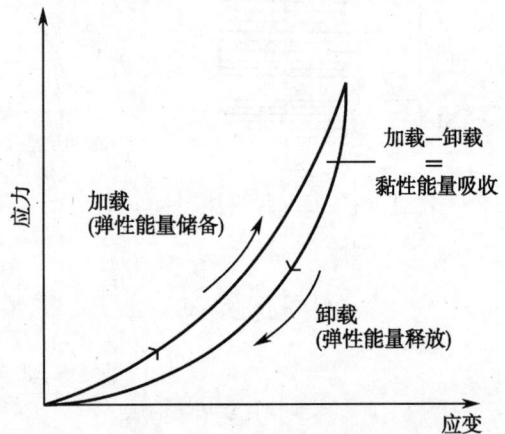

图 5-6   加载卸载过程中的滞后环现象

验预调次数的增加,滞后环的面积逐渐变小,大约在 10~15 次后达到平衡。软组织力学实验时必须进行预调的目的在于减小样本之间因为能量储备不同而产生的误差。

压缩力学试验可以得出三个材料学参数:①聚集模量(反映组织的刚性);②渗透性;③泊松比(Poisson's ratio)。一般情况下,TMJ 软骨的压缩力学特性可以通过渗透性和黏弹性蠕变效应来反映。渗透性是表示液体流过多孔介质固体基质时的摩擦阻力。渗透性越低,在承受载荷时液体流动的阻力越大。软骨基质中的蛋白多糖亲水性极强,基质内含有大量的水分,承载时水分和小分子物质受压挤出,软骨变形,随着压力梯度和变形的增加,软骨的渗透性也显著降低。关节软骨的力学性能取决于固体基质的性质、间隙液的流动以及固体基质和间隙液的相互作用。生理状态下关节软骨可以通过内部的一个反馈调节装置来调节间隙液的流动。TMJ 软骨的渗透系数低于透明软骨,关节盘的渗透系数更小。软骨退行性变时,胶原网破坏,蛋白多糖大量丢失,软骨的渗透性增强。

对软骨试件施加一定的载荷并维持一段时间,在施加载荷的初期,压缩变形较大,随时间延长变形逐渐减小并达到平衡状态,称为关节软骨的黏弹性蠕变效应(图 5-7),主要由软骨组织的渗透性所控制。在平衡状态下,不再发生液体的流动,由固体基质承受负荷。由于结构和组成成分的不同,髁突、关节盘、关节窝对力学刺激的反应并不完全一致。载荷大小对关节软骨的蠕变性能也有一定影响,载荷越大,蠕变效应也越加明显。

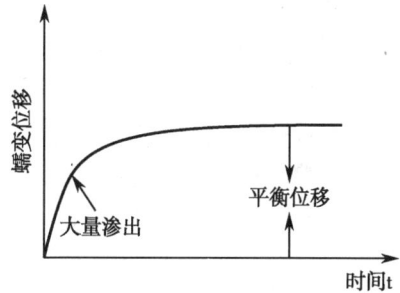

图 5-7 关节软骨的蠕变效应

2. 关节软骨的拉伸力学特性 关节软骨的拉伸力学特性主要依赖于胶原基质的排列和取向。在拉伸应力应变曲线上表现出明显的坡脚区(toe region),代表了关节软骨在正常功能时的生理应变范围(图 5-8)。有实验表明,成熟关节软骨的拉伸刚度和拉伸强度自表层向深层呈现逐渐降低的趋势。TMJ 髁突软骨的拉伸力学特性表现出明显的各向异性特征,在前、后方向上显示出更大的拉伸刚度(Young's 模量分别为 9.0MPa 和 6.5MPa)(Kang,2006)。Singh(2008)后来的研究证实了这一点。Tanaka等(2008)也通过动态剪切实验得出相似结论,认为在退行性变的关节软骨中,关节软骨的生物机械性能下降,表现为拉伸刚度和强度明显降低,软骨抵抗应力和应变的能力减小。

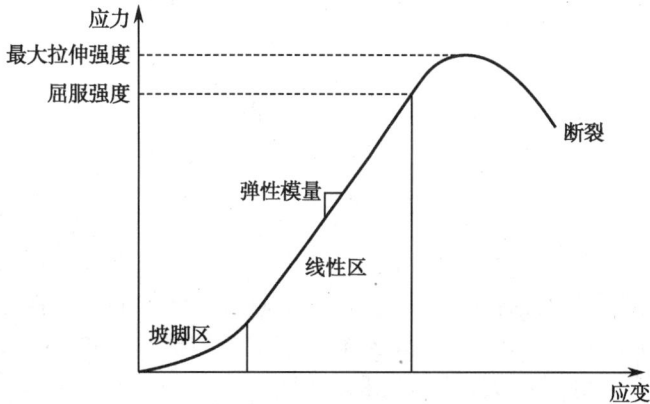

图 5-8 关节软骨的应力应变曲线

　　由于关节软骨在功能状态下承受动态载荷,因此了解组织的动态力学行为是必要的。作为一种非线性黏弹性材料,关节软骨的应力曲线往往滞后于应变曲线,这种动态力学行为可以用储存模量(加载相内的应力应变比值,描述弹性能储存情况)和损失模量(加载相外的应力应变比值,反映黏性能量吸收)来表示,合称为动态模量或者复合模量。

(三) 关节软骨的润滑与摩擦

　　滑膜关节的润滑有两种机制,第一种叫做界面润滑(boundary lubrication),关节运动时,滑液由关节腔的一个区域挤向另外一个区域,位于界面和隐窝内的滑液被挤向关节面上,由一单层润滑剂如透明质酸分子提供润滑机制。界面润滑是关节运动中减少摩擦的主要机制。第二种叫做液膜润滑(fluid film lubrication)或者挤压润滑(weeping lubrication),指借助于关节面之间存在的较厚液膜及液膜内的压力维持软骨的润滑。在关节受压时,关节面之间产生的压力将使一小部分滑液被挤进或者挤出关节组织,由此进行代谢物质的交换。在静态受压情况下,软骨表面释放小部分的滑液,起润滑剂作用,阻止关节组织粘连,也称液静润滑机制[图 5-9(1)]。挤压润滑有助于关节受压而非运动时消除所产生的摩擦,由于挤压润滑的结果,只有小部分摩擦被消除;所以,关节面长期受压将会枯竭这种储备,最终造成关节组织的破坏。如果承载关节面之间相互运动,关节面之间将产生大量液体的反流集聚现象,构成较厚的界面润滑剂液膜,这层液膜内的压力可支持承载面上的载荷,防止因表面不光滑而发生粘连和摩擦现象,由于这种润滑由关节运动所产生,故也称液动润滑[图 5-9(2)]。液静润滑和液动润滑是液膜润滑机制的两种形式。关节相对滑动压迫软骨,在关节面间形成压力性液膜,由于关节软骨相对较软,液膜内的压力可引起接触面的变形,有利于改变液膜的几何形状,限制了滑液的流失,促进了接触面润滑承载力的增加。液膜润滑或挤压润滑机制因其由压力所产生,故也称压渗润滑。

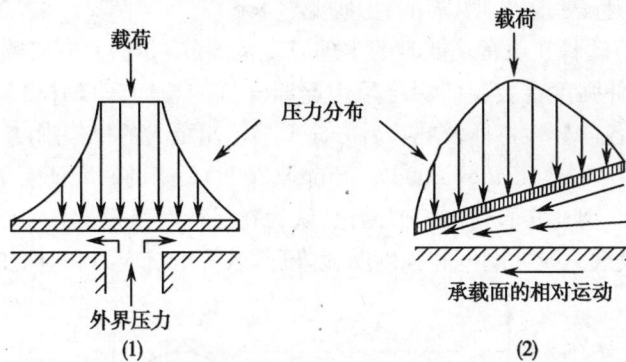

图 5-9　关节软骨界面润滑机制
(1)液静润滑机制;(2)液动润滑机制

　　根据 Tanaka 等(2004,2009)的报道,TMJ 关节软骨的摩擦系数为 0.001,在关节内紊乱者增大至 0.01~0.001。作者认为摩擦系数的增加可能是关节盘移位始发的主要因素。

　　滑膜关节的润滑不仅与滑液有关,而且与关节软骨的结构和力学性能以及关节的运动状态有关。颞下颌关节的关节形态呈楔形,有利于滑液的聚集,在功能活动中,髁突转动和滑动,因此挤压润滑机制在关节润滑中起重要作用。若关节受到持续高载荷作用,将造成关节面液体的产生和流动减少,使凹凸不平的软骨面间产生越来越多的固体接触,摩擦阻力显著增高,长期作用,将对关节软骨结构造成损害。

（四）关节软骨的磨损与关节软骨的退行性变

虽然化学、酶和代谢因素能降低关节软骨的强度，但要磨损到骨组织外露的程度需要有机械力的参与。磨损就是通过机械作用将材料从固体表面磨掉的过程，可分为由两个承载面互相作用引起的界面磨损和由接触体变形引起的疲劳磨损。

在大多数生理活动中，关节上的负荷多呈周期性变化，产生周期应力。在软骨承载时，载荷由胶原-蛋白多糖-水凝胶网架产生的内部膨胀压所平衡。反复受到应力可造成该支架各组成部分的结构和连接界面破坏，发生软骨的疲劳性磨损，使软骨基质不断受到应力作用而产生损伤积累。局部的应力集中或酶与细胞代谢的改变也可削弱软骨支架的生物力学功能。常见的软骨结构损坏有软骨面开裂和承载关节面破坏性变薄等。另外，由润滑条件不佳所致的界面磨损，可加快关节的进行性损伤。就纤维软骨而言，异常应力或反复过久的应力刺激可导致关节软骨的结构遭到破坏，尤其是软骨表层结构的破坏可造成基质内部一系列的生化免疫反应，出现大量液体的流动和蛋白多糖分子的丢失，关节润滑能力下降，加速了界面的磨损率和软骨基质的疲劳程度。

动物模型及临床经验揭示出关节软骨的退行性变和异常生物力有较大关系。由于软骨细胞的修复和再生能力有限，如承受应力过大，则有可能发生破坏，破坏进程与下述条件有关。

1. 接触区承受的应力值与应力集中的程度和范围。
2. 承受应力峰值的总量与频率。
3. 胶原与蛋白多糖基质分子和显微结构被损害的程度。

异常生物力首先导致蛋白多糖-胶原-水凝胶网架构象变形，如表面波纹结构变浅，胶原间隙变窄，间隙液流动障碍等。软骨细胞无法有效地获取营养并清除代谢物质。同时，过大的力可能使受累的软骨细胞变性、坏死，胶原蛋白大分子断裂，大量自由基团释放，破坏胶原与蛋白多糖网架。若自由基反应扩散到滑膜层则易致滑膜 A 细胞释放炎性介质与大量细胞因子，在滑膜、滑液及软骨三个界面上产生并发生一系列的免疫反应。虽然会出现软骨基质的无序修复与继发破坏并存的状况，但软骨的应力缓冲功能下降，关节软骨首先出现病变，比如出现软骨内基质囊样病变，软骨开裂，软骨表面磨损，变薄等，继而软骨下骨质与邻近结构受累，表面软骨碎裂成小块状，形成"关节鼠"，脱落于关节腔内。在应力和摩擦最大的部位，软骨逐渐被全层破坏，暴露出软骨下骨质；在应力最小的部位则有骨质疏松的表现。骨面下骨髓腔内不断有新骨沉积并形成硬化层。新生骨向阻力最小的方向生长，在关节边缘处形成骨赘。关节滑膜和关节囊受脱落软骨碎片的刺激而充血、增生，继发滑膜炎症，出现疼痛，肌痉挛等症状，甚至关节囊挛缩和纤维化，导致关节纤维性强直。

三、颞下颌关节盘生物力学

关节盘和盘后组织是颞下颌关节的重要组成部分，借助颞盘关节和盘突关节共同完成复杂的下颌功能运动。由于关节盘本身缺乏未分化间充质细胞，适应功能改变需要的能力很小，传统观点多认为是关节的被动组成部分。颞下颌关节盘的生物力学特性是维持颞下颌关节稳定的重要因素。

（一）关节盘的形态、组成和结构

人体 TMJ 关节盘位于关节凹和髁突之间，借内外侧附着（盘侧韧带）紧密附着在髁突上。主要由水（66%～80%）、Ⅰ型胶原、蛋白多糖、少量弹性纤维及少许关节盘细胞组成。

Ⅰ型胶原以粗大的纤维束形式存在,占关节盘湿重的30%,干重的83%～96%,总体积的55%,它使关节盘抗拉伸和抗压缩的能力加强。另外,有极少量的Ⅱ型胶原存在于关节盘细胞周围,意义尚不明确。关节盘内的弹性纤维比较细小,排列疏松,主要分布在前带(69%)和后带(26%),中间带很少(5%)。弹力纤维对卸载后关节盘形状的恢复有意义。现在认为关节盘的细胞具有不同源性,形态上体现出腱细胞和软骨细胞的特点,可能与功能有关。Detamore 等(2006)对猪关节盘细胞的研究显示盘内部的细胞密度为 681cells/mm² ± 197cells/mm²,以成纤维样细胞为主,细胞如何调控细胞外基质的分泌尚不清楚。关节盘糖胺多糖总含量估算值约为 1%～5%,低于关节软骨(10%～20%)。关节盘的生化成分见表5-2。

表 5-2　颞下颌关节盘糖胺多糖含量分析

作者	种	硫酸软骨	硫酸肤质	透明质酸	硫酸角质素
小林等	人	69.9%	24.5%	5.6%	微量
小林等	猪	5.8%	91.4%	2.8%	微量
Nakano	牛	79%	14%	5%	2%
Datamore	猪	74%～79%	微量	0.05%～10%	微量

对颞下颌关节盘的立体超微结构,目前普遍认为,关节盘后带的胶原呈三维网状结构,中间带前后和内外走行的纤维呈板层状结构并且紧密排列,前带以波浪状前后走行的纤维为主,关节盘上、下表面为致密的胶原网状结构,盘表面光滑,无沟嵴裂隙,表现为间隔 8～23μm 的波纹状和嵴状突起,关节盘四周存在环形胶原环结构,与表面特征相结合共同构成关节盘应力分散和滑液储存与扩散的结构基础。

(二) 关节盘的生物力学

人类 TMJ 关节盘属于特殊类型的纤维结缔组织,关节盘内的糖胺多糖以硫酸软骨素和硫酸肤质为主,使关节盘的生物力学性能具有关节软骨的某些特性,但又不完全相同于关节软骨。

关节盘横向拉伸的生理性应变在 5% 以内,代表了关节盘在功能状态时应力应变变化的生理范围。关节盘具有一定的拉伸应力松弛效应,但应力松弛程度较低,反映出其低渗透性特点。但是在各研究者之间,数据差异很大,可能与种属差异、实验方法、材料与数学模型、预调以及实验环境等有关,还需要更为详尽的有对比性的数据。总的来看,关节盘抗拉伸的能力大于抗压缩的能力。

关节盘在功能中抗摩擦和抗剪切的能力受组织表面粗糙度和关节润滑功能的影响,盘表面形态的改变、滑液蛋白降解、透明质酸含量的减少都会使关节盘的抗摩擦效应降低。Tanaka(2004)在对关节盘摩擦系数的研究中,得出猪关节盘的摩擦系数大致为 0.015～0.025,随着加载量和时间的延长,摩擦系数增加。对关节盘摩擦和剪切性能的研究报告目前还很少,但是对 TMJ 疾病过程中剪切和摩擦力的理解毫无疑问对避免组织工程化软骨和关节盘的早期损害是有意义的。

研究已证实关节盘是具有黏弹性的生物材料。关节盘在髁突和关节窝之间能够传递并分散载荷,缓冲震荡,承担应力集中缓冲器的功能。关节盘过度或者持续承力会导致盘变薄,是关节退行性变的最早表现。因为关节适合性(协调性)降低会增大关节承载面上的应力峰值,关节盘变薄将导致关节组织内正常峰应力值增高,这种应力增高更容易导致组织疲劳和其他损害。由于关节内的应力值从青少年到成人呈递增趋势,关节盘的厚度也相应发生增龄性改变,盘厚度减小到一定程度则缓冲应力的能力下降,甚至不再具有缓冲应力的功能。

关节盘由于结构的特殊性,对压缩载荷的反应与关节软骨并不相同。与髁突软骨相比,关节盘对蠕变过程并不表现出量的依从性,对持续性或间断性压缩载荷的增加,蠕变量并无明显改变。关节盘的压缩刚度高于髁突软骨,可能与关节盘内细胞的类型、胶原与弹性纤维的比例分布以及蛋白多糖的种类有关。关节盘有一定的抗压强度,渗透性较低,随压应力水平增加,压缩刚度增大,渗透性下降。除滑液中的透明质酸等大分子在关节盘表面形成高黏性凝胶层外,盘表面本身的波纹状结构,可以形成凝胶微囊,储留凝胶,限制液体的流失,作为对关节盘低渗透性的补偿。对压缩刚度和渗透性的调节可能是盘组织内部缓冲应力的两种主要方式。不合理的受力方式如咬合创伤、夜磨牙症、髁位异常等会改变颞下颌关节内的应力分布,破坏盘表面的正常结构,使关节的润滑和承力功能下降,关节面间的摩擦将增大,造成关节组织的磨损。

(三) 关节盘的增龄性改变

许多组织如关节软骨、皮肤、骨等的机械强度和刚度在成年时接近最大,进入老年后又逐渐下降,但是有研究显示 TMJ 关节盘的机械强度的增加一直保持到骨骼成熟期过后。Tanaka 等(2006)检测了 3 岁、7 岁和 10 岁牛 TMJ 关节盘的生物力学性质,在蠕变拉伸条件下 10 岁牛关节盘的刚度比 7 岁牛增加了 10%。在动态压缩载荷下,3 岁组的储存模量(0.69MPa)显著小于 7 岁组(1.21MPa)和 10 岁组(1.44MPa);10 岁组的损失模量(0.23MPa)显著大于 3 岁组。Lai 等(1998)也发现人体 TMJ 关节盘的剪切模量随年龄而显著增加。

关节盘生物力学的增龄性改变主要是由于细胞外基质的改变造成的。Nakano 和 Scott(1996)对牛关节盘的生化分析证明了这一点;同时,硫酸软骨素(13 倍)和硫酸肤质(1600 倍)的含量也随年龄而显著增加,作者认为糖胺多糖含量的改变可能是对关节盘承受周期性压缩载荷适应的结果。

胶原的超微结构也经历了同样显著的改变。Ahn 等(2007)对大鼠关节盘增龄性改变的研究显示,胶原原纤维的直径经历了从出生 2 周(45nm±3nm)到 8 周(58nm±19 nm)的改变过程,关节盘内钙沉积的程度也随年龄而增加,在颞颌关节病患者的关节盘中这种倾向也比较明显。

总之,增龄过程中关节盘细胞外基质组成和结构对力学响应的改变会导致拉伸模量、拉伸刚度以及压缩模量的增加,并且这种持续的改变超过了骨骼成熟点的改变。

四、颞下颌关节盘后组织、关节囊和韧带的生物力学

(一) 关节盘后组织的结构与功能

1954 年 Rees 提出关节盘后区"双板区"的概念,认为颞下颌关节盘的后附着部分可分为上层和下层两部分,上层和关节窝后壁相连,含有大量弹性纤维,可以限制关节盘过度向前,并在闭口时依其弹性回缩机制辅助关节盘向后复位。下层和髁突后份相连,主要由致密胶原束组成,在闭口时牵引关节盘复位。由于组织学上并无明确的上板和下板存在,采用盘后组织更为恰当。盘后区组织是具有高度顺应性的纤维结缔组织,包括弹性纤维网状系统、

细小疏松的胶原纤维、散在的弹力纤维、小动脉和大量静脉窦网、淋巴、脂肪以及丰富神经末梢等。可分为彼此相互关联的三个部分：颞部附着区、中间区和髁突附着区。颞部附着区主要由致密弹性纤维构成，从关节凹后突起的前斜面和鳞鼓裂呈微波浪状向前上走行，进入关节盘的后带。髁突附着区同样由弹性纤维构成，胶原纤维排列与髁突表面平行，起自髁突颈后面，向前上呈扇形进入关节盘后带。中间区起自关节凹后突起、鼓骨和软骨性耳道，向下与髁突附着区纤维和腮腺咬肌筋膜延续。

　　盘后组织的体积和形状随髁位变化而改变，功能与盘后区内液体的重新分布有关，可看作为是使血液、组织液和滑液重新分布的一个装置。开口时，髁突脱离关节凹，弹力纤维网状结构和结缔组织小梁被扩张，静脉腔扩大，允许血液流进；闭口时，髁突退回关节凹，增加了对盘后组织的压力，使静脉窦和结缔组织小梁塌陷，血液被挤出静脉窦。盘后组织在受到功能性压缩载荷时能够发生一定的改建，表现为盘后组织的纤维化适应性代偿，使关节在功能中承受部分外来载荷，但长期受压会导致组织缺血和纤维化，成为关节紊乱的主要病变之一。

（二）关节盘后组织的生物力学

　　与其他生物软组织一样，盘后组织具有明显的黏弹性效应。应力松弛程度较关节盘大，盘后组织的渗透性在关节软组织中相对较高，是因为该组织中含有大量的液体。对盘后区组织的拉伸力学研究发现，盘后组织的强度安全储备较低，而组织的被动变形很大，所以盘后组织牵引关节盘后移的能力有限。盘后组织被动变形很大有可能是关节盘前移的潜在因素。从临床考虑，盘后组织的这种低抗拉强度和较高的被动变形特性，可能与关节盘前移位和盘后区多发穿孔现象有一定联系。由于盘前移可使盘后组织承受持续的拉伸载荷，导致盘后组织的适应性改建或异常改建，而后者可使组织内产生异常载荷，久之易造成纤维组织变薄、断裂、破坏或穿孔。因此，恢复并维持盘突复合体的正常位置是预防关节内微小创伤发生、避免盘后组织受损的有效途径。

（三）关节囊、关节韧带的生物力学

　　关节囊和颞下颌韧带是构成关节外侧壁的主要结构，现多认为关节外侧壁是关节囊和关节韧带结构的复合体，构成该组织的胶原纤维在大小和排列方向上存在差异。关节外侧壁在形态上各种形式并存，粗大的胶原纤维束和纵横交错的各种纤维形式并存，厚薄不一，就整体而言，并无典型的带状韧带或腱鞘样结构，但在局部或某一层次可有致密的胶原纤维束存在，反映了关节外侧壁在功能上的多样性。内层胶原束的主要功能在于控制关节盘的位置，防止运动中发生盘的移位；中间纤维中，纵向纤维束有悬吊稳定关节作用，水平纤维可限制髁突过度向后、向外移位；外层纤维和局部肌筋膜束一起，通过神经反射起保护神经血管的作用，间接稳定关节。

　　由于韧带的胶原纤维束粗大，排列较致密规则，抗牵张能力强，在功能运动中主要承受较大的拉伸载荷。关节囊纤维较为细小，方向各异，组织延展变形性大，主要功能以适应多向的拉伸载荷为主，有利于力的分散及关节滑液的产生和运输。囊结构和韧带结构组成统一的整体，对维持关节的稳定、防止关节受损起重要作用。在该复合体中，颞下颌韧带通过一定张力稳定下颌，承受主要的拉伸载荷。而关节囊在一定程度上能辅助颞下颌韧带的功能，两者均有一定的减弱负荷的作用。在快速载荷下，复合体破坏的形式主要是韧带和囊纤维中分撕裂。在低速度载荷下，破坏为骨附着端撕脱。长期的副功能活动，如偏侧咀嚼和磨牙症，可使韧带长期承受超负荷状态，导致韧带骨附着端的慢性损伤，引起附着区的疼痛。

而急性的颞下颌关节创伤可引起韧带本身的撕裂,出现张口受限、疼痛、下颌偏向患侧等情况。

除颞下颌韧带外,颞下颌关节的其他韧带也参与稳定关节、引导关节活动、防止关节过度活动等功能。盘侧韧带与囊韧带附着区损伤,可使关节盘在髁突机械运动及翼外肌上头牵引下移向前或前内侧。蝶下颌韧带呈狭窄束状,能协助限制下颌过度向前向外移位,但其主要功能在于稳定下颌小舌,保护下牙槽神经和血管不受损伤。茎突下颌韧带起限制下颌过度前伸的作用并能协助悬吊下颌。如果茎突过度发育,则会影响大张口和侧方运动,引起严重的疼痛。

五、殆的生物力学

(一) 静态咬合接触特征

根据外形特点,人类恒牙可分为四种——切牙、尖牙、前磨牙和磨牙,不同类型的上、下牙,其接触特点也有明显不同。

1. 前牙接触特征　前牙包括切牙和尖牙,各牙咬合接触特征有所不同。切牙的特征性结构是切缘,尖牙的特征性结构是牙尖。由于上、下颌牙列呈一牙对两牙的对应关系,下颌牙较上颌牙略偏近中,因此上颌尖牙除与下颌尖牙接触外,还与下颌第一前磨牙接触,封闭下颌尖牙与第一前磨牙的颊侧外展隙。下颌尖牙则除与上颌尖牙接触外,还与上颌侧切牙接触。

(1)切牙接触特征:静态咬合时上颌切牙咬在下切牙的唇侧,上、下颌切牙的功能性接触部位是:下颌切牙切缘的唇侧大约 1mm 宽的部位与上颌切牙舌面窝的相应位置相接触,称为功能性外侧斜面(functional outer area, FOA),向后延伸,与下颌后牙颊尖顶相距大约宽 1mm 的区域相延续,在功能运动过程中 FOA 与引导尖的引导斜面始终保持接触关系。

(2)尖牙接触特征:静态咬合时上、下颌尖牙呈斜面接触——下颌尖牙位于上颌尖牙的近中舌侧,下颌尖牙较斜行的远中牙尖嵴唇面与上颌尖牙近中牙尖嵴舌面相接触,下颌尖牙较平直的近中牙尖嵴唇面与上颌侧切牙舌面远中相接触。而上颌尖牙远中牙尖嵴舌面与下颌第一前磨牙近中颊尖嵴的颊面相接触。

2. 后牙接触特征　后牙包括前磨牙和磨牙。后牙突出的形态学特点是除颊面、舌面及近、远中邻面外,还有一个由尖、窝、沟、嵴组成的形态和功能较为复杂的殆面。在颊舌方向上,上下颌颊尖和舌尖之间存在稳定的 A、B、C 接触点(图 5-10),其中 A 点为下后牙颊尖颊斜面与上后牙颊尖舌斜面的接触区,B 点为下后牙颊尖舌斜面与上后牙舌尖颊斜面的接触区,C 点为下后牙舌尖颊斜面与上后牙舌尖舌斜面的接触区。A、B、C 三点的意义有所不同,其中 B 点的接触尤其重要,当 A、B 点接触 C 点无接触,或 B、C 点接触 A 点无接触时,由于接触点上所承受的咬合力方向有明显的夹角,使得整个牙的接触和咬合关系比较稳定;而当 A、C 点接触 B 点无接触时,则接触区上所承受的咬合力方向基本相同,咬合关系不稳定,下牙可产生沿咬合力作用方向移动的趋势。因此 B 点的接触十分重要,是维持牙弓内部颊舌向稳定的必要条件。每一侧颊舌两尖的内侧斜面组成殆面的宽度。下后牙颊尖和上颌后牙舌尖对维持咬合高度和

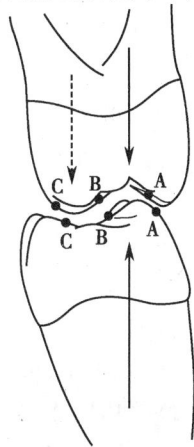

图 5-10 后牙冠状面 ABC 接触点示意图

发挥压碎食物的功能具有决定意义,通常称为支持尖或者功能尖;而下后牙舌尖和上后牙颊尖的主要作用,一般被认为是在咀嚼过程中引导下颌运动和发挥剪割效应,因此被称为引导尖或者剪割尖。

在近远中方向上,后牙每个牙尖的𬌗边缘牙尖都由近中和远中的牙尖嵴(斜面)组成,在上颌磨牙,由近中舌尖和远中颊尖构成斜嵴,是其解剖特征。上后牙牙尖的远中斜面和下后牙牙尖的近中斜面因为在下颌闭合过程中相接触,故称为闭合终止点或者前止接触;上后牙牙尖的近中斜面和下后牙牙尖的远中斜面必须保证在下颌闭合后与相应的闭合终止点相平衡,故称为平衡点或者后止接触(图5-11)。闭合终止点和平衡点对维持牙尖交错位前后向的稳定𬌗接触关系是非常重要的。

在𬌗面,上下后牙之间的接触方式比较复杂,其接触部位不仅有牙尖的相应斜面,而且还有边缘嵴的相应部位。目前认为主要的

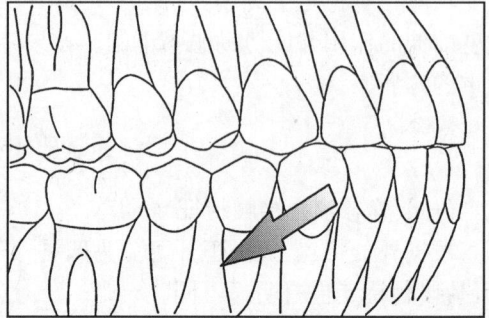

图 5-11　后牙矢状面闭合终止点和平衡点示意图

接触特征是:上颌磨牙或前磨牙颊尖的近、远中舌斜面,对着下颌同名颊尖的远中颊斜面以及该同名颊尖远中牙尖的近中颊斜面;下颌磨牙或前磨牙舌尖的近、远中颊斜面,对着上颌同名舌尖近中牙尖的远中舌斜面以及该同名舌尖的近中舌斜面。另外下颌磨牙或前磨牙颊尖近中及远中的牙尖斜面,还可与上颌同名牙的近中边缘嵴以及其近中邻牙的远中边缘嵴相接触,上颌磨牙或前磨牙舌尖的近中及远中牙尖斜面,可与下颌同名磨牙或前磨牙的远中边缘嵴以及其远中邻牙的近中边缘嵴相接触。

无论在支持尖上还是在引导尖上,那些对于咬合高度有决定意义的接触被称为正中止接触(centric stop),稳定的正中止接触通常为三点式接触。这种咬合接触有利于分散咬合力,减小对牙周组织的创伤。

(二) 动态咬合接触特征

在咀嚼运动的咬合期,咬合接触是以 ICP 为中心的一个动态变化范围,而且接触时间很短,有日本学者推算每 24 小时内上下牙平均接触时间仅为 17.5 分钟左右。咬合动态接触的主要特征是有引导尖参与前伸和侧向运动,如上前牙的舌面窝和上后牙的颊尖舌斜面,引导咀嚼运动过程。

1. 前伸咬合接触特征　前伸咬合运动主要由切牙引导,咬合接触的部位位于下颌切牙切缘唇面及上颌切牙舌面的切道范围内。正常情况下下颌的前伸咬合运动应仅前牙接触,后牙不接触。当后牙出现咬合接触时,前伸咬合运动将受到后牙接触部位的干扰,前、后多个牙对咬合运动的引导,使下颌运动轨迹不光滑、不协调,容易造成咀嚼肌功能的紊乱和关节内紊乱的发生。

2. 侧向咬合接触特征　尖牙保护𬌗者在侧向咬合运动中工作侧仅尖牙接触,其接触部位为下颌尖牙牙尖唇侧,上颌尖牙牙尖舌侧,与前伸咬合接触范围类似。组牙功能𬌗者在侧向咬合运动中工作侧下颌后牙颊尖的颊侧斜面和上颌后牙颊尖的舌侧斜面接触,产生由内后到外前方向的运动,趋向于斜嵴引导方向(图 5-12)。从牙尖交错位起,下颌产生向下向外的运动达到同名牙尖相对,然后下颌后牙颊尖顺上颌后牙颊尖舌斜面的引导滑回到 ICP,再继续向非工作侧滑动,沿上后牙舌尖颊斜面滑动大约一半的距离,完成一次咀嚼𬌗运循

环。然后进入下一个咀嚼运动周期。在下颌后牙颊尖
顺上颌后牙颊尖舌斜面及舌尖颊斜面滑行的过程中将
食物磨细。非工作侧的咬合没有接触关系或者仅为轻
接触。

（三）殆的生物力学

殆面是发挥咀嚼功能的主要部位。后牙殆面由牙
尖、窝、沟、嵴等不同的凸凹结构构成。在殆面形态的制
导下，加载到牙上的力经过牙体、牙周膜传导至牙槽骨，
通过肌力轨道和牙力轨道传导至颞下颌关节和颅部。
上下牙列之间通过殆面的各种凹凸结构相互嵌合，构成
嚼细食物的形态学基础（图 5-13）。牙齿按照一定顺序
排列成牙弓，具备了相互依靠、共同支持和分散咬合力
的结构，不仅有利于咀嚼效率的提高，而且对于分散咀
嚼中的咬合力，减小对牙体、牙周组织、颌骨及颞下颌关
节等结构的创伤，具有重要的意义。

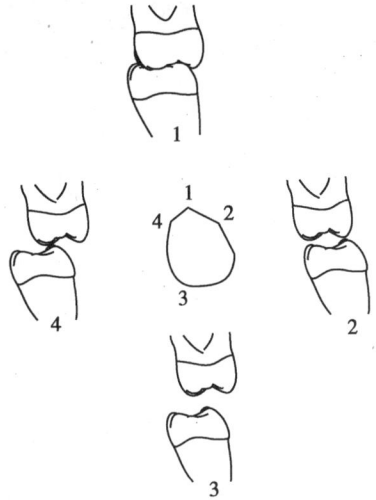

图 5-12　正常殆冠状面咀嚼运动轨迹及其与后牙牙面形态的关系

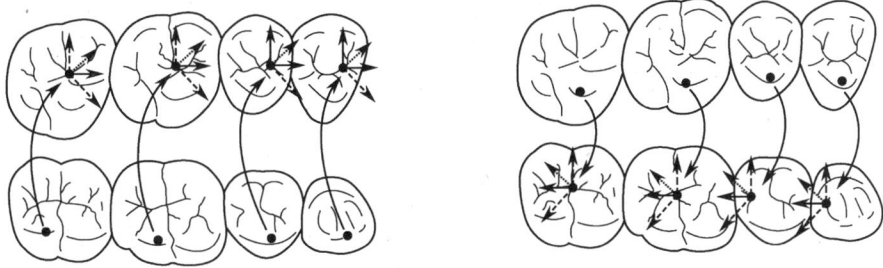

图 5-13　正常殆咬合面的运动轨迹

1. 后牙殆面承载特点　咀嚼包括了切割、压碎和磨细等过程。切牙主要完成切割食物
的功能，后牙的功能则是压碎和磨细食物，这期间分别承受了垂直载荷和侧向载荷，力的分
布也各具有特色。

（1）垂直载荷特点：在下颌基本殆位中，牙尖交错位（intercuspal position，ICP）是发挥
最大咬合力的殆位。ICP 时上、下牙保持最广泛、最紧密接触，稳定性最好。排列在牙列中
的每个牙齿，具有不同的倾斜度，牙列在承受垂直载荷时，加载到各牙上的力，尽管力的方向
与牙长轴并不平行，但是由于顺着牙力轨道和肌力轨道传递，有效地分散了垂直载荷。

牙殆面承受垂直载荷的特点是持续承载，承载终止于食物被压碎的瞬间。因此当垂直
载荷加载于尖窝不平的咬合面上时，一方面通过殆面的凹凸形态分散掉部分载荷，减弱了根
尖的应力集中现象；另一方面，通过牙周伤害感受器和神经-肌的反馈调节，避免了牙体、牙
周组织受到创伤性的咬合力和过大的肌收缩力，是口颌系统重要的反馈调节机制。

（2）侧向载荷特点：侧向咬合是碾磨运动的主要形式。由于侧向咬合时下颌相对于上颌
的位置关系并不稳定，工作侧和非工作侧牙殆面咬合力的大小、部位和方向是可变化的，两
侧的承载并不一致。

2. 殆面形态改变对承载特点的影响

（1）后牙静态接触形式改变的影响：主要是牙尖斜面对 ICP 垂直载荷的分散作用的影

响。当牙尖斜面丧失,这种分散垂直载荷的能力便不存在。在近远中向和颊舌向上都有一定程度倾斜排列的牙在承受垂直向负荷时,载荷的大部分为其舌侧颈缘和颊侧根尖部的牙周膜、牙槽骨所分散,事实上真正沿牙体长轴方向传导的载荷很小。当牙𬌗面为平面时,根尖主应力由正常𬌗的远中、舌侧方向变成近中、颊侧方向,说明牙𬌗面尖窝嵌合的咬合接触关系被代之以平面接触后,后牙𬌗面的远中、舌侧承担了较大的荷载(图 5-14)。

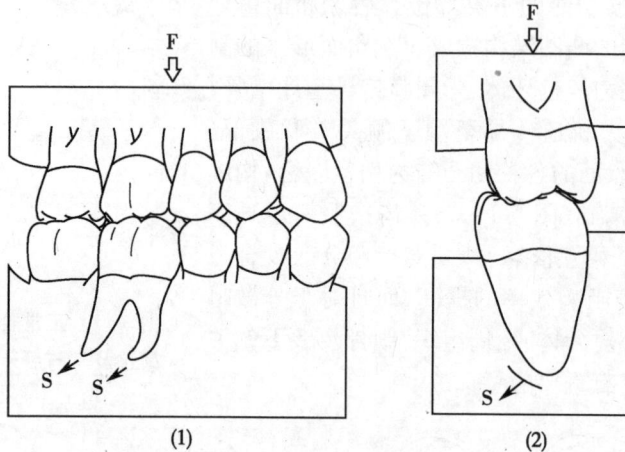

图 5-14　垂直加载方向与牙根尖主应力方向的关系
(1)近远中向;(2)颊舌向

(2)后牙动态接触形式改变的影响:主要是引导下颌运动的咬合接触部位的改变对侧向载荷方向的影响,异常的咬合关系,由于改变了咀嚼运动中的𬌗面引导关系,导致咀嚼环路发生改变,产生对咀嚼肌和颞下颌关节异常的生物力,对咀嚼功能的发挥是不利的。

在𬌗面形态完整的情况下,无论承受垂直载荷还是侧向载荷,牙尖斜面、各种沟嵴以及牙窝的四周都是其主要的承力结构。牙尖、牙窝、嵴等并非尖锐,而是圆钝的弧面结构,这种弧形流线结构可以有效地分散咬合力。一旦这种结构被破坏导致牙尖与牙窝的接触不密合时,将导致传向牙根和牙周的应力出现过度或者异常集中现象,造成牙体、牙周组织的破坏。临床常见的牙纵折、断裂以及修复体的折裂等多与此有关。不仅如此,咬合接触不良造成的𬌗位不稳定和肌力收缩的不平衡也会导致颞下颌关节内部各功能区之间的紧密接触关系发生改变,从而改变颞下颌关节内部的生物力学环境,成为诱发关节疾病的潜在因素,在临床检查中应引起重视。

六、口腔骨-肌-关节系统的运动与受力分析

(一)骨骼-咀嚼肌动力学计算模型

人体的咀嚼系统是由双侧颞下颌关节、牙列和多组咀嚼肌和软组织协同参与,在中枢神经系统的统一指令下,共同作用于下颌骨的解剖和功能复合体结构。由于这一过程中的大部分物理和生理学参数很难直接测定,人体和动物实验研究有限,所获得的信息量还不多。理论分析模型与实验研究相结合则成为研究的主要方法之一,咀嚼肌驱动三维有限元动态分析模型是当前研究因果效应和预测实验干预结果最为复杂的分析和模拟方法。

咀嚼肌动力学涉及颞下颌关节、咀嚼肌附着点和牙列几何形态的生物数字图像建模,外

力对颌骨的作用可以简单地用线性方程计算,即下颌可以简化为刚体进行运算。但是在三维建模和有限元运算中,内在的物理环境变化和几何形状改变非常复杂,需要结合刚体结构模型进行可变形分析。有许多数学模型如 Huxley 模型、Hill 模型等用来分析咀嚼肌的生物力学性质。

6 向自由度下的运动由于受 TMJ、牙列和软组织附丽的限制,若要产生一定的下颌运动,分析模型中必须设置相应的功能参数,比如咀嚼肌的数目、韧带的数目、下颌骨刚体的参数、咀嚼肌疲劳的范围、咀嚼肌张力以及关节载荷等。

在模拟咀嚼、开闭口、前伸和侧向运动中,TMJ 承受了压缩载荷,关节间隙的动态改变可以证实一点。在关节承载状态下,如果关节盘的缓冲效应存在,关节承受的峰应力值也应该在正常范围内。分析修复体设计时还应该考虑黏膜的弹性、牙槽嵴的弹性,但是由于参与的咀嚼肌和神经系统调节的复杂性,目前更多的研究也只是采用颞肌和咬肌的表面肌电预测咀嚼肌的生物力学功能。今后的研究也将集中在口颌系统的非对称性研究、外科重建、关节置换、磨牙症、睡眠障碍的研究这几个领域。动态有限元分析也将成为主流的研究方法。

(二) 口腔骨-肌-关节系统力学平台的建立

人体骨-肌系统个体间的差异性、多样性以及活体实验的局限性,使得关于人体力学特性的研究工作开展十分困难。同时,随着医疗条件的改善,各种临床治疗方法不断涌现,如何有效地选择不同治疗方案及进行功能评价和预后,成为当前各相关领域生物医学工程学者研究的主要目标。国内胡妍和王成焘(2009)通过头面部 CT 断层影像和层切法的下颌骨及牙列模型信息,提供了一系列标准的、解剖相似性高的人体头面部几何、动力学和有限元模型,在建设"中国力学虚拟人"的工作中,围绕人体头面部骨-肌系统生物力学性能,建立了虚拟人颅颌复合体骨-肌系统平台,包含人体头面部骨骼系统的几何建模、咀嚼运动学和动力学分析、有限元分析等功能模块,拥有了相应的数据库。该数据库可通过二次开发应用于各个口腔医学的各个专业领域,使我们对人体头部骨-肌系统的力学特性基础有了全面的了解,为头部骨骼肌肉方面的生物力学研究、口腔临床、创伤、康复工程等领域的工作提供了重要的工具。然而中国力学虚拟人的研究仅仅还只是开始,在建模过程中提出了很多假设,例如:将肌肉用力线替代,将人体视为由机械铰链连接的多刚体,并将各分段质量简化为集中质量等。这些假设将随着计算机技术和生物力学研究的不断发展,逐渐为更真实的建模技术所替代。而随着全方位以数字化方式采集和处理人体数据的推进,虚拟人体研究将更加侧重人体机能的智能模拟。鉴于人体的复杂性和多样性,人体骨-肌系统的生物力学仿真技术将是一项能够不断逼近人体现实,而又无法达到现实的技术,还需要进行更加深入的研究。

有限元分析方法作为理论分析方法被广泛运用在生物力学分析的各个领域。通过 CT 和 MRI 数据提取相关人体骨骼和肌肉的二维信息,可以实现对人体头部骨骼进行三维建模。目前研究的焦点问题在于如何对肌肉组织建模和如何确定肌力在模型中的有效数值。随着试验设备的不断改进,对人体软组织的力学性能数据库的完善,采用非线性、非均匀平衡、多自由度的有限元分析,将真正反映在体人体力学的真实模拟,获得更接近实际的分析结果。

1. 颅颌复合体建模研究 1987 年,Miyasaka 通过人工定义节点和单元,首次建立了颅颌复合体结构的有限元模型。国内白石柱等通过逆向工程软件实现正常人无牙𬌗上颌骨三维重建模型的实体化,对无牙上颌骨缺损种植修复优化设计进行了三维有限元分析。对于颅颌复合体建模技术来说,许多软件如 Mimics、Ansys 等也都在开发相应的功能模块,用于上颌骨在咀嚼力、冲击力、矫形力等多种力系作用下的生物力学行为的数值分析。但是由于颅颌复合体结构的复杂性,现今的商业软件还不能自动完成对整个复合体的多功能分析。

2. **材料特性与边界条件研究**　人体头部涵盖了很多不同的组织结构,材料力学特性也非常复杂。除骨组织外,还包括了软骨、韧带、黏膜、牙、牙周膜等组织,这些软硬组织的力学性质差异很大。从建立的有限元模型材料来看,多数研究都将各组织材料假设成线弹性、小变形、各向同性的材料。实际上述组织都是具有各向异性、非均质性的黏弹性组织,即材料的变形行为与时间历史有关,不能用应力应变间的线性关系来解释。国内有学者将下颌骨模拟成为各向异性材料进行研究,使模型中骨组织的材料力学参数与人体组织的力学性能相一致,减小了因假设不妥而造成的误差;周学军等(1998)采用了正交各向异性模拟下颌骨的力学性能,使各向异性的弹性分量得到减少,在一定程度上反映了材料的各向异性特征,提高了模型的力学相似性。但是,这些研究仅局限于下颌骨,将各向异性假设应用在颅面𬌗的分析仍然非常困难。

在边界条件方面,下颌骨周围约束复杂,实体中不仅有颞下颌关节的约束,也有咀嚼肌、关节韧带及𬌗的约束。有学者们将下颌骨的约束条件放在下颌骨的下缘或髁突处,也有将约束条件放在模型的断面。比如,Meijer 等使用约束反力模拟咀嚼肌力对下颌骨的约束,根据公式计算出特定咬合状态下的咀嚼肌力值,并按肌肉走向将其加于咀嚼肌附着处的几何中心上作为约束条件;周学军等采用具有柔索性质的缆索单元模拟咀嚼肌和颞下颌韧带的约束,并认为在分析下颌骨受矫形力作用时,咀嚼肌被动受拉,不宜采用肌肉的约束反力进行约束,而以柔索约束形式更符合实际情况。但是,采用何种方法能够更真实的模拟实际的约束状态,还需要进一步研究。

3. **咀嚼运动学与动力学研究**　人体口颌系统是在运动状态下发挥咀嚼生理功能的。咀嚼运动中的力学特征由于肌力的运动状态,因此不能简单的简化为线性静态问题求解。大多数研究将人体的运动学响应参数如位移、速度和加速度,动力学相关参数如肌力、韧带的刚性参数等加入到生物力学的研究中,为生物力学求解提供了更为真实的边界条件。

人体的咀嚼系统,是一个典型的运动学和力学不确定系统(图 5-15)。下颌骨和颅骨两部分通过颞下颌关节产生相对运动,关节在 6 向自由度下运动。如果假设关节表面是不变形、始终接触,下颌可以假设为 4 个自由度下的运动。

由于咀嚼肌的复杂作用,对于 6 向自由度下的相对于下颌重心的合成力和力矩的分析需要估计适合的肌补充形式,如基于最小化目标函数假设的疲劳、能量消耗、关节力等参数,决定关节力矩在相关肌上的分布。但是,咀嚼系统并不能严格按照假设的关节轴所定义的运动轨迹进行运动,只能求得近似解。

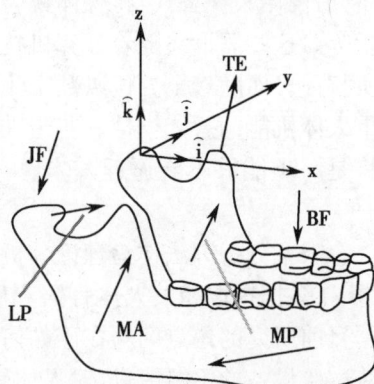

图 5-15　咀嚼力系统示意图及
咀嚼力动力学仿真模型

4. **当前研究的主要方向**　咀嚼系统的生物力学在近年来得到了迅速发展,但是,由于各种条件的限制,还有许多问题尚不明确,主要集中在以下几个方面:

（1）基于 CT、MRI 断层扫描数据和解剖结构的人体头面部物理模型的建立。

（2）咀嚼运动及各种下颌运动过程中的运动学测量与运动学、动力学仿真。

（3）正常人群口颌系统骨骼-肌的应力分析和骨结构的应力适应性研究。

（4）骨与关节功能重建及生物力学效果的评价。

（5）口腔功能重建前后的应力仿真和不同矫治器与修复体的设计等。

七、科研立题参考

在口腔医学中正畸学、修复学、种植学及口腔颌面外科等领域均存在着大量的生物力学问题。运用生物力学的概念和方法研究口腔医学中的有关基础性科学问题，解决口腔临床医学中的临床实际问题以及开发新的临床技术手段等，是口腔生物力学研究的主要目的。

颞下颌关节本身属于承力关节，是发挥咀嚼功能的重要解剖器官，尽管 TMJ 的生物力学问题近年来取得了许多进展，但是，在人体 TMJ 内部组织结构和生物力学性能方面还有很多细微的问题没有解决，在材料学、应用力学、生物医学和生物技术迅速发展的今天，如果能够从不同角度对相关问题的研究获得突破，那么首先对于 TMJ 疾病的诊断、治疗和预防是有重要意义的。同时，对 TMJ 生物力学基础问题的研究，将促进口腔其他学科的发展。当前 TMJ 生物力学研究的领域和关键问题主要集中在两个方面：TMJ 本身和与 TMJ 有关的相关临床问题的研究。这些研究体现在：

（一）TMJ 各组成部分的结构与生物力学性能的关系。

（二）TMJ 生理和病理过程的多层次（宏观、细胞、亚细胞以及分子水平的定量生物学）生物力学机制。

（三）TMJ 系统建模与仿真及其应用。

（四）TMJ 改建的生物力学。

（五）TMJ 种植系统的生物力学。

（六）TMJ 生物力学系统应用软件和诊断仪器的开发。

（七）TMJ 组织工程中的若干问题求解（组织工程、器官力学、信息整合与系统生物学研究）。

（八）口腔修复治疗（包括固定修复和可摘义齿修复、牙周夹板修复等）中的关节生物力学特性。

（九）牙颌面畸形矫治过程中关节的生物力学研究。

（十）口腔种植治疗与 TMJ 改建的生物力学问题。

（十一）关节修复与重建手术、颌面矫形手术、骨延长与修复、颌面骨折固定术等手术中的生物力学问题等。

行使咀嚼功能的口颌系统，是一个复杂的生物力学系统，其中 TMJ 参与了这一复杂系统各部分的相互作用，表现出复杂的生物力学过程，还存在大量迫切需要探索的科学问题。应用细胞、组织和器官层次的生物力学理论和方法研究这些问题，分析口腔功能过程中的各种力学现象与力学过程，为关节疾病的防治和保健以及专业人才培养和学科发展等具有重要意义。

康　宏

第二节   牙颌面畸形矫治的生物力学

牙颌面畸形的矫治,就是借助各种矫治装置,施加矫治力,或者将颌面部功能运动产生的力传导到牙齿和颌骨等软硬组织,使其产生相应的生物力学反应,使得牙周、颌骨以及肌肉系统发生组织学改建,从而实现牙齿的控制性移动以及颌骨的塑造。生物力学的相关知识在牙颌面畸形的矫治中具有十分重要的作用。

一、牙移动的生物力学

在正畸治疗中,正畸临床工作者通过对持续轻力的不断追求,来实现最佳的牙移动。正畸牙移动过程通常被分为两个阶段:生物力学阶段和生物学阶段。前者是指各种矫治装置产生或者传递的矫治力作用于目标牙或牙列,再传导到牙周膜和牙槽骨产生相应应力的物理过程。生物学阶段是指作用于牙周膜和牙槽骨上的应力通过一系列的信号传导通路,调控相应的生物活动,引起组织学改建,实现控制性牙移动。施加于牙和牙列的各种矫治器产生的矫治力大小可以比较容易地通过测力计等各种仪器设备直接测量得到,或者使用公式计算得出。不同大小、方向和施力部位的矫治力可以实现各种类型的牙移动。

(一) 基本概念

在具体讨论牙移动的生物力学之前,有必要明确一些重要的概念,以利于更好地理解和讨论。

1. 力(force)   力是物体之间的相互作用。力可以使物体产生加速度,也可以使物体发生形变。力的大小的国际单位是牛顿。

2. 力矩(moment)   描述力对物体产生转动作用的物理量。是作用于物体的力的大小与力到物体旋转中心的距离的乘积。

3. 力偶(couple)   一对大小相等,方向相反,并且不在同一条直线上的力系。力偶产生单纯的转动。力偶矩是其中的一个力乘以两力之间的垂直距离,也就是力偶臂。

4. 阻力中心(center of resistance)   是用于数学计算的物体运动约束阻力的简化中心。对于牙槽窝内的牙齿,阻力中心受它周围的支持组织决定,不受外力的影响。

5. 旋转中心(center of rotation)   当物体发生转动时所围绕的中心,它随着外力和力矩的变化而变化。因此,可以通过调整施加于物体的外力和力偶来实现物体的控制性移动。在正畸牙移动中,我们正是通过调整力和力偶来实现牙的整体移动和控根移动。

(二) 牙移动类型

在治疗牙颌面畸形时,我们常见的牙移动类型有以下几种:

1. 倾斜移动(tipping)   牙冠和牙根做相反方向的移动。

2. 整体移动(bodily movement)   牙冠和牙根做同向等量的移动。可以沿牙长轴的方向或者其垂直方向做整体移动。

3. 控根移动(torque)   牙冠不动,牙根发生移动。牙根向颊舌向移动被称为转矩;向近远中移动称为竖直。

4. 旋转移动(rotation)   牙齿围绕牙长轴发生转动。

(三) 牙控制性移动

正如前面我们讲到的,不同的力系统作用于同一物体可以产生不同的运动方式。那么在牙移动过程中,怎么通过调节力和力矩的关系来实现牙的控制性移动呢? 在这里,我们以片段弓实现尖牙单个牙的远中整体移动作为例子来讨论一下实现控制性牙移动的途径和方法(图5-16)。

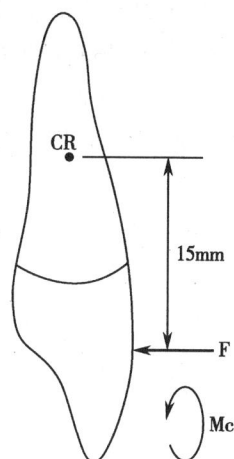

尖牙的整体远中移动需要约100g力施加在牙冠的托槽上面,这里假设尖牙托槽与阻力中心之间的距离为15mm,那么就会产生1500gmm的力矩。这样尖牙在远中移动的过程中,牙冠就会比牙根移动距离更大,从而向远中倾斜。那么要想实现尖牙的一次性整体远中移动就必须克服施加矫治力后出现的力矩。一方面,可以通过减小矫治力作用点与阻力中心之间的距离的方法来减少力矩,从而实现尖牙的整体远移。可以在尖牙的托槽上增加一个硬度足够大的向龈方的牵引钩的方法来实现这一目的。但是由于受到口腔黏膜位置和前庭沟深度的影响,使得牵引钩很难达到足够的长度来完全消除力矩。单靠此方法很难实现真正意义上的尖牙一次性整体远移。除此之外,可以提供一个反向的力矩来对抗远中牵引力形成的力矩。

图 5-16　尖牙的控制性牙移动

在片段弓的关闭曲上形成一个屋顶曲,这样弓丝在尖牙托槽槽沟近中龈方和远中殆方形成一对力偶,来对抗尖牙远中移动矫治力所产生的力矩,实现尖牙的整体远移。

由此可见,要实现牙的控制性移动,需要在移动牙的托槽上提供一个指向移动方向的牵引力以及对抗牵引力产生的力矩的力偶。由于受到托槽尺寸的影响,需要远大于牵引力的力值作用在托槽上才能对抗牵引力产生的力矩。还是以上面的尖牙的整体远移为例子,我们来说明一下通过调节牵引力(F)和力偶产生的力矩(Mc)的比例关系来实现牙的控制性移动(图5-17)。

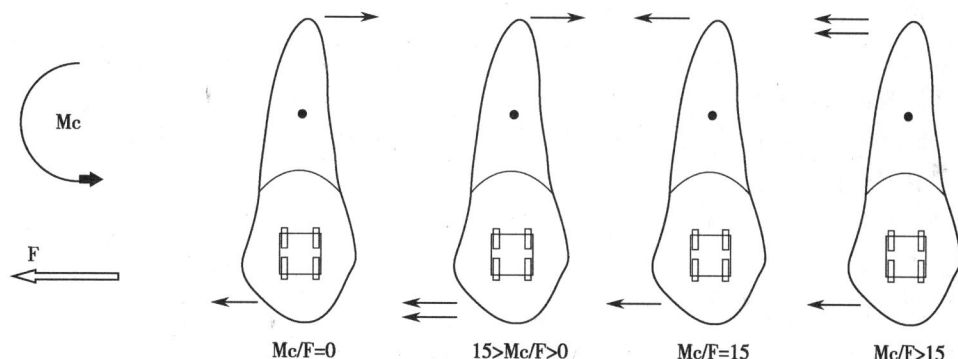

图 5-17　通过调节牵引力(F)和力偶产生的力矩(Mc)的比例关系来实现牙的控制性移动

Mc/F=0 时,尖牙牙冠发生远中倾斜移动,旋转中心在阻力中心和根尖之间,靠近阻力中心的位置。

15>Mc/F>0 时,尖牙牙冠向远中倾斜移动,旋转中心由靠近阻力中心的位置向根尖方向移动,牙冠的移动量大于牙根。

Mc/F=15 时,尖牙实现整体远移,旋转中心移动到根尖方无穷远处。

Mc/F>15 时,尖牙牙根发生向远中的转动,旋转中心从牙冠方无穷远处向阻力中心移动,牙根的移动量大于牙冠。

可见,对于同一个牙来讲,在矫治力足够克服阻力使牙发生移动的情况下,牙移动方式只和 Mc/F 的比值有关,而与 Mc 和 F 的绝对值大小没有直接关系。确定 Mc/F 比值对预先判断牙移动方式至关重要,比值的轻微变化都有可能导致牙移动方式的显著变化。同时,由于加力方式不一样,在施力之后,Mc 和 F 的衰减速度不一样,比如拉尖牙向远中的时候,向远中的牵引力比屋顶曲产生的力偶消减更快。这就势必会改变 Mc/F 的比值,进一步改变牙齿的转动中心,使牙齿的移动方式发生变化。

尽管在临床实际工作中,很难准确判断牙的形状以及支持组织的状态,但是有了以上的牙控制性移动方面的知识,临床医师仍然可以比较准确地判断出牙控制性移动所需的矫治力和力偶。

(四) 矫治力及其对牙移动的影响

正畸医师施加矫治力到需要移动的牙或者是牙组上,通过调整 Mc/F 的比例关系,来实现控制性的牙移动方式。那么牙移动的速度又和哪些因素有关呢? 研究发现,牙移动的速度和矫治力种类、大小以及牙移动方式密切相关。

1. 矫治力的种类

(1)按矫治力的强度大小划分

1)重度力(heavy force):强度大于 350g 的力,比如口外装置产生的力,主要用做矫形力;

2)中度力(medium force):强度介于 60~350g 之间的力,比如各种弓丝曲产生的矫治力,主要用于移动牙;

3)轻度力(light force):强度小于 60g 的力,比如乳胶橡皮圈产生的力,用于移动牙。

(2)按矫治力作用时间划分

1)持续性力(constant force):持续作用于目标牙的力,可以持续几周甚至数月时间。比如镍钛拉簧所产生的矫治力[图 5-18(1)]。

2)间歇力(interrupted force):对错位牙产生间歇作用的矫治力,一般在较短的时间内消失而需要再次加力。大多数活动矫治器产生的矫治力是间歇力 [图 5-18(2)]。

3)间断力(intermittent force):间断时间加力,只有戴用矫治器的时候才产生的矫治力,比如口外弓[图 5-18(3)]。

(3)按矫治力产生的方式划分

1)机械力:由于各种矫治器材及其附件所产生的机械弹力称为机械力。

2)肌力:以颌面部肌肉,如翼外肌、咬肌等产生的矫治力。

3)磁力:利用磁场所产生的磁场力来矫正牙颌面畸形。

2. 矫治力的大小与牙移动速度的关系　不同大小的矫治力对牙移动速度的影响一直是研究的热门话题。典型的正畸牙移动过程分为三个阶段:初始阶段(initial strain)、迟缓阶段(lag phase)和迟缓后阶段(post-lag phase)(图 5-19)。初始阶段中,牙在机械力的作用下挤压牙移动方向的牙周组织,牵拉对侧牙周组织发生物理性位移。牙周间隙宽度和牙周组织的弹性是这一期牙移动量的决定因素。之后由于压力侧牙周膜内玻璃样变(hyaline degeneration)的形成,牙移动进入迟缓阶段。此期中主要是清除玻璃样变组织,同时在透明样变区下方牙槽骨发生潜行性吸收。因此在此期牙移动较慢。之后随着透明样变组织的清除,压力侧牙槽骨发生直接骨吸收,牙移动速度加快。对于迟缓期中牙移动速度慢的原因还有学者认为是由于压力侧牙槽窝表面的固有牙槽骨较致密,需要更多的时间才能被吸收。

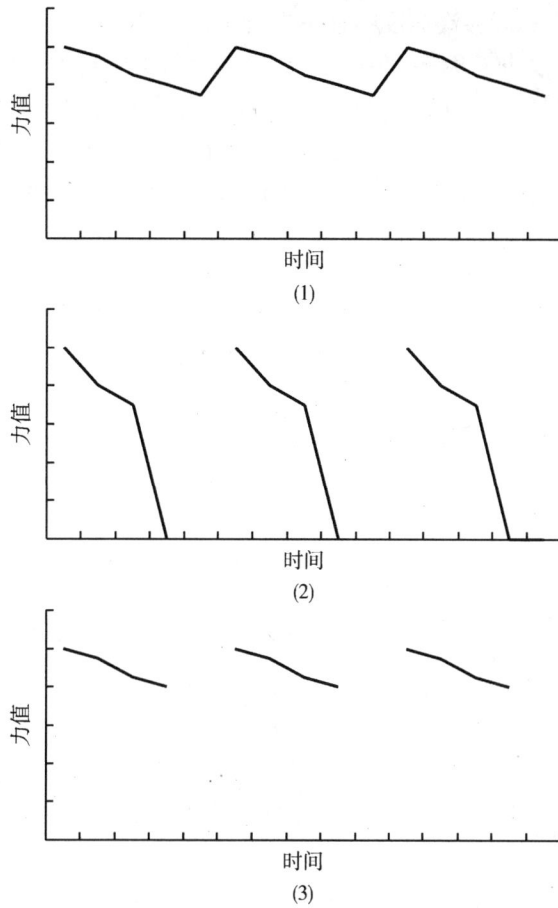

图 5-18 矫治力的种类(按矫治力作用时间划分)

(1)持续性力;(2)间歇力;(3)间断力

以往的研究还发现,在持续性力的作用下不仅整个牙移动周期中牙移动速度不恒定,在各期内其移动速度也不恒定。

在不同大小的矫治力作用下,随着矫治力的增加,牙移动速度并不一定成比例增大。有

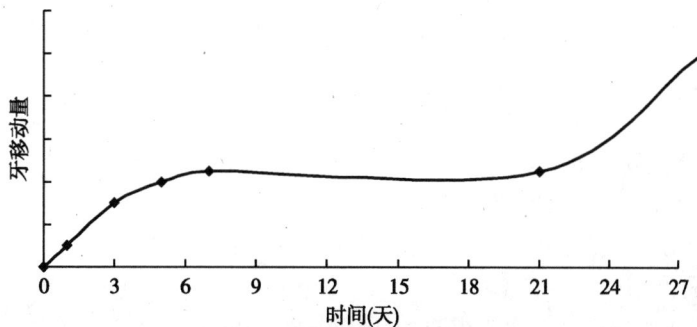

图 5-19 典型的正畸牙移动过程

分为三个阶段:初始阶段(initial strain),迟缓阶段

(lag phase)和迟缓后阶段(post-lag phase)

很多学者对矫治力大小和牙移动速度的关系进行了许多的研究。Kohno 等的研究发现,在较低的力值范围内,牙移动速度和力值大小成正比关系,随着矫治力的加大,牙移动的速度逐渐增加。但是当力值达到一定的大小之后,牙移动速度和力值大小就不是一个正比关系了。在牙移动的初始阶段,矫治力力值越大,牙在牙槽窝内对牙周组织的牵拉、挤压作用越强,牙移动速度越快。一个较低的力值,可能需要几天的时间来完成初始阶段的牙移动;而对于较大的力值,可能只需要几秒钟时间就可以完成第一阶段的牙移动。但是由于第一期的牙移动量只和牙周组织的宽度、弹性等性状相关,矫治力的大小虽然可以影响第一期的牙移动速度,但是不能改变第一期中牙的总移动量。随着矫治力的持续作用,牙移动进入停滞期。在这一期中需要巨噬细胞和破骨细胞来去除玻璃样变性以及通过牙槽骨内侧的潜行性吸收来为牙移动提供空间。重力会引起更大面积的玻璃样变性,因此需要更多的时间来吸收分解。因此重力的停滞期较轻力持续更长的时间,轻力更早进入迟缓后牙移动阶段。从迟缓阶段开始,轻力的牙移动量逐渐超过重力。可见在较高的力值范围内,轻力的牙移动速度快于重力。而同时,轻力所导致牙根吸收要明显小于重力,更有利于组织健康。因此,对矫治牙施加最适力,以在最小组织损伤的情况下实现最快速的牙移动是正畸医师和科研工作者不断追求的目标。

3. 牙移动类型与牙移动速度   前面我们已经提到,通过调节矫治力和力偶,可以实现各种牙移动类型。也就是说,当矫治力相同,力偶不同时,牙移动的类型也就不同,矫治牙牙周膜内应力的分布也就不同。同时,矫治力传导到牙周膜内的应力分布还要受到牙周膜厚度变化的影响,牙周膜内不同部位的牙周膜厚度不一致。当矫治牙发生整体移动时,牙冠牙根发生同向等量移动,应力相对均匀的分布于牙周膜内;当改变力偶使得转动中心由无穷远向根尖移动,牙齿发生倾斜移动,应力分布发生变化,牙槽嵴处的应力最大;当改变力偶使转动中心由无穷远处移动到牙切缘或牙尖方向的时候,根尖处的应力最大。虽然这三种牙移动方式中,矫治力大小都一样,但是后两种在牙槽嵴和根尖处的应力远大于整体移动中牙周膜内的应力。因此,在矫治力相同的情况下,当牙移动方式不一样时,由于应力分布的不同,发生组织改建的牙周组织范围也不同,从而导致不同的牙移动速度。

4. 最适力   通过调整 Mc/F 的比值,可以调节牙移动方式,实现控制性的牙移动。并且不同大小的矫治力会产生不同的组织学反应,不同的牙移动速度。那么多大的力才能实现最佳的组织反应,带来最大的牙移动速度的同时又对组织的损伤最小呢? 很不幸的是,由于人体研究的局限性,很难获得最适力的客观指标和标准。同时,不同牙周膜面积的牙齿和牙列其最适力大小也不同,很难有一个确定的最适力大小。正畸医师只有通过仔细的临床观察来推断最适力:

(1)矫治牙没有明显自觉疼痛和叩痛。

(2)矫治牙没有明显的松动。

(3)施加矫治力之后没有明显的迟缓阶段。

(4)X 线片显示矫治牙的根部和牙周组织没有明显的病理变化。

(五) 支抗设计

当正畸医师施加矫治力来实现需要的牙移动的同时,都会产生一个同样大小方向相反的反作用力。这一反作用力会不可避免地引起不需要的牙移动。支抗(anchorage)就是用来对抗这种反作用力,支持作用力的。因此,在施加任何一个矫治力来移动目标牙的时候,都需要考虑如何对抗其反作用力。对于单颗牙来讲,其支抗力的大小与牙周膜的面积成正比。在临床工作中，可以通过以下办法来实现支抗的控制：

1. 交互支抗(reciprocal anchorage)　当需要相对移动两颗牙或两组牙的时候，可以采用交互支抗的设计。采用交互支抗设计时，施加的矫治力的反作用力，同时也是另一牙或牙列的矫治力。最典型的例子就是在关闭中切牙之间的缝隙的时候，使用橡皮链使两个中切牙相对移动关闭间隙。

2. 增强支抗(reinforced anchorage)　通过增加支抗单元的数量和面积，分散矫治器的反作用力，从而增大支抗。比如在单个内收尖牙的时候，将第二磨牙也纳入牙弓，从而增加支抗牙的数量以对抗反作用力，防止后牙前移。

3. 稳定支抗(stationary anchorage)　在牙周膜面积相等的情况下，整体移动所需的矫治力大于倾斜移动所需的矫治力。可以利用牙的整体移动来对抗引导牙倾斜移动所产生的反作用力。在舌倾移动前牙时，可以通过弓丝弯制使后牙只能整体移动，达到使用后牙的整体移动来对抗其反作用力的目的。

4. 差动力支抗(differential anchorage)　由于牙周膜面积不同，同样大小的作用力作用于不同的牙齿，其产生的组织学反应不同。利用这一特点，用不移动或者较少移动的牙齿做支抗使需要移动的牙齿移动。

5. 骨皮质支抗(cortical anchorage)　由于皮质骨比松质骨更致密，血供更少的解剖特点，当牙根接触到皮质骨之后，坚硬的皮质骨较松质骨更难改建吸收。有学者提出可以将后牙的牙根转矩到靠近皮质骨的位置，这样可以加大后牙的支抗力来内收前牙。这种支抗控制方法有加重后牙牙根吸收的可能。

6. 种植支抗(implant anchorage)　随着种植技术的发展和正畸医师对绝对支抗(absolute anchorage)的追求，开发出了专为正畸临床使用的种植钉。以种植在口内颌骨上的种植钉为支抗来移动需要矫治的牙齿，从而尽可能少的、甚至完全不影响其他牙。种植支抗的推广使用使得许多原来十分困难的病例的矫正成为可能：比如单个伸长后牙的快速压低。

二、矫形治疗的生物力学

对于处在生长发育期还具有一定生长潜力的骨性畸形的患者，可以采用矫形治疗，引导或促进生长发育不足的上颌骨(下颌骨)继续生长，抑制生长发育过度的上颌骨(下颌骨)的继续生长，达到矫治骨性畸形的目的。矫形治疗的矫治力来源可以是矫治器施加的矫形力(比如口外牵引)，也可以是通过功能矫治器将口腔功能活动产生的力传导到牙齿、颌骨和肌肉以达到矫治效果。

(一) 上颌骨矫形治疗的生物力学

目前临床常用的上颌骨矫形装置——面框式前牵引，都是通过牙齿将矫形力传导到颌骨，在对上颌骨的矫形治疗也会引起上牙弓的改变。因此在施加矫形力之后，上颌复合体和上牙弓在矢状向生长的同时，也会发生垂直向上向下的生长。同正畸牙移动相似，施加矫形力之后上颌复合体和上牙弓的生长方向由矫形力的方向和上颌复合体以及上牙弓的阻力中心的关系决定。

1. 上颌骨和上牙弓的阻力中心　长久以来，学者们对上颌复合体和上牙弓的阻力中心位置一直存在着争议。由于组织结构的复杂性和个体差异，大量的研究对阻力中心的描述都很粗略，都难以准确定位。但是多认为上颌复合体的阻力中心位于从上颌第一磨牙斜向下 30°附近的方向的牵引线上。赵志河等采用三维有限元方法，绘制出上颌复合体和上牙弓的节点位移方向随矫形力方向变化的曲线,寻找到经过阻力中心的矫形力方向,然后据此计算出阻力中心的位置。上颌复合体的阻力中心位于正中矢状面上,高度在梨状孔下缘,矢状向位置在第二前磨牙和第一磨牙之间;上牙弓的阻力中心位于正中矢状面上,高度在前磨牙根尖位置,矢状向在第二前磨牙位置上。因此,在尖牙位置的牵引方向为斜向下 37°时,矫形力方向同时通过上颌复合体和上牙弓的阻力中心。

2. 矫形力的选择   在采用口外牵引的方法进行上颌骨的矫形治疗时,应该根据牙颌面畸形的机制来选择牵引力线与阻力中心的位置关系,通过上颌复合体和上牙弓的定向移动和旋转实现畸形矫治的目的。

(1)牵引力同时通过上颌复合体和上牙弓的阻力中心(图 5-20):上颌复合体和上牙弓都发生平动,两者沿着牵引力线的方向移动,而不会发生转动。

(2)牵引力线通过上颌复合体和上牙弓阻力中心之间(图 5-21):上颌复合体和上牙弓发生相对转动。在上颌后牵引时,上颌复合体发生顺时针旋转,上颌牙弓逆时针旋转;在前牵引时,上颌复合体发生逆时针旋转,上牙弓发生顺时针旋转。

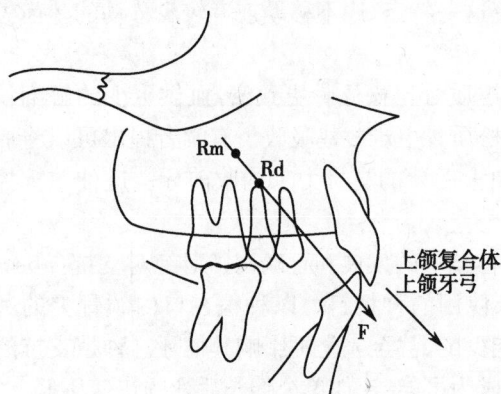

图 5-20   牵引力同时通过上颌复合体和上牙弓的阻力中心

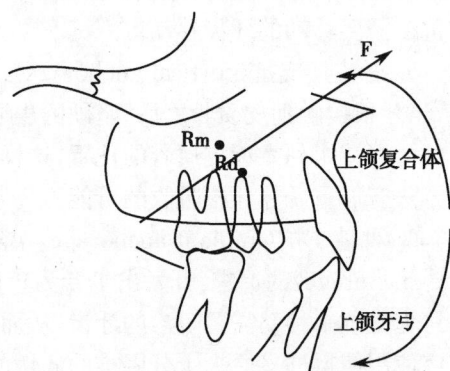

图 5-21   牵引力线通过上颌复合体和上牙弓阻力中心之间

(3)牵引力线通过上颌复合体和上牙弓阻力中心的同侧(图 5-22):上颌复合体和上牙弓发生同向的旋转。当牵引力线通过上颌复合体和上牙弓阻力中心上方时,在上颌后牵引中,两者都发生逆时针旋转;在前牵引时,两者都顺时针旋转。当牵引力线通过上颌复合体和上牙弓的下方时,在前牵引中两者发生同向的逆时针旋转;后牵引中两者发生顺时针旋转。

3. 矫形力大小   矫形力的力值要较牙移动的最适力力值大,在临床工作中应根据牵引效果和患者自身情况调整牵引力大小。面框上颌前牵引一般选用每侧 500～1000g 的力值大小;改良颏兜前牵引一般选用 300～500g 的力值;口外后牵引时则可根据需要选用 250～500g 力值进行矫形治疗。

4. 矫形力方向   在上颌尖牙位置进行上颌前牵引时,前牵引角度从＋30°～－30°时,上颌复

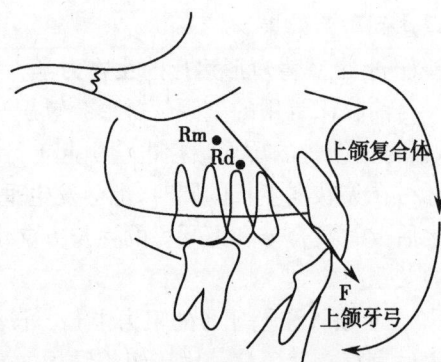

图 5-22   牵引力线通过上颌复合体和上牙弓阻力中心的同侧

合体发生逆时针旋转,并且其旋转量逐渐减少。当从上颌第一磨牙位置进行上颌前牵引时,上颌复合体发生更大的逆时针旋转。

在上颌第一磨牙位置进行上颌后牵引的时候,后牵引角度从$+30°\sim-30°$时,上颌复合体发生顺时针旋转,其旋转量逐渐增大。当从上颌尖牙位置进行上颌后牵引时,上颌复合体顺时针旋转的量较从上颌第一磨牙位置牵引时小。

5. 矫形力作用时间 上颌骨的矫形治疗是希望通过矫形力实现上颌骨的改建,尽量减少牙移动带来的掩饰效果。因此在矫形治疗中,希望尽可能少的牙移动。研究发现,使用间断重力进行矫形治疗可以带来更多的矫形治疗效果、更少的牙移动。同时,持续重力会导致牙根和牙周组织损伤,然而间断重力却不容易引起此类不良效果。因此,在上颌矫形治疗中应选用间断重力进行治疗,以尽可能地减少矫形治疗的副作用。

在对生长发育的研究中发现,人体的生长在一天中是具有时间节律。处于生长发育期的儿童,由于生长激素主要是在夜晚分泌,其大部分的骨骼发育生长是在夜晚进行的。上颌骨作为全身骨骼系统的一部分,也应该遵循这一规律。因此应该夜间使用矫形力以达到事半功倍的效果。同时,由于生长激素的释放是从晚上较早时候就开始的,因此上颌矫形治疗最好在晚饭之后就开始,一直戴用矫治器到第二天早上,共佩戴大约12个小时。

(二) 下颌骨的矫形治疗

下颌骨作为颌面部主要组成骨骼之一,下颌骨的生长发育异常会导致牙颌面畸形的发生。在矫形力的作用下,也可以对下颌骨的生长发育进行塑建,达到纠正牙颌面畸形的目的。不同于上颌骨通过骨缝和颅面部其他骨骼相连,下颌骨通过颞下颌关节与颅底部相连,其上还有众多肌肉附着,使得下颌骨的矫形治疗较上颌骨有很大的区别。

1. 抑制下颌骨的生长 与上颌复合体相比,在进行下颌骨的生长抑制过程中有以下几个特点:

(1)不同于上颌骨的抑制,对下颌骨的抑制需要长时间甚至全天戴用矫治器(颏兜头帽),但是对于生长发育期的儿童,将很难适应较大的矫治力持续过长的时间。

(2)颞下颌关节是人体最为精细的关节,关节盘的存在使得矫形力在颞下颌关节内的分布十分复杂,很难确定哪一部分是矫形力的作用区域。

(3)髁突的椭圆形解剖形态,使得通过颏部的矫形力在关节内的分布十分局限,难以将抑制力施加到整个关节区域。

这一系列的问题,使得临床上使用颏兜头帽后牵引对下颌骨的抑制作用十分不确定。从已有的结果来看,抑制下颌生长的矫形治疗主要是改变了下颌骨的生长方向,使下颌骨发生顺时针旋转,下面高增大,从而达到减小下颌颏部突度的目的。

2. 促进下颌骨的生长 在矫形力作用下,髁头向前方移位,下颌骨处于前伸位置。髁突的生长因向前的位置调整而发生改变。颞下颌关节盘后垫的上层和下层承担着矫形力传导的作用,力被传导到关节窝后引起关节窝的明显改建。在这一矫形力传导过程中,盘后垫上下层的黏弹力起着非常重要的作用。这样,在促进下颌向前的矫形力的作用下,髁突和关节窝发生骨改建,实现了对下颌生长的促进作用。下颌前导有两种方式:

1)下颌的主动前导:患者戴用功能矫治器后,通过𬌗重建和咬合打开,使得下颌前伸肌兴奋(尤其是翼外肌),从而主动拉下颌向前。

2)下颌的被动前导:使用 Herbst 等矫治器,将下颌固定在前伸位置,刺激颞下颌关节发生改建。但同时,下颌前伸肌群有可能参与了下颌的前伸运动。

由前伸肌群参与的下颌主动前导,作用在牙齿上的矫形力较小,没有明显的牙移动改变;但是对于没有前伸肌群参与的下颌被动前导,矫形力传导到牙列上,会带来明显的牙列移位。在下颌的前导过程中,功能矫形力产生了十分重要的作用,功能矫治器治疗通常利用的是张力引起张应力和张应变。其作用过程包括:作用在牙列上的所有力即外力,外力是功能矫治器的始动因素;组织对外力的反应即内力,内力牵张邻近组织导致组织改建等变化,从而实现组织的塑建。

三、科研立题参考

口腔正畸学是借助各种力学系统在牙周组织、颌骨、肌肉等软硬组织内部产生生物力学反应,使其发生各种组织学改建,以达到新的形态和功能的平衡。因此,"力"可以被认为是口腔正畸治疗患者的"药"。口腔正畸学和生物力学有着紧密的联系。目前口腔正畸学的生物力学研究主要集中在以下几个方面:

(1)髁突软骨的生物力学。在功能矫形治疗和固定正畸的牵引治疗中,矫治力传导到髁突软骨后,会引起髁突软骨细胞的一系列变化,对这些生物力学效应的研究是目前研究的重点和难点。

(2)牙周组织的生物力学。在机械力作用下,牙周组织发生改建,从而实现牙齿移动。牙周组织中多种细胞成分都参与了对应力的应答。如何在体外更好地模拟复杂的体内环境,是目前牙周组织生物力学研究的重点。

(3)牙周组织改建的干预。正畸治疗周期较长,是一直难以解决的难题。如何在保证组织安全性的前提下加速或者阻止个别牙移动,也是正畸生物力学研究的重点。

(4)新技术的生物力学研究。随着正畸治疗的发展,越来越多的方法被应用于正畸临床,比如舌侧矫治、隐形矫治、种植支抗等。但是目前对这些新方法的研究多局限于临床应用研究,生物力学等基础理论研究还比较滞后。

谭理军

第三节　牙周病及其矫治生物力学

一、松动牙牙周组织改变及其力学分析

牙周组织由牙龈、牙周膜、牙槽骨和牙骨质组成,牙周系统将牙齿稳固于牙槽骨内,承担咬合力,行使咀嚼功能。而牙周病(periodontal disease)就是指发生在牙支持组织的疾病,包括仅累及牙龈组织的牙龈病(gingival disease)和波及深层牙周组织(牙周膜、牙槽骨、牙骨质)的牙周炎(periodontitis)。

当患上牙周病后,牙周支持组织将发生慢性非特异性炎症过程,牙龈会红肿出血退缩,进而附着丧失、牙槽骨吸收,直到牙周袋的形成、牙齿松动移位,咀嚼时疼痛,溢脓等,若不及时治疗和处理,牙周组织炎症会反复发作渐进性发展,最终将导致患牙自行脱落或被拔除。

牙周病发病率较高,特别是中老年患者较多见,据第三次世界卫生组织检查,发现 35～44 岁人群牙周病患病率为 41%,65～74 岁人群牙周病患病率为 52.3%,虽然牙周病极少发生在青少年,但青少年牙龈出血率可达 57.7%。

牙周病矫治主要指改善患牙松动状况以及修复牙列缺损,消除咀嚼时的疼痛,提高咀嚼效能,促进食物消化,增进全身健康。在正常情况下,牙齿是稳固的,这是由于牙齿有牙槽骨的支持和牙周膜的固位。当牙周支持组织发生病变,病变发展到一定程度时,牙齿才出现松动。松动的原因主要是牙槽骨和牙周膜的丧失。

（一）牙齿松动时牙周组织的改变

正常的牙周组织,牙槽骨顶部在牙齿的颈部,即牙釉质和牙骨质交界处,牙周膜、牙槽骨的组织结构正常,并行使着正常的生理功能。在生理状态下牙有一定的动度,主要是水平方向,也有很微小的轴向动度,但是在临床上是不易觉察的,但是在病理情况下,牙松动超过了生理范围,这是牙周炎的主要的临床表现之一。当牙龈炎症扩散进入到牙周膜时,可引起牙齿松动。

1. 牙松动原因

(1)牙槽嵴的吸收:这是牙松动的主要原因。

(2)殆创伤:有咬合创伤时可使牙槽骨发生垂直吸收,牙周膜间隙呈楔形增宽,牙齿松动。

(3)牙周膜的急性炎症:如急性根尖周炎或牙周脓肿可让牙齿明显松动,这是由于牙周膜充血水肿及渗出所致。急性炎症消退后牙齿可恢复稳固。

(4)牙周翻瓣术后反应:由于手术的创伤及部分骨质的去除,组织水肿,牙齿有暂时性动度增加,一般在术后数周牙齿即能逐渐恢复稳固。

(5)女性激素水平的变化:妊娠期、月经期及长期服用激素类避孕药的妇女可有牙齿动度增加。

2. 松动牙牙周组织改变

(1)牙周膜的改变:牙周膜是位于牙槽骨与牙齿之间的纤维结缔组织,是一种具有各向异性、非均匀性的黏弹性结构。纤维走向分为水平向和斜向。牙周韧带不产生主动运动,起到传递应力,同时缓冲、储存殆力的作用,并在此过程中通过神经反射调节咀嚼力大小。在咀嚼过程中,牙周膜各部分受力是不均等的,其厚度与牙周韧带的结构、牙槽骨结构及咀嚼功能都有着密切关系。牙周膜主纤维方向与主应力方向一致,主应力大的部位,牙周膜较厚,应力小的部位则牙周膜较薄。牙周膜可随着牙齿的发育和年龄、牙齿的功能以及病理变化的结果而改变,出现萎缩或肥大,同时在某些情况下,牙周膜可被其他组织所代替。一旦牙周膜损伤,则牙齿便会产生松动和移位。

牙周创伤(periodontal traumatism)是临床上常见的牙周病。由于过高的牙尖或修复体牙合面的高点,使牙周组织承受了过大的咬合力所造成。牙周组织发生创伤,产生牙周膜出血,血管内形成栓塞,组织坏死,牙周膜发生玻璃样变性。

牙周炎(periodontitis)表现为牙龈发炎,牙周溢脓,牙齿松动,炎症发展可破坏牙周膜。

牙周变性(periodontosis)是由于营养不良所引起。牙周组织表现为退行性变。牙周膜主纤维变性,溶解,液体堆积,压迫牙齿引起牙齿移位,使牙骨质的不断形成停止。

(2)牙槽骨的改变:不管是哪种类型的牙周病,均可造成牙槽骨的吸收。牙槽骨是支持牙齿的骨组织,牙槽骨不同程度的吸收,均可引起牙齿不同程度的松动。

在临床上最常见的是牙周创伤和牙周变性。患牙周创伤时,常出现牙槽骨和牙齿根面被吸收。在受压力侧,牙槽骨的硬板产生吸收,而吸收方向顺着牙根垂直向根尖方向发展。牙槽骨的吸收从 X 线片上表现为一侧吸收,同时患牙有较深的牙周袋。

　　牙周变性则可见牙槽骨为广泛性、弥漫性吸收,吸收首先发生于牙槽骨的深部。牙槽骨也可出现病理性沉积和钙化,形成不规则的骨质。

　　除上述情况外,牙槽骨的结构也将发生一些改变。在正常时,牙槽骨的骨质致密度是均匀一致的,骨边缘清晰。支持骨的骨小梁分布均匀,其排列方向与受力方向相适应。故当骨硬板变薄,骨缘模糊,牙周膜增厚,则为初期牙周病的征象。如果骨小梁排列紊乱,呈疏松状,则表现为骨质破坏,说明骨组织产生病变。牙周膜、牙槽骨产生的改变可从临床症状表现出来,但从 X 线片上可更清楚地深入了解到其破坏后病变的范围及程度。

　　总之,患牙周病时最易发生牙齿松动,松动度是确定牙周病是否需要治疗的指征之一,松动度也是判定牙周病矫治效果的标准之一。松动度是表征牙周膜和牙槽骨不同的破坏程度和范围。

(二) 松动牙的力学分析

　　牙齿产生松动,当然主要是由于牙周膜和牙槽骨受到破坏或损伤。其松动度不一定与牙周组织的破坏程度相一致,还受很多因素的影响。牙齿松动后,牙齿承受𬌗力的方向发生改变,因而其牙周组织内产生的应力与正常牙齿也有明显差异,为了能采取适当的措施,对松动牙加以保护,防止其继续破坏,尚需对其受力后的应力分布进行分析。

　　1. 松动牙的力学分析　　牙齿松动是由于牙槽骨吸收,牙周膜被破坏所致。正常的牙齿也有生理性的动度,这种动度在肉眼不注意观察时,是不易看见的。但用测动度的仪器可以测得。其动度的大小与外力密切相关,正常牙齿受力后牙齿产生移动,外力去除 2 秒钟后,可至静止位置。外力施于前牙的切端,则其动度大于施于颈部。牙周组织受到损害后,则牙齿的动度增大。因牙周组织的损伤破坏程度不同,牙齿的松动度也不相同。牙齿的动度是评估牙周病矫治预后的重要依据。一般情况,牙齿的动度与牙周组织的破坏程度是一致的。但也不尽然,还与牙周病变情况及其代偿功能,牙根数目和牙根形态有关。因而牙周组织的破坏程度,不能仅靠临床动度来判定,还应参考 X 线片,根据牙槽骨吸收程度及其组织结构改变程度范围以及牙根数目、形态、牙周袋深度等情况,全面考虑,作出客观的正确的判定。

　　(1)牙齿的动度:有日本学者认为牙齿的动度与牙槽骨吸收程度的关系,尚未做定论。与当前学者们的观点也相似,但绝大多数学科认为牙齿动度大的,牙槽骨也吸收的较多,而牙齿的动度与患牙牙根的长短有关,根长者动度小,根短者动度大。该作者还指出牙齿松动时,牙移动的方向可以是近远中向、颊舌向,也可以是上下的即𬌗龈方向(又称垂直向)的,还可能作旋转运动。而正常的牙齿也可作上述运动,但其动度极小,人们不易察觉到,只能用指压法尚能感到其动度以及其动度的大小。

　　牙齿的动度可以通过仪器进行测定。Eibrecent、高野等采用仪表及 werner 的示波器法测定。Ryden(1975)等采用激光反射法观察和测定牙齿的动度,结果较精确。

　　Prichard(1972)在 Miller 法基础上,将牙齿的动度分三个等级。当牙齿水平方向移位 $0.2 \sim 1.0$ mm 时,为一度松动,动度轻微,为颊舌向移动;当牙齿水平向移位 $1.0 \sim 2.0$ mm 时,牙齿有颊舌向和近远中向移动,则为二度松动,此时,牙齿虽有明显的动度,但不能在牙槽窝中压下或转动;当牙齿水平向移位 2.0mm 以上时,牙齿在牙槽窝中可以压入或转动,并有垂直向移位者,为三度松动。在口腔临床上常用上述三等级确定牙齿的动度。由于尚无准确、使用方便的测定动度的仪器,常以牙齿移位的方向来确定动度,并以肉眼观察为准。

　　(2)松动度的力学分析:牙槽骨在正常生理状态下,并不是处于静止状态,而是不断地吸收,不断地沉积的,但吸收与沉积保持着平衡状态。为了能承担咀嚼压力,牙槽骨骨质的结构和骨小梁的排列必须符合机械力学的原理,其中骨松质中的骨小梁系统,还加强了牙槽骨的支持力量。当咀嚼功能改变时,这种结构也随之改变。当牙周组织患慢性疾病时,可破坏牙槽骨的平衡,使牙槽骨丧失,牙槽骨的吸收增加,而骨质的形成减少,导致牙槽骨高度降低,出现牙齿的松动。

当牙槽骨高度减低时,牙周支持组织的应力分布情况发生改变。有学者的研究结果指出,牙槽骨高度减低时,在牙齿的同一部位上施加外力,随着牙槽骨高度的减低,牙周膜上的应力逐渐增大,施以非轴向力时,此种现象更加明显。

有学者采用光弹实验发现,牙齿支持组织丧失20％时,牙周膜上产生明显的应力集中,但丧失40％与丧失20％者无显著差异。周书敏(1984)等用有限元法对下颌磨牙不同高度牙周支持组的应力进行分析,结果表明,当牙槽骨高度减低1/3时,该牙牙周膜和牙槽骨上的应力值较正常牙的牙周膜和牙槽骨的应力值明显增大。当牙槽骨高度减低2/3时,上述变化更加显著,根尖部位的应力值更大,可超过正常值的数十倍,牙周支持组织的应力急速增大。这时将会加重牙周支持组织的破坏,形成恶性循环。并指出牙槽骨高度降低,该牙受到外力作用时,牙槽嵴顶和牙齿的根尖区产生应力集中现象,应力值较大。这点可说明在临床上常见牙齿的颈部和根尖区有病变出现的原因。

随着牙槽骨高度不同程度的减低,牙齿将出现不同程度的松动。牙槽骨高度减低的愈多,牙周支持组织包绕的骨质愈少,则牙齿动度也就愈大,甚至发展到该牙无法承受咀嚼压力,导致自行脱落或被拔除。

二、牙周病矫治生物力学

当患上牙周病后,牙龈会出现红肿出血和退缩,牙槽骨会吸收,而当牙齿失去牙槽骨、牙周膜等牙周支持组织的支持时,将产生松动移位,咀嚼时疼痛,溢脓等症状。牙周病的矫治分三种类型:第一类,牙列完整,全口牙齿有不同程度的松动;第二类,牙列完整,个别牙或一组牙松动;第三类,牙列缺损,余牙部分或全部松动。牙周病矫治主要指患牙松动状况的改善以及松动牙与牙列缺损并存的修复。

通过实验和临床研究证实,正常情况下咀嚼一般食物,咬合力约为60～100N,有实验测得成年人下颌第一磨牙正常咀嚼力范围在3～600N之间,其咀嚼力大小呈正态分布。咬合运动中,牙齿所受的𬌗力主要来自三个方向:垂直向力、侧向力和旋转力。在正常咬合运动下,牙齿受力多数是垂直向力,即与牙齿长轴方向一致的力。牙周韧带,即牙周膜,是位于牙槽骨与牙齿之间的纤维结缔组织,是一种各向异性、非均匀性的黏弹性结构。纤维走向主要包括水平向和斜向。牙周韧带本身不产生主动运动,起到传递应力,同时缓冲、储存𬌗力,并在此过程中通过神经反射调节咀嚼力大小的作用。在咀嚼过程中,牙周膜各部分受力是不均等的,以牙齿受力时的转动中心来分析,牙周膜各部分会分别受到不同程度的压力、拉力或剪切力。国外学者在20世纪60年代就对牙周膜力学性能进行研究,国内外使用不同方法进行试验,测量牙周膜的拉伸、压缩和剪切模量以及其他生物力学参数,但是,牙周膜的弹性模量在各文献报道中有较大差异,从3～170MPa不等,这可能与各学者的实验设计、计算方法、材料种类以及人为误差等因素有关。

随着对牙周韧带应力应变曲线的深入研究,总结出牙周韧带在拉伸受载时应变随应力变化规律和牙周韧带相应组织形态结构改变特征,其应力应变曲线(载荷位移曲线)可以分为以下几部分。受载初期,应变快速增长,弯曲的牙周韧带纤维被拉直;承受生理范围内的载荷时,组织刚性迅速增加,应变增长减慢,反映了牙执行正常生理功能的应力应变状态;当咬合力继续增加,达到生理极限载荷,应力应变关系接近线性,牙周韧带可能出现可逆性变性、残余变形和微破坏,牙周组织出现生理疲劳,需要有一个恢复期;如果继续增加载荷,由于牙周组织开始破坏,组织抵抗形变的能力下降,牙周膜的变形继续增长而应力几乎不增加,载荷增加导致牙周纤维的撕裂和层间剪切破坏。

研究指出,牙周附着正常的健康成人,其前牙牙体和牙周组织的振动是由多阶振动频率所构成的,按照频率数值大小依次为1阶,2阶,3阶 … n阶频率,反映牙齿在不同方向的振动情况。前四阶振动是其振动的主要组成部分,也是临床牙齿动度的主要表现形式,其中,1阶振动为沿牙齿长轴方向的振动;2阶振动为唇舌向的摆动;3阶振动为近中远中向的摆动;4阶振动为沿其长轴的扭转。牙周膜纤维的结构和排列对垂直向力适应性最大,对侧向力的适应性远小于垂直向力,牙周膜可以承受较大载荷的垂直向力,在生理范围内可使牙槽骨新生,牙齿受到旋转力时出现以牙体长轴为中心的扭转,这种方向的力对牙周组织的破坏最大,可使牙周膜纤维撕裂,并加重牙齿松动移位。

正常牙的转动中心与牙根的几何中心基本一致,并且牙齿的转动中心位置随牙冠上着力点的部位、牙根形态、数目、冠根比等因素的变化而改变,故转动中心不是一成不变的。有实验表明,正常单根牙的转动中心位于牙长轴近牙槽嵴端,约为根长的1/2~1/3之间,也有实验提出牙根的中央与近根尖的1/3之间,或根颈2/3与根尖1/3交界处,牙冠受到侧向外力时,以转动中心为支点,受力侧转动中心以上及对应面转动中心以下牙周膜韧带受到张应力,而受力侧转动中心以下及对应面转动中心以上牙周韧带受到压应力,张力侧的骨组织发生增生,压力侧骨质发生吸收,使牙向受力方向倾斜移动。正常多根牙的转动中心位于根分叉往根尖方向1~2mm处骨中隔内,当下颌磨牙受到由远中向近中方向的外力时,其近中根被压向牙槽窝,远中根龄向升起,此时的牙周纤维大部分受到牵引的力量。多根牙对侧向外力的耐受性大于单根牙。牙松动是牙周病主要的临床表现之一,牙周病的牙松动主要原因为牙周支持组织的破坏,一般在牙槽骨吸收达根长1/2以上且根面各个方向上牙槽骨均有吸收时,牙松动度逐渐增大。随着牙槽骨丧失和牙槽骨高度的降低,牙齿的旋转中心接近根尖,牙周膜的应力增大,集中在牙槽嵴顶部,根尖部位应力增大比牙槽嵴顶部明显。有学者通过有限元分析实验得出,当牙槽骨丧失达6mm,牙受到侧向力时,应力值明显增大。通过光弹实验也发现牙周支持组织在轻度和中度丧失时,牙周膜上产生明显的应力集中,牙周支持组织重度丧失时,应力集中处的应力值急剧增大。

牙周病矫形治疗应严格控制适应证,在彻底的牙周基础治疗前提下,辅以局部含漱、牙周袋上药或口服抗生素来控制牙周感染,牙周矫形治疗的方法主要包括调𬌗、正畸和牙周夹板固定。

(一)调𬌗

调𬌗在牙周病治疗中有重要的意义,患有牙周炎的牙齿同时伴有𬌗创伤时,可以使动度明显加重,如出现牙槽骨吸收不重但牙齿明显松动时,应考虑𬌗创伤的可能。虽然创伤性𬌗不是牙周炎的直接原因,但它能加重和加速牙周炎的破坏过程,影响牙周组织的修复,因此在牙周炎的治疗过程中应尽量的消除创伤性𬌗。调𬌗可以改善牙列的功能关系,调𬌗治疗能消除早接触,去除牙尖干扰和过高的修复体,均匀分散牙力。尤其是𬌗关系不正常的患牙,应早期调𬌗。而且还可在夹板固定的同时,按需要修整患牙形态、邻接关系、咬合关系,临床上牙槽骨吸收时常会出现冠根比例不协调,牙的旋转中心向根尖移动,力矩发生变化导致正常咬合力也会加重患牙负担,此时就需要截断牙冠,改善冠根比例。而且松动牙固定后,牙齿之间的位置关系可能会发生微小变化,此时更应注意消除殆干扰和咬合创伤。

(二) 正畸

在牙周病进程中,患牙可能发生移位,较大的移位可通过正畸的微小加力来矫正,正畸治疗不仅能够排齐牙列改善美观,还可恢复倾斜移位患牙的正常生理位置及邻接关系,改善咬合,恢复正常的牙列牙弓位置,消除创伤殆并分散殆力,减小侧向力,恢复正常垂直方向的殆力,减轻牙周支持组织负担,有利于牙周组织愈合。并且,正畸治疗使位于骨内的牙根长度增加,改善冠根比例,将牙根周围的水平骨吸收缺损变为垂直骨袋,有利于获得良好的预后。另外,正畸治疗增加了缺损局部的血流量,有利于骨再生。但是正畸治疗必须在牙周病得到控制的情况下才能进行,否则会造成牙周组织进一步的破坏,甚至形成牙周脓肿。牙周病正畸矫治时牙周病患牙牙周膜面积减小,骨吸收与形成较缓慢,再生能力弱,此时正畸力应轻柔,大量的事实证明 50~70g 阈值以下的力就可避免形成广泛的透明样变。一般认为最好是 30~40g 力,以后逐渐增加,这样可避免发生严重的牙根吸收。牙移动距离不能过大,加力间隔时间应稍长,加大对抗倾斜移动的平衡力矩。对有牙槽骨丧失的成人患者,应尽量选择整体移动的方式进行矫治。有牙周病的成人正畸治疗时常选择固定矫治器,固定矫治器能较好地控制牙齿的位置,并可产生持续力,整体移动牙齿。

(三) 牙周夹板

牙周治疗后,患牙的动度多有不同程度的减轻,对于仍有松动的牙齿可以进行一些特殊的处理,可通过各种类型的牙周夹板对牙周病松动牙进行矫治,可以达到暂时或永久性的修复。

1. 牙周夹板应具有的条件

(1)制作与使用简便,符合口腔卫生条件,具有一定的自洁作用。

(2)牙周夹板具有良好的固定和固位作用,能抵御各个不同方向的殆力。

(3)对口腔软组织无不良刺激。

(4)不妨碍牙周病其他治疗的进行。

2. 牙周夹板的生物力学原理 牙颌器官和牙周组织在正常生理状态下有一定的潜力,根据殆力测定,切牙轴向耐受力值 8~32kg,前磨牙 24~32kg,磨牙为 40~70kg,而我们日常食物所需要的切割力或磨碎力为 l0~23kg。因此,每个牙均有相当大的潜在力量,在一定条件下,可以发挥代偿作用。当某些牙因患病而丧失功能时,其他牙便发挥潜力以代偿咀嚼功能不足。

牙周夹板固定是将多个单根或多根的松动牙和健康牙连接固定在一起,组成一个新的咀嚼单元,当牙齿受到不同方向的殆力作用时,通过夹板把力量分散到更多的牙上,由多个牙根的牙周膜纤维共同负担,从而减轻每个患牙的负担,有利于牙周组织恢复健康。

单个牙的受力可通过连接体传导到周围的牙齿上,形成共同受力,在单个位点加载应力也发生了改变,避免了单个牙的牙周组织的应力集中,起到分散殆力的作用。当受到倾斜外力时,由于支点位置的改变,牙运动方向的改变,再不像单根牙那样倾斜移动。在夹板整体运动下,像一个多根磨牙,以更多的垂直方向的力量,作用于牙周支持组织,从而更符合牙周组织能耐受较大垂直方向外力的生理特性。利用夹板的稳定性,抵御近远中向的倾斜外力,牙松动被控制在生理范围之内。

3. 牙周夹板的设计 牙周病矫治时,应根据牙周支持组织的破坏程度,牙根埋入骨组织中的长度,以及有无缺失牙,缺牙数目、部位、咬合关系,基牙情况、松牙动度等,甚至于患者的咀嚼习惯和全身健康状况,进行夹板的设计。

(1)设计原则

1)包括在夹板内的牙齿,咀嚼时所承受的负荷,不能超过牙周组织的储备力。夹板内必须包含一定数量稳固和较稳固的牙齿,以发挥其储备力,代偿松动牙上承担的咀嚼压力。

2)夹板的设计应达到建立平衡𬌗的目的,避免造成𬌗创伤。

3)制作与使用简便,在制作时以少切割牙体组织为原则。

4)夹板应与牙冠紧密接触,戴上夹板后松牙应无动度,有利于𬌗力的传递和保护松动牙,保护牙周组织。

5)固位力强,固定效果良好,能抵御来自各个方向的外力。

6)对口腔软硬组织无不良刺激,戴入后不影响咀嚼和发音功能。

7)自洁作用好,符合口腔卫生条件。

8)不妨碍其他牙周病治疗的进行。

在临床上固定松动牙时,应尽量将夹板设计成顺着牙列外形制作弧形夹板,利于侧向力的分散,可以达到较好的固定效果。用夹板固定上、下颌前牙,夹板呈弧形,其共同旋转轴心穿过两侧尖牙根端1/3区内,当中切牙区受到唇舌向𬌗力时,夹板固定前牙整体绕旋转轴心运动,使牙的受力方向发生改变,从而运动方向发生改变,夹板内的牙更趋于整体地垂直方向运动,减少牙颊舌方向的倾斜移位。夹板的弧度越大,旋转轴距中切牙和侧切牙的距离越远,牙齿垂直方向的位移越小。后牙弧形夹板共同旋转轴心是穿过两侧最末基牙的根端1/3处,并位于各牙的舌侧,当侧向力作用于后牙,因旋转中心位于各牙的舌侧,水平方向的分力使整个夹板循共同旋转轴心运动,力的作用方向多朝向根尖,以更多垂直方向的力量作用于牙周支持组织,更符合牙周组织能耐受较大垂直方向外力的生理特性。直线型夹板在受到侧向力时,整个夹板顺作用力方向发生倾斜移动,无法有效地减少侧向力。

根据上述分析,戴用牙周夹板后,牙与夹板受力出现变形相容。夹板传力作用的大小与夹板的刚度有关,与塑料基托式夹板相比,铸造式夹板刚度强,具有较强的制动作用,应优先考虑使用可摘式铸造夹板和固定夹板。在刚度相等条件下,夹板与牙越吻合,能够更好地分散各方向外力,限制患牙在各方向的移位,传力效果越好,而且在一定的条件下,增加牙数则有利于分担𬌗力,更能发挥各牙的代偿功能,承受更大的𬌗力。

4. 牙周夹板的分类　目前在临床上广泛应用的牙周夹板可分为暂时性牙周夹板和恒久性牙周夹板,暂时性夹板使用时间较短,一般几周到数个月不等,待牙周组织愈合后可拆除夹板。暂时性夹板戴入后,当组织对治疗反应良好、牙周组织显示有初步修复或再生现象时,可考虑换用恒久性夹板。恒久性夹板与控制病理性松动牙和修复有关,患者需长期戴用。暂时性牙周夹板可分为结扎丝固定牙周夹板、光固化树脂暂时性牙周夹板、尼龙丝树脂暂时性牙周夹板、前牙金属翼板粘结法,连续带环夹板。恒久性牙周夹板包括可摘式恒久性牙周夹板、固定式恒久夹板、固定可摘式恒久性牙周夹板等。

(1)暂时性牙周夹板:是指在有限的时间内使用,以减小和分散𬌗力为目的,固定松动牙,以后可以被恒久性夹板所取代的一类牙周夹板。

1)主要适用范围为:固定急性牙周炎的松动患牙或配合牙周手术及调磨咬合,需要固定松动牙以减轻患者的痛苦;固定因牙外伤或𬌗创伤,牙周组织可以愈合修复的松动患牙。牙周病患牙经治疗后,为了观察疗效,可先作暂时性牙周夹板固定,作为过渡性措施,若效果良好,可换用恒久性牙周夹板;恒久性牙周夹板制作未完成前,为防止患牙继续松动和移位,可先用暂时性牙周夹板固定;因牙周病而移位的牙,在复位后可用暂时性牙周夹板予以固定、保持。

2)结扎丝固定暂时性夹板:多用于结扎前牙,由于后牙较复杂的解剖形态而不宜采用。这种牙周夹板采用软不锈钢丝、尼龙丝、外科丝线等作为结扎材料,用连续结扎法将松动牙固定在相邻的健康牙上。朱小敏(2003)等采用正畸用结扎丝固定牙周病患牙,经过半年时间追踪观察,患牙的松动度减轻,取得良好效果。

3)结扎丝树脂暂时性夹板:采用结扎丝(不锈钢丝或尼龙丝)将松动牙与邻牙结扎在一起,其后用复合树脂(光固或化学固化)将结扎丝和牙齿邻面粘结形成夹板。此类夹板不需破坏牙体组织,损坏时可再行修复。马良(2006)等利用不锈钢丝结扎加光固化树脂制作暂时性夹板矫治牙周病患牙,经过6~36个月的随访,夹板无损坏,牙周组织有不同程度的恢复。国外研究证明,采用复合树脂加舌侧固位丝的方式制作成的临时性夹板,对患牙的固定效果良好,有利于进一步的牙周治疗。Ballal(2008)比较复合树脂及玻璃离子等口腔科材料,证明各种材料表面均易于黏附菌斑,导致龈上牙石堆积和龈下菌斑聚集。因此,为了减少局部菌斑在夹板区的堆积,患者与医师均需付出更多的时间和工作清理和控制菌斑。

(2)恒久性牙周夹板分为可摘式恒久夹板、固定式恒久夹板及固定可摘式夹板。

主要适应范围为:经过暂时性固定,疗效良好的松动牙,可以考虑换用恒久性牙周夹板;经过治疗的牙周病患牙,炎症基本消失或控制,但需长期固定;患有牙列缺损,修复缺牙同时需要固定松动牙;牙在牙列上的位置较正常,各牙长轴接近平行。

1)可摘式恒久夹板:患者能自行取戴,易于清洁卫生,磨削牙体组织少,不妨碍后续治疗,可长期使用。夹板材料可使用金属、塑料或两者联合。它包括连续卡环夹板、多组义齿夹板、牙𬌗垫式夹板、铸造支架式夹板、双曲唇弓夹板等。

2)固定式恒久夹板:固定式恒久性夹板的设计原理与固定桥基本相同,通常采用在夹板固定范围之内,使用全冠为固位体将松动牙和健康牙连接为一个整体,缺牙间隙处制作桥体,以固定松动牙。Nyman(1982)通过对临床病例观察发现,基牙的牙周支持组织减少并小于通常选择基牙时所必需的牙周膜数量时,仍可作为固定夹板的桥基牙,保持正常的咀嚼功能,且基牙不会出现进行性的附着丧失。这是因为牙周组织有代偿能力,通过夹板固定可减轻患牙的𬌗力负担。国内学者通过三维有限元模型计算固定桥基牙受力情况,证实了在松动基牙侧增加基牙数目,可以有效改善固定桥支持组织的应力分布,明显减少松动基牙受力,并对松动基牙起到保护和稳定作用。Siegel(1999)对牙周病患者余留牙的牙周潜力总和与固定义齿夹板的牙周潜力进行比较,结果表明,固定式恒久夹板的牙周潜力大于余留牙牙周潜力的总和。固定夹板的主要形式是联冠修复体,包括铸造金属联冠和金属烤瓷全冠,其优点是固定效果好,可以恢复行使咀嚼功能,后者可以很好地满足患者的美观需求,并可防止牙齿进一步的缺失,其缺点是需大量切削牙体组织,牙冠边缘较长,如欠密合对牙龈形成局部刺激,对牙周组织可能造成危害。

3)固定可摘式夹板:是在固定夹板和可摘夹板的基础上发展起来的一种恒久性夹板。固定式夹板固定在基牙上,将松动牙和健康牙连接固定在一起,为可摘式夹板提供支持和固定的基牙。固定和可摘部分通常以附着体形体连接,可摘部分患者可以自行取戴。固定可摘式夹板以套筒冠为代表,这类修复体可以通过义齿基托将𬌗力分散,减少支持组织单位面积上所承受的压力,特别适用中度以上的牙周病患者当各个方向的外力作用于义齿时,力量能被迅速分散,由更多的牙周膜纤维共同承担力量,可起到保护基牙牙周组织健康的效果。

三、科研立题参考

牙周病的矫治是长期困扰口腔临床医师的一个问题。研究者在已有的研究手段基础上,对牙周病牙周组织改变以及松动牙进行了大量的力学分析,取得了不俗的研究成果,并从生物力学角度出发,提出了调𬌗、正畸以及夹板治疗等临床上常用的矫治手段。虽然这些方法在应用于临床上时取得了不错的结果,但是随着学科的不断发展,也提出了一些新的问题:

(一)临床疗效的测量指标大多数采用的是牙周检查结果,患者主观感觉等中间指标,牙周矫治远期效果尚需进一步的研究。

(二)对夹板新材料的研制开发以及后期临床试验的研究。

(三)牙周病矫治过程中的细胞、分子生物力学机制的研究。

(四)近年来,组织工程技术飞速发展,骨再生技术结合常规的牙周病矫治方法将会对牙周病的有效治疗产生革命性的影响,但其涉及力学设计、力学相容性还需进一步深入研究。

罗　云

第四节　口腔颌面外科生物力学

一、颌骨骨折的生物力学研究

颌骨是面部形状不规则的骨块,与颞下颌关节以及牙齿一起参与语言及咀嚼等重要的生理功能,是咀嚼肌收缩及咬合负载的主要承担者。当颌骨受到外力作用时,将引起骨内应力和自身形变。应力的分布和形变状态取决于骨骼的形状、力学性能和骨骼内的应力轨迹,它们将影响到骨的改建、骨折的愈合等。

(一)颌骨的肌力负载与骨折线

1. 下颌骨的肌力和咬合负载

(1)降颌肌群:二腹肌前腹拉下颌后下,下颌舌骨肌拉下颌内下,颏舌骨肌拉下颌后下。

(2)升颌肌群:附着于下颌角和下颌支外面下半部的咬肌浅层,提下颌向前上;附着于下颌支中份的咬肌中层和附着于下颌支上部及喙突的咬肌深层,提下颌向上;附着于喙突及下颌支前缘的颞肌,提下颌向上并旋转;附着于下颌支内面下部及下颌角内面的翼内肌,提下颌向上并向对侧。

(3)翼外肌:翼外肌附着于颞下颌关节囊的前方和关节盘及髁颈前方。单侧收缩,下颌向对侧移动;双侧收缩,下颌前伸。

升颌肌群收缩产生咬合。参与咀嚼功能的各组肌向量的方向如图 5-23 所示。各组肌肉呈左右对称分布,但是特别要说明的是在不同的咬

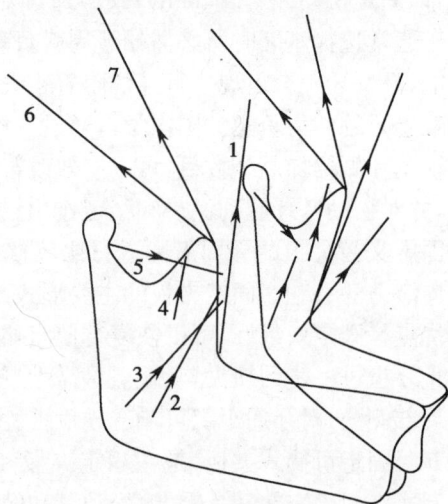

图 5-23　作用于下颌骨的各组肌向量

1. 颞肌前份;2. 咬肌浅层;3. 翼内肌;4. 咬肌深层;5. 翼外肌;6. 颞肌后份;7. 颞肌中份

合(功能)状态下,各组肌肉并非都发挥了最大的肌力,因此针对不同的咬合,各肌的肌力大小都不相同,例如当前牙咬合时,咬肌与颞肌只发挥了 4%～40% 的肌力,而翼内肌仍然保留了 78% 的肌力(表 5-3)。

表 5-3　各种咬合状态下各肌力的大小

| 肌肉 | 最大肌力(N) | 肌力(占最大肌力的比例) | | | | | |
| | | 双侧后牙咬合 | | 前牙咬合 | | 单侧后牙咬合 | |
		左	右	左	右	左	右 *
咬肌(浅层)	190.4	1.00	1.00	0.40	0.40	0.72	0.60
咬肌(深层)	81.6	1.00	1.00	0.26	0.26	0.72	0.60
翼内肌	174.8	0.76	0.76	0.78	0.78	0.84	0.84
颞肌(前份)	158.0	0.98	0.98	0.08	0.08	0.73	0.58
颞肌(中份)	95.6	0.96	0.96	0.06	0.06	0.66	0.67
颞肌(后份)	75.6	0.94	0.94	0.04	0.04	0.59	0.39
翼外肌	95.6	0.43	0.43	0.65	0.65	0.30	0.65

＊为咬合侧

2. 上颌骨、颧骨、颧弓的肌动力　上颌骨和颧骨颧弓为非运动骨,由于其周围有咀嚼肌的附着,骨折时也会发生骨断端的移位。附着于颧突的咬肌拉上颌及颧骨向后下;翼内肌拉上颌向后下;翼外肌下头拉上颌向后外。

3. 骨折线与肌力的关系　下颌运动主要有下降、上提、后退和侧向。颌周附着有升颌、降颌两大肌群以及主导前伸的翼外肌。下颌骨断裂时,肌肉收缩可以造成骨断端移位,并影响骨折的稳定性。骨块的移位不仅与直接作用的外力有关,与骨折线的方向及周围的肌肉牵拉也有关系。根据骨折线的方向和肌肉的关系,我们可以将骨线的方向分为:有利骨折(favorable fracture)和不利骨折(unfavourable fracture)两种。如图 5-24 所示,当骨折线的方向刚好能阻挡肌肉牵拉所造成的移位时,这时的骨折移位较小;反之,骨断端移位会比较明显。

(二)颌骨的应力轨迹及骨折固定

1. 下颌骨的应力轨迹　下颌骨呈马蹄形的结构,有强大的肌力的作用,承担咬合负载,其内部的应力轨迹分布规律,一直是大家研究的热点。近年来,大家一致性的观点认为下颌骨的应力状态可以描述为张力带和压

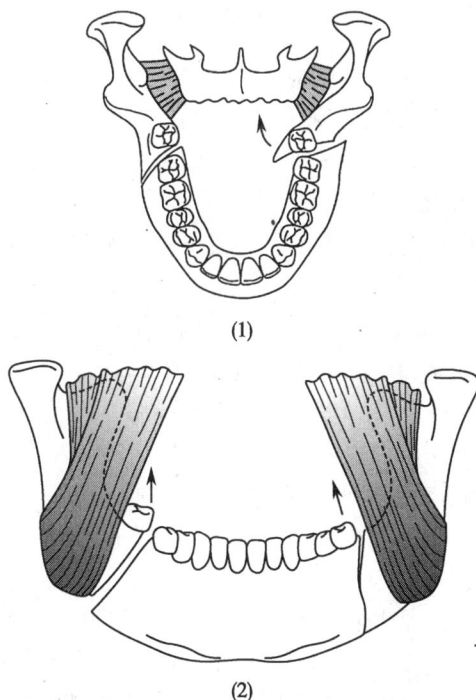

图 5-24　有利骨折和不利骨折示意图
(1)左侧为有利骨折,右侧(箭头)为不利骨折线;
(2)左侧为不利骨折线,右侧为有利骨折线

力带理论。

1948 年 Seipel 采用低压微型切割及骨基质有机成分组织学检查系统描述了下颌骨各应力轨迹系统(图 5-25);1975 年 Champy 详细阐述了下颌骨的应力分布轨迹及骨折后的理想固定路线,即沿张应力轨迹进行固定(图5-26)。Champy 分析表明下颌角上缘内外斜嵴处为张应力,下颌角下缘为压应力。

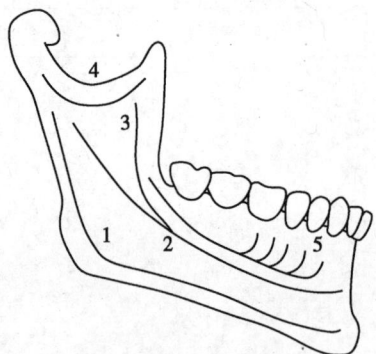

图 5-25　下颌骨应力轨迹
1. 下颌下缘压力轨迹;2. 内外斜嵴张力轨迹;3. 颞肌附着区轨迹;4. 两突联合轨迹;
5. 牙槽突𬌗力传递轨迹

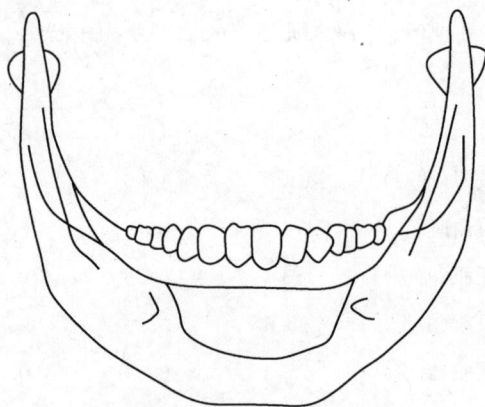

图 5-26　Champy 理想固定线

2. 上颌骨的应力轨迹　上颌骨是面中份的重要骨骼,受损伤后易发生骨折。由于其形态不规则,有上颌窦腔的存在,要建立其生物力学模型较为困难,因此有关上颌骨骨折的生物力学研究尚未见报道。从解剖学上看,面中份的应力传递是通过骨质相对坚固的结构,从咬合面向上传递到颅底。共三个垂直力柱,即上颌骨前份的梨状孔边缘、中份的颧牙槽嵴和后份的翼上颌区(图 5-27)。另一类是水平立柱,包括眶下缘和颧弓。垂直立柱内为压应力轨迹,水平立柱内为张应力轨迹。因此,对上颌骨骨折的治疗原则是在解剖复位的基础上恢复其主要力学支柱,使之传递咬合力。

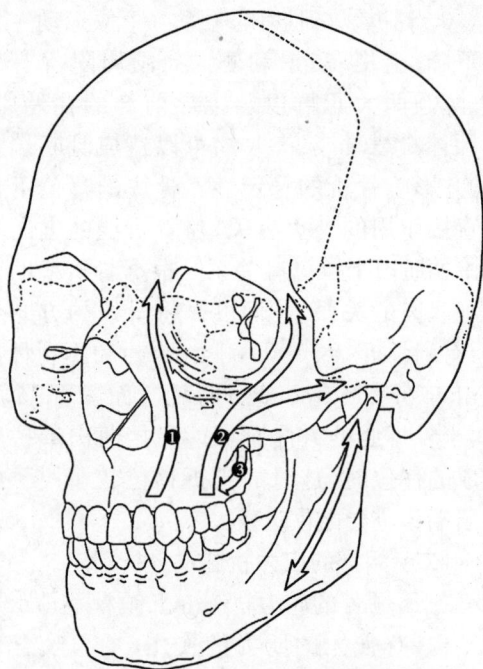

图 5-27　三大垂直力柱示意图
1. 前柱(梨状孔边缘);2. 中柱(颧牙槽嵴);
3. 后柱(翼上颌结节)

3. 骨折的固定路线　骨折后骨内的主应力轨迹中断,颌骨因此失去抗力结构和承载功能。骨折固定的生物力学目的就是通过固定结构替代中断的骨抗力结构,在骨折愈合期内重建主应力轨迹,以中和功能负载,实现稳定固定。因此,固定路线应按主应力轨迹走行。在生理状态下,压应力区可以自动闭合,张应力区由于弯曲、扭转、牵拉很容易产生分离的情况时,最理想的骨折固定路线应选择张应力轨迹。只有因解剖缘故或受骨折或骨缺损条件所限,不允许或不能在张应力区固定时,才考虑在压应力区固定,但通常要求做张应力带补偿固定。Champy 提出颏孔后下颌体区接骨板应水平固定在根尖和下牙槽管之间;下颌角区接骨板应尽可能高位沿外斜线固定;颏孔前区,除在根尖下水平固定一根接骨板,还要在下缘固定一根接骨板,以克服扭矩。但体外生物力学模型研究表明,下颌骨的应力分布是因咬合部位的不同而改变的,当咬合负载接近于下颌角时,该侧的下颌角上缘变为压力带,下缘变为张力带。因此,完全按照 Champy 提出的张力带固定理论,在有些情况下是不适合的。这也就是为什么有些学者强调要在下颌角骨折处固定两个小型接骨板。然而在临床上单纯下颌角线性骨折沿张力带固定还是使用最多的固定方法,而且具有较高的成功率。关于生物力学研究和临床结果不一致的原因,可能和生物力学模型不包含软组织,而软组织尤其是咀嚼肌对于骨折端的移位有一定限制作用有关。

4. 骨折固定的生物力学问题 骨折不仅仅是下颌骨组织结构上连续性的中断,同时也是下颌骨内应力轨迹的中断。固定装置一方面要恢复正常的应力传导轨迹,同时要为骨折愈合过程中骨行使正常功能创造条件。每一种固定装置,哪怕是最简单的固定装置,也能够对颌骨的应力传导轨迹产生影响。在早期牙弓夹板固定时,应力通过牙弓夹板从一侧的骨断端传递到另一侧的骨断端。由于几何形态和材料的限制,牙弓夹板对于张力的对抗要优于压力。使用接骨板和螺钉的坚强内固定改变了负载时颌骨的应力情况。螺钉嵌入骨质并和接骨板紧密接触,当旋紧螺钉后接骨板和其下方的骨面接触更加紧密,增大了静摩擦力,从而增加稳定性。在这样的一个力传导体系内,螺钉和骨的接触至关重要。局部螺钉的松脱将导致整个固定系统的失败。骨折愈合期间及愈合后,骨-螺钉-接骨板-螺钉-骨是主要的应力传导路径。这种传导模式和生理状况下的传导有明显区别,但是依然可以使骨折正常愈合并行使正常功能。长期以来存在着一个误区,就是固定系统的接骨板越坚固越好。但是接骨板的弹性模量较颌骨的高出很多的话,就会出现明显的应力遮挡,接骨板负担大部分的应力,而新生的骨质很少负担,最后会影响到骨的成熟和改建,以至于接骨板拆除后出现骨折或移位变形。

（三）颌骨骨折的力学机制

外伤造成颌面部骨折的原因包括击打伤、坠落伤、交通伤、枪弹伤等。但是归结来看,都是外力直接或间接地作用于颌面部所致。为了了解颌面部骨折与外力之间的关系,国内外学者就创伤机制方面做了一些研究。

最易造成髁突骨折的受力部位是颏部和对侧下颌体部。颏部所受到的外力,沿下颌骨进行传递,在最薄弱的髁颈,发生骨折。因此临床上的髁突骨折很多是由间接外力导致的(图 5-28)。这个结论也在对下颌骨不同部位的撞击实验中得到证实。下颌骨颏部受到外力的情况可以想象成牙弓的变形,但是下颌骨本身并不是光滑的均质体,因此骨折首先发生在薄弱的张力区(图 5-29)。

通过对猕猴和人尸下颌骨的冲击实验研究,当1500N垂直向上的冲击载荷作用在下颌骨下缘时,应力最大的部位是髁突区域,其次是下颌角区域,从而说明这两个区域是下颌骨骨折好发部位。下颌角在撞击颏部和对侧下颌体部时易发生骨折;颏部在撞击自身和下颌体部时易发生骨折。通过对上颌骨撞击的有限元研究发现,应力沿上颌骨、翼突、颧骨向颞骨颅底传导,同时髁突及髁颈部应力有明显改变,骨结构的横截面积陡然减小的区域出现了

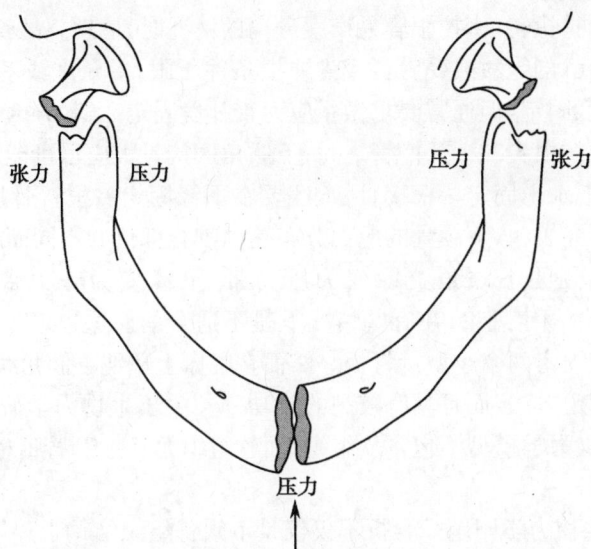

图 5-28 下颌骨颏部外力导致髁突骨折的示意图

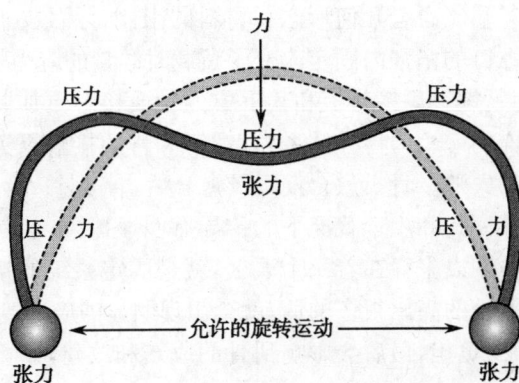

图 5-29 下颌弓颏部受力后的示意图

应力集中。撞击波呈梯度向后传导,在寰枕关节处应力集中,明显变化。通过上述研究发现,髁突常常受到较大的间接应力,是最易发生骨折的部位之一,故常伴发于其他部位的骨折。通过对下颌骨爆炸伤的动物研究发现,冲击波作用于体表、皮下、肌肉、下颌骨表面时的能量会迅速衰减,到达下颌骨表面的压力只有体表的 $2.9\%\sim3.6\%$。当下颌骨受到冲击加速度后,会传递到颅内,但是由于颞下颌关节的缓冲作用,会有所延迟。因此颌面的爆炸伤中,不可忽视邻近器官的损伤,特别是颅脑损伤和颞下颌关节损伤。

(四) 坚强内固定后的应力遮挡效应

所谓应力遮挡是一种生物力学现象,当两种或两种以上材料组成一个机械系统时,弹性模量较大的材料承担更多的负荷。固定材料对骨组织生理应力的分流现象是固定材料对骨骼的应力遮挡,它一直是医学界未能妥善解决而受到广泛关注的热点研究领域。

1. 应力遮挡效应的生物力学基础 根据 Wolff 定律,高应力促进骨形成,低应力促进骨吸收。按照力学超静原理,由不同材料组成的组合结构承受载荷时,载荷将按各材料的刚度强弱分配。和金属相比,骨组织的弹性模量要低很多,因此骨折固定后载荷大部分由金属接骨板承担,骨自身所受的应力十分有限,骨内可能缺乏正常的生理刺激。长此以往将可能造成骨质矿化延迟,矿化程度降低,以致局部骨质疏松,甚至造成贴近钢板的骨出现吸收变薄,强度减弱。

2. 应力遮挡的利弊　应力遮挡效应既可能有利于骨折愈合,又可能延缓甚至干扰其正常愈合。在骨折愈合初期,金属接骨板可以承担大部分甚至全部的载荷,使骨痂避免外力的作用,防止明显移位,这种稳定的局部环境是骨折愈合所必需的,也是内固定学派所极力倡导的理论之一。在骨折愈合后期,骨的刚度已接近生理骨的水平,此时,骨组织改建所需的正常应力被接骨板遮挡。久而久之,接骨板下骨组织会因为受不到正常应力作用而发生骨质疏松。随着骨组织刚度的增大,骨承受的应力明显增加,而接骨板的应力则相应减小。因此部分学者认为,理想的内固定应当是在固定早期提供坚固可靠的支持力阻挡外界不良应力作用,并产生轴向压应力,促进直接骨愈合的实现。而在骨折愈合后期,又能把应力遮挡效应的影响减到最小。

3. 颌骨骨折的应力遮挡问题　到目前为止,人们对应力遮挡影响骨折愈合机制的认识还主要来自于对四肢长骨骨折愈合的研究结果。而实际上,颌面骨与长骨的胚胎发生、功能、应力环境和组织结构均存在很多差异。上颌骨属于低应力骨,且不活动。它的受力方式主要通过牙以多点多面分散传递至面部,应力遮挡效应的影响非常小。因此目前对颌骨骨折坚强内固定后应力遮挡效应的研究主要集中在下颌骨。但是相比四肢长骨而言,下颌骨承载较弱,加之目前口腔颌面外科多采用微型和小型钛板进行功能稳定性固定,弹性模量接近人体骨骼,因此应力遮挡在下颌骨骨折坚强内固定中表现并不显著。但是,国外曾有报道由于应力遮挡效应在取出接骨板后导致下颌骨再骨折的病例。在下颌骨缺损较大需要植骨固定时,应力遮挡效应是不得不考虑的。在后期接骨板的持续存在又会产生应力遮挡,使植骨块不能及时得到所需的应力刺激,以致接骨板下骨质疏松,骨化延迟。其临床结果是一旦取出接骨板,植骨块很容易受力折断,植骨愈合及改建时间较骨折明显延长,同时也将影响植骨块上种植体稳定及周围骨改建。因此,应力遮挡效应也成为植骨能否成功的影响因素之一。

二、下颌骨缺损重建接骨板修复的生物力学研究

下颌骨常因炎症、创伤、肿瘤及发育畸形手术等造成骨缺损。近年来,重建接骨板被广泛应用于下颌骨缺损的修复重建,包括术后的重建接骨板即可桥接修复和游离植骨修复时的坚强内固定。重建板可以有效地支撑残余骨块,减少颌骨切除范围,维持颌骨外形的连续,固定移植骨,中线区的下颌骨切除时使用重建板还可以降低气管切开率。但是使用重建板修复下颌骨缺损时还是会出现一些和生物力学相关的并发症。在使用重建板进行下颌骨缺损的桥接修复(不植骨)时,术后有时会出现局部感染、固定螺钉松脱和接骨板断裂等情况,导致修复失败。这和固定后颌骨和接骨板某些部位出现不适当的应力集中区有关。

咀嚼及下颌运动时,横跨缺损区的重建板要代替缺损骨段承受和传递功能负载,功能负载中包含了弯曲力、扭曲力、剪切力、压力、拉力。这些作用力通过固定系统传递到骨断端,在骨内产生复合应力,这种复合应力是非生理性的,而且主要集中在固定螺钉周围的骨组织上。当应力超过骨耐受极限时,便会造成钉周骨吸收,继发固定螺钉松动及感

染。双侧下颌角和颏部是应力较集中的部位,横跨此处的接骨板应外形的要求常设有弯曲和折角,很容易产生应力的高度集中。虽然钛金属具有良好的延展性,但长期反复的应力积累可以造成这些部位的机械疲劳,一旦产生裂纹最终将导致接骨板折断。张益等曾对 68 例下颌骨肿瘤术后骨缺损钛板即刻重建的患者进行随访调查,有 22 例出现术后固位螺钉松脱。值得注意的是,跨越下颌角和正中联合两个弯曲应力集中区的重建板螺钉的松动率最高,达 80%;跨越正中联合一个弯曲应力集中区的螺钉松动率次之,为 29%;不跨越弯曲应力集中区的螺钉松动率仅为 11.76%。说明力矩越大,钉周骨组织应力越集中,螺钉松动率就越高。手术及术后 X 线片还发现,螺钉松动首先发生在应力最集中的力矩支点,临床观察螺钉松动多数出现在近心骨段。在游离植骨修复下颌骨缺损时,常用重建板进行坚强内固定。此时常见的和生物力学相关的并发症有移植骨块骨质疏松,骨化延迟和骨吸收。这主要是由重建板的应力遮挡效应造成的。在植骨早期,重建板可以代替骨块承担载荷。这有利于移植骨块的血管化,防止骨吸收。但在后期重建板的持续存在将会产生应力遮挡,使骨块不能得到必须的应力刺激,导致移植骨骨质疏松,骨化延迟,甚至发生骨吸收。其临床结果是由于骨质不良影响后期的种植义齿修复,而且一旦取出接骨板,植骨块很容易受力折断。

三、牵张成骨的生物力学研究

牵张成骨(distraction osteogenesis,DO)技术,作为 20 世纪末口腔颌面外科最重要的新进展,凭借着传统疗法无法比拟的优势,已成功应用于颅颌面骨性畸形及缺损的治疗,为该类疾病的治疗提供了一种崭新的思路。通过对骨切开后仍保留骨膜和软组织附着及血供的骨段施加特定的牵张力,促使间隙内新骨生成,以延长或扩宽骨骼畸形和缺损。可控制的牵张力量不仅可刺激骨形成使骨延长,还可在周围软组织包括皮肤、肌腱、肌肉和神经等产生适应性应答,在延长硬组织的同时,使软组织也相应得到生长。可以说牵张成骨包括了机体组织对外界牵张力的应答反应和自身创伤修复反应(间歇期)两个过程,而很明显前者的作用更加突出,因此才会有牵张成骨高于骨折愈合几倍的成骨速度。按照 Ilizarov 的张力应力法则,当机体组织受到缓慢而稳定的牵引和张力时,细胞的合成和增殖功能被活化,从而促使受力区的组织细胞增殖、再生。近年来关于牵张成骨的研究逐渐深入,进入分子生物学水平。

在牵张期,牵张力激活了以细胞增殖和分化为特征的一系列级联反应。研究表明,骨形成蛋白(BMP)、转化生长因子(TGF-β)、成纤维细胞生长因子(FGF)、胰岛素样生长因子(IGF)和血小板衍生生长因子(PDGF)等参与了对骨牵张后新骨生成的调控。当骨组织受到一定大小的缓慢机械牵张力后,激发了包括骨生长因子在内的一系列生物活性物质的合成与分泌,诱导牵张区域骨髓间充质干细胞向成骨细胞分化,还可以促进成骨细胞的增殖并促进骨基质合成,从而形成一定体积的新骨。但不同的牵张速率和频率,不同的作用方式对成骨细胞和骨髓间充质干细胞的影响是不同的。光镜下观察骨牵张区域的骨组织大体可分为四个区:①纤维组织区。位于牵张间隙中心,由平行于牵张方向的胶原纤维、未分化间充质干细胞和成纤维细胞组成。②骨形成区。由未分化间充质干细胞转化来的成骨样细胞大量增殖,平行排列于胶原纤维束或幼稚骨小梁的表面。③骨改建区。除成骨活动外,可见破骨细胞活跃,两者共同作用是新生骨小梁不断改建。④成熟骨区。包含早期密质骨和粗细不一的骨小梁,逐渐失去沿牵张方向排列的特性。新骨生成必须要有充足的血供,而研究已证实机械牵张可刺激血管内皮细胞的增殖和微血管的形成,从而为新骨生长和改建提供营养。还有学者观察到 DO 可以增加血流量。Aronson 应用^{99m}TC 核素闪烁法定量研究不同牵张速率及延长牵张时间的血流变化,结果发现:每天 1mm 牵张组牵张区域;平均血流量比对照组增加 8.5 倍,一周时血流量增加达高峰。两周后逐渐降低,但保持在对照组 2 倍的水平。每天 2mm 组中,牵张区域血流量达对照的 9.5 倍,第二周高峰,以后逐渐下降。同时还发现在牵张区远端骨骼内血供也增加。

　　颅面骨骼形态不规则,所处生物力学环境也较四肢骨复杂。在牵张成骨过程中,以下因素可能影响新骨的形态结构和功能:①牵张器安放部位及牵开方向;②何种肌肉的牵拉;③咀嚼力与下颌运动对牵张器稳定性及新骨的生物力学性能的影响等。颌面部的牵张成骨不同于长骨,可能出现牵张器牵引或扩大的方向与颌骨长轴不一致,颌骨肌肉的牵拉方向、咀嚼力方向与牵开方向及新骨生成方向也不一致,此时对新骨的形态结构和功能重建以及力学性能将产生不利影响。牵张器的牵张方向就是新骨生成的方向,而再生骨段的形状取决于骨切开断面的形态。在下颌骨 DO 中,牵张器放置是平行于颌骨的长轴还是平行于延伸轴更符合生物力学原则目前尚无定论。下颌骨解剖形态近似 V 形,两侧下颌体的轴相交成锐角,解剖轴与理想的延长轴不平行,特别是在双侧牵张延长者。一般说来,如果要求新骨的生成方向与原有颌骨的长轴一致,则可将牵张器与颌骨长轴平行放置;否则不与颌骨长轴平行放置,或选用二维或三维牵张器进行多向调节。Samchukov 等利用计算机模拟下颌骨牵张延长,使牵张装置平行于下颌骨体或平行于延长轴,发现牵张装置平行于下颌骨体引起牵张器后面部分向外侧移位,下颌骨每延长 1mm 牵张器外移 0.25mm,由于牵张器坚固固定于下颌骨体部,这种外移将在不平行于牵张方向的方向上产生不利的反作用力,模型上会使牵张器与骨段分离,临床上可产生牵张延长的量和骨段移动的量不一致,可导致固定螺钉周围骨吸收,当牵张装置放置平行于延伸方向时可限制上述影响。无论牵张装置如何放置,下颌骨中线扩张都要使髁突发生旋转。Samchukov 总结牵张成骨的生物力学原则包括牵张装置的正确安放,切开骨段的稳定固定(允许轴向微动)和延长骨段的早期功能负重等。牵张区域的新骨生成要求有适宜的牵张刺激,包括适宜的牵张速率和频率,同时要求牵张器的稳定以保障没有软骨形成。但同时新骨的成熟和改建必须有适当的功能负重的刺激,从而使新骨具备良好的生物力学强度以行使功能。所以说,"动中求静"是牵张成骨获得成功的关键。牵张新生成的骨是否具备功能形式的足够强度以及如何在保证矫治效果的前提下缩短固定时间一直是口腔颌面外科临床医师关心的话题。动物实验研究表明,不论使用何种动物模型,在牵张结束后短期内的新生骨的力学参数无法达到或无法全部达到原有骨质的水平,抗剪切能力恢复最慢,轴向抗压能力恢复最快。具体时间因动物而异。对于山羊,固定 2 周后新生骨质的各项生物力学指标均显著低于正常。固定 4 周后,抗压强度与正常对照无显著差异,但抗弯和抗剪切只有对照的 72% 和 62%。固定 8 周后,抗弯强度趋于正常,但抗剪切强度仍只有正常骨的 75%。因此必须保证足够的固定期,固定结束后短期内也不能使新骨承受过大的剪切负荷。

四、正颌外科的生物力学研究

　　正颌外科手术改变了颌骨及颌周肌群的位置,改变了肌肉的长度和方向,从而改变了咀嚼肌的机械效率,同时移动后的骨块受力将发生变化。这不但影响着咀嚼功能,也影响着术后骨质功能改建和术后稳定性。

(一) 对下颌手术的影响

在下颌进行咀嚼运动时,可将其视为一个Ⅲ类杠杆。髁突是支点,食物块为负荷点,升颌肌群力量之和为动力。肌肉的机械效率等于肌肉的动力臂与负荷力臂之比。正颌手术如前移或后退下颌骨使支点和负荷点之间的距离加大或缩小,从而改变了负荷力臂距离。手术也改变肌肉附着点与颧弓、髁突、上颌结节的骨性机构的距离、改变肌力的方向,从而改变动力臂的距离。正颌手术的结果可能增加肌肉的机械效率,使咬合省力。Finn等的研究证实正颌手术有增加口颌系统咀嚼效率的趋势。但有些正颌手术后可减低机械效率,肌功能不足,使得咬合力降低。正颌手术改变颌骨生物力学和肌肉行为,从而影响术后稳定性。术后8周截骨线处可见未成熟骨性或类骨质灶,正在修复的骨组织机械性能脆弱,难以经受不正常肌力的牵拉,在下颌大量移动造成明显的骨间隙时更加明显。下颌骨运动时产生的异常向量力会损伤新形成的编织骨。手术后截骨部位是咀嚼系统中最薄弱的部分,应预见到术后肌力的改变对此处的影响。选择坚强内固定及适当的固定方式可以使两个骨段在愈合过程中足够的稳定,直到截骨线完全愈合,足以抵抗新建立的髁突-升支-咀嚼肌复合体的作用,减少颌间固定的时间及减少复发。有学者研究下颌骨升支矢状劈开小型钛板和双皮质固位螺钉内固定的生物力学特性,在计算机上建立下颌骨升支矢状劈开小型钛板及3种双皮质固位螺钉内固定的三维有限元模型,计算4种固定方法在三种咬合情况下颌骨的应力、内固定系统的应力以及骨劈开处的位移,对比这些固定方式的固定效果以及不同咬合情况对固定稳定性的影响。结果在相同咬合情况下,颌骨的应力、劈开处的位移从大到小排列顺序为:2mm双皮质固位螺钉直线形内固定、小型钛板内固定、2mm双皮质固位螺钉倒L形内固定、2.7mm双皮质固位螺钉倒L形内固定。相同固定方式情况下,颌骨的应力、内固定系统的应力以及劈开处的位移从大到小排列顺序为:前牙咬合、前磨牙咬合、磨牙咬合。得出结论下颌骨双侧升支矢状劈开双皮质固位螺钉倒L形内固定的固定稳定性要强于小型钛板内固定,直线形内固定稳定性相对较差。前牙咬合对固定的不良影响很大,应尽量避免。对下颌骨升支矢状劈开不同方式双皮质固位螺钉内固定进行三维有限元分析,建立下颌骨升支矢状劈开6种双皮质螺钉固定方式的三维有限元模型;计算不同固定方法在3种咬合情况下颌骨的应力、内固定系统的应力以及骨劈开处的位移,对比这些固定方式的固定效果以及不同咬合情况对固定稳定性的影响。结果在相同咬合情况下,颌骨的应力、内固定系统的应力以及劈开处的位移的大小情况如下:单纯上缘固定大于倒L形固定;直径2.0mm大于直径2.7mm螺钉固定;倒L形0°大于倒L形90°和120°固定;间距2.0cm大于间距3.0cm固定。可见双皮质固位螺钉内固定的排列方式,如间距、角度、位置和内固定系统的规格均对固定稳定性有不同程度的影响。

(二) 对面中部手术的影响

不仅下颌手术改变咀嚼肌力,上颌骨的伸长和缩短也产生相应的肌肉活动量及咀嚼系统机械效率的改变。肌肉活动量增加可使上颌截骨线处活动,容易导致复发。拉长升颌肌群的手术会增加移动的上颌骨及移植组织的压力,使截骨边缘吸收,移植骨改建。这可能是增加复发率的原因之一。

五、骨生长发育的生物力学

(一) 地心引力对正常骨生理有重大影响

在空间飞行时，大鼠髁突的生长由于没有重力的刺激出现明显的抑制。

(二) 机械力对下颌骨健康是必要的

Martin 和 Burr 提出：小于 $200\mu\varepsilon$ 的力产生适应性萎缩，骨的形成减少，吸收增加。$200\sim2500\mu\varepsilon$ 的生理力时骨的状态稳定。大于 $2500\mu\varepsilon$ 的力时骨的形成增加，吸收减少。大于 $4000\mu\varepsilon$ 的力时骨的结构破坏（病理性过度超载）。因此正常功能有利于保持骨量。骨变形（应变）超过正常生理范围，产生骨代偿。

(三) 功能负荷决定了骨的解剖结构

上颌骨多受压力，没有大的肌肉附着，并且传递负荷到颅骨，所以上颌骨主要由薄的皮质骨和小梁骨构成；下颌骨长期处于肌肉牵拉和咀嚼而引起的扭曲变形之中，因此厚的皮质骨是必需的。

(四) Frost 骨力学调控假说（简介）

除遗传因素外，外界力学环境（包括生理性和治疗性）也主导了生长期骨器官的生长发育及成年后的维持。然而这一主导作用是如何产生的，又是通过什么机制来作用的，我们目前还知之甚少。1995 年，Frost 提出了著名的"力学调控假说"，相当有说服力地阐释了外界力学环境和骨组织生长发育之间的关系。在此假说中，他提出了力学调控系统这一概念。所谓力学调控系统是指许多相关的生物机制组合而成的骨量调节系统，这一系统中的各个生物机制通过协调合作来改变骨组织的骨量和结构，使之适应外界力学环境，其具体调控过程如下：

1. 骨力学阈值机制　这一机制设立了判断现有骨组织是否适应外力负荷的最小有效应变值。

2. 具有以下生理功能的骨力学感应机制

(1)把外界力学负荷转变为骨内的生物力学信号（如液体剪切应力）的功能。

(2)判断这一力学信号是否在"适应阈值"以内的功能。

(3)把生物力学信号转变为生物化学信号（如前列腺素和一氧化氮）的功能。

(4)把生物化学信号传递给生物效应机制的功能。

3. 骨力学效应机制（如骨塑建和骨重建）具有改变骨组织骨量与结构的功能，是指适应外力环境。这一过程将一直持续到骨组织骨量和结构与外界的负荷重新适应，感应机制停止输出生物化学信号为止。

六、科研立题参考

口腔颌面外科领域与骨组织相关的生物力学研究主要包括颌骨骨折、颌骨先天及后天缺损的修复重建（包括牵张成骨）以及正颌外科几个方面。上文已经论述了相关的生物力学研究进展。但仍有很多问题需要进一步研究，未来的生物力学研究需要关注以下几个方面：

（一）颌骨骨折固定方案的优化（包括固定的部位、固定的材料以及数量）。

（二）颌骨牵张成骨具体方案的优化（包括不同年龄、不同全身状况的群体应选用不同的牵张方案,最终实现个性化方案)。

（三）颌骨缺损重建修复体的材料,几何外形的改进。

（四）正颌外科手术骨块移动后软组织与固定系统的对抗。

王　杭

参 考 文 献

1. 白石柱,赵铱民,邹石泉,等.快速建立无牙颌上颌骨及颅骨三维有限元模型的方法探讨.中华口腔科学杂志,2005,40(6):515-517.

2. 陈文静,许文翠,李青奕,等.牙槽骨丧失对水平向力应力分布的影响.口腔医学,25(4):198-200.

3. 傅民魁.口腔正畸学.第5版.北京:人民卫生出版社,2007.

4. 胡静.正颌外科.北京:人民卫生出版社,2006.

5. 胡蕴玉.现代骨科基础与临床.北京:人民卫生出版社,2006.

6. 康宏,易新竹.颞下颌关节生物力学.生物医学工程学杂志,2000,17(3):324-327.

7. 康宏,易新竹,陈孟诗,等.人体颞下颌关节盘后组织生物力学研究.生物医学工程学杂志,2000,17(2):143-145.

8. 匡世军,张志光.关节盘的组织结构及其生物学特性的研究进展.国际口腔医学杂志,2008,35(3):304-306.

9. 刘东旭,王春玲,傅传云,等.不同力系统下的上中切牙位移、转动中心及牙周应力的三维有限元研究.华西口腔医学杂志,2004,22(3):192-195.

10. 刘宇.牙周膜的生物力学性质及其研究进展.牙体牙髓牙周病学杂志,2001,11(1):51-53.

11. 李玉玲.牙周夹板用于牙周病松动牙的固定.中华老年口腔医学杂志,2005,3(3):188-189,192.

12. 李岩,张少锋,陈建军,等.随机咬合力与随机温度载荷下下颌第一磨牙全瓷冠的可靠性研究.实用口腔医学杂志,2010,26(3):325-327.

13. 罗颂椒.当代实用口腔正畸技术与理论.北京:中国医科大学北京协和医科大学联合出版社,1996.

14. 王翰章.中华口腔科学.北京:人民卫生出版社,2009.

15. 王兴.正颌外科手术学.济南:山东科学技术出版社,1999.

16. 王成焘,王冬梅,白雪岭,等.中国力学虚拟人研究及应用.生命科学,2010,22(12):1235-1240.

17. 王美青,姚秀芳,颜朝云,等.咬合与髁状突形态的对称性间的相关关系解剖学.实用口腔医学杂志,2001,17(2):147-150.

18. 许跃,陈扬熙.颞下颌关节软骨下骨改建.国际口腔医学杂志,2008,35(1):51-53.

19. 辛海涛,李玉龙,郭伟国.有限元模拟牙周膜组织、牙齿振动频率和牙的动度的关系.牙体牙髓牙周病学杂志,2008,18(11):607-610.

20. 小林淳二.Studies on matrix components relevant to structure and function of the TMJ.口病志,1992,59(1):105.

21. 易新竹.𬌗学.北京:人民卫生出版社,2008.

22. 易新竹,康宏.颞下颌关节生物力学.见:王翰章主编,中华口腔科学(上卷).北京:人民卫生出版社,2001,766-778.

23. 张益.颌骨坚固内固定.北京:北京大学出版社,2003.

24. 周健,孙庚林,吴玮,等.下颌骨双侧升支矢状劈开双皮质螺钉内固定的生物力学分析.实用口腔医学杂志,2007,23(6):762-766.

25. 周学军,赵志河,赵美英,等.颞下颌关节-下颌骨-颏兜矫形系统三维正交各向异性有限元模型的建立.口腔医学,2004,24(6):325-327.

26. 赵美英,罗颂椒,陈扬熙.牙颌面畸形功能矫形.北京:人民卫生出版社,2000.

27. 张富强,徐锡鸣.下颌全牙列牙周支持组织应力分布的初步分析.医用生物力学,1992,7(1):35-38.

28. Athanasiou KA,Almarza AA,Detamore MS,et al. Tissue Engineering of Temporomandibular Joint Cartilage. Morgan & Claypool Publishers series,2009.

29. Atmaram GH,Mohammed H. Estimation of physiologic stresses with a natural tooth considering fibrous PDL structure. J Dent Res,1981,60(5):873-877.

30. Bower Rl,Rodriguez Ms. Tensile strength and modulus of elasticity of tooth structure and several restorative materials. J Am Dent Assoc,1962,64:378-387.

31. Bernal G,Carvajal JC,Munoz-Viveros CA. A review of the clinical management of mobile teeth. J Contemp Dent Pract,2002,3 (4):10-22.

32. Chen J,Xu LF. A finite element analysis of the human temporomandibular joint. J Biomech Eng,1994,116(3):401-407.

33. Charles McNeill. Science and Practice of Occlusion. London:Quintessence Publishing Co. Inc,1997:325-381.

34. Faulkner MG,Hatcher DS,Hay A. A three-dimensional investigation of the temporomandibular joint loading. J Biomech,1987,20(6):997-1002.

35. Farah JW,Craig RG. Finite element analysis of a mandibular model. J Oral Rehabil,1988,15(6):615-624.

36. Graber MT,Vanarsdall LR,Vig K. Orthodontics:current principles and techniques. 4th edition. Philadelphia. 2005.

37. Halachmi M,Gavish A,Gaztit E,et al. Splints and stress transmission to teeth:an in vitro experiment. J Dent,2000,28(7):475-480.

38. Imanishi A,Nakamura T,Ohyama T,et al. 3-D Finite element analysis of all-ceramic posterior crowns. J Oral Rehabil,2003,30(8):818-822.

39. Kang H,Bao G,Qi S. Biomechanical responses of human temporomandibular joint disc under tension and compression. Int J Oral Maxillofac Surg,2006,35(9):817-821.

40. Kashi A,Chowdhury AR,Saha S. Finite Element Analysis of a TMJ Implant. J Dent Res,2010,89(3):241-245.

41. Mandel U,Dalgaard P,Viidik A. A biomechanical study of the human periodontal ligament. J Biomech,1986,19(8):637-645.

42. Nyman S,Ericsson I. The capacity of reduced periodontal tissues to support fixed bridgework. J Clin Periodontol,1982,9(5):409-414.

43. Pérez-Palomar A,Doblaré M. Dynamic 3D FE modelling of the human temporomandibular joint during whiplash. Med Eng Phys,2008,30(6):700-709 .

44. Peck CC,Hannam AG. Human jaw and muscle modelling. Arch Oral Biol,2007,52(4):300-304.

45. Pini M,Zysset P,Botsis J,et al. Tensile and compressive behaviour of the bovine periodontal ligament. J Biomech,2004,37(1):111-119.

46. Proffit RW,Fields JR WH,Sarver MD. Contemporary orthodontics. 4th edition. Philadelphia. 2007.

47. Rudderman RH,Mullen RL,Phillips JH. The biophysics of mandibular fractures:an evolution toward understanding. Plast Reconstr Surg,2008,121(2):596-607.

48. Tanaka E,Detamore MS,Tanimoto K,et al. Lubrication of the temporomandibular joint. Ann Biomed Eng,2008,36(1):14-29.

49. Tanaka E,Hirose M,Koolstra JH,et al. Modeling of the effect of friction in the temporomandibular joint on displacement of its disc during prolonged clenching. J Oral Maxillofac Surg,2008,66(3):462-468.

50. Takahashi N, Kitagami T, Komori T. Analysis of stress on a fixed partial denture with a blade-vent implant abutment. J Prosthet Dent, 1978, 40(2): 186-191.
51. Yang HS, Lang LA, Felton DA. Finite element stress analysis on the effect of splinting in fixed partial dentures. J Prosthet Dent, 1999, 81(6): 721-728.

第六章

口腔人工器官生物力学

第一节　固定修复生物力学

15世纪末,意大利科学家达·芬奇首先提出了"一切能够运动的生物体都遵循力学定律而运动"的重要观点。当时,许多学者将生命体简化为一个机器系统,并以纯物理力学的角度思考问题。随着生物学和医学的不断进展,有关生命体的力学问题广泛存在于其中的各个领域,单纯针对于非生命体的传统力学已远不能解释许多问题,生物力学应运而生。口腔生物力学是将力学、物理学、数学、化学等原理和方法与生物学和口腔医学相结合,研究口腔组织、器官、细胞以及密切关联的生物整体的力学性质和行为的一门学科,它在分析和揭示行使口腔功能过程中的各种规律和本质的基础上为各种口腔疾患的治疗和修复提供原则和理论基础。口腔生物力学已成为口腔医学的重要基础性和应用基础学科之一。

口腔修复学的主要内容之一,即利用人工材料和修复体来恢复或重建口腔异常及缺损组织的正常形态和功能。牙体缺损和牙列缺损是口腔修复临床上的常见病和多发病,充填修复与固定修复是最常应用的牙体、牙列缺损的修复手段。在临床上,医师都会按照牙体缺损的范围、缺损部位和牙体组织生活情况设计充填、嵌体、部分冠、全冠、桩核冠的修复方式,对于牙列缺损则按照缺牙数的多少和缺牙的位置设计种植义齿、固定义齿和可摘局部义齿等。牙是一个器官,是有机生命体的一个组成部分,恢复或重建牙的正常功能,不能对包括牙体自身硬组织、牙髓、牙周组织在内的口腔局部组织或机体其他组织造成影响,因此,对于牙体缺损和牙列缺损患者来讲,修复治疗绝不仅限于机械力学或工程力学的范畴内思考问题,同时还要考虑修复体在行使口腔功能中与其他组织产生的一些交互作用,这就需要借助于口腔生物力学的知识。通过生物力学的研究,能够对口腔组织结构和人工修复材料的各种受力进行分析,了解力的来源、大小、方向、传导、分布和影响等,从而指导和改进修复设计和材料选择,使修复治疗更符合生理要求,避免或最大限度地减少创伤的发生。

一、充填修复与嵌体

牙体缺损是一类常见的口腔疾病,可由龋病、外伤、不良应力、磨耗等多种原因所致。由于缺损后牙体硬组织不能够自行恢复成以前的形态,因此牙体缺损必须以人工材料修复来重建牙齿的解剖形态和生理功能。充填修复和嵌体修复是两种在较少损失剩余牙体组织的前提下修复牙体缺损的方法,这两种方法均是通过在缺损的牙体上制备一定的洞形,然后应用人工材料恢复缺损牙体,所不同的是前者在口内直接操作,而后者是在口外制作,应用粘固剂粘固于预备的洞形内。一般来讲,能够充填修复的牙体缺损都能以嵌体修复,但在以下情况下应首选充填修复,如:牙体缺损面积较小时,充填修复可以最大限度地保留剩余牙体组织,而嵌体要求必须预备出一定的洞形,可能损失相对多的健康剩余牙体组织;患者口腔卫生情况较差,易感龋病的情况下,由于嵌体的边缘线较长,继发龋的风险也增加。然而单从生物力学角度来看,嵌体相对于充填修复具有明显的优势:如牙体缺损面积相对较大,充填体难以获得足够的固位力,或充填体虽固位良好,但由于是直接在口内充填而成,不易塑成沟窝尖嵴形态,也就无法恢复出理想的缺损部位牙体组织的生理解剖形态,这就使得充填后牙体的咀嚼功能得不到很好的恢复,丧失正常的殆力引导和稳定的殆关系,甚至产生不良应力,此时,应用嵌体重建牙体组织后则可很好的保护牙体、牙周组织的健康。

(一)充填体和嵌体的固位力研究

固位力是指使修复材料牢固地附着于牙体组织上,抵御正常殆力或行使功能时的正常外力的作用,防止修复材料脱落的各种作用力,如约束力、摩擦力、粘固力、倒凹和固位钉的机械嵌合力等。事实上,不论是充填体、嵌体还是冠、桩核等其他修复体,牙体预备时都必须遵循一定的固位力原理,以下就以充填体和修复体为例对几种重要的固位力来源做相应介绍。

1. 约束力 约束力是由约束与被约束物体之间的相互接触所产生的限制被约束物体某些运动的力,与物体接触面的物理性质以及约束的结构形式有关。根据这一原理,牙体缺损修复过程中可视情况将患牙缺损部位预备出一定的几何形状(如箱状洞形、沟、钉洞等)来限制嵌体或修复材料的就位、脱位方向和增大修复体的约束力。

(1)箱状固位形:又称洞固位形,是充填修复和嵌体修复的基础固位形。固位力取决于洞深、内壁聚合度和鸠尾形状等因素。洞固位形的深度应该在 2mm 以上,洞越深固位越强。洞底应平坦,以抵抗各个方向的载荷,洞的深度越小对于底平的要求越高,否则无法起到很好的固位效果。在一定范围内,洞内壁的聚合度减小,固位增强,一般要求在 2°~5°之间。Ⅱ类缺损患牙预备邻殆洞形时可在殆面形成鸠尾,防止修复体水平方向的移位。鸠尾的形状、大小应根据患牙殆面形态和缺损范围而定,既要起到水平约束的作用,又不能过多磨除牙体组织,削弱基牙的抗力。鸠尾的宽度一般在磨牙为颊舌尖宽度的 1/3(图 6-1),在前磨牙为 1/2。

一些情况下,由于牙体缺损面积和范围的限制,无法依靠洞形的轴壁提供足够的摩擦固位力时,就需要在箱状洞形的基础上设计一些沟、钉洞等辅助固位形,这样的设计一方面能够提供更大的约束力,另一方面也增大了修复材料和牙体组织的接触面积,为金属嵌体等提供了更大的粘结力。

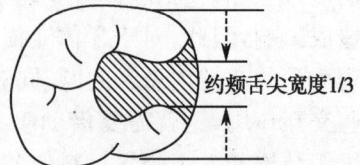

约颊舌尖宽度1/3

图 6-1 Ⅱ类牙体缺损磨牙
鸠尾殆面观示意图

(2)沟固位形:沟固位形常用于患牙轴面的表面上,固位力取决于深度、长度和方向等因素。沟的深度一般为 1mm,深度和长度越大,固位力越好,但实际应用时受基牙解剖条件的限制。如果一个患牙上有两条以上的沟,沟之间的距离越大,固位越好。为了制作方便,沟可做成锥形,从起点到止点,逐渐变浅变细。沟的末端有三种形式:逐渐变浅并有一定的止端,这样固位较好,对患牙损伤较小,也便于预备;逐渐变浅而无明显的止端,对牙体损伤较小,适用于切龈高度大的前牙;各部位等深,止端形成明确的肩台,这种形式固位力最强,但对牙体切割相对较深,适用于牙体较厚而牙冠较短的后牙。

沟固位形不仅能够提供固位力,还能够对修复体起到约束作用,限制其向某个方向的运动,例如有学者提出,Ⅱ类牙体缺损的修复中,去净龋蚀后洞形无需在𬌗面扩展形成鸠尾,而是在颊舌壁分别制备两个浅的固位沟来代替鸠尾固位形,使修复体具有良好的抗力性和稳定性,这样做可以使牙体组织预备量少,更符合健康牙体组织保留原则,相对减少修复体的体积自然也会减少修复体所分担的𬌗力,从而降低了修复体破损的几率,这样的固位形相对于鸠尾洞形使充填体垂直向受力时的最大拉应力、切应力和压应力得到明显降低(图6-2)。

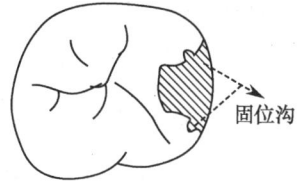

固位沟

图6-2　Ⅱ类牙体缺损磨牙颊舌壁固位沟𬌗面观示意图

(3)钉洞固位形:钉洞固位形牙体磨除量少,固位力强,是一种在充填修复、嵌体、部分冠、全冠中广泛应用的较好的固位形。钉洞固位形的固位力取决于固位钉的表面形态以及钉洞的深度、直径、分布等因素。钉洞一般深 1.5~2mm,短于 1mm 的钉缺乏有效的固位力。钉洞的深度越深,固位力越强,根管治疗的牙齿可根据需要利用髓室和根管扩展较大的深度,但活髓牙需注意勿伤及牙髓。钉洞的直径约 1mm 左右,太细则容易折断,锥形的钉洞就位容易,但固位力相应降低。临床上可根据需要制备一个或一个以上的钉洞(通常前牙 1~3 个,后牙可 2~4 个钉洞),如果为两个及以上的钉洞,其分布越分散,获得的固位力越大,设计钉洞时需注意提供足够的固位力即可,无需预备过多的钉洞,否则虽获得较大的固位力,但也会同时降低剩余牙体组织的抗力。钉洞的位置一般在患牙𬌗面接近牙釉本质界的牙本质内,该部位远离牙髓,也不易造成牙釉质折裂,前牙一般置于舌面窝的深处和舌面切缘嵴与近远中边缘嵴交界处,后牙一般置于牙尖之间的沟窝处(图6-3)。

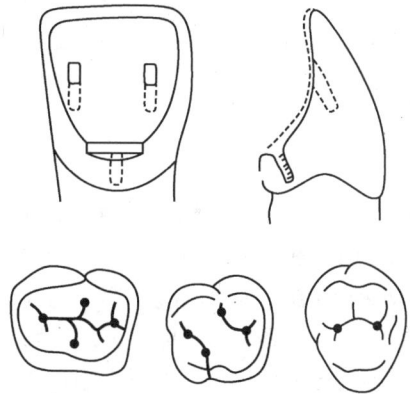

图6-3　钉洞在前、后牙上的最佳位置

从工艺上来讲,固位钉有铸造和成品两种。铸造的固位钉是在嵌体、部分冠、全冠等修复体的牙体预备时在基牙牙体组织上预备相应的钉洞,技工室加工时钉作为修复体的一部分与修复体的金属或瓷基底整体铸造而成,这种钉与预备的钉洞密合性好,固位力强,对牙本质无静压力。成品固位钉一般是临床上充填修复时,如果牙体缺损较多,制备的基本固位形无法使充填材料获得足够的固位力时使用的。牙本质具有一定的弹性,利用这一特点,医师在椅旁将成品固位钉的一端置入牙本质内,另一端在充填时被充填材料包裹起到固位的作用。但需要注意的是,许多种类的成品固位钉都可能引起牙本质的应力集中,从而造成剩余牙体组织折裂的隐患。常用的成品固位钉有黏着型、螺纹型和楔入型。黏着型固位钉通常是由医师在临床上用成品不锈钢丝椅旁制作,完成后使用粘固剂将其粘固在预备的钉道内;螺纹型固位钉是以配套的钻针在牙本质上预备钉道后将具有螺纹的固位钉旋入牙本质内;楔入型固位钉略粗于预备好的钉道,利用牙本质的弹性,将钉槌入钉道,借助摩擦力固位。近年来,成品固位钉由于金属腐蚀、固位效果不稳定、易引起牙体组织折裂等问题在临床上使用越来越少。

2. 摩擦力　摩擦力是约束力在切线方向的分力,它总是沿物体接触面的切线方向并与物体相对滑动趋势的方向相反。摩擦力是银汞合金充填牙体缺损的主要固位力来源,同时又与粘固剂的粘接力一起构成嵌体的主要固位力来源。这里所指的摩擦力通常是指静摩擦力,即两个相互接触的物体存在相对滑动的趋势时,接触面间所产生的彼此阻碍滑动的力。任何物体的表面均不是完全光滑的,在微观形态学观察下,物体的表面均存在不同程度的细小突起和凹陷,这就构成了产生摩擦力的物质基础。近代摩擦理论认为,物体表面的啮合作用和分子凝聚力作用是产生摩擦力的主要因素。当两个物体接触时,接触面的细小凸起接触压紧,使材料产生塑性变形并彼此粘连,物体滑动时需拉开这些粘连点而消耗能量,当所有粘连点完全被拉开时物体即产生滑动,此时的力值就是最大静摩擦力。细小凸起表面粘连的物理本质是分子凝聚力的作用。另一种情况下,当物体表面达到一定的粗糙度时,此时阻碍滑动的因素来源于表面凹凸之间弹塑性的相互机械啮合作用。

最大静摩擦力(F_{max})与相对运动物体间的正压力(N)和物体表面的静摩擦系数(f)呈正比,即 $F_{max}=fN$。根据这一公式,摩擦力的大小与修复材料的静摩擦系数和修复材料与牙体组织接触面的静压力有关。

修复材料的静摩擦系数,该值仅与材料的性质和表面的粗糙度有关,而与接触面积无关。物体表面较粗糙时,其摩擦力亦较大。临床上对金属嵌体的粘结面进行喷砂粗化处理来增加固位力即采用这一原理。修复材料与牙体组织接触面的静压力,修复材料与牙体组织间越密合,接触越紧,接触点间压强越大,摩擦力也越大。银汞合金充填后会发生一定的体积膨胀,一般可达体积的 1% 左右,适度的体积膨胀可使得充填体与牙体组织间的压强增大,密合性更好,利于银汞合金的固位。然而另一方面,过度的体积膨胀(如调拌比例不对或受到唾液和水的污染时)则对牙体组织产生较大的张应力,这种应力的持续存在会加大银汞合金周围牙体组织折裂的几率。

摩擦力既然是约束力的分力,其必然也受到约束结构形式(如洞形和固位形的形状、分布和数量)的影响。预备洞形的轴壁越接近平行,修复体与轴壁越密合,所受到的约束就越严格,作用力的方向就越不容易与脱位方向达成一致,修复材料与牙体组织在外力作用下产生的正压力就越大,摩擦力就越大,修复体的固位就越好。当洞形轴壁的聚合角度加大时,修复体受到的约束减小,产生摩擦力的机会降低,外力的作用就容易使修复体脱位。因此,临床上对于主要依赖摩擦力固位的银汞合金充填修复来讲,预备洞形时应尽量使轴壁平行。金属嵌体洞形的聚合角不应超过 6°,瓷嵌体和树脂嵌体的固位力虽然主要来源于粘结力,但预备洞形时轴壁的聚合角亦不宜过大,以提供基础的固位力,根据目前的研究,有学者提出聚合度的最大值可达到 15°~20°。

3. 粘结力　对于充填修复以及嵌体、桩核、冠等修复体来讲,预备后的基牙或根管必须具有一定的抗力形和固位形,在此前提下,粘结可以起到协同作用,辅助修复体获得良好的边缘封闭、获得充足的固位力和抗折强度。

粘结是指两个同种或异种的物体在接触时发生的相互作用,它涉及表面、界面的化学和物理以及胶接接头的形变和断裂力学。通常,我们把能将某种或多种固体材料黏合连接起来的物质称为粘结剂,被粘结的固体物质称为被粘物。粘结剂与修复材料之间的粘结涉及的是材料力学的领域,具有粘结性能的修复材料和粘固剂与牙体组织之间的粘结所涉及的生物力学的内容则是本书中需要讨论的。

习惯上,我们把无机亲水性粘固材料(如聚羧酸锌水门汀、磷酸锌水门汀、玻璃离子水门汀等)称为粘固剂,而与牙体组织具有粘结性的有机树脂材料称为粘结剂。关于粘结的机制主要有吸附理论、扩散理论、机械结合理论、化学键理论和静电理论等,通常粘结过程被认为是由几种作用机制相互结合形成的一个错综复杂的综合体系,在这些作用机制中,粘结剂与粗化的牙釉质表面、牙本质小管、牙本质的胶原纤维网络结合所获得机械嵌合作用以及粘固剂与牙釉质、管间牙本质之间的化学粘结作用占有最重要的地位。粘结性能的好坏受诸多因素的影响:粘结剂的种类;牙体组织粘结表面的清洁,避免唾液、血液、一次性手套的滑石粉、菌斑、气枪中油质等污染物的存在;粘结面积越大,粘结力越强,沟、钉洞等辅助固位形的增设都有着提高粘结面积的作用;修复材料与牙体组织越密合,粘结力越强,反之,粘结剂厚度越大,粘结力降低;牙釉质粘结表面做一定的酸蚀刻粗化处理;粘固剂的调拌稠度适当,避免过稀时降低粘固剂自身的强度以及过稠时粘结力和流动性不够,影响修复体就位和固位。

(二) 充填体和嵌体的抗力研究

不论是充填修复还是嵌体修复,均应选择理化性能优良的修复材料,根据不同材料的性能,在修复体的不同部位保证有一定的厚度和体积,以达到足够的机械强度,但并不是修复体所占的体积越大,修复的效果越好。充填修复和嵌体修复的基础是有牙体缺损的患牙,因此,修复过程中除考虑修复材料自身的强度外,更重要的是考虑基牙的承受力和抗力。牙体缺损的患牙在清除病变组织和预备出基本的洞形和固位形后必然会降低原有的强度,设计时必须考虑对脆弱的牙体组织加以保护和覆盖,牙体预备时要避免形成锐角和薄弱边缘,并同时去除无基釉和薄壁弱尖,尤其是对于牙髓失活的患牙,牙体组织质脆,要特别制出适当的抗力形以预防牙折。

1. 充填修复中的抗力分析 牙体缺损制备窝洞时,所有的点线角应保持圆钝。这是因为,充填体承载时,尖锐的点线角可对牙本质产生应力集中,圆钝的点线角则可明显地减轻这种应力集中。另外,充填材料一旦形成尖锐的点线角,其强度也会大打折扣,很容易造成相应地方的破裂。对于Ⅰ类缺损的患牙,预备窝洞的宽度与深度对基牙的抗力有明显的影响。正常牙承受轴向载荷时应力主要为压缩应力,对于Ⅰ类缺损牙体进行充填修复或嵌体修复后的牙来讲,即使是载荷垂直于修复体加载,也会形成楔效应,窝洞越深、轴壁外展度越大、楔效应就越明显。在这种功能状态下,修复体将力传至周围的剩余牙体组织,使牙本质内部产生张力而易于折断。在预备Ⅱ类缺损邻𬌗邻洞形时,鸠尾峡部一般约为颊舌尖间距的1/3,如采用具有牙尖保护作用的高嵌体恢复Ⅱ类洞时,则𬌗面峡部可预备至颊舌尖间距的1/2。鸠尾峡部不能过窄,否则会造成充填体折断,同时也不能过宽,否则会降低剩余牙体组织的应力或起不到鸠尾的约束作用。有研究认为,邻𬌗邻洞形鸠尾的深度相对于宽度因素对剩余牙体组织强度的影响更为明显。如果窝洞深度增加,即使鸠尾的宽度较窄,也会明显降低剩余牙体的抗力,考虑其原因也与修复体的楔效应有关。

银汞合金生物相容性好、价廉、强度高、耐磨性好、使用寿命长,在临床上使用已久,目前尚无一种材料可以完全替代。然而,由于银汞合金的弹性模量较大,其充填后引起的牙体折裂现象也不容小视。弹性模量是材料在载荷下抵抗弹性形变的能力,代表了材料在弹性范围内的相对刚度,它对于考察修复材料向基牙传递𬌗力和分散应力的能力来说是一个很好的指标。实验证实,弹性模量较低的充填材料对牙体组织形成的应力集中现象不明显,一定程度降低牙体组织折裂的危险。但也有研究发现,使用不同材料充填牙体颈部的楔状缺损时,材料的弹性模量越低,在载荷作用下所发生的形变就越大,材料自身承受的应力就越大,不仅对牙体组织的支持作用很小,而且材料本身容易碎裂或与牙体组织分离。在众多充填材料中,复合树脂的弹性模量与牙本质最为接近,这对于提高修复体和牙体组织的抗力有极大的优势。

牙体缺损充填后,修复材料内部的应力存在一定的变化趋势,由下至上应力逐渐增加,表层的应力达到最大,因此,充填材料的表层更易出现磨耗、破损或折裂,充填材料表层的面积越大,效应越明显。这提示,如果临床上设计复合树脂作为充填材料修复缺损面积较大的患牙时,应选择耐磨性好、硬度大的复合树脂产品。

由于银汞合金具有热传导性、复合树脂具有牙髓刺激性,因此,为了避免充填后牙髓的损伤,对于缺损靠近牙髓的患牙使用这两种材料充填时均应先行垫底。许多研究表明,充填体的强度不仅受其材料自身因素的影响,还与其下方所垫基底材料的力学性能有密切关系。不同弹性模量的垫底材料对充填体的应力分布和变形有明显影响,垫底材料的弹性模量越低,充填体底部和内部的应力水平越高,变形越大,抗力则越差;垫底材料的弹性模量与牙本质越接近,充填体的抗力越强。例如,分别配合使用磷酸锌水门汀、聚羧酸锌水门汀、玻璃离子水门汀、氧化锌水门汀和氢氧化钙等几种垫底材料时,磷酸锌水门汀组的银汞合金充填体抗折强度最大,聚羧酸锌水门汀和玻璃离子水门汀组次之,氧化锌丁香油水门汀和氢氧化钙导致银汞合金充填体的抗折强度明显降低。

前文中提到,缺损范围较大的患牙制备的固位形无法使充填材料获得足够的固位力时,可使用固位钉来连接充填材料和牙本质,起到增强固位力的作用。在固位钉的几个类型中,黏着型固位钉的固位力较弱,但对牙本质的应力最小,螺纹型和楔入型固位钉提供的固位力较大,但螺纹型固位钉的螺纹和尖端部位会造成较大的应力集中,楔入型固位钉在就位过程中会对牙本质形成较大的侧向压应力和楔效应,这都容易造成牙体组织的折裂或损伤,临床上应视具体情况谨慎选择。

2. 嵌体修复中的抗力分析 与充填修复相同,嵌体修复预备的洞形同样要求圆钝的点线角。对于金属嵌体来讲,要求在洞形洞缘处制备出 45°的洞缘斜面,由金属形成的斜面边缘将其覆盖,合金的强度较高,边缘即使较薄也不会折裂(图 6-4)。洞缘斜面的优点是:去除洞缘的无基釉,防止折裂;使边缘位置选择性地避开𬌗接触点,降低修复体/牙体组织界面的应力;增宽、增大边缘封闭区,减少微渗漏。当常规的箱状洞形无法满足金属嵌体的固位时,可考虑增加辅助固位形,如钉洞、沟等,但其边缘应确保周围有一定厚度的健康牙本质并且注意减少剩余牙体组织的应力集中。

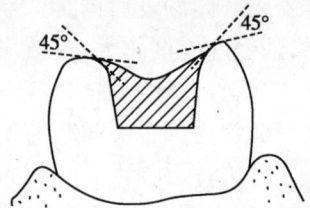

图 6-4 嵌体洞缘斜面示意图

嵌体只能修复重建缺损部位的牙体组织,而不能保护剩余部分的牙体组织。所有的窝洞预备都会减弱剩余部分的牙体组织的抗力,并且窝洞的宽度越大,深度越深,剩余部分的牙体组织抗力形越差(图 6-5)。Ⅰ类洞相对于同样宽度的Ⅱ类洞对剩余牙体组织的抗力影响小,而近中𬌗或远中𬌗洞形对剩余牙体组织的抗力影响又小于近中𬌗远中(邻𬌗邻)洞形。如果设计为嵌体修复的患牙存在薄弱的壁,有折裂的可能时,则应设计为高嵌体。高嵌体覆盖了患牙的整个𬌗面,对患牙有保护作用(图 6-6)。

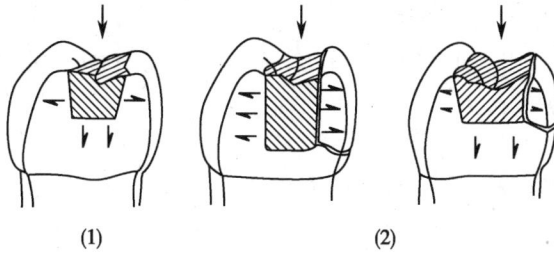

图 6-5　嵌体修复牙体受轴向𬌗力的应力分布示意图
(1)嵌体适应证,应力分布均匀;(2)窝洞深度过深或过宽,易导致牙折

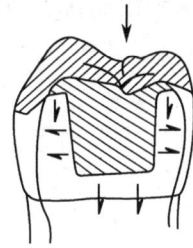

图 6-6　高嵌体修复牙体受轴向𬌗力的应力分布示意图

近年来,美观性能更好的瓷和树脂嵌体在临床上已逐渐替代许多以往用金属嵌体修复的病例并取得了很好的效果。瓷和树脂嵌体的牙体预备原则与金属嵌体大致相同,但由于该类嵌体的固位力大部分来源于粘结力,因而对固位形的要求相对较低。从生物力学角度来讲,非金属嵌体牙体预备时在以下方面应该注意:

(1)瓷的机械性能较低,故瓷嵌体的𬌗面磨除量大于金属嵌体,以提供足够的修复空间,确保修复体强度;

(2)为了防止应力集中导致瓷裂,瓷嵌体的轴面聚合度一般为 $12°\sim15°$,而金属嵌体则必须小于 $6°\sim10°$;

(3)不论在邻面还是𬌗面,瓷嵌体与牙体组织必须以 $90°$ 的直角对接,不能像金属嵌体一样形成洞缘斜面。

我们知道,牙釉质是一种脆性很大的人体硬组织,大家很容易可以发现许多自然牙的釉质表面存在细小裂纹,但正常情况下这些有裂纹的釉质却不会发生碎裂或剥脱,这主要归因于自然牙釉质与本质的牢固结合。牙釉质与牙本质紧密结合在一起,当受到𬌗力的作用时就可以将承载快速而有效地转移和分散,避免了硬组织的损伤和碎裂。粘固剂作为修复材料与基牙牙体组织间的中间介质,修复材料/粘固剂/牙本质界面与天然牙结构的釉质/釉牙本质界/牙本质之间的主要区别即是粘固剂层与釉牙本质界的区别,粘固剂层的介入对修复体内的应力转移与分散承担着非常重要的作用。因此,尽管瓷和树脂材料的机械强度不如金属材料,但由于粘结技术的不断发展和成熟,瓷和树脂嵌体已足能适应多数病例,获得良好的远期修复成绩。在磷酸锌、玻璃离子、树脂改性的玻璃离子以及树脂水门汀等几种粘结材料之中,磷酸锌水门汀的阻射性最好,但粘结性和强度稍差,它与玻璃离子水门汀均存在 pH 较低易损伤牙髓的危险;树脂改性玻璃离子比玻璃离子水门汀的 pH 和抗弯强度增加;树脂水门汀在抗弯强度、刚度、酸度、X 线阻射性(除外化学固化型)等方面均表现出理想的性能。

二、瓷　贴　面

贴面根据制作方式主要可以分为直接复合树脂贴面和间接贴面(如预成贴面和技工室加工树脂贴面、瓷贴面)。其中,瓷贴面有更出色的美学性能、强度和固位能力,因而成为临床上较稳妥的选择。自诞生之日起,瓷贴面的强度和耐久性就一直是人们关注的焦点,而这又涉及瓷贴面的材质、牙体预备形态的设计、固位等因素。以下即主要从生物力学角度对瓷贴面的相关问题加以介绍。

（一）瓷贴面的粘结固位与生物力学关系

人的牙体硬组织包括牙釉质、牙本质和牙骨质三个部分。我们知道,牙釉质是脆性很大的材料并且常可在牙体表面见到釉质裂纹形成,但在正常情况下天然牙釉质却不会发生碎裂或剥脱,这主要归因于与牙本质的牢固结合。牙釉质与牙本质紧密结合在一起,当受到殆力的作用时就可以将承载快速而有效地转移和分散,从而避免硬组织的损伤和碎裂。这一原理同样适用于瓷贴面修复。瓷作为一种理想的修复材料,其抗折强度已被体外模拟冲击和失败负荷实验证实性能优于牙体硬组织,然而事实上却是瓷修复体的折裂几率要比自然牙大得多,这主要是由于瓷与牙体组织间的结合远不如牙釉质与牙本质间的结合,无法恢复自然牙的生物力学性能。瓷贴面虽然可以最大限度的保存牙体组织,但由于预备牙体量十分有限,一方面导致贴面瓷层的厚度受限、强度较低,而另一方面又导致机械固位形的缺乏,因此瓷贴面与牙体组织的固位、结合几乎全部来源于粘结力,这使得粘结对于瓷贴面修复的强度和耐久性来说起着至关重要的作用。临床上不仅需要严格选择适应证,将牙体过小、可利用牙体组织不足的患者,或存在对刃殆、重度磨耗、紧咬合以及其他不良咬合习惯的患者绝对视为瓷贴面的临床禁忌证,更重要的是对瓷贴面与基牙牙体组织进行牢固、有效的粘结,以确保临床成功率。

1. 牙体组织与瓷的粘结面处理　临床上常规选择树脂水门汀粘结瓷贴面,为瓷贴面提供主要固位力,这涉及瓷/树脂以及树脂/牙体组织两个粘结环节,两者同样重要。

多数情况下,瓷贴面的牙体预备是在釉质内进行的,仅在一些需要额外增加牙体预备量或原有牙体缺损已经到达牙本质层时才涉及与牙本质的粘结。

树脂粘结剂与牙釉质的粘结机制主要是机械锁合,也称为微机械固位。通过酸蚀等技术处理牙釉质表面形成粗糙的多孔隙层,具有一定流动性的树脂粘结剂可以渗入其中,固化后形成树脂突并与周围余留的釉质互相交混在一起构成树脂化的釉质层,从而获得机械锁合作用。树脂突的根部与树脂层相连接,实现了树脂与牙釉质的粘结,树脂突的直径以根部最大,沿釉柱走形向末梢逐渐变细,在粘结过程中,与釉质形成机械锁合作用的是树脂突根部较粗壮的部分,而末端纤细的部分发挥的作用极小,一般认为有效的树脂突的长度约在 $10\sim20\mu m$ 之间。酸蚀的作用通常还包括清洁、增加润湿性和扩大表面积、改善釉质表面极性等。经过酸蚀处理釉质表面的部分羟基和氨基可发生定向排列,使表面表现出极性,这些极性基团能够与树脂中的羟基、羧基等极性基团形成氢键引力或静电引力,达到提高粘结强度的目的。

研究证实,酸蚀剂涂布时需掌握适当的压力,否则可能会对酸蚀的效果产生影响。通过扫描电镜观察发现,经较轻的压力涂布酸蚀剂后,牙釉质面形成的凹凸不平粗糙面特征清晰,以釉柱为中心脱钙的蜂窝状改变明显;使用中等压力时牙釉质表面显示出蜂窝状开口和凹凸不平的影像,其中部分呈现模糊状,釉柱周围的凹陷较浅、钝、表面不整齐;如果使用重压力,酸蚀的牙釉质表面蜂窝状结构明显被压陷或压闭,釉柱排列不整齐,凹凸不平的影像基本消失。

对牙本质的粘结远比釉质要复杂得多,这是因为成熟的牙釉质由 $96\%\sim97\%$ 的无机物以及微量的有机物和水组成,而牙本质中无机物的重量仅占 70%,水(约占 10%)和有机物(约占 20%)的含量均高于牙釉质,从结构来看,牙本质主要由大量牙本质小管和伸入其中的成牙本质细胞突构成,它受外界的一切机械、化学和温度等刺激都会引起牙髓明显的反应甚至发展为病变。牙本质的表面自由能低于牙釉质组织,未经任何表面预处理的牙本质与树脂的粘结强度远远低于牙釉质粘结的一般水平。牙本质的粘结也就成了瓷贴面粘结中的薄弱环节。应用有效的牙本质表面处理剂能够清除或调节牙本质表面的玷污层和牙本质小管口的玷污栓子并造成管间牙本质明显的脱矿。牙本质脱矿后在表面留下一个三维的胶原网络结构，当含有功能单体的树脂渗入并聚合于胶原网络之中后，便在牙本质/树脂界面形成一个树脂渗入、增强的牙本质层，即混合层。现代牙本质粘结观念认为牙本质粘结首要和基本的固位力来自于混合层。树脂充分渗入脱矿牙本质的胶原网络是形成混合层的关键，如果粘结剂渗透不充分，混合层中就容易产生降解的裂隙，使水、酶和微生物渗入粘结界面，造成未受到羟基磷灰石和树脂保护的胶原中的多肽降解，从而破坏粘结界面的完整性。牙本质湿粘结理论认为，牙本质涂布粘结剂之前应该使表面保持一定程度的湿润性，水分子具有极化氢键结合特性，极易占领三维胶原网络周围的空间而使邻近的胶原纤维不能相互靠近，被酸蚀的胶原层呈现出细小的孔隙结构，水分的表面张力作用能够防止表面暴露的胶原纤维网塌陷，使胶原纤维维持立体网状结构，从而为树脂充分的渗透和结合创造有利的前提条件。在管周和管间牙本质形成的混合层与渗入到牙本质小管中固化的树脂突一起，在消除粘结界面间隙，减小微渗漏的形成机会等方面发挥着重要的作用。混合层的弹性模量低于树脂，因此，当树脂聚合时它还可以作为一种内在的弹性应力缓冲层，吸收树脂聚合收缩形成的应力，减轻由其带来的不良影响。不同粘结体系所创建的混合层的厚度可能不同，但研究表明混合层的厚度对粘结力的大小并没有直接的影响，其质量对于粘结力的贡献更为突出。

尽管瓷贴面的材料有许多种类，但铝瓷、氧化锆陶瓷虽然强度较高，透明度却较差，必须表面烧结饰瓷来解决美观问题，因此牙体预备量大，临床上瓷贴面仍以硅酸盐成分为主的美观性较好的长石质烧结全瓷或热压铸瓷的应用为主。硅酸盐类陶瓷的粘结主要依靠与树脂间的物理机械嵌合作用和化学粘结作用。临床上通过陶瓷粘结面的处理达到提高粘结强度的效果。通过表面粗化提高粘结强度的主要原理包括扩大粘结作用面积，创造陶瓷表面微孔结构、提高表面自由能，增强润湿性等。目前已有的表面粗化方法包括机械打磨、喷砂、酸蚀、激光蚀刻等一种或几种方式的组合。酸蚀是目前处理玻璃陶瓷最常用的粗化方法之一，其中以氢氟酸的应用最广。氢氟酸能够选择性的溶解陶瓷中的玻璃基体并暴露出晶体结构，从而获得良好的表面质地和粗化效果。一定浓度的氢氟酸和酸蚀时间一范围内，适当提高浓度和延长酸蚀时间可以增强粘结强度。大量文献报道，氧化铝喷砂与氢氟酸酸蚀具有交互作用，两者组合应用可以比两者单独应用获得更高的粘结强度。

硅烷是另一种常用的陶瓷表面处理剂，对预处理的陶瓷表面使用硅烷耦连剂能够提供化学共价键和氢键的粘结作用，这对于硅酸盐陶瓷获得足够的树脂粘结是至关重要的。硅烷包含硅元素，结构上类似于原酸酯，具有双活性，其一端为有机端，与树脂水门汀的有机基团形成聚合反应；另一端通常包括烷氧基，可与羟基化表面（如玻璃陶瓷）反应。硅烷还可以通过提高陶瓷表面的润湿性，从而促使树脂更好的渗透入陶瓷表面的微孔中来获得辅助提高粘结强度的效果。

2. 粘结剂因素对固位力的影响　如前文所述，瓷贴面与牙釉质或本质主要是依靠粘结剂的粘结作用相结合的，粘结剂就作为修复体与基牙牙体组织间的中间介质，瓷贴面/粘结剂/牙体界面与天然牙结构的釉质/釉牙本质界/牙本质之间的主要区别即是粘结剂层与釉牙本质界的区别，粘结剂层的介入对全瓷修复体内应力的转移与分散承担着非常重要的作用。在众多粘结剂产品中，为什么临床上通常选择树脂类产品作为瓷贴面的粘结剂呢？我们知道，修复体的粘结具有全或无的性质，粘结剂层即使受到部分破坏甚至仅剩一个连接点时也能维持瓷贴面的固位，然而此时由于已经存在细小的裂隙，微渗漏会不断加重，微生物也会进入粘结界面，虽然在临床上可能有较长一段时间没有出现明显的症状，但终究意味着粘结的失败。

牙体组织与瓷贴面间的结合形成一个十分复杂的界面。粘结材料必须能够充填瓷贴面与基牙之间的粘结间隙并将两者牢固地连结在一起。临床上，瓷贴面的粘结会受到诸多因素的影响而出现不同形式的粘结缺陷。有研究对比了模拟粘结完全、模拟粘结剂固化不完全或牙本质暴露设计的中空式粘结、模拟贴面边缘水、唾液污染设计的边缘粘结缺失三种粘结缺陷的粘结剂层在载荷下的应力分布情况，发现边缘粘结缺失时粘结剂层所受到的破坏性应力最大，提示临床上应确保瓷贴面边缘的粘结效果。

许多粘结材料在固化过程中都存在聚合收缩，尽管固化后仍与粘结面保持附着，但在被粘物的内表面将会产生应力并在垂直和平行于粘结面的方向扩展，这可能会最终损害粘结界面的整体性以及粘结剂对被粘物的附着。垂直向应力能够通过基牙、瓷贴面的弹性形变或粘结材料内在均匀分布的多孔性得到缓解，研究显示，当基牙、粘结材料、修复材料有适合的弹性模量时，它们将产生整体形变并起到降低应力的作用，应力降低的程度与粘结空间的大小也有很大联系，粘结剂层越薄，降低应力的距离越小，应力降低的程度则越大。可见，弹性模量对考察粘结材料向基牙传递殆力和分散应力的能力来说是一个很好的指标。粘结材料的弹性模量越大，传递和分散应力的能力就越强，但过大的粘结剂刚度则可能会导致粘结后微裂隙的形成。通常建议粘结材料弹性模量的大小应该介于基牙和瓷贴面之间。树脂改性玻璃离子、树脂水门汀、聚羧酸锌水门汀、磷酸锌和玻璃离子水门汀的弹性模量分别低于、接近、高于牙本质。断裂强度是另一个衡量粘结材料优劣的良好指标，可用于以描述材料抵抗裂纹扩展的能力，目前，树脂类粘结材料的断裂强度明显高于无机水门汀粘结材料。

相对于其他粘结材料来讲，树脂类粘结剂具有较强的粘结性能和较高的刚度，可将全瓷修复体所受的殆力快速有效地传递至内层的牙体硬组织，分散修复体的不良应力。

全瓷修复体在技工室制作时以及临床上粘结前的喷砂或酸蚀处理时可能会产生一些微气孔和微裂纹，裂纹在外力作用下的扩展将大幅降低陶瓷的自身强度。当修复体粘固后，在行使功能过程中，不断受到口腔环境中各种离子、酶、微生物及其代谢产物和其他化学成分的侵蚀，殆力作用以及温度变化刺激而产生不良应力，同时，不断进入陶瓷内表面微裂纹尖端的水分也会产生张应力，从而进一步损害陶瓷强度，这些都成为导致全瓷修复碎裂的可能因素。树脂类粘结剂的使用为弥补陶瓷内部缺陷，增强陶瓷的机械性能带来了令人满意的结果：陶瓷粘结面经过处理后，树脂可渗入其中的裂纹中形成断裂面之间的"桥"结构，限制了裂纹的进一步扩展和延伸，树脂固化时的体积收缩亦可使断裂面呈现相互靠拢的趋势，使陶瓷得以强化。此外，修复体承载后，粘结剂层相邻的两个界面会产生剪切应力，与树脂粘结前不同的是，应力值必须达到破坏树脂类粘结剂粘结作用的阈值后，组织面的裂纹才会继续延伸和扩展，从而提高陶瓷抗力。

（二）牙体预备中的生物力学问题

瓷贴面的设计多种多样，临床上应根据具体情况，灵活掌握设计方案，但不论采用何种设计,均应以符合生物力学要求为前提。

牙体预备时应首先确定磨除牙体组织的厚度,这取决于对基牙位置、形态、颜色、预计修复后效果等因素。国内外均有研究发现,瓷贴面的厚薄对破坏性应力的分布并无明显影响,不同厚度瓷贴切面在相同加载方式下的应力分布情况近似。

切缘的处理争论较多,目前可划分为四种基本类型:唇面开窗形、切端对接形、切端包绕形、切端斜面形,关于不同切缘预备形式的生物力学研究也相对较多。有学者比较了唇面开窗形和包绕形切端预备两种方法后发现,前者瓷贴面修复的强度显著高于后者,几乎能够达到未进行牙体预备进行瓷贴面修复时的强度。比较"无切缘预备"、"切缘磨除 2mm 但不形成舌面切线角(对接形)"、"切缘磨除 1mm 并形成 1mm 高的舌面切线角(包绕形)"、"切缘磨除 4mm 并形成 1mm 的高的舌面切线角(包绕形)"几种预备方法后发现,前 2 种方法预备的基牙上制作瓷贴面的抗折强度高于后两种方法。另有学者发现切端对接形和唇面开窗形相对于切端包绕形的切缘预备方法能提供更高的抗折强度。国内也有研究发现,切端预备 4mm 以上时,瓷贴面受到的破坏性应力虽然与不进行或少量切端预备时无明显差别,但较多的切端预备会导致粘结剂层应力的显著增加,可能引起粘结破坏。可见,瓷贴面修复时应尽量避免或减少基牙切缘的预备,必须进行预备时,应尽量选择对瓷贴面修复的生物力学性能负面影响较小的切端对接形而不是切端包绕形。

三、全　冠

(一) 全冠的固位

前文中已经以充填体和嵌体为例叙述了约束力、摩擦力、粘固力、倒凹和固位钉等主要的修复体固位力来源,其中,我们还对箱状固位形、沟固位形、钉洞固位形等提高约束力的方式做了详细介绍。以上原理对全冠修复来讲同样适用,但在全冠修复中还有一种基本的固位形前文中没有提到,这就是环抱面固位形。全冠修复正是在环抱面固位形的基础上灵活应用箱状固位形、沟固位形、钉洞固位形等辅助固位形以获得良好的基础固位力的。

环抱面固位形是全冠基本的固位形式,对牙髓的影响较小。𬌗龈高度、轴向聚合度和全冠的密合度是环抱面固位形的几个重要因素:

全冠与基牙牙体组织间的紧密接触是产生摩擦力的先决条件,也是形成环抱面固位形的基础,修复材料与牙体组织越密合,固位力越好。

𬌗龈高度大的全冠不但提供的固位面积大,对牙体的约束力和摩擦力也大,抗轴向脱位力的能力强,对抗侧向旋转力的作用也较理想。

全冠的轴壁相互平行可获得最大的修复体对牙体的约束力和摩擦力,然而,临床上为了方便牙体预备操作和冠的就位,常将基牙的轴壁制备出一定的轴向聚合角,但角度越大,固位力越差。研究证明,如果轴向聚合度超过 5°时,全冠的固位力急速下降,这是受到摩擦力、约束力和粘结面积下降的影响。亦有实验发现,轴壁内聚合度不仅可影响冠的固位,在𬌗力作用下,还会影响冠内的应力水平以及冠的抗折强度,但究竟两者呈正相关还是负相关关系则无定论。通常,临床掌握金属全冠或金属烤瓷冠牙体预备的轴向聚合度为 2°~5°之间。与金属全冠或金属烤瓷冠不同,瓷全冠的固位在很大程度上依赖于牙本质/树脂水门汀的粘结,对其设计的聚合角度可相对加大,另外,由于瓷全冠质脆,为了避免在冠就位时被折裂或破坏,也需要增大其聚合角度。临床上设计瓷全冠的轴壁聚合角度时应综合考虑,既要便于临床牙体预备及冠的就位,又要兼顾足够固位、强度和良好的适合性,多数学者主张6°~10°的轴壁聚合角度是较合适的范围。

在脱位力作用下,环抱面积相同时,殆龈高度越大,轴向聚合度越小,形成非脱位道方向约束力的机会越多,阻力区范围大,获得阻止脱位道方向脱位的摩擦力的机会增多,旋转脱位的可能性较小。因此,从这一角度上考虑,基牙殆龈高度小而固位力不足时,牙体预备应在留出足够的修复体空间的条件下适当保留牙尖、殆边缘嵴等解剖形态,以增加殆龈高度和接触面积。殆龈高度不足的条件下,当全冠的一侧受到侧向力作用时,全冠将出现以对侧冠边缘为支点的旋转趋势,这种趋势在轴向聚合角较大时更容易使全冠缺乏基牙牙体组织的阻挡而出现脱位。全冠的旋转脱位与旋转半径有关,同样的殆龈高度和轴向聚合度,旋转半径小者阻挡作用大,因此,殆龈高度和轴向聚合度一定时,还可以采取其他方式减少旋转半径,增强抗旋转脱位的能力。以上原理提示我们,临床上面对基牙殆龈高度不足的病例时,应增加基牙颈部肩台,减小轴壁聚合度,必要时,可采用增设洞、沟、钉洞等辅助固位形的方式来在殆龈高度一定的前提下降低全冠的旋转半径,增强环抱面固位形的约束作用,增强全冠的抗旋转能力(图 6-7)。

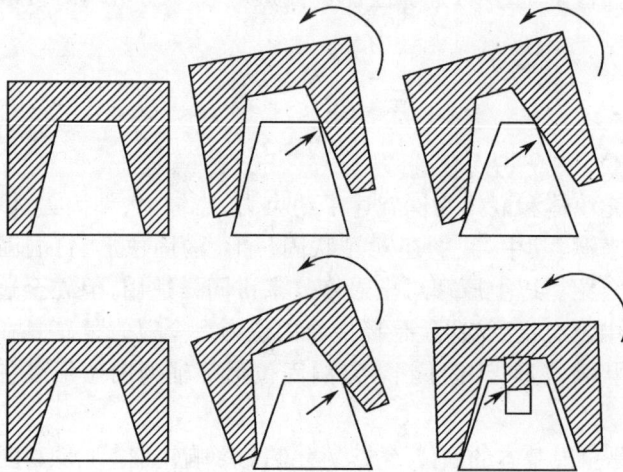

图 6-7　不同殆龈高度、聚合角全冠的抗旋转能力示意图

瓷全冠与其他类型的冠在主要固位力的来源上存在一些差别,主要依赖于稳定、牢固的粘结作用。在瓷全冠固位所使用的各式各样的粘结材料中,树脂类粘固剂相对于其他种类来讲,对牙本质、牙釉质和陶瓷均有较强的粘结作用,可将陶瓷修复体与基牙形成紧密的复合结构,使修复体所受的殆力直接、快速、均匀地传递至牙体组织,借助于基牙的牙周组织缓冲殆力作用。磷酸锌、聚羧酸锌、玻璃离子等水门汀类粘结材料与陶瓷和牙体组织间主要是依靠机械固位,没有或仅有较弱的粘结作用,不足以将修复体与牙体组织形成紧密的复合结构,修复体承载时,材料界面出现的应力集中影响了应力的转移与分散,所以修复体易于碎裂。有学者证明,用磷酸锌水门汀和玻璃离子水门汀粘固全瓷冠时所产生的固位力仅相当于使用树脂基水门汀的一半,并且随基牙聚合角的加大粘结力下降很快,而树脂基水门汀受聚合角度的影响较小。全瓷修复体的碎裂往往起始于组织面的裂纹,陶瓷修复体在技工室的制作过程和临床粘结面处理操作中不可避免地会导致气孔、裂纹等缺陷的形成,这将使它的强度大幅度下降。同时,口腔是一个复杂潮湿的化学环境,受到不断进食过程的影响,口腔内的温度可以在4～60℃之间变化,pH也有很大的波动。全瓷修复体在口腔中长期存在,一方面要经受唾液、龈沟液和食物中各种离子、酶、微生物及其代谢产物和其他化学成分的侵蚀,另一方面还必须承受反复殆力的作用和温度变化所造成应力的作用,不断进入陶瓷内表面微裂纹尖端的水分也将产生张应力对陶瓷的强度造成损害,这些都成为导致全瓷修复失败的又一个可能原因。树脂类粘固剂的使用为弥补陶瓷内部缺陷,增强陶瓷的机械性能带来了令人满意的结果。首先,陶瓷粘结面经过处理后,树脂可渗入其中的裂纹中形成断裂面之间的"桥"结构,限制了裂纹的进一步扩展和延伸,树脂固化时的体积收缩亦可使断裂面呈现相互靠拢的趋势,使陶瓷得以强化。其次,修复体承载后,粘固剂层相邻的两个界面会产生剪切应力,此时,应力值必须达到破坏树脂类粘固剂粘结作用的阈值后组织面的裂纹才会继续延伸和扩展。树脂还能够封闭陶瓷表面的裂纹形成屏障,防止水对陶瓷的应力侵蚀作用,增强陶瓷的抗疲劳性能。就目前的情况来看,树脂类粘固剂已成为全瓷修复粘结的常规选择,它不仅自身具有较好的机械强度、低水溶性和可配色等优点,而且可以通过与基牙、陶瓷间较好的粘结性能如边缘封闭性、粘结强度、耐久性等为修复体提供充足稳定的固位力,有效地增强了陶瓷的抗折强度以及基牙/修复体整体的抗折强度,确保了修复体的使用寿命。

(二) 牙体预备和全冠形态的生物力学分析

以全冠修复牙体缺损的患牙,要求在修复完成后修复体和患牙都能抵抗正常的殆力而不致破坏、脱位或损伤。这其中,从牙体预备到修复完成后全冠的形态、邻接关系等诸多方面都会对基牙和全冠的抗力产生影响。

牙体缺损的患牙强度不同程度地降低,牙体预备过程中,为了彻底清除病变组织和保证修复体有一定的固位形,还需对患牙作一定形状的磨切。牙体预备的设计必须去除存在折裂隐患的无基釉和薄壁弱尖,注意保护和覆盖保留的薄弱牙体组织。尤其是对于无髓牙,因牙体组织较脆,并往往已有较大的缺损范围,缺乏足够的健康牙本质支持,应特别需要制成适当的抗力形以预防牙折,必要时在全冠牙体预备前使用固位钉或以桩核修复。

有研究认为,全冠的牙体预备可将基牙的殆面制备成平面,相对于牙殆面按解剖形态制备的方法,前者可以使修复后冠内的应力水平降低。因此,在基牙固位力足够的情况下,牙体预备时可将殆面制备成平面以减少冠的应力。

修复体殆面的形态与功能的恢复密切相关。尖锐的牙尖可以获得较高的咀嚼效能,然而,较大的牙尖斜度易于产生侧向力作用,由于牙周支持组织对于侧向力的抵抗力差,过大的侧向力易于造成牙周支持组织的损害,因此应适当降低牙尖高度和斜度,减小对牙周组织的损伤。在特定的殆力作用下,咬合接触的总面积越大,殆力分布于更大的面积,因而降低了局部任意一点上的应力。同时,建立良好的咬合关系,修复后冠的切割、研磨功能强,有利于咀嚼。可见,即使不恢复尖锐的牙尖,如果正确的恢复全冠殆面形态,最大限度地恢复尖窝交错关系,同样可以获得全冠良好的咀嚼效能。

冠修复体邻面接触区的形态、位置、大小对于殆力作用下施于修复牙及邻牙牙周支持组织的力有较大的影响。如果邻面接触区的位置和形态正确,殆力可有效、合理地传导至邻牙,减轻基牙的负担并且不会引起邻牙牙周膜的创伤。如果邻面接触区的位置偏向颊侧或偏向舌侧,拾力经修复牙及邻面接触区的传导而转换成颊向或舌向的力施于邻牙,这种低水平的、持久的颊舌向力有可能造成牙齿的移动。因此,修复体邻面的设计应恢复牙齿正常生理下的接触状态。

修复体边缘的设计不仅影响修复体自身的边缘强度,同时还影响着拾力作用下边缘区的应力分布,其中,肩台的形态和修复体的边缘厚度是两个重要的因素。冠边缘的制备可有多种形式,包括羽状、刃状、成角形、凹面形,带斜面的成角形,带斜面的凹面形边缘等。实验发现,对全冠加载时,具有圆钝的内线角的边缘和凹面型边缘的应力分布优于羽状和刃状边缘。与有清晰线角的肩台相比,凹面型边缘的应力明显降低。如果不考虑冠的边缘设计因素,在修复牙承载时,边缘区的粘固剂内将产生张应力,如果张应力超过粘固剂的抗张强度,则会引起粘固剂破碎,导致粘结失败。基牙的轴壁聚合度越大,粘固剂内的张应力越高,通过增加修复体边缘厚度的方法可减小这种张应力。可见,适当加宽修复体的边缘厚度,避免尖锐的线角和薄边,有利于拾力的传导与分布,可有效地防止应力集中的产生。

四、桩 核 冠

桩核冠是一种特殊的修复方式,其中,桩是影响修复体和牙体组织应力分布的重要环节,设计时不仅要考虑桩的固位作用,还要考虑修复体对剩余牙体组织的保护。桩核冠的固位力主要来源于桩与根管壁间的摩擦力以及粘固剂的粘结力,桩的长度、直径、形状和表面形态、材质,根管壁的表面处理和粘固剂的种类等因素都会影响到桩核冠的固位力,这些因素也会对桩与基牙剩余牙体组织的抗力产生一定的影响。

(一) 桩的长度

桩的长度越长,固位力越强,因此临床上应尽量获得较长的桩道,同时还需注意以下几点:

1. 保证根尖不少于 4mm 的根尖封闭   这是因为,根尖区存在许多根管侧支、根尖分叉等连接根管和牙周组织间的细小通道,保留根尖区该处的主根管内的充填材料可以有效地起到隔离根管与口腔环境的作用。保留一定长度的主根管内的充填材料还可以防止以后的操作中桩将根充物推出根尖孔外。另外,从生物力学角度来看,根尖区的根径较小,根管扩大后根壁组织已相对薄弱,抗力较差,弹性模量较高的桩到达此处后易造成根折。

2. 保证桩的长度不短于临床冠的高度   将桩核冠看为一个简单的杠杆可以很容易发现,如果桩的长度明显小于临床冠的高度,动力臂大于阻力臂,当侧向拾力作用于牙冠时,即使拾力值很小,也会在根颈部产生较大的应力,很容易造成根折,即使牙根未损坏,应力长期在牙体组织/桩粘结界面上集中,也会加速粘结界面的疲劳破坏,造成桩核脱落(图 6-8)。

3. 保证桩在牙槽骨内的长度大于根在骨内总长度的 1/2   牙根在牙槽骨内的部分具有较强的支持力和抗力,而当牙槽骨吸收时,暴露出来的牙根部分则缺乏支持,抗力会受到严重影响,因此,不仅要求桩在根内的长度大于临床冠长,强调桩进入骨内的长度具有更重要的实际意义(图 6-9)。

临床上,桩的长度受根管长度及其形态的限制,当牙根长度不足时,应根据实际情况在保证桩和剩余牙体组织抗力的基础上增设辅助固位形,增强桩的固位。

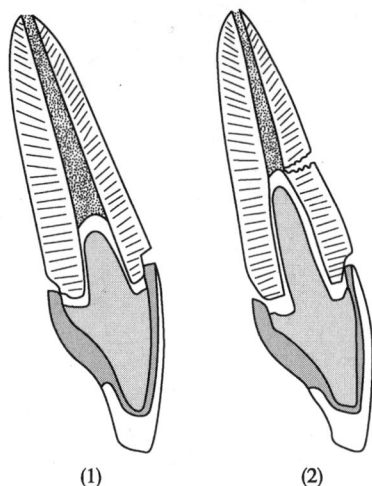

图6-8　牙槽骨内桩长小于临床冠长
(1)桩过短至脱落;(2)过短的桩对根颈部
形成应力集中导致根折

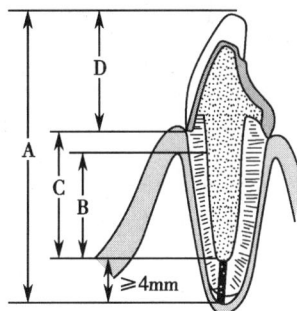

图6-9　桩修复正确长度示意图
A. 修复后牙体全长;B. 牙槽骨内桩
长;C. 桩在根内长度;D. 临床冠长

(二)桩的直径

不难理解,桩的直径越大,自然桩的强度就越高,整体的表面积也越大,反之,越细的桩粘结面积越小,并且自身受力后也容易弯曲和折断,因此,桩直径的增加对于粘结力和桩自身抗力的增强是十分有效的。然而,我们必须注意到,桩周的牙本质厚度对于桩核冠修复来讲也是十分重要的因素,根管壁牙本质壁的厚度与牙根承受侧向力的能力密切相关。桩核冠所修复的患牙由于缺乏牙髓的滋养作用,牙体组织的抗力已有所减弱,并且根管可容纳的体积并不是无限大的,一定粗细的牙根条件下,桩占据的体积越大,剩余的根管壁组织就越少,基牙的抗力自然相应降低。一般认为,桩的直径在1/4～1/3根径范围内时既能保证桩的固位和抗力,也能兼顾基牙牙根的抗力(图6-10)。

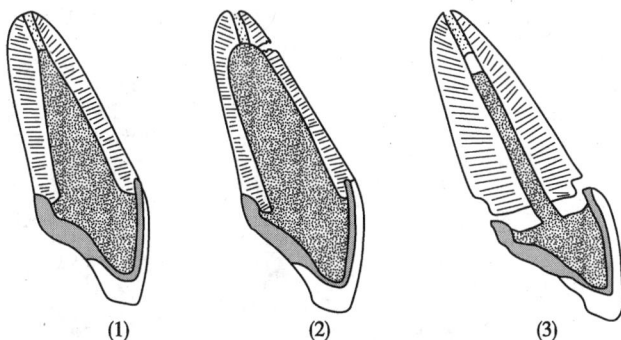

图6-10　桩直径示意图
(1)正确桩直径,应力分散均匀;(2)桩过粗,牙体抗力
不足至根折;(3)桩过细,自身抗力不足至弯曲脱落

(三)桩的形状和表面形态

一个牙根通常只能容纳一个桩道,但一个多根牙绝不仅限于使用一个桩。例如,磨牙可

使用同时连有几个平行或形成一定角度桩的整体铸造桩核和分体铸造桩核,也可以在几个桩道内同时使用几根纤维桩后以树脂核修复。为了便于理解,此处先以单个牙根的角度对桩的形状和表面形态加以说明。

桩从形状上看主要分为锥形桩和柱形桩两类:

锥形桩的直径从根管口至根尖逐渐变细,符合牙根的解剖外形,根管壁组织预备量少。铸造桩和多数纤维桩多属此类。铸造桩核的形态取决于预备根管桩道的形态,理想的外形是与牙根外形一致,由根管口到根尖逐渐缩小的近似圆锥体。纤维桩通常由厂家在最初设计时确定几种锥度,并有不同直径可供选择,有些厂家还在一个纤维桩上设计双锥度(根尖段和根中段设计不同的锥度),以求满足各种不同根管锥度的需求。锥形桩能够在桩全长的范围内使根管壁的厚度在各个层面上都保持均匀一致,使𬌗力得到有效分散和传递,提高修复体和牙根的抗力。但也有部分研究认为,锥形桩在𬌗力作用下会产生一定的楔效应,存在导致牙体组织纵折的危险,桩的锥度越大、长度越短,楔效应越明显。这提示我们应尽量选择弹性模量与牙本质接近的材料用于桩的制作,在允许范围内尽量增加桩的长度以获得好的应力分散,减少锥形桩的楔效应所带来的弊端。另外,锥形桩桩道的预备过程中切勿将根管口预备过多呈喇叭状,否则会影响桩冠的固位和根管口处根管壁的抗力。

圆柱形桩的聚合度小,从固位原理上看比锥形桩具有更好的固位力,同时也不存在戴入过程中或承载时的楔效应。但圆柱形桩不能做到使根壁的厚度在桩全长的范围内在各个层面上都保持均匀一致,由于根管的自然形态呈圆锥形,预备出圆柱形的桩道自然会使根尖方的根管壁变薄,从而削弱牙根的抗力,因此,圆柱形桩只适用于根长且粗大,继发牙本质较多,根管预备后桩周围有足够牙本质壁包绕的基牙。圆柱形桩以成品的金属桩和纤维桩为主,从以往一些成品金属桩失败的经验教训中可以发现,圆柱形桩的末端如果有明显的边缘,会在根尖部产生较高的应力集中,导致根折的发生,而末端呈锥形则有助于降低根尖部的应力水平。因此,目前柱形纤维桩的末端多设计为圆钝的球形或呈一定的锥度,成品金属桩除以上弊端外,还由于存在锈蚀、变色和微渗漏等问题已基本趋于淘汰。

桩的表面形态包括平滑型、沟槽型、螺纹型等种类(图 6-11)。表面平滑的桩可以提供桩与牙体根管壁最大的粘结接触面积,有利于桩的就位以及桩与根管内桩道的吻合,铸造桩和大部分纤维桩采用这一形式。金属成品桩的表面常呈一定的沟槽和螺纹状,就位后可与粘固剂形成机械嵌合作用,增强固位,然而实验表明,这类桩承载后外力主要通过螺纹、桩的颈部及桩的末端传导,应力集中明显,易导致粘固剂的碎裂,严重时可导致根折。

临床上许多情况下是需要以桩来矫正倾斜的错位牙和扭转牙的位置,此时桩与核之间形成一定的角度。桩与核之间的角度应在一定的范围内,有实验表明,牙根近远中倾斜

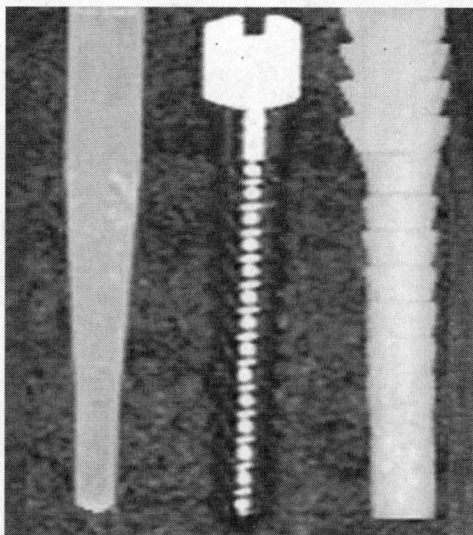

图 6-11　不同表面形态的桩

20°,唇舌向倾斜25°～30°以上时最好不要以桩核冠来矫正位置,否则基牙所能承受的粭力值会显著降低,导致牙周创伤或牙根损害。

磨牙具有两个或两个以上的根管,根管彼此之间并不平行,不易取得共同就位道。成品桩修复时,可分别预备每个根管,插入成品桩后制作出一个整体的核。如果采用铸造桩修复可有两种方案:其一,选择一个长且粗大的根管预备主桩道,其他桩道预备出与主桩道平行的较短的辅助桩道,整个桩核采用一个共同就位道;其二,分别预备每个根管,采用分体桩核的形式修复(图6-12)。在以上三种设计中,采用成品桩＋核以及分体铸造桩核的形式时,桩之间形成一定角度和制锁,因而具有极大的固位力。

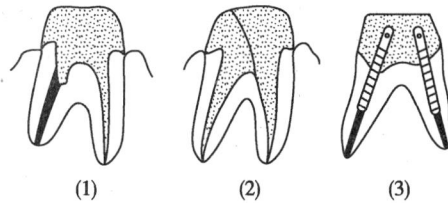

图 6-12　根管无共同就位道时桩的制作
(1)一根管为主桩道,另一根管预备与之平行的辅助
桩道;(2)分体铸造桩核;(3)两个根管中分别使用成
品桩,上部采用树脂或银汞核修复

(四) 桩的材质对基牙抗力的影响

从材质上看,桩可划分为金属桩、纤维桩、陶瓷桩三类,前两类应用最多。桩的材质会影响桩对载荷的分布能力和对根管壁牙体组织的作用力,理想的桩的材料应具有适当的弹性模量与屈服强度,并与牙体组织的机械性能相匹配。

从生物力学角度来看,金属桩、纤维桩和陶瓷桩存在以下区别:

金属桩和陶瓷桩的弹性模量远高于牙本质的弹性模量,改变了牙本质内原有应力分布模式,易在桩和牙本质交界处,尤其是桩的末端出现应力集中,因而导致牙根纵折或根尖折裂的几率较高。纤维桩与牙本质的弹性模量接近,修复后应力分布水平接近于天然牙情况。还有研究发现,同一高度和形式的牙本质肩领条件下,纤维桩核修复的抗疲劳强度显著大于金属铸造桩核修复(图6-13)。

纤维桩修复常见的失败多以可进行二次修复的牙颈部横折为主,而牙根纵折或根尖折裂罕见,在牙体组织的保护方面有明显优势。另外,当纤维桩发生折断需要拆除时,可以用螺旋器械方便地去除,易于进行再次修复,对牙根的再治疗有重要意义。如果铸造金属桩或陶瓷桩折断或基牙根需要治疗时,由于铸造金属桩与牙根的密合程度高,当桩粘固于牙根内后,除非因粘固失败桩自行脱落,否则铸造桩的拆除极其困难,强行拆除还有可能造成根折,此时,牙根出现根尖炎症时只能采用根尖切除或倒充填治疗,加大

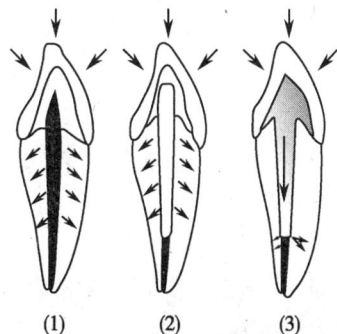

图 6-13　桩核冠修复后牙体受力示意图
(1)健康牙;(2)低弹性模量桩(如纤维桩);
(3)高弹性模量桩(如金属桩、陶瓷桩)

了临床操作难度和患者的痛苦。

纤维桩也存有一定的缺点,如在承受功能负荷时,纤维桩潜在的弯曲形变容易使粘结剂疲劳,粘结界面破坏,边缘封闭丧失,导致微渗漏和继发龋的发生或桩核脱落。

(五) 桩粘结面的处理和粘固剂的选择

粘结力是桩固位力的主要来源,除了桩自身因素外,对于桩和根管壁表面粘结面的处理以及不同的粘固剂种类也会对桩的粘结力产生重大影响。临床上,纤维桩通常使用树脂水门汀粘接,纤维桩与树脂水门汀的弹性模量接近,化学成分相似,粘结后两者结合紧密,使纤维桩获得有效的固位,提高基牙抗力。有研究认为对纤维桩使用喷砂、蚀刻等表面处理可进一步提高其粘结性能,但这些处理存在降低纤维桩自身强度的危险。金属桩最常采用玻璃离子水门汀粘结,除喷砂外无需进行其他表面处理,如果基牙牙根条件有限,桩固位不良时应采用树脂水门汀以获得较强的粘结力,但需要对金属桩表面喷砂后进行硅涂层、硅烷化等附加处理。

(六) 牙本质肩领的意义

牙本质肩领是指从桩核/牙本质交界处扩展至牙体预备颈缘肩台处的平行牙本质壁,它与全冠的边缘一起构成箍结构,取得箍效应。牙本质肩领使桩得以向冠方伸长,牙颈部的根管相对宽大,能有效地增加接触面积并获得良好的固位形,牙本质肩领与桩核之间的不规则界面还有助于抵抗桩的旋转,因此牙本质肩领能够有效地增加桩的固位。冠修复体就位后,箍结构可增进牙齿对动态载荷的抵抗力,冠所承受的部分𬌗力,尤其是垂直向𬌗力被有效地通过位于牙本质肩领周围的肩台直接传递到牙根,减少了桩分担的外力,从而减少了桩对牙本质的楔力和侧向力。箍结构还有助于保持全冠固位体粘固剂的封闭性和完整性,同样降低了桩核结合处产生应力集中的可能。

多数学者认为,颈部残留牙本质壁的高度相对厚度因素更为重要,牙本质肩领的高度越高,箍效应越强,桩核冠修复的抗力和固位越好。铸造桩核修复时,应至少保证不小于1.5mm的牙本质肩领才能产生显著的箍效应,而预成纤维桩核修复时要求的牙本质肩领高度应不低于2.0mm才能获得较好的效果。然而,临床上并不是所有牙体缺损的病例都能够达到这一要求,当牙体缺损已至牙龈边缘甚至在龈下的病例来讲就需要采取额外的治疗措施。通常可采用冠向延长术或正畸牵引术来获得足够的牙本质肩领,但需注意保证桩的长度不短于临床冠的高度,桩在骨内的长度不少于根在骨内长度的1/2等基本条件。

牙本质肩领按形状可分为平行形、斜面形等,按包绕牙体组织的多少又可分为全包绕、包绕唇侧、包绕舌侧等。随着牙本质肩领包绕度的减少,箍效应会相应减弱。全包绕型牙本质肩领的箍效应最佳,仅保留唇侧或舌侧箍结构可获得一定的箍效应,前者对修复后牙体抗折强度影响不大,但后者修复后的抗折强度显著下降,且根折几率增加,临床上应尽量创造条件制备全包绕的牙本质肩领,或尽量保留患牙舌侧的牙体组织。

牙本质肩领对于桩核冠修复的远期效果具有十分重要的意义,如果在临床上能够严格遵循原则,建立牙本质肩领和相应的箍结构,将会使目前残冠、残根桩核冠修复的临床成功率获得大幅提高。

五、固 定 义 齿

固定义齿修复的设计不仅受到修复前基牙及其支持组织条件的制约,修复后口腔生理活动中的各种外力还会促使基牙及其支持组织产生一定的变化,这些变化与固定义齿的远期修复效果有密切关联。因此,一直以来,生物力学研究是固定义齿修复的重点和热点。口腔固定修复的生物力学研究目的是为了解口腔力学环境下固定义齿及其支持组织的应力分布,由应力引起的义齿支持组织的力学反应和相应生理病理变化,揭示其一般规律,从而指导口腔固定修复的设计思路,准确判断修复治疗的预后,使固定义齿修复在维护口腔正常生理组织健康的基础上获得长期、稳定的修复效果和保证良好的功能行使。

(一)固定义齿的机械力学分析

将一直梁的两端静置于两个支点上,这一直梁即成为简单支持梁(简支梁)。当简支梁上承受压力 P 时,两支点上均出现负重反应,其和等于简支梁上承受的压力值 P。当作用力位于梁的中点时,两支点的负重相等,均为 P 值的一半。当作用力不在梁的中点时,两支点的负重反应也不相等。假设简支梁全长为 L,加力点与其中一支点距离为 M,按照力矩反应公式,该支点的负重应为 P-M·P/L,另一支点的负重为 M·P/L(图 6-14)。

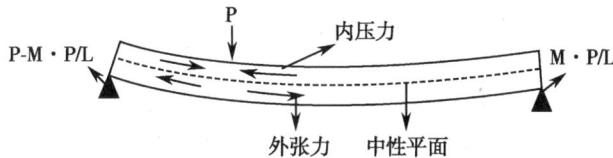

图 6-14　简支梁受力的内部反应

简支梁承受压力时,梁内部的分子反应称应力反应。在简支梁的内部构成一假想中性平面,其分子处于相对静止位置,当在梁的某一点施力时,中性平面以上的内部分子向受力点压缩,形成压缩区,产生内压力,而中性平面以下的内部各分子则背离受力点向两端伸张,形成伸张区,产生外张力。内压力与外张力都自中性平面开始,越到表面越明显。内压力与外张力统称为屈应力,屈应力与梁截面积大小、长短、厚薄、形式及材料等有关。简支梁受力时,屈应力如果在梁材料的应力极限值以内,则内压力与外张力处于相互平衡状态,此时梁不出现弯曲变形;如果压力过大,超过梁材料的应力极限,平衡被破坏,梁则从受力点向下弯曲,两端上翘,即出现挠曲反应。

简单固定梁是将简单支持梁的两端或一端完全固定在桥基内,其结构和受力形式与固定义齿相似。正因简单固定梁的两端或一端固定于桥基内,不能自由向上翘起,即使压力加大也不会出现变形,但固定梁受力时,桥基不但有负重反应,而且还有抵抗或阻止两端向上翘起的力矩反应,称之为屈矩反应。与之不同,简支梁只有负重而无屈矩反应。

如果将固定义齿的基牙视为恒定不动、有足够支持力的坚固基础的话,固定义齿的受力则可用简单固定梁的力学原理进行分析,作为固定义齿设计时的一个参考。与不同形式的固定义齿(双端固定义齿、半固定义齿、单端固定义齿)相对应的简单固定梁有三种形式:梁的两端都固定在桥基内;梁的一端固定在桥基内,另一端支持在桥基上;梁的一端固定在桥基内,另一端无固定和支持(图 6-15)。

双端固定梁承受压力时,梁内部压缩区和伸张区形成两种完全相反的压应力和张应力,即产生屈应力和屈应力反应。如果压力较小,不足以破坏屈应力平衡时,两桥基表现为单纯

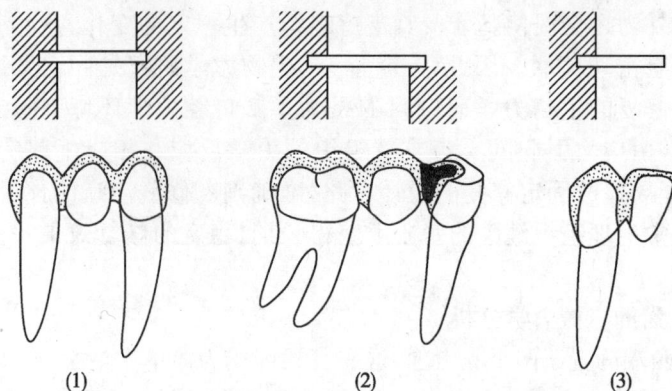

图 6-15　简单固定梁与固定桥的三种形式
(1)双端固定桥及其对应的简单固定梁；(2)半固定桥及其对应的
简单固定梁；(3)单端固定桥及其对应的简单固定梁

的负重反应；如压力继续增加，固定梁内屈应力加大，此时，由于梁的两端固定在桥基内而不能向上翘起发生形变，因此，这时的桥基不单有负重反应，还承受屈矩作用。

半固定梁承受压力时，固定端桥基既有负重又有屈矩，活动端只有负重而无屈矩。

单端固定梁承受压力时，固定端桥基既有负重又有屈矩。

单纯从机械力学的角度来看，可应用以上简单固定梁的力学原理对相对应的不同形式固定义齿桥体和基牙的受力进行分析。

双端固定义齿是几种形式的固定义齿中较理想的设计和应用形式。双端固定义齿的两端都有固位体，且固位体和桥体之间固定连接，与基牙组成了一个新的咀嚼单位。基牙各自原有的生理运动改变，由单个牙的生理性运动转换成固定义齿基牙新整体的运动。由于两端均存在良好支持，双端固定义齿可以承受较大的𬌗力，并且两端基牙所承担的𬌗力也比较均匀。当双端固定义齿的桥体𬌗面受到均匀的垂直向载荷时，所有基牙的牙根被压向牙槽窝，使大部分的牙周膜纤维及其相应的牙槽骨受到向根方的牵引力，根尖部受到压应力；当双端固定义齿的一端受到垂直向载荷时，固位体、桥体和基牙作为一个整体产生旋转运动，其旋转中心位于两基牙之间的缺牙区牙槽骨内，相当于根端 1/3 和中 1/3 交界处，受力端的基牙向根方下沉移动接受压应力，非受力端的基牙向𬌗方上升移动接受拉应力。

半固定义齿的两端有不同的连接体，一端为固定连接体，另一端多为栓道式结构的活动连接体，可有一定的动度。半固定义齿的桥体中心受力时，两端基牙上的𬌗力分布比较均匀；当固定端基牙受力时，固定端负重相对于活动端较大，而活动端则𬌗向移位，抵消屈应力。然而实际中，由于活动端的栓体和栓道十分密合，栓体紧密嵌合于栓道中，受到栓道轴壁的约束，向𬌗向移位的程度极小，因而活动连接体对应力虽有一定的缓冲作用，但不一定能够减轻活动连接端基牙的负担。栓体栓道的精度越高、密合度越大、𬌗龈向高度越大、活动连接体的应力缓冲作用越低。

单端固定义齿仅一端有固位体，另一端为无基牙支持的游离悬臂。单端固定义齿的桥体承受垂直向载荷时，以基牙为旋转中心产生杠杆作用，导致基牙发生扭转和倾斜；单端固定义齿的基牙端承受垂直向载荷时，基牙向根方下沉接受压应力。

复合固定义齿是以上两种或两种以上形式的组合，受力反应复杂。在咀嚼运动中，复合固定义齿的各基牙有时相互支持,有利于固定义齿的固位和支持,有时相互影响,对固定义齿的固位和支持不利。其中,在所有的基牙中,中间基牙由于位置的特殊性,不仅承受了较大的殆力,而且要求有较强的固位力,对基牙的支持和固位要求均高。复合固定义齿往往涉及多个基牙和多个缺牙位,占据了较长的位置,沿牙弓呈弧形分布,容易受到以远端基牙连接线为中心轴产生的转动力影响,弧度越大,旋转的倾向越大,因此,设计时应尽量避免过大弧度的形成以减小杠杆力,或调整中间基牙的位置,使布局更合理,对抗旋转力。

(二) 固定义齿的生物力学分析

简单固定梁的结构和受力形式虽与固定义齿相似,以简单固定梁的机械力学原理来分析固定义齿的受力反应虽可为固定义齿的设计提供一定的理论参考价值,然而,口腔是一个特殊的环境,固定义齿的固位体是和有一定生理动度的基牙连接在一起的,固定义齿、基牙及其牙周支持组织构成一个统一整体,在口腔中行使功能时承受和传递着来自各个方向复杂的外力,同时,基牙的牙周支持组织又对这些外界的刺激呈现出一定的生理或病理反应并可能发生一定的变化。因此,分析固定义齿的受力反应绝不能完全照搬简单固定梁的受力反应,以上因素的复杂性和整体性无一不要求从生物力学的角度着手,对固定义齿的受力特点进行专门针对性的分析。

固定义齿的固位体、桥体和连接体与基牙作为一个功能整体,行使功能时,殆力通过桥体传至固位体,继而传至基牙上。固定义齿受载时往往遵循一定的应力、应变规律:固定义齿的应力大小和应变方向与载荷作用的部位、大小有关;表面应变随载荷的加大而增大;距加载点越远,应变越小;固定义齿的拉应力区和压应力区随多点载荷点的变化而变化。

固定义齿的各个构成部分还有各自的受力特点:

固定义齿的固位体可以是冠内固位体(如嵌体和冠内附着体)、冠外固位体(如部分冠和全冠)和根内固位体(如桩核冠),虽然许多形式与单个牙位牙体缺损的修复体相同,但受力情况却与单个牙位的修复体存在很大的区别。嵌体作为冠内固位体由于受到牙髓及牙体解剖形态的限制,洞形的深度与宽度有限,因此其固位和稳定作用较差。同时,由于距离牙髓较近,加之压力的作用,冠内固位体易使牙髓受到激惹,尤其是年轻恒牙更容易损伤牙髓。冠内固位体除其适应证要求外只应在咬合力较小,对固位力要求不高的情况下选用。冠外固位体可以是部分冠和全冠,固位力强,是最为常用的固位体类型。根内固位体利用根管内的桩获得固位力,同样固位作用良好,但需要考虑牙根的强度和抗力与固定义齿受力时对桩修复的基牙的作用力是否匹配。

固定义齿的桥体承受殆力时,如果加载点位于桥体正中,桥体产生屈应力反应,如果加载点位于双端固定义齿的一端,桥体产生类似悬臂梁的应力反应。当殆力增大超过桥体材料的应力极限时,屈应力平衡被破坏,桥体则出现弯曲变形。此时,如果固定义齿固位体的固位力不足,桥体的弯曲变形会使固位体脱位,如果固位体的固位力很强,则可能造成基牙损伤或固定义齿损坏。桥体三维结构的长度、宽度、高度是影响固定义齿应变的重要因素,即使是厚度和长度的微小变化也将引起桥体十分显著的应变变化。桥体的形状和材料对应力应变也有一定的影响,材料的弹性模量越高,应变越小,平面形桥体比角铁形、"工"字形及拱形结构的桥体更容易产生挠曲。研究发现,固定义齿设计为龈端接触式桥体时,加载时桥体下的黏膜组织也会承受一定的殆力作用,并且桥体龈面的形状对固定义齿的应力分布有一定影响。双端固定义齿和半固定义齿的载荷几乎全部由基牙牙周组织承担,桥体下的牙龈组织分担了极少量的载荷,对减轻基牙的负担有一定的帮助。单端固定义齿的桥体几乎全部设计为接触式,龈下组织承担了一定的载荷。载荷的大小、部位、方向,桥体的几何尺寸、材料性能,基牙支持力的大小,桥体游离端是否与邻牙存在接触关系等因素均会影响龈组织的应力分布。例如,对桥体加载垂直向拾力时,桥体材料的弹性模量越高,应变越小,因而对下方龈组织产生的压应力就越小;另一方面,如果基牙的支持力强,垂直方向的位移较小,对下方龈组织的压应力就小,如果基牙的支持力弱,桥体的下沉明显,则对下方龈组织的压应力就增大。

连接体是固定义齿中连接固位体和桥体的部分,起着将桥体的拾力传递到固位体和基牙上的作用。研究发现,连接体往往是固定义齿表面应力较为集中的地方。连接体的厚度增加可使连接体区的剪应力减小。

(三) 固定义齿基牙及牙周组织的生物力学分析

与单个牙位的正常自然牙不同,固定义齿的各个构成部分与基牙构成一个新的功能整体,其间相互支持、相互拮抗,加在固定义齿上任何部位、任何方向的力,都将影响到这一整体并传递至每一个基牙。从生物力学角度讲,基牙是固定义齿的基础,如同桥梁的桥墩,不仅承担着直接作用于相应固位体上的拾力,还要额外承担来自固定义齿其他部位传递的力量,因此,设计固定义齿的固位体时,对基牙的要求往往高于单个牙位的修复体。

固定义齿的基牙需满足以下要求以获得较好的固位力和抗力:牙冠必须有足够的剩余牙体组织和适宜的牙冠形态。基牙牙冠长可增加接触面积,获得较大的固位力,过小牙和锥形牙体积较小,固位可能不足。剩余牙体组织多、牙体组织结构正常,则基牙的抗力作用好,牙冠缺损大或牙体硬组织钙化不良、发育不全的牙,则抗力相对较差。活髓牙作为基牙时抗力较牙髓失活牙好。选择固定义齿基牙时除考虑以上牙体自身条件外还应综合考虑咬合力的大小、方向、固定义齿的长度、弯曲度、位置等因素。

固定义齿基牙牙周支持组织的应力分布状况与外力大小、方向,载荷的位置,基牙位置、数目,基牙牙根数目、形状及牙周支持组织健康状况等因素有密切的关系。固定义齿基牙的支持力越强,受力后产生的应力和应变越小。由于各牙位的牙齿在颌骨中的倾斜度不同,不同基牙牙位的固定义齿在相同受力条件下产生的应变不同,例如同一载荷下,上颌前牙桥的应变大于下颌前牙桥,后牙桥的应变小于前牙桥。

对于单根基牙来讲,牙冠的不同部位受轴向载荷时,应力主要分布于基牙周围的牙槽嵴顶和根尖处,并在根尖处形成应力峰值;斜向加载时,应力主要分布于牙槽嵴顶,根尖处的应力值减低,当侧向载荷与牙体长轴水平时,牙槽嵴顶的应力值最大,根尖部的应力值最小;在同等侧向载荷条件下时,应力值随受力点由牙尖顶(切端)向龈方移动而下降,即牙尖顶(切端)受力时牙体各部位的应力值最大,而牙颈部受力时牙体各部位的应力值最小。单根基牙接受垂直向载荷时牙周组织以压应力为主,受水平向外力时,牙及其支持组织的受力侧主要为拉应力、非受力侧主要为压应力,根尖部位则正好相反,受力侧为压应力,非受力侧为拉应力。基牙对水平载荷的承受能力较弱。

多根基牙相对于单根基牙在同等受力条件下应力值较小。在正中拾位多点接触时,多根基牙的牙周支持组织应力分布均匀,以压应力为主,应力主要集中在根尖部,上磨牙腭根尖部应力值最大,下磨牙近中根尖应力值最大,这种应力分布与牙的受力点部位、受力大小及牙长轴倾斜方向有关;无论受轴向还是斜向载荷,牙槽嵴顶及根尖区都是多根牙的主要应力集中区,根分叉区次之;与单根基牙相同,多根基牙受水平向外力时应力主要分布在牙槽嵴顶部,一侧为拉应力,另一侧为压应力。

　　健康的基牙对降低固定义齿的不良应力及改善应力分布有重要的作用,然而,临床上理想的基牙却是十分少见的。研究发现,固定义齿基牙牙周膜内的应力大小与外力的大小和方向、牙转动中心位置的高低呈正相关关系,而与牙根的长度和直径呈负相关关系。颈周区是基牙牙周膜面积较大的区域,如果基牙的牙槽骨吸收,高度降低,颈周区的牙周膜丧失,将会严重影响基牙的支持力,同时,牙槽骨吸收造成基牙临床牙冠变长,临床牙根变短,牙转动中心的位置提高,牙周膜内的应力值增加。如果基牙的牙根数目多、牙根长、根径大,牙周骨吸收少,则牙根和牙周组织的应力值较低,分布相对均匀。临床上,一颗牙是否能被选作固定义齿的基牙,其牙周组织的健康状况,牙槽骨的高度是重要的参考指标。牙槽骨的高度变化对牙周膜各点的应力值均会产生很大的影响。上文已提到,在各向外力作用下,单根基牙以根尖区、牙槽嵴顶为主要应力集中区,多根基牙以根尖区、牙槽嵴顶和根分叉为主要应力集中区,其中,根尖区应力最大,牙槽嵴顶次之。牙槽骨吸收时,这些部位的应力值增加的幅度有所不同,根尖区的应力随牙槽骨高度的降低变化最剧烈,其次为牙槽嵴顶部位。牙槽骨高度的降低尽管会使牙周组织的应力值明显增加,但并非意味着不能作为固定义齿的基牙。大量实验和临床实践证明,牙槽骨高度降低时,经多基牙固定义齿夹板固定修复后可较单个基牙牙周支持组织内的应力值减少并且分布均匀,有利于牙周组织的健康。实验证明,基牙牙槽骨高度只有降低至一定程度后牙周组织的应力增长幅度才会明显增大。牙槽骨吸收至根长的 20% 以内范围时,应力增长的幅度缓慢,而牙槽骨吸收超过根长的 20% 以后,应力增长幅度明显增大,当牙根周骨吸收达根长 1/2 或以上时,不论是轴向载荷还是斜向载荷都将使牙周组织的应力剧烈增加。另有研究认为,牙槽骨吸收 1/3 的磨牙仍可被安全地作为双端固定义齿的基牙。这些都提示我们,不必过分强调固定义齿修复中理想的基牙,牙槽骨吸收的牙是可以用于固定义齿修复的,但对于骨吸收至一定程度者需视情况采取减轻𬌗力的措施或考虑增加基牙数目来分散𬌗力,使单个基牙的应力分布改善。固定义齿两端如有毗邻牙和接触关系存在时,部分载荷可传递至毗邻牙及支持组织,也可一定程度的降低基牙牙周组织的应力。

(四) 各类固定义齿的生物力学特点

　　在了解了固定义齿、基牙及其牙周支持组织应力应变的一般规律以后,我们可以更容易地掌握各类固定义齿各自的生物力学特点。

　　1. 双端固定义齿的应力分析　双端固定义齿修复前后相比,在相同载荷条件下,修复后固定义齿及基牙作为整体运动,任一个基牙受到载荷后,所有基牙均分担一定的外力,𬌗力获得分散,其应力分布状况虽与单独基牙受力近似,但各基牙的运动由于受到整体运动的限制,稳固性加强,提高了抵抗外力的能力,因此基牙及其支持组织较基牙单独受力时产生的应力值减少,应力分布更均匀,有利于牙周组织的健康。

　　双端固定义齿、基牙及其支持组织受力后产生的应力大小受基牙数目、基牙牙根形态和数目、牙槽骨高度等因素的影响。不仅如此,固定义齿两端基牙的牙根数量、大小和形态不同,基牙及其牙周支持组织所分担的力值也有差别。相同载荷条件下,单根牙较多根牙在根尖处产生的应力值大,多根牙、支持力强的基牙较单根牙或支持力弱的基牙分担的力值大;桥体受力时,两端基牙分担的力值不等,距加载点近的基牙分担的力值大,远离加载点的基牙分担的力值小;基牙承受垂直向载荷时,在根尖处产生压应力,近中牙根较远中牙根产生的应力值大;基牙承受斜向载荷时,近远中方向的分力可通过接触点或固定义齿的连接体传递到邻牙或其他基牙;双端固定义齿基牙中,若一侧的支持力较弱,应在该侧增加基牙;一定条件下,增加基牙数目有利于分散𬌗力,减轻各基牙的负担。

　　双端固定义齿在牙弓内所处的位置不同,结构形式不同,在咀嚼运动中所受的作用力也是不同的。后牙双端固定义齿两端基牙连结形成支点线,若桥体位于支点线上,桥体𬌗面承受垂直向𬌗力时,很少产生不利的杠杆作用,其稳固性好,不易破坏义齿的固位。而前牙固定义齿,桥体不在支点线上,而是位于支点线的前方,当桥体受力时,较易产生不利的杠杆作用,而破坏义齿的固位。因此,以双侧上颌尖牙为基牙修复双侧上颌切牙和侧切牙时,倘若前端牙弓较突,桥体正中着力点距支点线较远,力臂较长时,则对义齿的稳定性影响更大,此时在设计中应考虑对抗杠杆作用力,可在支点线的远中侧增加双侧上颌第一前磨牙为基牙,形成多边形的支持结构,以增强义齿的稳定性,从而提高其固位力(图 6-16)。

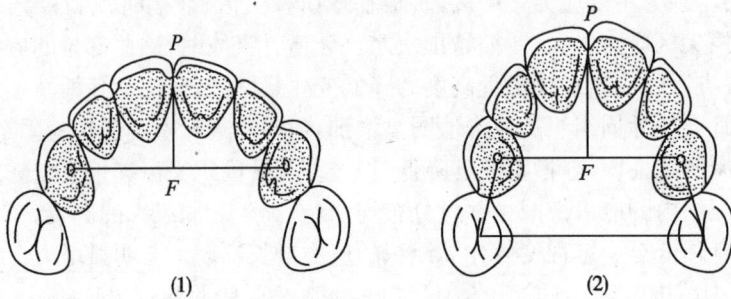

图 6-16　不同弧度前牙牙弓的固定桥设计
P:𬌗力;F:旋转中心

　　2. 单端固定义齿的应力分析　　单端固定义齿类似悬臂梁的受力,当单端固定义齿受力时,桥体上的力通过连接体传递给基牙,基牙不仅会向缺隙侧倾斜扭转,还可能向唇、颊侧倾斜扭转以及向𬌗向运动,应力主要集中于基牙的颈部和根尖区。数个基牙相连会减小基牙的移位及其支持组织的应力。单基牙单端固定义齿的桥体接受载荷时,基牙的倾斜和旋转量大,如果桥体游离端存在邻牙则可获得一定的支持和抵抗,如果是末端游离的单端固定义齿则对基牙的损伤更大,为减轻杠杆作用力,应在非游离端增添基牙数,通过固位体将各基牙连接起来,增大抗力臂,以获得良好的稳定性。随着基牙数目的增加,单端固定义齿可承受的载荷也会增加。两基牙单端固定义齿受到垂直向载荷时,近缺隙侧基牙承受压应力,远缺隙侧基牙主要承受拉应力,瞬间转动中心位于两基牙间的骨间隔内,旋转运动量较单基牙单端固定义齿小(图 6-17)。有研究认为,单端固定义齿最好设计两个基牙,三个基牙时应力分布状况更为理想,但三个以上基牙时应力分布则无明显改善。桥体的长度也是单端固定义齿设计时必须考虑的因素。实验证明,桥体长度的增加会引起基牙位移的明显增加。当桥体为两个单位的磨牙时,无论基牙牙周支持组织是否健康,即使增加基牙数目,也无法阻止桥体和基牙的明显移位,从而导致牙周组织创伤,继而导致临床失败。从生物力学角度讲,临床上设计单端固定义齿时除应保证基牙牙周组织储备力好、对𬌗牙𬌗力不大以及恰当恢复桥体

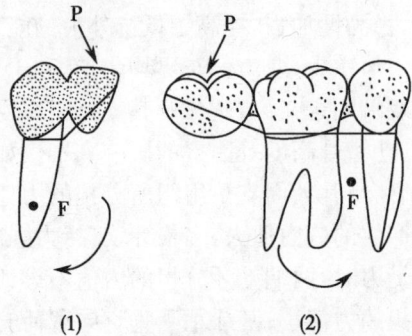

图 6-17　单端固定桥受力时产生的杠杆作用
P:𬌗力;F:旋转中心

跨度、咬合面积和牙尖高度、斜度等条件外,还需注意避免利用需用桩核修复的残根或缺损过大、抗力较差的残冠作为基牙。

3. 半固定义齿的应力分析 半固定义齿修复可以解决各基牙就位道不一致的困难,因此在临床上有不小范围的应用。与双端固定义齿相比,在相同轴向载荷条件下,半固定义齿两端基牙及支持组织的应力分布不如双端固定义齿均匀,其活动连接端基牙的应力较小。由于半固定义齿活动连接端的栓体和栓道非常密合,仅允许轴向的位移,而实际情况中,殆力往往除了轴向作用力外还有其他方向的分力,另外,即使是轴向殆力作用于固定义齿桥体时,桥体轻微的变形也将引起双体栓道非轴向的作用力,此时,活动连接端形成约束作用,阻止栓体的移动,因此,半固定义齿的栓道式活动关节处屈矩不等于零,有一定的对抗桥体殆向移位的能力。某些情况下,半固定义齿的活动连接端基牙受力时也有可能出现应力集中现象。

4. 倾斜基牙固定义齿的应力分析 临床上,缺牙长时间未修复而造成邻牙向缺隙侧倾斜是非常常见的,下颌第二磨牙或第三磨牙的舌侧倾斜的病例也很多,利用这些倾斜的牙齿作为基牙进行缺牙的固定修复时通常在就位道和固位形的获取上存在一些难度。更重要的是,倾斜的牙齿承受殆力时,殆力不能沿牙体长轴方向传导,应力主要分布于倾斜侧牙槽嵴顶和根尖处,并在倾斜侧牙槽嵴顶形成应力峰,造成倾斜侧牙槽骨受压进行性垂直吸收,还可能对牙齿产生扭转或侧向力作用,易产生牙周创伤(图6-18)。

一定斜度范围的基牙进行固定义齿修复可使倾斜基牙接受的力更接近轴向力,改善倾斜基牙的应力分布状况,已被认可和接受。然而,一直以来,究竟固定义齿的基牙可允许多少角度的倾斜是相关领域的热点所在。目前,多数学者主张倾斜角度超过30°的牙齿均不宜作为固定义齿的基牙,近中倾斜30°的磨牙固定修复后,在相同载荷条件下,牙根近中牙槽骨中产生的应力可减少至修复前的1/5,近中根尖的压应力减少至修复前的1/3。为了扩大倾斜牙在固定义齿中的适用范围,相关研究仍陆续进行。有学者建立下颌第一磨牙缺失、第二前磨牙位置正常、第二磨牙分别近中倾斜10°、20°、30°、40°、50°基牙的三单位固定义齿修复的三维有限元模型,分析后发现随角度增加第二磨牙牙周应力逐渐增大,但增幅较为平缓,当倾斜达到40°以上时,局部应力骤增,此时固定修复不能有效缓解和传递过大的应力,超过了正常牙周组织耐受的范围,提示牙齿倾斜超过这一角度而被选作固定义齿的基牙时可能导致不好的预后。临床上,如果固定义齿基牙近中倾斜角度较大时,为了避免牙周软硬组织创伤,必要时应该增加前端基牙数以对抗倾斜基牙的近中推力。

(五) 固定义齿的功能行使对固位的影响

上文中提到,固定义齿与基牙作为一个新的功能整体在咀嚼运动中发挥功能,而固定义齿任何部位承受的殆力,都会通过桥体和固位体传递到基牙上而产生一个新的力,这一力值取决于殆力的部位、大小和方向,固定义齿的形状和长度,基牙及其支持组织的情况等因素,在不同形式的固定义齿运动中不断变化,同时又反过来对固定义齿的固位和稳定产生影响。

为了便于理解,我们以双端固定桥为例把固定义齿的运动简化为垂直向运动、颊舌向运动和近远中向运动三种形式分析。

固定义齿受到垂直向均衡的咬合力时,两基牙同

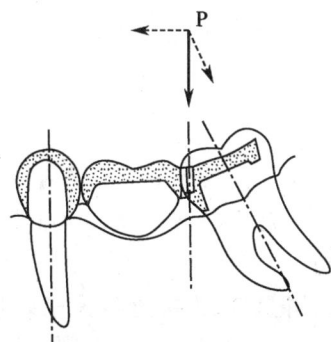

图6-18 倾斜基牙受载后产生水平和垂直于牙体长轴的分力

P:殆力

时被压向牙槽窝，殆力沿两基牙的长轴方
向传导，此时，绝大多数牙周膜纤维受到牵
引力。这种殆力有利于基牙牙周组织的健
康和固定义齿的固位。当固定义齿受到的
垂直咬合力不均衡时，如咬合力仅作用于
一端的基牙或明显大于另一端基牙的咬合
力时，受力端基牙将以另一端基牙根尖1/3
处为中心做弧形旋转趋势移动（图6-19），
这可能导致几个后果：受力端基牙如果固
位体固位良好，牙周膜可能承受较大的非

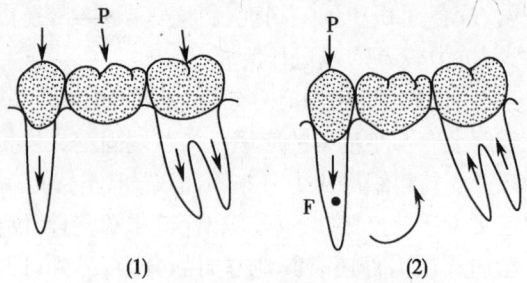

图6-19　双端固定桥受垂直外力的运动
(1)桥体受力;(2)一端基牙受力
P:殆力;F:旋转中心

轴向力而损伤，如果固位不好，可能导致固位体与基牙粘结界面破坏或松动脱落；非受力端
基牙的固位体与固定义齿整体做弧形运动，如果固位体固位良好，根尖部和牙颈部牙周支持
组织形成较大应力，易导致损伤，如果固位不好，则固位体离开基牙向缺隙侧殆向移位而致
固位体与基牙粘结界面破坏或松动脱落。需要注意的是，当固定桥桥体受到垂直向均衡的
咬合力时，两端的基牙不仅承受负重反应，还呈现屈矩反应，当固位体固位良好时，这种应力
便传导至牙周组织，并且固定义齿的桥体越长，基牙距离桥体受力点越远，以上趋势或后果
越明显（图6-20）。

对于有中间基牙的固定义齿，如果中间基牙选用的是邻殆邻嵌体，而颊舌尖又无金属覆
盖，当固定义齿受到垂直力量时，尤其是力直接加在中间基牙无金属覆盖的牙尖上时，则该
中间基牙因受压力而向牙槽窝内下沉，造成中间基牙固位体与基牙尖的粘固剂层疲劳、破坏
（图6-21）。因此，作为中间基牙的固位体，必须覆盖基牙的整个殆面。

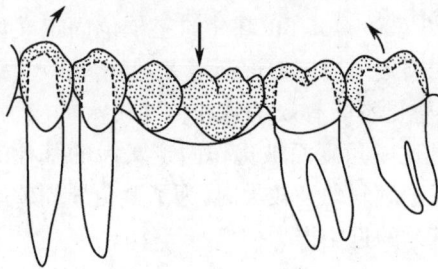

图6-20　双端固定桥桥体受力时的屈矩反应

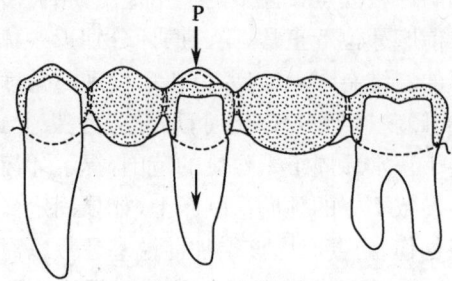

图6-21　中间基牙采用邻殆邻嵌体时，牙尖受
垂直外力后基牙下沉、固位体松动
P:殆力

当后牙双端固定义齿受到均衡的颊舌向咬合力，而两端基牙的支持能力及固位体固位
力又基本相同时，两端基牙均同轴以第一类杠杆的形式趋向颊侧或舌侧旋转，其支点在根尖
1/3与中1/3交界处，此状态下殆向脱位力小，义齿固位良好（图6-22）。如果两端基牙的支
持能力相差较大，松动度不一致时，将对固定桥产生不利的影响。若一端基牙比较松动，则
其颊舌向转动就较大，可能导致另一端基牙上的固位体与牙预备体间的粘固剂受剪切力而
破坏，致固位体松动，如果另一端基牙上固位体的固位力良好，则异常的杠杆力可能损伤该
端基牙的牙周支持组织。因此，设计时要求固定桥的两端基牙的支持能力与固位能力基本
相等。当后牙双端固定义齿一端基牙受颊舌向咬合力时，一端基牙趋向颊侧或舌侧旋转，其

支点在根尖1/3与中1/3交界处,而另一端基牙则呈现逆向的旋转趋势,固位体粘固剂亦受到剪切力作用或对牙周组织造成影响(图6-23)。

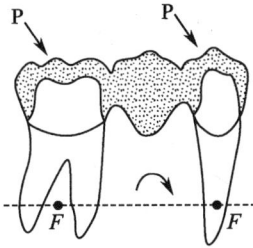

图6-22　双端固定桥两端基牙
同时受力后的运动情况
P:殆力;F:旋转中心

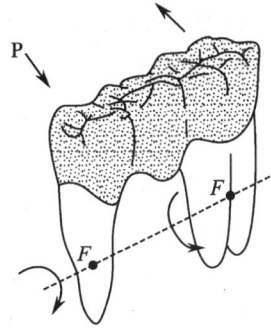

图6-23　双端固定桥一端基牙
受力后的运动情况
P:殆力;F:旋转中心

在生理咀嚼运动中,前牙双端固定桥受到唇颊向殆力的情况更为常见。咬合关系正常的情况下,前牙咬切食物时,下颌向下前方移动,然后上升使切牙咬紧食物,下切牙沿上切牙舌侧面以倾斜方向施力,直至切断食物滑至正中殆位。在这一系列的运动中,如果上颌前牙以固定义齿修复,则固定义齿承受唇、颊向的非轴向外力,可能使上颌牙向唇、颊侧移动,而逐渐失去其近远中的邻接关系,这对固定义齿的固位是不利的,不仅如此,上颌前牙为单根牙,排列位置有不同程度的唇向倾斜,在唇向咬合力的剪切力作用下的移位更明显,这对于固定义齿的固位和基牙牙周组织的健康都不利(图6-24)。如果前牙固定义齿受到不均衡的殆力作用,即一端基牙承受唇向外力时,该牙向唇侧移位产生的杠杆作用力,易使另一端基牙上的固位体舌向旋转脱位(图6-25)。下颌牙列位于上颌牙列的舌侧,排列长轴相对垂直,当行使咀嚼功能,下颌前伸及侧向运动时,其主要承受舌向力,由于各牙间邻面接触的对抗作用,将使殆力的传导方向转变为更接近于轴向力的方向,因此,对固位的影响较小。

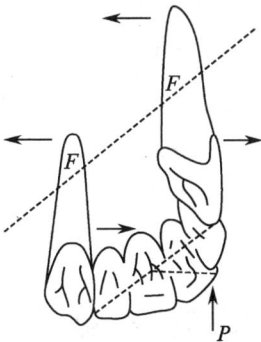

图6-24　前牙双端固定桥桥体不在
支点线上受力时的运动情况
P:殆力;F:旋转中心

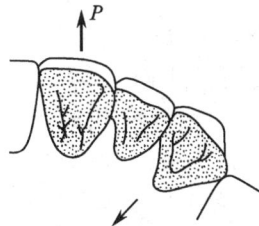

图6-25　前牙双端固定桥一端基牙
承受唇向外力时的运动情况
P:殆力

当双端固定义齿桥体受到向近远中方向的殆力时,两端基牙将以根尖1/3为中心向近中或远中倾斜移动(图6-26)。通常固定桥和基牙向近中移动时会受到邻牙和牙周支持组织的限制,尤其是受牙槽突的限制,因此位移量很小;如果是固定桥一端基牙缺乏邻牙支持,则固定桥和基牙的位移量较受近中向𬌗力时大。基牙近远中倾斜移动时,桥体所受的力将全部支持在基牙牙冠𬌗面对侧的边缘嵴上,固位体固位不良时,固位体将因基牙的倾斜移动而与之分离,固位体固位良好而作用力又较大时,可能导致牙周组织损伤。

六、科研立题参考

修复体或固定义齿行使功能的过程中参与了复杂的口颌系统各部分的作用和反作用,表现出一系列复杂的生物力学行为,这其中存在大量尚未解决、还需要进一步探索的科学问题。运用生物力学的理论和方法从组织、器官层次,甚至细胞、分子层次来研究固定修复学中的一些基础性科学问题,有助于从理论上对口腔组织和人工修复材料的受力以及受力后的运动进行分析,阐释其发生机制和过程本质,推测不同设计方案中各种作用力对修复体和口腔软硬组织的大小、方向、传导、分布和影响等,指导和改进修复设计和材料选择,从而缩小进行动物或临床实验的范围,提高实验效率,降低实验资源的浪费。这既是口腔生物力学在口腔固定修复中应用的优势,也是它的主要目的。

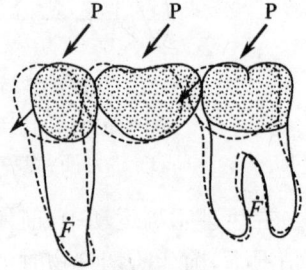

图 6-26　双端固定桥近远中斜向受力的运动情况

口腔生物力学研究在固定修复学中已经取得了许多进展,但由于生物力学实验手段的限制,其对于具有复杂形状的牙体以及敏感的牙髓、牙周组织分析尚与实际有一定出入。如何减少口腔生物力学分析的误差成为该领域研究的重要的、也是迫切的要求。近年来,细胞生物力学也进入了蓬勃旺盛发展的新时期,其研究工作已与细胞与分子生物化学、生物信息学等相融合,并成为细胞与分子生物学的研究前沿。与固定修复相关的细胞生物力学涉及口腔内上皮细胞及骨细胞对作用力的感受及周围环境对它的影响,细胞在不同力的作用下生长、增殖、分化、凋亡以及黏附、聚集;细胞的主动运动,力学行为与相关联的生物学、细胞生物学图式等生物学过程及规律。

此处列举出一些固定修复生物力学研究的热点问题供读者参考:

(一)材料、形状不同的桩核修复对牙体硬组织的应力影响。

(二)牙位、剩余牙体组织条件与不同种类桩核修复的应力关系研究。

(三)粘结材料、粘结手段、粘结的技术敏感性对固定修复的生物力学影响。

(四)固定修复体设计、类型、跨度、直径、修复体解剖结构恢复、桥体组织面设计、牙弓形态、基牙分布等条件下修复体和基牙及牙周支持组织的应力研究。

(五)种植体类型、材料、形状以及基台因素与牙周支持组织的生物力学关系。

(六)不同加载条件下固定修复前后修复体与基牙及牙周支持组织的应力作用关系。

(七)不同牙、𬌗条件下固定修复前后修复体、基牙及牙周支持组织的应力变化研究。

(八)载荷条件下细胞与细胞外基质相互作用以及有关的细胞形状结构、功能、形变能力和整个细胞的力学特性。

(九)不同载荷与种植体周围细胞附着的生物力学研究。

(十)不同载荷与基牙牙周支持组织或种植体周围骨组织变化关系的分子机制研究。

(十一)细胞因机械力作用所引起的损伤以及有关力学作用对细胞生长、重整、力学信号转导和基因表达等过程的影响等。

在以上研究中,口腔细胞生物力学的相关研究不仅对当前口腔细胞与组织工程、分子生物力学和生物工程、口腔生物力学、口腔生物力学模型和口腔修复生物材料等的研究起了重要的促进作用,而且对于生命科学的进一步发展和突破,将发挥着难以估量的作用。

章非敏

第二节 可摘义齿的生物力学

一、可摘局部义齿的生物力学

可摘局部义齿(removable partial denture,RPD),要取得良好的修复效果,除了要外形美观,发挥功能良好,还应该能保护患者的口腔组织。要达到这些要求,除选择材料和制作工艺外,还应该有生物力学的考虑。

通过生物力学的考虑,合理地设计可摘局部义齿,使义齿在功能状态下产生的作用力得到广泛地分散、传导,使其作用减弱。如果具有潜在破坏性的作用力未超出支持组织的生理耐受能力,那么组织就不会出现损伤以及病变。生物力学的考虑应该体现在义齿设计制作的全过程中。

1. **修复前口腔准备** 口腔准备是可摘局部义齿修复成功的基础。

(1)余留牙的准备:应该从有利于口腔健康、义齿修复及功能恢复的角度来考虑如何处理余留牙。

1)拔除对义齿修复不利的余留牙:如乳牙、畸形牙、错位牙、残根等不利义齿修复时应拔除。但考虑尽量多保留余留牙,尽量保持双侧均有基牙,尽量避免形成远中游离端牙列缺损。研究表明天然牙受力后移动和复位的情况远优于黏膜,因此,在可摘局部义齿修复过程中应该尽量利用天然牙来帮助对抗功能性外力,以控制修复体移位,获得义齿的稳定和功能。有研究表明如能充分利用第三磨牙将可大大提高可摘局部义齿的修复效果。

2)保存对义齿修复有利的余留牙:有牙体缺损或牙髓牙周病变的牙应先做治疗后行嵌体、冠或桩核冠等修复予以保存。在检查及其后的治疗计划中,包括对诊断模型进行观测时,均应独立考虑每一个基牙适用哪种修复体。应调整拟选基牙的形态(图 6-27)或用人造冠修复形态,或进行根管治疗后截去牙冠保留牙根,用作覆盖义齿。

3)余留牙有咬合异常时应尽量进行咬合调整:磨除过高、过锐的牙尖和边缘嵴,调整𬌗平面和𬌗曲线,用充填、人造冠等方法改善牙冠形态、咬合、牙齿排列和邻接关系,改良现存的天然𬌗型,以消除早接触和𬌗干扰。对年轻患者尽量采用正畸方法关闭牙间隙,矫正异位牙、倾斜牙,为义齿修复创造有利条件。对影响义齿

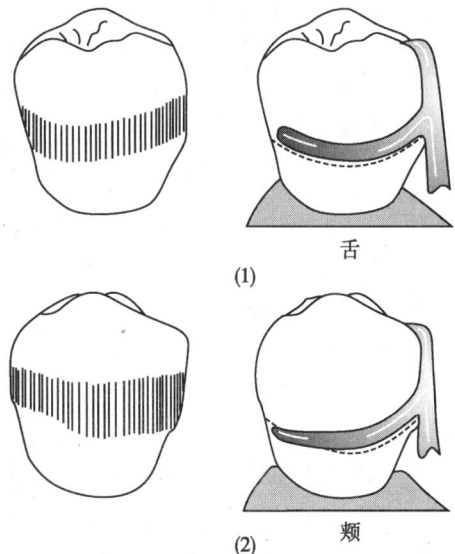

图 6-27 保存对义齿修复有利的余留牙
(1)根据就位道降低天然牙外形高点,使卡环臂位置向义齿中 1/3 或龈 1/3 移动到有利位置;
(2)基牙外形经过调整(见图中阴影部分),使卡环固位臂和对抗臂(镜像观)的位置更有利

修复的重度下垂或伸长的活髓牙及切缘交错的余留牙,可在局麻下大量磨改,必要时进行牙髓治疗后磨短。低位牙应考虑恢复咬合,用冠或咬合板等改善𬌗平面、𬌗曲线。通过这些调改可减小义齿出现固位、稳定不良及功能恢复不佳。缺牙区两侧牙齿倾斜移位,邻面倒凹过大时,应磨改牙齿形态,减小其倒凹以利义齿就位,并避免人工牙与天然牙之间出现间隙而嵌塞食物和影响外观。

(2)硬组织的准备:缺牙区内影响义齿戴用的骨尖、游离骨片、不能保留的残根、残余感染,因造成疼痛及可出现支点均应拔除或手术去除。牙槽嵴有骨嵴、骨突,上颌结节或下颌隆突较大,形成不利于义齿就位的组织倒凹者,可做牙槽嵴整形术。如牙槽嵴呈刃状或吸收变平者,可做牙槽嵴加高术。如果可能,在手术和修复治疗之间至少要留有 6 周,最好有 3~6 个月的愈合期。这取决于手术的范围以及对今后修复体的支持、稳定和固位的影响程度。

(3)软组织的准备:口腔如有炎症、溃疡、瘢痕、畸形、增生物、肿瘤及其他黏膜疾病,应经过治疗后再做义齿修复。舌体太大对大量缺牙的患者,与义齿的固位、稳定有密切关系;黏膜厚薄正常而坚韧者,有利于义齿的支持,纤薄或过于松软者不利于义齿的支持和稳定。系带附着接近牙槽嵴顶,不利于基托边缘伸展和排牙者,应做外科手术矫正。

(4)颞下颌关节的准备:当关节有症状时,如弹响、张口受限、疼痛、头痛、头晕、耳鸣等,需进一步做专科检查,根据需要也可在修复治疗的同时采用𬌗板治疗,避免因义齿修复导致关节症状进一步加重。

2. 可摘局部义齿设计 可摘局部义齿的设计应符合生物力学原则,避免基牙与基托下组织受到不利的作用力而损害其健康。为了控制义齿在功能性负荷作用下的运动,合理义齿设计的关键是其各组成部件的选择。设计中应考虑修复体的支持方式、固位方式、固位部分与支持部分连接方式等因素。

首先,应分析从患者处收集到的诊断资料来判断基牙的潜在支持能力,并从以下几个方面来考虑:冠和根的形态、冠/根比例、牙周健康状况、骨指示区(即基牙对以前受力的反应)、基牙在颌弓上的位置、基牙与其他支持部件的关系(缺隙的长度)、对𬌗牙列的状况。从分析结果来考虑局部义齿采用牙支持式、黏膜支持式、混合支持式中的哪一种支持方式(图6-28)。因为牙支持式义齿修复效果在这三种方式中最好,所以如果条件允许尽量采用牙支持式。

对于牙支持式的可摘局部义齿,支持部件(支托)的最佳位置位于与缺牙区相邻基牙上,才能使𬌗力有效地传到基牙。采用何种支托及其形态,也要根据基牙情况来做决定。黏膜支持式则不需考虑义齿的支持要求。混合支持式局部义齿中,𬌗力由基牙和缺牙区牙槽嵴共同承担,所以基牙和缺牙区牙槽嵴的潜在支持能力都需予以考虑。缺牙区牙槽嵴需要考虑下列因素:黏膜的性质、牙槽骨的性质(包括支持骨的形态和质量)、义齿基托在剩余牙槽嵴上的伸展范围、预期的𬌗力大小。与基牙相邻的义齿部分主要为牙支持式。离基牙越远,组织支持的比重就越大。因此,在局部义齿设计中,基牙和牙槽骨支持组织之间要平均分布功能

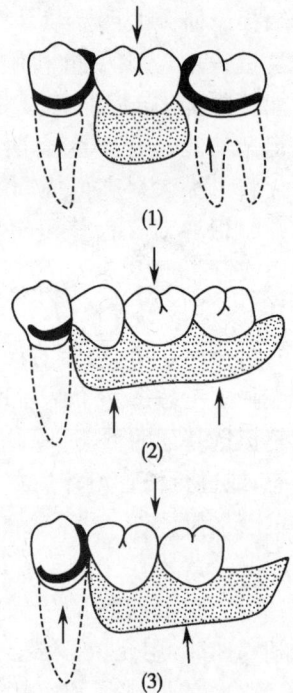

图6-28 三种支持形式
(1)牙支持式;(2)黏膜支持式;
(3)混合支持式

性负荷。主要基牙上的支持部件（殆支托）的放置以及与导平面相接触的相邻缺隙内的小链接体设计，应能将功能性负荷均衡地分散到基牙和支持组织上，从而得到能控制支持作用分布的义齿设计。

其次，应分析可摘局部义齿的固位方式。义齿的固位作用必须足够抵抗一定的脱位力。卡环固位型可摘局部义齿的固位来自于卡环固位臂的机械固位力、基牙导平面与义齿平面板接触时产生的摩擦力、大气压力、义齿基托与黏膜之间的吸附力和界面张力。义齿的固位力并不是越大越好，一般 2～4 个直接固位体就比较合适。卡环设计的关键要求是：能避免直接将倾斜力或扭力传导至基牙；符合卡环设计的基本原则，即卡环的各组成部分在基牙表面的位置必须正确；具有抵抗一定脱位力的固位作用；与倒凹位置、组织形态和患者的美观要求相适应。选择卡环时的一个重要因素就是倒凹的位置。当然，倒凹的位置可通过调改基牙外形或修复等措施来改变，以适应更符合卡环选择标准的卡环设计。固位除了采用卡环固位还应考虑其他固位方式，如分散基牙充分利用各固位体的制锁作用。如果需要，义齿设计还必须提供良好的间接固位作用，以抵抗远中游离端基托的殆向脱位及使义齿更为稳定。

第三，应考虑如何连接固位体部分与支持部分。直接及间接固位体要能按设计要求行使功能，就必须与大连接体坚固连接。大连接体必须坚固，使作用于义齿任何部位的力量能有效地分散到支持部件上。如果大连接体是有弹性的，则义齿各部分的作用不能有效发挥，且将损伤口腔支持组织，并可能影响患者的舒适感。从大连接体上伸出的小连接体可以通过相应的支托将功能性负荷传导至每一个基牙，同时也将固位体、支托和稳定部件的作用传导至义齿的其他部分和整个牙弓。

最后，在满足义齿固位、稳定、功能的前提下，应该使可摘局部义齿设计尽量简单、小巧。太复杂的设计不但制作困难，而且容易使义齿变形，患者戴用也不大方便。为了保证基托材料的坚固性而又不干扰排牙，就必须设计好基托。如果是老年患者且基牙条件差，可考虑短牙弓理论设计可摘局部义齿。有研究也表明与传统义齿相比采用短牙弓设计的义齿同样可获得良好的功能恢复，而且患者戴用也舒适。

在一些情况下也可采用分割式可摘局部义齿设计，有研究表明分割式可摘局部义齿在行使功能时，利用上、下两层支架的特殊设计可以分别承担义齿的固位和承力两大功能，从而保护了基牙的健康，又达到良好的修复效果，对牙周病伴牙列缺损的病例是一种理想的修复设计方案。

事实上，即使支持骨组织的量、冠/根比、冠及根形态、牙齿数量及在牙弓中基牙与缺牙间隙的位置等条件相同，不同支持形式的义齿设计是有差异的。牙齿在支持能力上差异不大，牙支持式义齿运动的可能性小些，此时义齿设计的变化较小。对于混合支持义齿，剩余牙槽嵴支持能力具有可变性。牙槽骨不仅在拔牙后表现出明显变化，且随时间也发生改变。同时随着牙齿丧失、牙槽骨发生反应，覆盖的结缔组织和黏膜也在变化。组织的可变性增加了混合支持式义齿设计的复杂性。

此外，了解对颌牙弓的功能性殆力对义齿潜在位移的影响是有帮助的。对殆牙的位置、是否存在修复体及其支持特点以及是否建立和谐的殆关系等相关因素也会对义齿设计产生很大影响。对殆牙施于义齿主要支持部分以外的殆力对义齿造成杠杆力，引起义齿移位。这种力量因对殆牙是天然牙、可摘局部义齿或全口义齿而有所不同。若对殆为天然牙，义齿需要更多的支持与稳定以抵抗较大的功能性殆力的需要。因此，最大牙尖交错位的殆力应广泛分散至支持组织上。

3. 可摘局部义齿制作 从临床牙体预备到技工室义齿的制作都应该考虑生物力学。

(1)导平面的预备:导平面在口内的预备必须完全按照模型观察与设计方案进行,否则达不到所要求的作用。如果牙面已与就位摘出道平行,就不需要改变自然外形。

1)基牙导平面的预备:为了不影响𬌗支托窝的深度、宽度与形态,导平面预备应在𬌗支托窝预备之前进行。如果制备顺序颠倒,就可能使得𬌗支托窝过度靠近边缘嵴,边缘嵴过锐或过低。对于游离缺失的可摘局部义齿,一般在牙体预备面龈方下面留一个小的间隙。这个间隙发挥生理性缓冲作用,在游离缺失区基托的功能性运动期间(向剩余嵴的方向运动),防止导平面紧靠约束基牙,对基牙产生不利作用。导平面龈𬌗高度多为冠长的1/2~2/3,3~4mm已经足够。邻面预备应沿着天然牙颊舌向曲度进行。如果希望远中邻面板能发挥平衡对抗作用,邻面的预备应该向舌侧适当延伸,稍微越过舌侧邻面角一些。如果需从导平面板延伸出固位、平衡卡抱臂,邻面在舌邻线角处不应该过锐,否则两部分结合处的强度将会降低。

2)用于小连接体的导平面预备:在游离缺失的可摘局部义齿,小链接体与平行的牙齿导平面相接触,在修复体的远中运动时,可以帮助卡环发挥重要的稳定作用。如选择应用RPI卡环时,I杆固位臂尖放置在近远中最大曲点的近中,虽然可以确保固位,但两个导平面板不能控制就位和摘出确切的方向,如果能够预备近中舌侧导平面,就可以防止修复体的远中移位。

3)用于舌板及平衡、卡抱部分的导平面预备:制备舌侧导平面常常具有较大的优点,特别是下颌后牙的外形高点线接近𬌗面时更是如此。舌侧导平面的预备提供了一个区域,而非一条曲线,可以使舌托导平面板或刚性舌侧臂发挥真正的平衡对抗作用。舌侧的导平面可达到2~3mm。

4)消除干扰的导平面预备:下颌前磨牙向舌侧倾斜时,有可能干扰大连接体的就位。如果预备舌侧面与就位摘出道平行,也就制备了导平面,干扰就可消除。使用舌托大连接体时,如下颌前牙邻面交叠产生干扰,这些牙齿应做外形重建以避免切角处产生邻面倒凹,如果处理不当将导致舌托的密合性差,造成舌托上缘线与牙齿之间的食物嵌塞。

(2)𬌗支托凹的预备:𬌗支托位于基牙的𬌗面,义齿受到咀嚼压力时,𬌗力可传至𬌗支托,再由𬌗支托传到基牙上,可支持义齿对抗𬌗力,防止义齿向牙龈方向下沉,压迫黏膜,造成黏膜损伤。而且如果义齿下沉,则人工牙𬌗面与对𬌗牙将无良好接触,因而咀嚼功能将降低,甚至无法进行正常咀嚼和使用。因此𬌗支托的形状、大小、位置等对𬌗力的传递和义齿的支持均起着非常重要的作用。

𬌗支托必须位于基牙上预备过的支托凹内,不应该位于倾斜的牙面上,同时支托凹面与基牙长轴垂直或呈20°斜面,使𬌗支托传递𬌗力应与基牙长轴一致,减少对基牙的损伤,并可防止食物嵌塞。目前许多学者主张支托凹底面应与基牙长轴呈20°。当基牙具有正常的近远中倾斜度时,𬌗支托最深处应位于最近的自然牙窝处。如果基牙倾斜,牙齿预备的范围要向牙齿的中部延伸,将功能性𬌗力转换成为轴向的方向,降低牙齿进一步倾斜的可能性。𬌗支托不能妨碍上下颌牙齿的咬合,应与基牙自然𬌗面外形一致。𬌗支托与相连的垂直小连接体之间形成的角度应小于90°,只有这样才能使𬌗力沿基牙长轴传导。角度大于90°时,𬌗力不能沿基牙长轴传导,而且还会使义齿离开基牙滑动,产生对基牙的侧向矫治力,可能使牙齿移位。

混合支持式义齿的𬌗支托与基牙的关系应该是一个浅的球凹关节的形式,以防止对基牙产生水平向作用力。𬌗支托应该只提供𬌗支持,抵抗义齿水平移位的稳定作用必须有局部义齿的其他部件提供,而不能靠𬌗支托的锁结作用,否则可能对基牙产生杠杆作用。

虽然放置𬌗支托的最佳位置是磨牙或前磨牙的𬌗面,但有时却只有前牙能提供𬌗支持,前牙有时也必须用来支持间接固位体或辅助支托,此时,尖牙更优于切牙。当尖牙缺失时,采用分散在多个切牙上的支托优于单个切牙支托。舌隆突支托主要用于上下颌尖牙及上颌切牙,由于这些牙齿的舌面常为陡斜面,为防止在功能性运动时对它们产生侧向力,需要备出一个明显的窝。舌隆突支托比切支托应用更多是因为前者比较美观;且受力位置靠近根方,对基牙的不利杠杆作用较小,对舌头的干扰作用小。

(3)卡环的设计:卡环的结构主要分为卡环体和卡环臂。卡环体位于基牙非倒凹区。用以防止义齿颊舌向和𬌗龈向移位,使义齿稳定。卡环臂环绕于基牙上,其坚硬部分起支撑作用,位于基牙非倒凹区,弹性部分起固位作用,位于基牙倒凹区。卡环臂的形状由粗逐渐均匀变细,末端形成尖削形,不能出现不规则区;光弹实验结果指出,义齿承受𬌗力时,这种形状的卡环应力分布均匀,无应力集中区,卡环不易折断。

卡环臂在越过外形高点线时发挥弹性作用。卡环的弹性越大,受到脱位力作用时,对牙面正压力越小,固位力越小。卡环的弹性大小取决于:卡环臂的长度、卡环臂的粗细、卡环臂横断面的形态、卡环的类型结构、卡环使用的金属材料等因素。对大的磨牙,可选择固位臂比较粗大的卡环,倒凹深度利用也可大些。对小基牙,可选择固位臂比较细短的卡环,倒凹深度的利用也可小些。

卡环的类型也将影响到牙面上达到的正压力大小。如:Ⅱ型卡环的卡环臂虽然游离距离长,但基牙上可达到的最高正压力反而比游离距离较短的Ⅰ型卡环的卡环臂大。

铸造钴铬合金卡环最硬,可用于0.25mm深的倒凹;钢丝弯制的卡环最有弹性,可用于0.75mm深的倒凹;金合金位于前两者之间,固位和硬度特性最好,可进入0.50mm深的倒凹。出于美观的考虑,有人采用树脂卡环,但有研究表明树脂卡环的固位力和抗形变能力都低于铸造卡环。

卡环要求其在静止状态时,也就是无功能时,卡环不应给基牙施加任何力量,以便基牙维持在原位,否则将对基牙产生不利影响。如果仅仅为了增加固位,将卡环的固位臂调整到最深的倒凹位置,或在静止状态下,使卡环紧压基牙受力,造成基牙在摘戴过程中及静止时均受到较大的侧向力,则基牙容易出现创伤。与冠内附着体相比,卡环对基牙产生的扭力较小,RPI卡环对基牙的扭力最小。

卡环的制作方法:有锻造和铸造两种方法。

1)锻造卡环(wrought wire clasps):这类卡环又称为弯制卡环,由不锈钢丝弯制而成。卡环与基牙为线状接触,天然牙暴露于口腔中多,龋坏少,而且卡抱力和弹性好,固位作用良好。义齿戴用后,易于调改。

2)铸造卡环(casting clasps):由高熔合金铸造而成。卡环与基牙为面接触,故其固位和稳定作用好,𬌗力可直接通过卡环传至基牙上,但弹性较差。义齿戴用后不易调改。

(4)隙卡沟的预备:隙卡沟沟底要与卡环丝的圆形一致而不是楔形,同时不能破坏邻接点,以免使相邻两牙受侧向挤压力而移位。颊舌外展隙的转角处应磨圆,以利卡环的弯制,避免产生应力集中。

(5)基牙外形修改以改善卡环位置:根据就位道的要求适当降低天然牙外形高点,使卡环臂向天然牙中1/3或龈1/3移动到有利位置。游离端可摘局部义齿在游离端基托上的人工牙受力时也会旋转,这种旋转可产生非垂直向力,因此,放置抵抗基牙沿水平轴旋转的固位和稳定部件就显得极其重要。当非轴向力作用位置越接近基牙水平旋转轴时,基牙对其耐受力越强,所以,必须调整基牙的轴面外形,使卡环的放置位置更接近基牙水平旋转轴。

(6)基托的设计:基托的主要作用是承载人工牙,承受、分散殆力,传递殆力至牙槽嵴上,并连接义齿卡环等支架,防止义齿移位,稳定义齿于牙弓上。因此,从力学观点考虑,基托应具有一定的强度,才可承受日常咀嚼的殆力。故塑料基托必须有一定的厚度和挠曲强度。当殆力较大时,可增加基托面积,以分散殆力,保护基牙和牙槽嵴上的黏膜组织。

可摘局部义齿的基托也具有一定的固位和稳定作用。例如义齿的鞍基位于牙槽嵴上,类似马鞍形,可防止义齿唇舌向或颊舌向移位,无卡环的前牙义齿,舌侧基托与牙齿舌隆突颈部或与两牙之间的间隙接触也可起到固位作用。又如固位差的义齿,又无法增加卡环时,可以增加基托,以获得义齿的固位和稳定。这种固位和稳定主要来自基托组织与牙槽嵴黏膜之间产生的摩擦力。

基托的种类包括塑料基托、金属基托和塑料加金属网基托。注塑塑料基托与填塞塑料基托相比,制作相对简单,且有对模型损伤小,不产生气泡等优点,义齿密合性好、固位力强、坚固耐用。金属基托薄,口感好,其中纯钛基托,质轻、修复效果好。

(7)连接部分:义齿的连接部分包括前述基托和连接体。连接体的作用是将义齿连成整体,传递和分散殆力到基牙和支持组织上,并使义齿稳定固位。大小连接体为了起到应有的作用,必须具有足够的强度和硬度。大连接体的刚性和基托覆盖的面积在减少基牙的应力方面是很重要的。

(8)人工牙部分:这部分是可摘局部义齿产生咀嚼功能的部分,人工牙的形态、颜色、大小应与缺失的天然牙相似。它由树脂、金属、陶瓷等材料制作而成,其中树脂最常用。

人工牙的殆面解剖形态因患者的年龄和口腔情况不同分为三种类型(图 6-29):

1)解剖式牙(anatomic tooth):其殆面形态与初萌出的天然牙殆面形似,牙尖及斜面明晰,上下颌牙的尖凹锁结关系好,牙尖斜度为 30°左右。

2)半解剖式牙(semi-anatomic tooth):殆面有牙尖和斜面,上下颌牙间有锁结关系,而牙尖斜面小,其斜度为 20°左右。

3)非解剖式牙(non-anatomic tooth):又称无尖牙,其殆面无尖和斜面,轴面有正常突度,颊、舌侧有溢出沟。

人工牙殆面的牙尖斜度不同,则当咀嚼时,基牙和牙槽嵴的应力大小不同,咀嚼效率也不同。牙尖高、斜度大时,基牙和牙槽骨受的侧向力大,咀嚼效率高,功能好;反之,牙尖低平时,则基牙和牙槽骨受的侧向力小,咀嚼效率低。

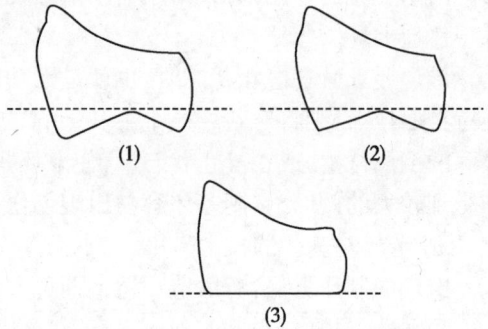

图 6-29 三种人工牙

(1)解剖式牙;(2)半解剖式牙;(3)非解剖式牙

对于牙支持式的局部义齿,一般不需改变原有的殆关系。但尖牙保护殆的患者尖牙缺失后,不应再修复成尖牙保护殆。对于混合支持式局部义齿,尤其是多个后牙游离缺失,失去正常垂直距离的患者,可摘局部义齿修复后,应达到平衡殆。只有平衡殆的混合支持式局部义齿才能获得稳定修复效果。若在原有殆关系异常时,应调整殆关系,降低殆干扰,义齿区尽量纠正反殆、闭锁殆的殆关系,必要时采用对刃殆关系。

4. 可摘局部义齿的咀嚼功能恢复 牙列缺损因缺牙的部位、数目不同,则丧失的功能大小也不完全相同。日本学者河村洋二郎关于咀嚼效率的研究结果指出:第一磨牙缺失,咀嚼效率减少33%;第二、三磨牙缺失,咀嚼效率减少44%;第一、三磨牙缺失,咀嚼效率减少66%。并认为牙齿缺失后用义齿修复,义齿的最大咬合力仅为健康天然牙的1/3,甚至有时在1/10以下。

(1)牙支持式可摘局部义齿的咀嚼功能恢复:由于𬌗力主要由基牙承担,且固位及稳定均较好,因而这种义齿咀嚼功能的恢复较好。主要原因在于义齿前后均有基牙,依靠设在基牙上的直接固位体较好地保持功能运动时的稳定,使提高咀嚼效率能有良好的基础,在研磨韧性食物时也不会导致明显脱位。该类义齿受力时不下沉或较少下沉,对食物产生较强𬌗力作用,且对缺牙区软组织刺激小,患者用人工牙咀嚼硬韧食物也无不适。

有研究报告:第一磨牙缺失,义齿修复前该患者的咀嚼效率为正常者的65%,修复后为正常者的81%,可提高咀嚼效率16%。Schroder经用自制𬌗力仪测定成年人第一磨牙缺失,戴用可摘局部义齿的𬌗力,分别测试男、女戴活动桥后的𬌗力恢复情况,同时以对侧健康的第一磨牙作对照组,结果指出:男性戴义齿平均𬌗力值为219N,而对照组为404N;女性戴义齿者平均𬌗力值为140N,对照组为273N。义齿修复后恢复咀嚼功能约为50%。

(2)混合支持式可摘局部义齿的咀嚼功能恢复:例如肯氏Ⅰ、Ⅱ类牙列缺损义齿,可出现龈向下沉、𬌗向脱位、侧向移位现象,因而稳定性较差,支持力不足往往采取了降低𬌗力措施,影响了咀嚼效能。

义齿的鞍基远中无基牙,而基牙位于鞍基的近中。有研究报告:肯氏Ⅰ类牙列缺损,修复前咀嚼效率为正常𬌗者的27%,义齿修复后为正常𬌗者的68.5%,故戴义齿后咀嚼效率提高41.5%。Ⅱ类牙列缺损,修复前咀嚼效率为正常𬌗者的36.5%,义齿修复后为正常𬌗者的69.5%,戴义齿后提高咀嚼效率33%。还有研究报告:肯氏Ⅰ类牙列缺损者咀嚼效率在义齿修复前为正常𬌗者的43%,其对颌为天然牙,戴用义齿3个月后,该患者的咀嚼效率恢复到正常𬌗者的94%。

(3)黏膜支持式可摘局部义齿的咀嚼功能恢复:因该类义齿的基托面积有限,所以获得的支持力是有限的,故人工前牙的咀嚼效能必然差。肯氏Ⅳ类义齿,多数患者要求不露金属,即不能在邻牙设置卡环。口裂较大者,在前磨牙区设置卡环也不妥。近缺隙端没有直接固位体必然影响义齿的稳定性。前牙修复还重在发音功能,基托的存在减小口腔共鸣腔,并阻断发音时来自舌、腭、牙槽嵴的反馈而妨碍发音,使基托伸展受限制,利用基托固位也受限制。

综上所述,良好的咬合关系及固位稳定是可摘局部义齿修复中的重要环节,设计和制作良好的可摘局部义齿可发挥较大的咀嚼功能。有研究表明整铸支架式可摘局部义齿比不锈钢丝式可摘局部义齿修复恢复的咀嚼效能高。此外,义齿的修复不仅恢复功能,还改善了患者的面容,恢复了患者心理上的平衡,义齿修复促进患者身心的健康。

5.可摘局部义齿摘戴　可摘局部义齿的优点之一是患者能自行摘戴,因此根据缺失的多少和部位以及牙齿的牙冠长度和倾斜度不同,确定义齿戴入方向和方式。而制作前进行设计时,就确定了义齿的摘戴方式,义齿的摘戴应注意以下问题:

(1)义齿就位方式:将基托近龈缘处及进入基牙和组织倒凹的基托适当磨除,以免妨碍义齿就位或压迫牙龈。戴入时应顺着就位方向,按之前设计好的就位平行或旋转戴入,磨改阻碍义齿戴入的部位后逐渐就位,直至支托与牙齿支托凹面、基托和黏膜密切接触为止。

修复前后牙同时缺失的可摘局部义齿,可先使前牙就位或半就位,然后再使后牙就位,或一侧先就位,再使另一侧就位,这样可使人工牙和邻牙间的间隙尽量减少。若缺失牙间隔多,应寻找就位方向,可由前向后,或由后向前戴入,或者先戴左侧后戴右侧,探试就位方向。一般原则是先戴入基牙倒凹大的一端或一侧,然后再使基牙倒凹小的一侧就位。

(2)义齿初戴:初戴义齿时,由于义齿就位时卡环将基牙卡抱得较紧或义齿基托与基牙的近、远中面接触过紧,产生的摩擦力大,此时不应强行戴入,以免造成患者疼痛和摘除时困难。如果义齿戴入后不易取出,这时不必用手强行取出义齿,可用脱冠器钩住卡环或基托边缘,顺戴入的相反方向施力,便可较容易地取出义齿,取出义齿后经调改后再戴入。

(3)避免错误就位:当义齿完全就位时,由于卡环的固位臂进入基牙的倒凹区,则可听见有响声,说明义齿全部戴入。但应特别注意绝不能将义齿放入口腔内,用上下颌咬合的方式使义齿就位,这种就位方式由于殆力大,不易控制,很容易损坏义齿,可使义齿折断,并可损伤基牙及口腔软组织。

(4)义齿就位要求:当义齿完全就位后,应仔细检查用作支持、稳定和固位的牙齿,确保其不会受到由于牙龈组织接触或不当的殆力造成的过大压力,以保证使用舒适。要保证余留牙的正确使用,修复体必须在颌弓上完全就位。支托在支托凹内完全稳定就位。卡环臂、小连接体,邻面板与牙面达到所需要的密合接触。卡环固位臂尖在倒凹区内,卡环体在非倒凹区,殆支托、卡环体不影响咬合。基托、大连接体应与黏膜组织密合。连接杆与黏膜接触得过紧,则压迫黏膜产生压痛,如两者之间有较大的间隙,可造成食物嵌塞,引起不适。

义齿边缘伸展适度,不能压迫活动的软组织,平稳无翘动。殆支托略高时,可磨改早接触点,但不能磨改过多,以免造成折断,必要时可磨改对殆牙。如个别牙无接触或殆低,可重新更换人工牙或用自凝塑料恢复咬合。

就位完全并缓冲后,殆关系应依赖于余留牙列,并与天然牙的功能协调。殆接触不应只由修复体提供,这样会造成功能性殆力集中在树脂与牙齿的连接处,义齿朝组织向移动,导致殆关系发生改变和软组织接触增加。

6. 可摘局部义齿折断的力学分析 在临床上常见有些义齿戴用一段时间后,发生义齿殆支托、卡环、连接体或基托折断的情况,当然其折断的原因很多,但一般均与力学有密切关系。

(1)殆支托折断的原因:殆支托的折断部位总是发生在殆支托越过边缘嵴处。殆支托凹预备不合适,殆支托窝处的殆轴面角锐,调殆过多等是造成折断的常见原因。故应预备足够的支托窝间隙,且殆轴面角应圆钝,避免产生锐边。

(2)卡环折断的原因:常见的原因有卡环臂进入过大倒凹区,摘戴过程中,金属疲劳引起折断;卡环臂不符合从卡体到卡臂尖由粗变细的要求,使应力集中在较细的部位,或卡环体部由于戴牙时缓冲过多;铸造卡环内部有砂眼,调改或抛光时不小心导致卡环臂某个部位产生刻痕或压痕点形成薄弱点。联合卡或间隙卡的殆面间隙预备不足,或卡环经过的轴角处较锐,使唇侧卡臂折断;患者不小心将义齿掉在地上使卡环着地、戴入方法不正确或自行修改。所以卡环的设计和制作必须符合要求,同时要求患者正确摘戴义齿。

(3)连接体折断的原因:连接体应力集中区的强度不足;铸造温度过低,铸道位置设计不当,引起支架连接体处产生裂纹;内部有砂眼、冷隔或缺陷,导致在义齿行使功能过程中应力集中而致连接体折断;所以在制作大连接体蜡型时,对于应力集中的区域应增加其宽度或厚度,正确安放铸道,焙烧时应按升温曲线升温,防止圈内部温度达不到预定温度。铸造前应使合金完全熔化,保持铸型腔内清洁,防止砂眼产生。

(4)基托折断的原因:常见的原因有前牙缺失,又为深覆殆者,因前牙处义齿塑料基托较薄,当义齿行使咀嚼功能时,因殆力的作用,此处基托容易折断,若使用金属基托则可克服这一问题。但应注意金属基托与人工牙的连接应坚固,防止人工牙与金属基托分离;塑料基托制作时未到达要求,基托的厚度不足 2mm,由于𬌗力的作用基托容易折断;后牙缺失,义齿的人工牙排列在牙槽嵴的颊侧,功能运动时,牙槽嵴形成了支点,成为第一类杠杆,致使义齿基托折断;义齿的基托因制作过程中的误差或者是牙槽骨的吸收,而造成基托与牙槽嵴上黏膜不贴合,咀嚼时义齿翘动,长期下去,则使义齿基托折断;咀嚼时患者用力不当,或突然咬合,或是不慎义齿坠地,致使基托折断。所以应根据患者的条件选择合适的基托材料,塑料基托制作是严格控制水粉比例,注塑或填胶时避免出现气泡。

二、全口义齿的生物力学

牙列缺失的全口义齿修复涉及多种生物力,患者戴用全口义齿咀嚼过程中产生的生物力的性质、大小,力传递的方向、分布的范围、产生的作用以及义齿支持组织所承受的生物力学特征与全口义齿的结构、稳定、功能和支持组织的生物学功能等有着密切的关系。对全口义齿生物力学进行研究不仅可以更好地指导医学临床实践,而且可以为患者提供更优质的医疗服务,对提高牙列缺失的全口义齿修复的理论研究和实践应用均有着重要的意义。国内外不少学者对全口义齿及其支持组织的生物力学进行了研究分析。

(一) 全口义齿的固位力

一般认为,全口义齿的固位力包括吸附力、表面张力、大气压力以及口腔内唇颊舌肌的相互作用。

1. 吸附力(adsorption)　包括附着力(adhesion)和内聚力(cohesion),前者是指不同分子之间的吸引力,后者指相同分子之间的聚合力。戴用全口义齿后,义齿基托的组织面与口腔黏膜之间有一薄层唾液,基托组织面和唾液,唾液和黏膜表面之间产生了附着力,而唾液分子之间则产生内聚力。吸附力的大小与基托和黏膜之间的有效接触面积以及基托和黏膜接触的密合程度有关,有效接触面积越大、两者之间接触越密合,吸附力就越大。吸附力的大小还与唾液的质和量有关,唾液黏稠度适当、流动性小,可以提高吸附力;唾液黏稠度低、流动性大,则可降低吸附力;但是如果唾液过于黏稠则会导致义齿就位后不易形成唾液薄膜,从而降低了吸附力;唾液量过少将导致义齿就位困难,并且容易刺激黏膜组织,也不利于义齿的固位。

2. 表面张力(interfacial surface tension)　表面张力由两个平行坚固的物体表面之间的液体薄膜产生,其大小取决于液体湿润物体表面的能力。义齿基托组织面与黏膜之间的唾液薄膜有向两侧表面扩大的趋势,从而产生固位力。研究表明,在一定条件下,唾液的表面张力大,义齿即可获得大的固位力,当唾液膜厚度为 $22\mu m$ 时,甲基丙烯酸甲酯基托的固位力为 13.7kPa。

3. 大气压力(atmospheric pressure)　全口义齿的基托边缘与周围的软组织始终保持紧密的接触,形成了良好的边缘封闭,空气无法进入基托与黏膜之间,在基托和黏膜之间形成负压,在大气压力作用下,基托组织面和黏膜紧密贴合,从而使义齿获得固位。有学者经计算分析得知上无牙颌的面积为 $22.96cm^2$,下无牙颌的面积为 $12.25cm^2$,上颌全口义齿基托承受的大气压力较下颌大,因此,上颌全口义齿的固位一般较下颌好。

4. 唇、颊肌和舌肌的相互拮抗作用　全口义齿可以利用唇、颊肌和舌肌的相互拮抗作用,使牙列的内外达到平衡,从而获得固位和稳定。

(二) 全口义齿支持组织表面的应力分析

戴用全口义齿后,患者咀嚼过程中产生的𬌗力通过人工牙传递至基托,再分散至义齿的支持组织,上下颌全口义齿支持的组织结构、解剖学形态、生物学形态等方面存在差异,患者在戴用上、下颌全口义齿时,义齿下支持组织的应力分布亦不同。

1. 上颌全口义齿支持组织表面的应力分布情况 学者们采用三维有限元法和三维光弹冻切片法等方法研究上颌全口义齿支持组织表面的应力分布,得出了不同的结论。

张少锋等采用三维有限元法对上颌全口义齿支持组织的应力分布进行了研究,结果表明:①上颌骨密质骨层在正中𬌗垂直向𬌗力作用下,其各部分的位移均较小($<0.07mm$),整体变形不显著;②全口义齿所受的垂直向𬌗力,绝大部分是以压应力传递到上颌骨表面,最大压应力分布于牙槽嵴,尤其是前牙区及前磨牙区的牙槽嵴顶,其次是牙槽嵴的其余部分和腭中缝前部的腭皱襞、腭隆突及切牙乳头。上述区域承受的压应力也较大,但是覆盖的粘骨膜却较薄,可让性差,易形成支点,出现压痛,因此临床修复中基托应在这些区域做适当缓冲;③牙槽嵴周围及腭后部所受的应力值较小,表明该区域基本不承担𬌗力。但可形成后堤和黏膜封闭带,与义齿周边贴合,增强义齿固位。与常规无牙颌生理功能分区比较,其主承托区、副承托区、缓冲区和封闭区的分布与应力分析结果基本一致。说明临床采用的无牙颌生理功能分区符合生物力学原理,具有实用价值。

但是黄琼等采用三维光弹冻切片法,对瓷及塑料两种人工牙的全口义齿在正中、前伸、侧位三种𬌗位状态下受正中垂直向𬌗力后牙槽嵴的应力情况进行分析后,却得出了以下结论:①受正中垂直向𬌗力时,牙槽嵴表面无明显应力集中现象,上、下牙槽嵴应力最大部位位于第一磨牙和第二前磨牙区,应力最大区不是位于牙槽嵴顶(即主承托区),而是略偏左右颊舌曲率过渡区,其偏离范围在$1\sim5mm$之间。认为全口义齿的𬌗力,由主承托区及其附近区域承担;②同一𬌗位,上颌牙槽嵴的应力高于下颌牙槽嵴,与公认的下牙槽嵴比上牙槽嵴吸收快的牙槽嵴吸收规律相悖;③骨膜能比较明显的影响牙槽嵴的应力分布,起应力均化的重要作用,从而减少牙槽嵴受力。

而 Swoope 等研究认为:由于基托在行使功能时发生变形,所以𬌗力可能不是主要由主承托区承担,而那些不适合承担𬌗力的区域却承担了大部分𬌗力。

2. 下颌全口义齿支持组织表面的应力分布 杨永丰等用三维有限元法对下颌全口义齿的受力情况进行研究分析,认为:①下颌全口义齿的𬌗力主要以压应力传递到牙槽嵴上,最大压应力分布于后牙的牙槽嵴顶、颊侧区以及前牙区的舌侧中线处;②前牙区后侧受到明显的压应力;③下颌骨下缘在垂直𬌗力作用下,出现弯曲变形和不明显的位移。其下缘向下最大位移为 0.044mm,颏部位移为 0.055mm。

何玉林等研究认为为了减少应力集中和增加义齿稳固,人工牙应随牙槽嵴的吸收程度而尽量靠舌侧排列,并尽量达到平衡咬合,适当伸展义齿边缘。

也有学者研究分析了使用软衬材料后下颌全口义齿的应力分布。周小陆等研究认为:①用软衬材料不能改变牙槽骨支持𬌗力的主要部位;②用软衬材料就相当于增加了义齿支持黏膜的有效厚度,起到均匀分散应力、缓冲𬌗力、减小组织创伤的作用;当黏膜厚度足够时就没有使用软衬材料的必要,否则会增加义齿基托的位移,影响义齿的稳定和固位。提示临床上软衬材料主要适应证是黏膜萎缩较薄的患者;③刃状牙槽嵴软衬后应力峰值升高($P<0.01$);低圆形牙槽嵴和丰满高圆形牙槽嵴软衬后应力峰值无明显变化($P>0.05$),三种形态牙槽嵴模型用软衬材料后基托位移均增大;④基托在锐利的牙槽嵴上移动很容易出现应力集中,提示临床上给牙槽嵴锐利的患者制作软衬义齿应该慎重。

(三) 全口义齿下骨组织吸收的应力分析

按照经典颌骨生物力学理论,牙槽嵴受压力时骨组织吸收,受拉力时骨组织增生,全口义齿下的骨吸收与过大的压应力有关,与排牙位置及受力部位、受力方向等亦有关。

1. 戴用全口义齿后上颌骨组织吸收的应力分析　学者研究发现上颌牙槽骨的吸收是由牙槽骨顶和其唇侧开始的,并涉及腭部。

吴凤鸣等用有限元法研究认为:①上颌全口义齿下的骨吸收与传导到骨组织上的压应力有关,压应力越大、越集中,骨组织吸收越多,义齿下的骨吸收是一个渐进、缓慢吸收的过程;②载荷位置不同,则吸收发生部位、发展过程及吸收量均不相同。载荷在义齿人工牙咬合面的颊侧,骨吸收开始于牙槽嵴颊侧,载荷在咬合面腭侧,则吸收开始于腭侧,近牙槽嵴顶。载荷均匀作用于咬合面时,吸收较均匀,吸收量最小;③颊侧点负荷时则吸收量多而不均匀,其颊侧牙槽骨及牙槽嵴顶区域吸收较多,腭侧吸收少,呈鸟嘴状,这种吸收类型类似于临床研究结果;④在义齿咬合面颊缘处的侧向负荷对牙槽嵴颊面产生较高应力造成骨吸收量最大。提示排牙时应将人工牙排在牙槽嵴顶上,并调节咬合平衡,尽量使𬌗力均匀分布,使侧向力尽可能小,减少侧向力对牙槽骨的不利影响。

朱希涛等用光弹法对上颌全口义齿 6 种不同排列的第一磨牙,在正中位受力时骨组织应力分布情况进行研究认为:人工牙排在牙槽嵴顶正中时,受力最均匀,无应力集中现象,对骨组织保健有利,全口义齿基托受力均匀不易折断,义齿稳定性较好;在解决上、下颌不匹配的排牙时,人工牙长轴颊向倾斜角度不宜超过 30°,水平距离不宜超过 0.5cm。

2. 戴用全口义齿后下颌骨组织吸收的应力分析　何玉林等研究分析下颌全口义齿支持组织应力分布,指出较大的压应力主要集中于前牙区和前磨牙区的牙槽嵴,应采取必要的措施,以减轻或分散牙槽骨所承受的压力。全牙列舌侧加载时,牙槽骨应力水平较全牙列正中加载和全牙列颊侧加载时小。因此设计制作全口义齿时,为减小应力集中,人工牙应在不影响舌等软组织活动情况下,随牙槽骨吸收程度靠舌侧排列,并尽量达到平衡咬合。

(四) 全口义齿基托折裂的应力分析

全口义齿在戴用一定时间后,可出现基托折裂,研究表明上颌全口义齿折裂多于下颌全口义齿,义齿基托的折裂以正中部位纵裂最常见。

1. 上颌全口义齿基托纵折的应力分析　学者通过有限元法、光弹法、电测法等研究分析了基托纵裂原因和预防措施。认为上颌全口义齿基托纵裂与拉应力、剪应力过大,功能状态下基托反复形变、上唇系带区的 V 形缺口的裂纹扩展、义齿基托制作不良以及人工牙排列位置等因素有关。学者们研究认为基托前腭区的拉应力最大,当该区基托过薄,有划痕或唇系带形状不良时可导致上颌全口义齿基托折裂。在正中𬌗全牙列垂直加载,拉应力集中于基托中线附近,主要在前牙区及前腭部,剪应力对称于中线两侧,它们的共同破坏作用促使义齿基托断裂,基托前部出现明显的向前、向外、向上的变形、位移,在基托中线区频繁的交变振动波会使材料逐渐处于疲劳状态,此时基托表面的任何微小损伤均可造成基托断裂。

在同样载荷条件下,不同唇系带切迹形状可造成不同的应力集中现象,其中以底部尖锐的 V 形切迹为最大,底部圆钝的 U 形切迹最小。临床上如对唇系带区处理不当或由于加工不良而在该区留有划痕,微裂时,应力集中可造成义齿从系带基底部裂开。

义齿制作不符合工艺要求,降低了基托材料的强度也是基托纵裂的原因。一般基托材料的拉伸强度为 48~62MPa,压缩强度为 76MPa,在 882.6N 的静载荷下基托的最大产应力约为 1.7MPa,动载荷时为 0.9MPa,在一般口腔功能条件下义齿基托不应发生断裂。但由于制作时破坏了材料的连续性、均匀性,如基托中含气泡、各处密度不一等,则基托有局部应力集中,导致材料的强度降低。

周书敏等对人工牙排列位置的应力分析表明,人工牙长轴颊向倾斜过大或排在牙槽嵴顶颊侧较多,对骨组织产生不均匀的应力,在腭穹隆与牙槽嵴交界处应力集中,使义齿基托腭侧易折断。

2. 下颌全口义齿基托折裂的应力分析　下颌全口义齿呈马蹄形,其近远中向的距离较长,唇舌向、颊舌向较窄,均为薄弱环节。在正中殆位的殆力作用下,在基托前牙区、牙槽嵴顶偏舌侧区、切牙的切缘区及后牙区的颊侧翼缘出现较大的拉应力集中区,并发现义齿在前磨牙、第一磨牙区向下,前牙区向上的弯曲变形。由于后牙的颊舌径大于前牙,故其拉应力值小于前牙,变形引起的基托断裂多发生于前牙区。提示应特别注意加强前牙区唇舌基托的强度,并防止"沟槽"薄弱环节的产生。

预防全口义齿基托纵裂除了要防止义齿及支持组织应力过分集中外,还必须加强基托材料强度。临床上在全口义齿基托塑料中加衬网,是增强基托强度、防止基托折裂常采用的措施。一些学者在用何种材料的衬网、衬网放置在什么位置效果最好及网孔形状有无影响等方面进行了生物力学研究。王雅北等对上颌全口义齿塑料基托不同网状加强效果的应力分析结果显示,加尼龙、铝合金、钴铬合金、不锈钢网架材料塑料基托与未加强塑料基托对比,基托强度加强效果明显。加强效果强弱依次为钴铬合金网、不锈钢网、铝合金网、尼龙网,不同网孔的 45°菱形孔、90°方形孔加强效果差异无显著性。王毓英等对上颌全口义齿功能与基托强度的研究表明,基托内加衬网可明显增强基托抗折强度,采用钴铬合金铸造基托比塑料基托内加衬网抗折强度大,且基托本身薄,可增加患者的舒适感。研究还认为加强物放置范围最好自上左右第二前磨牙牙槽嵴顶唇颊缘向后延伸至其腭部远中连线,向唇颊的伸展范围则应在不影响排牙及唇侧不外露加强物的前提下,尽量向嵴顶唇颊缘伸展。

(五) 全口义齿的殆力和咀嚼效能

戴用全口义齿后患者咀嚼效能的恢复情况是评价全口义齿修复成败的重要标准之一,全口义齿的咀嚼效能受较多因素影响,如牙槽嵴等患者口腔自身条件、义齿制作的质量、患者咀嚼习惯、义齿的戴用时间的长短等。国内外学者通过殆力和咀嚼力的测定对全口义齿的咀嚼力和咀嚼效能进行评估。

1. 全口义齿殆力的测定　有研究认为全口义齿第一磨牙的殆力,左侧为 94.1N±50N,右侧为 132.7N±20N;男性患者戴用全口义齿殆力显著大于女性;全口义齿的殆力男性约为正常者的 1/5,女性约为正常者的 1/6;全口义齿的殆力随着戴用时间的推移、咀嚼肌肌力的恢复和颞下颌关节的适应而逐渐提高;全口义齿患者破碎花生米需用 47.25N,而破碎饼干则需 29.12N;嚼细后的花生米、饼干所需吞咽力分别为 51.91N、49.88N,两者无统计学差异,认为全口义齿患者咀嚼力大小与食物本身硬度有关,全口义齿患者辨别食物结构的特点,与天然牙列者相似。

2. 全口义齿咀嚼效能的测定　常用的方法包括吸光度法和称重法等。研究发现无牙颌患者戴用全口义齿后,其咀嚼效能随着戴牙时间的增长而逐步增高,戴用义齿 3~6 个月趋于稳定,但均低于正常者;戴用全口义齿者的咀嚼效能及殆力大小,并不取决于人工牙的硬度;戴用全口义齿后咀嚼肌的肌电积分值也随戴用时间的延长而增高。

三、科研立题参考

在可摘义齿戴入口腔后,义齿自身和牙槽嵴等口腔组织受到多种生物力学的作用。运用生物力学的概念和方法研究全口义齿戴入口腔后的相关问题,对提供全口义齿的修复效果等具有重要意义。对可摘义齿的生物力学研究可以从以下几方面着手:

(一)不同金属卡环在不同牙冠上的固位力衰减及对冠表面磨损的研究。

(二)提高金属网和塑料基托的结合强度(金属网表面处理)。

(三)金属网的材料、形态、位置、对金属网基托机械性能的影响。

(四)铸造殆支托、卡环折断后焊接的可行性(机械性能、抗腐蚀性能)。

(五)树脂卡环的研究(合适的树脂卡环材料、运用树脂卡环的义齿的修复效果)。

(六)金属卡环表面套遮色塑料膜改善美观。

(七)整铸支架金属基托在应力条件下的腐蚀。

(八)不同卡环(整铸、锻丝或不同分类)在牙冠不同部位(殆 1/3、中 1/3、龈 1/3)时,基牙的受力分析。

(九)同一患者不同义齿修复时基牙的受力分析(如下第一磨牙缺失时塑料基托和整铸支架两种修复方式时基牙的受力分析)。

(十)铸塑基托、普通基托、金属网基托的强度比较。

(十一)操作因素对铸塑基托强度的影响。

(十二)全口义齿制作材料的机械力学研究,提高义齿材料机械性能的研究。

(十三)提高全口义齿,尤其是下颌全口义齿固位的方法研究。

(十四)全口义齿戴入口腔后各相关口腔组织的受力情况及组织吸收情况分析。

(十五)牙槽嵴严重缺损患者全口义齿的受力情况研究。

(十六)全口义齿修复后咀嚼效能的研究分析。

(十七)不同类型全口义齿(传统全口义齿、线性殆全口义齿、舌侧集中殆全口义齿等)功能力学的研究。

口颌系统是一个复杂的生物力学系统,可摘义齿在这复杂的环境中,受到不同力的作用,同时义齿本身也会改变口颌系统的力学作用。应用生物力学理论和方法研究这些问题,分析口腔功能过程中的各种力学现象与力学过程,为牙列缺损的防治和保健以及专业人才培养和学科发展等具有重要意义。

程　辉

第三节　口腔种植体的生物力学

一、种植体的生物力学相容性与影响种植体周围骨代谢的力学因素

(一)种植体的生物力学相容性

口腔种植体作为口腔颌面骨组织及牙齿的替代物,除需具备良好的组织相容性外,还应具备支撑、固定、传力的生物力学相容性(biomechanical compatibility)。在种植界面的力学关系中,种植材料的力学性质和在应力作用下的力传导性质,必须与骨的力学性质和力的传导性质相匹配,才能获得良好的力学相容性。

　　种植材料与骨组织的生物力学相容性是指在特定的使用环境中,在行使生理功能时,种植体与骨组织都不被破坏,种植体作为骨组织的一部分承担并传递应力,使周围骨组织获得生理性力学刺激,完成正常的改建活动,即界面区骨组织侧的应力在生理范围内不至于过小而产生失用性萎缩,或过大造成骨组织吸收。所谓特定的使用环境是指不同部位功能载荷,即外力的大小、作用方向、作用时间及频率各不相同;不同部位骨组织结构不同,对外力耐受也不同,因此对种植材料与骨组织的生物力学相容性的个性化设计是一种必然。

　　要获得种植体生物力学相容性应满足以下要求:①种植体应具有一定的强度,在承受生理范围内的功能载荷时不发生不可逆变形或断裂破坏;②种植体-骨整合界面具有良好的应力传递功能,在行使功能时,所产生的应力传递要避免骨失用性萎缩,不能超过生理限度,防止骨创伤造成的骨吸收或骨折;种植体形态结构应保证殆力得以均匀分配,减少应力集中;③种植体材料的性能应与相邻组织的各项力学性能相协调、匹配,形成合理的整体力学系统;④种植体基桩或支架连结方式、结构应避免应力集中,修复材料应对种植体周围应力分布无不良影响。

(二) 影响种植体周围骨代谢的力学因素

　　种植体周围骨组织的力学反应过程决定结合界面类型及强度,是种植义齿行使功能的基础。种植体与骨组织的界面在受到载荷作用后,各种细胞、细胞外基质、骨组织结构会发生改变,最终形成与力学环境相适应的结构。种植体与骨界面区组织的形成是一个与力学因素密切相关的过程,该部位骨组织代谢可分为三种情况:即种植体植入初期的骨创伤愈合过程、种植体承受载荷后周围骨组织的适应性反应以及功能状态下的骨创伤性反应。

　　1. 种植区骨愈合过程中的力学因素　在种植手术过程中,预备种植窝造成的骨损伤愈合机制与骨折愈合或拔牙创愈合机制相同。在种植体植入后的早期骨愈合过程中,应保证种植体具有良好的初期稳定性,与骨壁间无相对运动,这与骨折愈合需固定断端制动原理相似。反之,若种植体与骨壁之间产生相对运动,将阻碍界面骨痂形成,影响骨愈合。长期以来,由于对骨结合形成条件认知的差异,不同种植体系对愈合期受力的要求不尽相同。美国学者 Weiss 等主张的叶状种植体系统,建议在植入后即刻承受部分殆力,而 Branemark 种植系统则要求无负荷愈合期在 3 个月以上,以使新生骨与种植体表面直接结合。而经过大量研究及应用经验证明,影响骨性结合形成的关键因素不在于是否早期负荷,而在于种植体与骨壁之间有无相对运动。如果种植体有较好的初期稳定性,受轻微负荷也不至于产生移动,仍不影响骨性结合形成。种植体与骨壁间机械嵌合获得的稳固性是种植体获得初期稳定性的基础,这与种植体和骨壁吻合接触的紧密程度、种植体在骨内深度、直径以及接触形式有关。此外,种植体对骨壁适度挤压产生的应力,能刺激新骨生长,也有利于种植体周骨组织的早期形成。

　　除种植体与骨壁接触的紧密程度外,种植材料的生物学性能也对界面形成有一定影响,进而影响界面的结合强度。某些种植体材料可能会引起组织的炎性反应,使其成骨性降低;生物惰性材料对愈合过程没有干扰;生物活性材料则有促进骨新生和加速骨愈合的作用。动物实验显示:生物活性玻璃陶瓷和羟基磷灰石陶瓷植入骨组织后,周围骨的愈合速度比钛合金、氧化铝陶瓷和一些高分子聚合物种植体要快,其机制可看作是一种生物化学刺激机制。

　　2. 种植体周围骨的适应性反应　种植体植入颌骨,初步形成种植体骨性结合界面后,在承受咬合力的情况下,在界面发生种植体周骨组织的适应性反应,即骨改建(bone

remodeling)。骨改建是指骨组织在机体中不断进行骨的新生增强和吸收萎缩,从而使骨组织的解剖结构发生变化的现象。通过种植体周围骨的适应性反应,达到种植体与骨界面可靠的骨性结合。其具有两方面的重要意义:一方面是骨性结合形成后可有效防止牙槽骨的失用性萎缩,保持牙槽骨的高度和丰满度;另一方面,骨性结合的种植体生理范围内的功能负荷可以使骨组织产生适应性改建反应,从而逐渐达到与种植义齿的功能协调一致。

种植体周围的骨改建与力学因素有直接联系。Wolff 首先提出了获得组织变化与所受应力有关的设想,并将骨改建与应力的关系命名为 Wolff 定律。其主要内容为:生物进化过程中形成的骨和骨组织符合最优化设计原则,即趋向于最小结构材料承受最大外力。骨改建过程亦符合这一原则,即高应力区域通过骨新生得以增强,而低应力区域通过骨吸收而使结构减弱。种植体周围的骨改建,一方面要受种植体在功能载荷时邻近骨的力分布影响,另一方面,局部骨改建还与所受应力类型有关。骨组织在受到压应力的部位破骨细胞活跃,发生骨吸收,而在受到拉应力的部位成骨细胞活跃,出现骨增生。

(1)骨改建的宏观表现:骨改建的宏观表现为初期形成的骨性结合界面上的骨组织会发生比较活跃的改建过程。初步形成的骨结合界面由网状(未成熟)骨组成,其形成过程快但结构比板状骨凌乱、强度也较低。在长期的骨改建过程中,新生的网状骨和衰老的板状骨逐渐被层状排列的、致密的、高度矿化的新板层状骨代替,稳定的骨组织形成。受载的种植体周围会重新形成可靠的骨性结合界面。此外,界面区的骨组织在一定的咀嚼周期后,会产生疲劳现象,骨组织会出现微小骨裂,骨裂的最终结果是导致骨组织的机械强度丧失。为了预防疲劳,骨组织必须不断地进行自身修复,即通过骨改建维持界面的正常形态和功能。通过激活-吸收-形成序列的骨改建过程,在种植体周围形成按应力传递方向排列的二级骨单位,提高了骨组织对较大载荷的适应。

(2)骨改建的微观表现:骨改建的微观表现为一系列的生物学反应。界面区组织受到应力作用后,会发生一定的形变,由其产生的应变会影响界面区的细胞和细胞外基质,进一步引起一系列的生物学反应,调节界面区结构的形成。骨改建过程中的生物学反应有:

1)细胞增殖改变:成骨细胞在经过反复应变作用后,细胞增殖、蛋白质生成、DNA 合成都有所增加。根据应变量的大小,产生的效应会有所不同,在高强度的应变作用下,成骨细胞增殖增强,但细胞的分化程度降低,分化的标志性蛋白如碱性磷酸酶、骨钙蛋白会减弱;而在低强度应变作用下,成骨细胞分化程度会增强,而细胞增殖会减弱。

2)生物学性能指标的改变:作为第二信使的细胞内介质,如环磷酸腺苷、钙离子、环磷酸鸟苷等,在细胞受到反复的生物力学作用后,通过细胞表面受体,使其在细胞内的浓度发生不同程度的改变,并由此激活一系列的化学反应,最终调控某些重要蛋白质的生物力学功能。成骨细胞在受到反复的应力作用下,会增加前列腺素 E2(PGE2)的释放,其参与传递机械应变的作用,在其浓度增高的几分钟后,环磷酸腺苷的浓度也相应地增高。

成骨细胞通过细胞外基质蛋白,如胶原Ⅰ型蛋白、骨黏结蛋白、骨钙蛋白、骨黏结素等来参与骨组织的形成。这些细胞外基质蛋白在骨组织感应机械应变的效应中,有可能起到一定作用。其中,骨黏结素是最先从大鼠骨组织中分离、纯化的蛋白质,在机械应变的作用下,其 mRNA 的表达增高,被认为在骨组织形成的过程中起到了非常重要的作用。同样,作为骨组织细胞的特异性蛋白-骨钙蛋白,在体内外实验中,经反复应力作用后,其浓度均有升高。

3)成骨细胞整合素的改变:整合素是一种细胞膜上的糖蛋白,由非共价结合的 A 和 B

亚单位组成,将细胞外基质和细胞骨架的肌动蛋白联系一起。有研究表明,细胞外基质-整合素(integrin)-细胞骨架系统(cytoskeleton)是将应变转化为生物学效应的重要信息传递途径,其中整合素是介导细胞内外基质的中间结构,也与细胞黏附密切相关。成骨细胞整合素在受到应变作用4小时后会发生结构的改变,从而将应变转化为生物学效应。

4)基因表达的改变:成骨细胞的基因表达也会受到机械应力反复作用的影响。c-fos-mRNA的表达在受到应力作用后会快速增强,提示细胞的增殖能力增强;同时骨基质蛋白如Ⅰ型胶原蛋白、骨黏结素、骨钙蛋白的mRNA表达增强。

(三) 种植体周围骨的创伤性反应

当材料承受的较低水平载荷重复作用到一定次数时,材料发生断裂破坏的现象称为应力疲劳。生理状况下的功能载荷在骨组织的生理耐受限度内,但它是重复载荷,若重复的次数超过一定限度时就会产生应力疲劳。当材料产生疲劳时,应力的绝对值已不是最重要因素,而负荷的周期和频率则起着重要作用,即较小的负荷经过较多的咀嚼周期也可能导致骨组织的机械性破坏。应力疲劳可造成种植体周围骨组织的显微骨折,伴有骨组织症状,如微裂纹不断扩展,则最后可能出现宏观可见的骨折。虽然存在上述可能性,但由于骨组织具有再生、修复和重建能力,因而事实上其具有较好的抗疲劳破坏能力。种植体受到的载荷大小和频率不超过骨组织耐受限度时,上述情况不会发生,但若种植体所受载荷超过了骨组织的生理耐受限度则可发生骨折等骨创伤性反应。其病理生理变化可能是血流减少或静脉血液的淤积,破骨细胞被激活,进而发生骨组织坏死和吸收。

二、种植体及上部结构设计的生物力学

(一) 种植体设计的生物力学

种植体设计的生物力学原则,就是要确保种植体具有良好的生物力学相容性。良好的种植体设计方案首先应体现在种植体材料的选择,其次为种植体几何形态的设计。

1. 种植体材料的选择 种植体材料本身的力学性质和应力作用下的力传导性质必须与周围骨组织相匹配,这就要求种植材料具有高机械强度和低弹性模量,以便获得良好的力学相容性,从而提高种植体的成功率。

(1)种植体材料的机械强度:决定种植成败的首要因素是种植体材料的机械强度。材料的机械强度必须满足口腔咀嚼功能所需负荷,在长期行使功能时不发生不可逆变形或断裂破坏。但应注意的是若种植体材料的机械强度过高,在承受较大载荷时,应力通过种植体-骨组织界面传递到骨组织,有可能使骨组织受到较大应力,产生骨创伤,造成骨吸收或骨折。

(2)种植体材料的弹性模量:骨性结合的种植材料,当其弹性模量变化时,种植体界面应力大小也会发生相应改变。目前金属种植材料弹性模量远高于牙槽骨,钛的弹性模量比骨组织的弹性模量高出6倍,但在所有能够代替骨组织的金属材料中它与骨组织的弹性模量最相近,因此降低金属种植材料弹性模量则有利于种植体生物力学相容性。由于高弹性模量种植材料易使根尖区骨组织产生应力集中,低弹性模量种植材料易使颈部区骨界面产生应力集中,因此,对一定性能的种植材料,可通过种植体形态及表面形貌的变化等方式使种植体周骨组织应力分布更加均匀,避免上述现象的发生。

许多生物材料虽有良好的生物相容性,甚至有与骨组织相匹配的弹性模量,如羟基磷灰石、碳、硅等,但它们的机械强度都较低,因此不能单独用于种植体制作,只能用作具有承载能力的生物材料表面的涂层材料。而另外一些材料则与之相反,如Al_2O_3陶瓷有着很高的

强度,但弹性模量是骨组织的 33 倍,因此,如采用该材料制作种植体,则种植体颈部周围的骨组织不能产生有效的应变而造成应力集中,易使颈部的骨组织出现吸收及种植体-骨组织界面的破坏。由于多数种植体材料不能兼顾"高强度、低模量"的力学性能,因此生物梯度功能材料一直是种植材料研究的热点之一。生物梯度功能材料种植体是在种植基体材料基础上实现机械强度由高向低的力学性能梯度渐变或生理活性由弱到强的生物性能梯度渐变。如通过在种植体表面涂覆生物活性涂层,或通过表面改性使原钝化态氧化膜转化为活性氧化膜,以实现机械强度适宜,弹性模量与骨组织相匹配,生物相容性好等要求。此外,为解决涂层与基体之间存在的宏观界面及热膨胀系数的不匹配,提高结合强度,改善涂层稳定性等问题,一种行之有效的方法是在基体到涂层表面之间形成成分逐渐过渡的复合功能梯度涂层,即涂层材料一侧能与基体有效结合,另一侧又具有优良的生物相容性,使材料与活体表面之间的接触面有一定相容性的过渡层,从而提高种植效果。

2. 种植体颈部设计　种植体的颈部是指种植体最上端穿出骨皮质的部位,这个部位被认为是种植体系中应力集中的区域,当受侧方载荷时,种植体颈部截面有最大的剪切应力(shearing strength)和最大的屈矩,因此在进行设计时应保证其具有足够的强度,使其在承受咬合力载荷时不至发生断裂或变形。在材料一定的情况下,种植体颈部强度即取决于种植体的截面积和几何结构。在进行设计时,通常颈部尺寸比种植体体部尺寸略大,形态多为圆形或扁圆形,以保证其具有足够的截面积,有利于减小局部应力集中所造成的颈部骨组织的蝶形吸收。另一方面,颈部表面应避免沟纹、凹陷等设计,因为这些设计容易形成应力集中,从而降低结构强度。

此外,因种植体颈部无骨质及纤维长入,种植体颈周形成上皮袖口是种植体成功的关键。种植体的穿龈部分被口腔软组织环绕,称为种植体的上皮袖口。这种上皮结合呈上皮-半桥粒结构,有明显的沿种植体表面移行的倾向,种植体上皮袖口的垂直高度远比正常龈沟深。研究证实,这种上皮结合同牙齿的结合上皮的结构是一致的。但其具体的附着形式尚存在争议。多数学者认为,上皮细胞先分泌细胞外基质成分,然后才会有半桥粒结构的形成。因此在设计时,种植体颈部应当为光滑表面,宽度约为 0.5mm,保证其与牙龈组织有良好的接触,以利于其颈部形成上皮袖口。若光滑的部分太宽,在此界面会产生较大的剪切应力,造成骨组织的吸收。

3. 种植体体部设计　种植体体部设计包括体部轮廓外形设计和体部表面形态设计两方面。现以钛种植体为例,分析体部形态及其表面设计的生物力学原理。

钛种植体表面与骨组织之间化学性结合强度低,主要是通过与骨组织间的紧密接触或骨组织长入种植体表面结构而产生互相锁结作用来增大界面结合强度。为此,曾经出现过多种种植体形态设计,如各种形式的螺纹或螺旋种植体(screw or threaded implants),各种形状的叶状或多孔叶状种植体(blade vent implants),锚状种植体(anchor implants)及中空式篮状种植体(hollow-basket implants)等。关于种植体表面为螺纹设计的力学基础,一般认为与骨发生整合的种植体表面的螺纹能将轴向的拉或压载荷,通过螺纹斜面以压力方式传递到其周围骨组织(图 6-30)。目前有 3 种螺纹形态,即 V 型(V-thread)、方型(square thread)和支柱型(buttress thread)螺纹。这 3 种形态的螺纹结构存在于不同种植体系统中,Paragon 和 Nobel biocare 存在 V 型,BioHorzion 存在方型,Sterioss 存在支柱型(图6-31)。

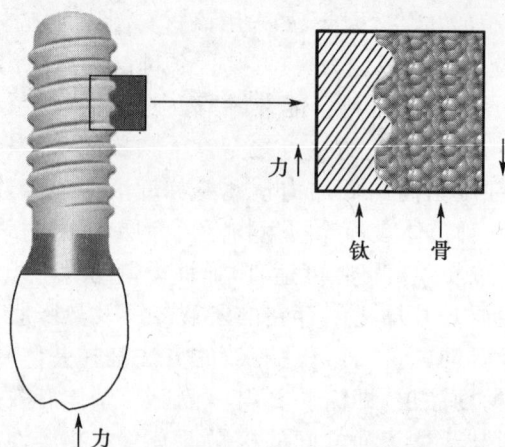

图 6-30 螺纹状种植体-骨组织界面受力情况
种植体表面螺纹法极将剪切应力转变为压应力

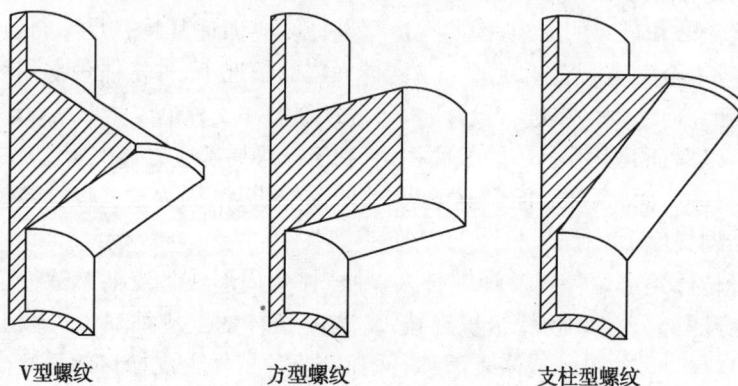

V型螺纹　　　　　方型螺纹　　　　　支柱型螺纹

图 6-31 3 种螺纹的形态

这样的种植体无需与骨形成真正的化学性结合,而只需要种植体的螺纹与组织紧密接触并发生锁结作用。但对于表面平滑的种植体来说,则需要牢固的种植体-骨界面结合形式来对抗界面产生的较大剪切应力,以保证界面不产生滑动或破裂(图 6-32)。

三维有限元研究结果表明,不同形态种植体周围骨组织中的应力分布差别很大:圆锥状、台阶状种植体周围骨组织应力大于圆柱状和螺纹状种植体,即曲率半径较大、表面较光滑的种植体形态更利于减小周围骨组织承受的应力。此外,高弹性模量的种植体基底部骨内有较为显著的应力集中。

种植体的表面有多种类型,包括机械光滑表面、氧化表面、钛浆喷涂表面、羟磷灰石涂层表面、喷砂加酸蚀表面、多球状表

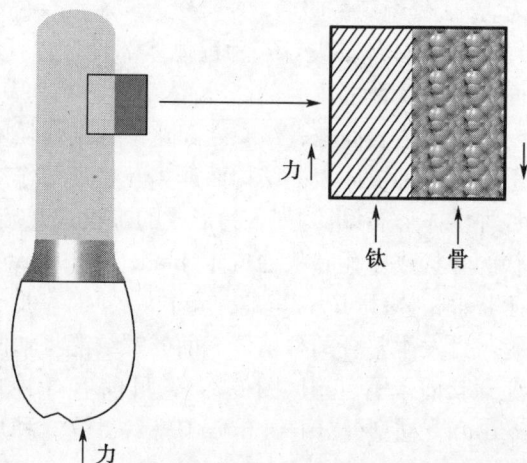

图 6-32 表面光滑的种植体-骨组织界面受力情况
主要为剪切应力

面以及混合型即两种或两种以上表面的组合方式等。目前还不断地有新的表面处理方式出现,如纳米钛表面处理方式、纳米羟磷灰石涂层表面处理方式等。种植体表面虽然有多种形式,但从大的分类来说,可分为粗糙表面和机械光滑表面。在机械加工上,凡 Sa≤1μm,就认为是光滑表面,Sa>1μm,被认为是粗糙表面。Branemark 系统机械表面,Sa 为 0.5～0.96μm,故被认为是光滑表面。在种植体的设计中采用各种使材料表面粗糙的技术手段,来增加种植体的表面积,增强种植体与骨组织的接触面积,以利于负荷在骨-种植界面的传递。虽然经过不同处理方法所获得粗糙表面骨结合效能略有差异,但粗糙表面比光滑表面更有利于骨结合已经得到大多数学者的认可。学者们将种植体表面各种微观形貌所对应的不同骨结合方式做出了总结:当种植体存在螺纹、孔、沟槽等结构时,其尺寸大小为 0.1～5mm,使骨组织能够长入其中,此时,种植体与骨之间产生了宏观机械锁结(macrointerlock)的形态结构;种植体表面有划痕、表面涂层、等离子喷涂、离子轰击等技术造成的大小约几个微米的表面结构时,种植体表面不规则的超微结构与骨组织之间产生微观机械锁结(microinterlock);种植体表面氧化物与骨组织成分之间产生生物活性的相互作用,则种植体与骨组织之间产生生物活性化学性结合(bioactive interaction);当种植体表面使界面产生内含胶原纤维束的微矿化的结缔组织时,种植体组织界面形成的是纤维-骨性组织结合的表面。

4. 种植体底部设计 关于种植体的底部或下缘的设计,迄今缺乏完整系统的实验应力分析的基础。但较为明确的是,种植体底部或下缘的形态设计,应注意避免在该区域产生过大的应力集中,因此应采用圆钝外形,避免尖锐设计。部分有螺纹种植体的尾端常设计有切削刃面,机械术语称为"自攻"(selftapping),其目的在于对种植窝骨壁上已形成的丝扣作进一步的少量切削,以使种植体与骨形成更紧密的接触,确保初期稳定性。切削刃面根端中央一般有一长轴向孔,冠端则有一横孔,这两个孔相互通连,容纳种植体自攻就位时切下的骨屑,日后重建的骨组织进入横孔形成机械锁销构造可大大增强种植体的抗脱位力。

(二)上部结构设计的生物力学

1. 固定式种植义齿

(1)单个牙冠修复:生物力学原则对单颗牙缺失的种植修复设计具有重要的指导意义,主要体现在以下方面:

1)种植体植入的方向:在咀嚼时,咬合力从种植体支持的牙冠向种植体及周围骨组织转移。咀嚼运动主要是对食物进行切割和研磨,从力的作用方向上咀嚼力可以分解为垂直(轴向)和水平(侧向和横向)力(图 6-33)。

轴向应力将通过这种种植体横截面和螺纹,均匀地分布于种植体及周围骨组织,使种植体周围骨组织能够承受较大的垂直向咬合压力。侧向力将对种植体产生屈矩,只有少部分种植体的横截面抵抗负重的机械力,在种植体的颈部和根端以及相应部位的骨组织形成巨大的应力集中,具有破坏倾向。当咬合受力点不在种植体的长轴位置时,将出现力矩,导致扭转力的产生,力矩越大产生的扭转力就越大。水平方向的扭转力最具破坏性。因此单颗牙种植修复承受咬合力时,容易产生扭转力,使种植体及周围骨组织承受拉应力和剪切应力。这种类型的力持续存在,将破坏骨结合,导致种植体周围骨吸收,或使上部结构的抗旋转能力下降,甚至使修复体或上部结构产生疲劳断裂(图 6-34)。

2)种植体的直径:在磨牙区的单颗牙种植修复体中,如果冠的直径大而种植体的直径小,两者差别较大时,容易形成较大的力矩,产生较大的剪切力,因此磨牙种植常常需要采用

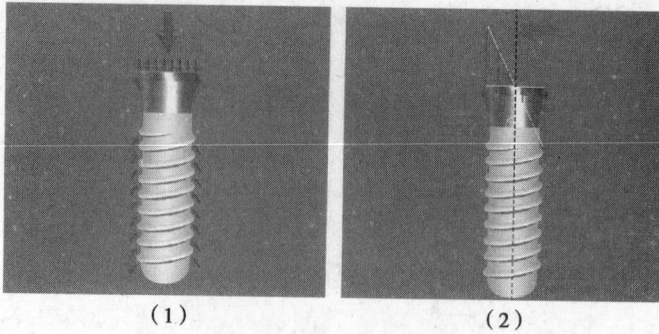

图 6-33　种植体受力分析

(1)垂直压力产生均匀的应力分布;

(2)侧向剪切力产生种植体颈部及根端应力集中

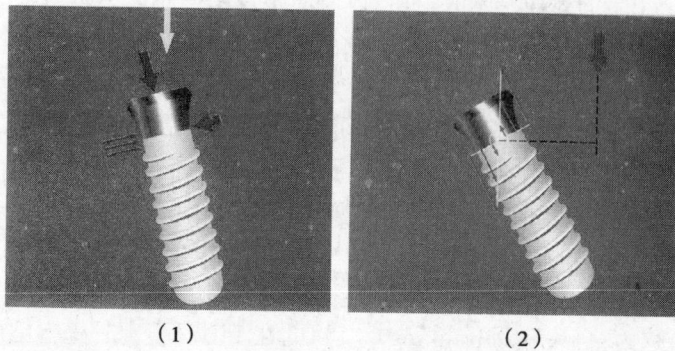

图 6-34　种植体受力分析

(1)力矩较小产生较小的应力集中;(2)力矩较大产生较大的应力集中

宽径种植体。如果牙槽骨颊舌向宽度不足,可以采用骨移植的方法增加可用骨的宽度,或采用宽颈种植体增加颈部的宽度以增强抗剪切强度。这种情况采用双种植体支持能有效增强种植体及周围骨组织的抗压强度和抗剪切强度。如果将两颗种植体的植入方向设计为一定的聚合角度,将更有效的降低载荷力(图6-35)。

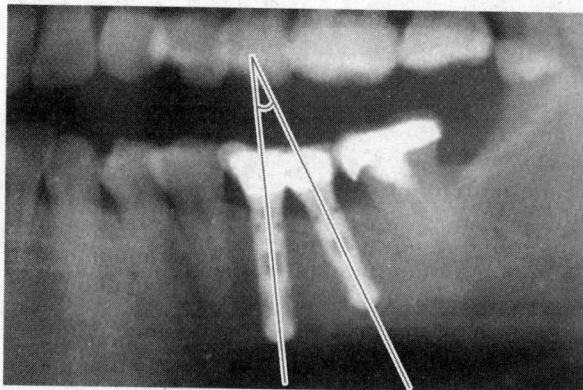

图 6-35　种植体的植入角度

曲面体层片显示两颗种植体修复缺失的单颗磨牙,种植体形成内聚合角度

3)种植区的骨质：皮质骨的抗压强度和抗拉强度较强，对种植体螺纹有较强的锁结作用（interlocking），能有效地降低应力，对种植体的长期稳定起着重要的作用。但下颌磨牙区和上颌牙槽突皮质骨较薄，尤其上颌牙槽突的整体骨密度较低，所以不应过度钻孔，必要时应采取骨挤压的方式，提高种植体周围的骨密度。在种植外科手术时不应过度磨除皮质骨，避免降低抗压、抗拉和抗剪切力的能力。

4)冠的咬合平衡设计：种植体植入的角度对咬合力会产生调节方向的作用，即正确的角度将产生较大的轴向压力和较小的拉力及剪切力，反之亦然。因此种植体植入的角度，不能单一顺从牙槽骨的骨量和倾斜角度，而必须遵从生物力学原则，选择最佳植入位置和角度，必要时应当进行骨移植等技术扩充骨量，满足种植体的合理植入。

5)前牙单冠修复设计：由于前牙受到的力主要是非轴向力，孤立的牙冠很容易受到旋转扭矩的作用，牙冠越宽，扭矩就越大。因此，修复前应当对缺牙间隙进行评估，对于较宽的间隙，应当采取正畸的方法缩小间隙或适当增加相邻牙冠的宽度，获得适合的缺牙牙间隙。

由于上颌骨形态的影响，单个上前牙缺失的种植修复通常要求植入体与上部修复体形成一定的角度。所以选用预成角度基桩来连接植入体与上部修复体，种植体及周围组织的应力集中于颈部皮质骨区域，应力随基桩角度增大而增加，故临床应用这种修复形式时，应尽量减小基桩的角度，从而使植入体长轴与上部修复体长轴趋向一致，避免过大的应力峰值对种植体造成损害。

种植体的长轴方向与最终修复牙冠的固位方式有关。通常上部结构的固位方式有两种，即螺钉固位和粘结固位。螺钉固位方式有通过舌隆突开孔和水平侧向螺钉两种方式。出于前牙美观的需求，牙冠切端并没有正对着种植体的长轴，在行使功能时，舌隆突开孔的种植体会受到较大的非轴向的力矩，因而临床上尽量不采用这种方式，建议采用水平螺钉或粘结固位方式，以使种植体的长轴与切端相对，减少侧向力（图 6-36）。

前牙种植体单冠修复咬合设计应注意：在正中咬𬌗位，后牙紧咬时前牙有轻微接触，前伸下颌时无早接触。

图 6-36　水平螺钉固位

6)后牙单冠修复设计：在后牙单个牙冠修复时，在𬌗龈向、近远中向、颊舌向 3 个方向应当分别考虑牙冠的高度、牙冠的近远中径以及颊舌向的宽度。对牙冠的高度，应当注意冠根的比例是否合理以及恢复𬌗曲线。种植牙冠应当适当减小颊舌径，通常上颌减舌侧径，下颌减颊侧径，以减小种植体受到的侧向力，使得𬌗力尽可能沿着种植体的长轴方向传递，并同时维持上下牙的覆𬌗覆盖关系（图 6-37）。

后牙种植体单冠修复咬合设计应注意：在正中咬𬌗位，后牙轻咬合时，种植牙牙冠与对𬌗牙无早接触。紧咬牙时，所有的牙均匀接触。下颌侧向运动时，种植牙无接触，若尖牙为天然牙，可设计尖牙保护𬌗。

(2)多个种植体联冠修复：为了减少每一个种植体受到的应力，特别是减少单个种植体所受到的扭力，通常是将上部结构设计为联冠。在这种情况下，应当特别注意每一个种植体基桩的固位力，使得它们之间的固位力接近，否则，当一个上部结构的固位螺钉在应力的反

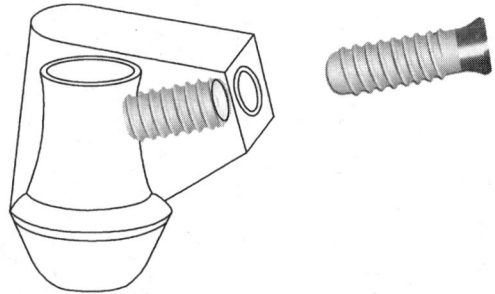

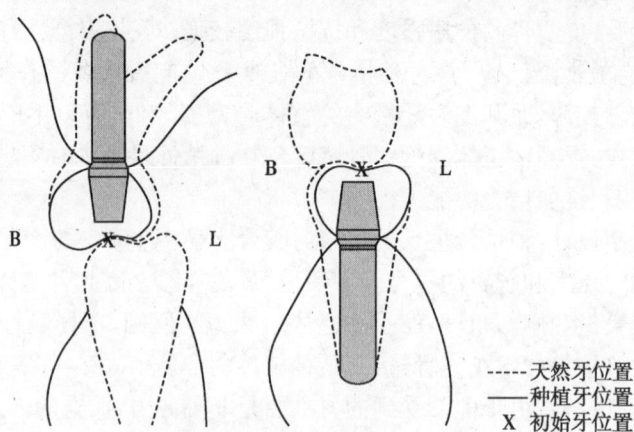

-----天然牙位置
——种植牙位置
X 初始牙位置

图 6-37 $\widehat{\text{杂}}$力理想的传递方向

复作用下发生松动时,会对其余的种植体产生更大的应力。在拧紧固位螺钉时,扭矩应当由小到大,对称加载,确保上部结构都能准确就位。

在种植体的排列上,避免将多个种植体排列在一条直线上,这样可以减少每一个种植体30%的应力。牙冠修复时,应当维持这种排列,并尽量使应力沿着每一个种植体的长轴方向传递(图 6-38)。

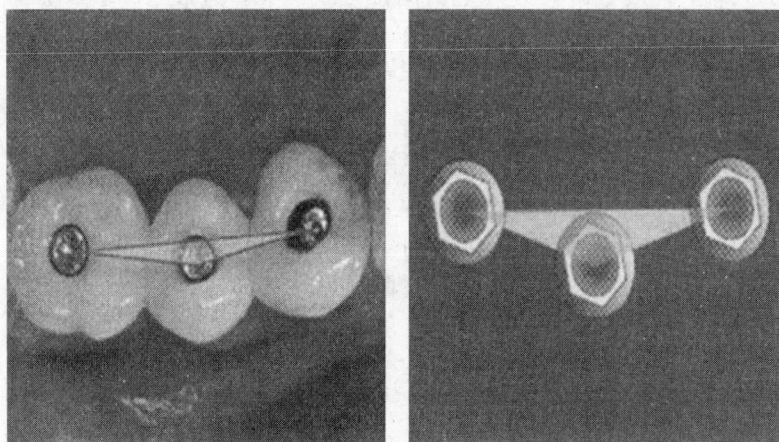

图 6-38 多颗种植体的排列
种植体呈三角形排列是最佳的生物力学设计

咬合设计中应注意:若尖牙为天然牙,可设计为尖牙保护𣲵;若尖牙也为种植牙时,则设计为组牙功能𣲵,避免单个种植体牙冠在下颌侧向运动时有接触。

(3)种植体与天然牙混合支持式固定种植义齿:天然牙由于具有牙周膜结构,因此可做轻微的水平和垂直运动,水平向运动范围在 $80\sim140\mu m$,垂直向为 $30\sim90\mu m$。由于骨有弹性,骨整合种植体也可有轻微的运动,但最大的范围仅为 $25\mu m$。固定种植义齿通过刚性连接将天然牙和种植体连接在一起,当上部结构受力时,由于天然牙的生理动度较种植体的最大活动范围大,天然牙的运动通过桥体而使种植体承受杠杆作用并承担大部分载荷(图6-39)。

　　这种杠杆作用及过重负荷对周围骨组织产生不良的应力分布,导致种植体周围骨组织损伤和骨界面的骨整合丧失。有学者认为,这种结构类似于骨整合种植体支持的单端桥,可造成种植体承受的负荷大于咬合力,故认为将种植体与天然牙刚性连接是不合适的。IMZ种植体系统即建立于该假说基础之上。该系统的特点是在种植体与上部结构之间有一层与天然牙牙周膜弹性模量相似的塑料,它可使种植体上部结构有类似天然牙的"生理动度",使其与天然牙之间的动度更加匹配,以避免形成类似单端桥的受力方式(图6-40)。

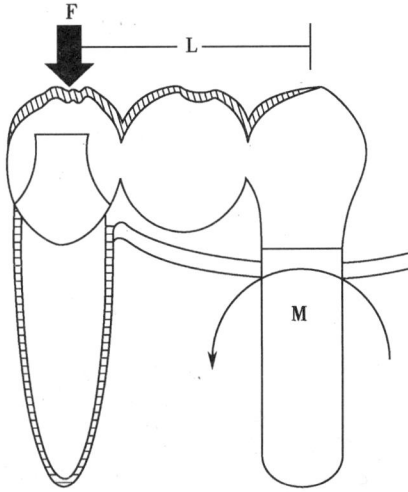

图6-39　种植体与上部结构的连接方式为刚性连接　　　　图6-40　IMZ种植体系统

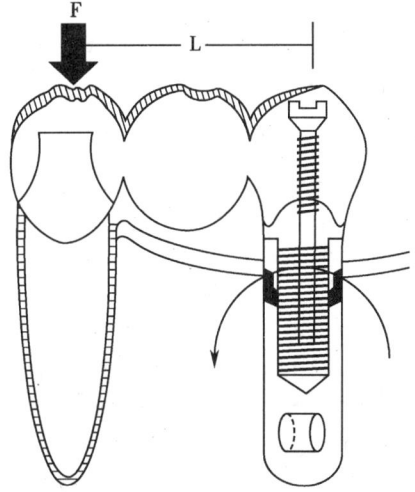

　　然而,随着生物力学研究的深入,同时经过长期的临床实践,对于种植体与天然牙联合使用的观点发生了一些变化。近来的研究表明:种植体与天然牙混合支持式的固定义齿在设计适当的前提下是可行的。对种植体-天然牙联合支持的固定义齿进行三维有限元分析表明,两者间采用刚性连接和非刚性连接,骨内应力大小和分布无论在水平或垂直负荷下均无显著差异。因此,目前认为这种混合支持的修复方式是可以采用的,提倡天然牙与种植体之间非硬性连接的观点没有充分客观的生物力学研究依据。

　　(4)全颌固定种植义齿:在多个骨整合种植体作桥基的全颌固定种植义齿修复中,各种植体由上部结构固定在一起形成一个共同单位。作用于上部结构上的负荷在各个种植体上的分布状况,除取决于桥体的形态和硬度外,还取决于种植体的数量和排列及悬臂的力学设计。

　　1)种植体的数目和排列:通常情况下,种植体数目越多,每个种植基牙上承受的咬合力就相对减少。4～6枚种植体可以承担全颌固定种植义齿,4枚以下的种植体,不能保证其成功率。但有学者用三维有限元法的研究表明,数目在3～5枚之间变化的种植体支持的全颌种植义齿,支架的应力分布趋势基本相同。

　　种植体的排列也十分重要,若排列位置异常,不仅可以造成应力分布不均匀,而且种植体易受到水平向力或旋转力,咬合力不能沿种植体长轴方向传递,个别种植体由于受到长期杠杆作用,容易在种植体周围某些部位形成应力集中,种植体容易因创伤而松动脱落。种植体排列过分密集也不能够均匀地分散咬合力。

　　Skalak建立了如图6-41种植体排列状态下的全颌固定种植义齿的受力分析模型,即假定桥体、骨是刚性材料,且与种植体为刚性相连,则可以通过计算得出以下结论:当桥体受到水平或垂直负荷作用时,每个种植体所承受的最大负荷大约为 2P/N(P 为总负荷,N 为种植体数);在如图 6-41 所示合理的种植体排列状态下,单个种植体所承受的负荷均小于总负荷,靠近力作用点的种植体所承受的负荷较大;如果改变种植体排列状态,单个种植体所承受的负荷可以等于甚至大于总负荷。

2)悬臂的力学设计:由于上颌窦、下牙槽神经管等解剖结构以及牙槽骨质和量的限制,种植体植入的部位常常不能达到牙槽嵴远端,此时上部结构可能需要采用悬臂设计(图6-42)。

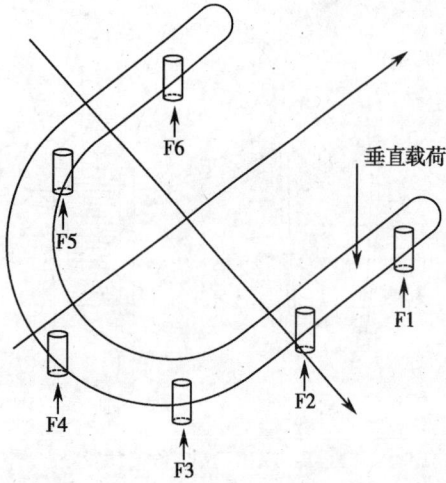

图 6-41　全颌固定义齿的分析模型(垂直加载)

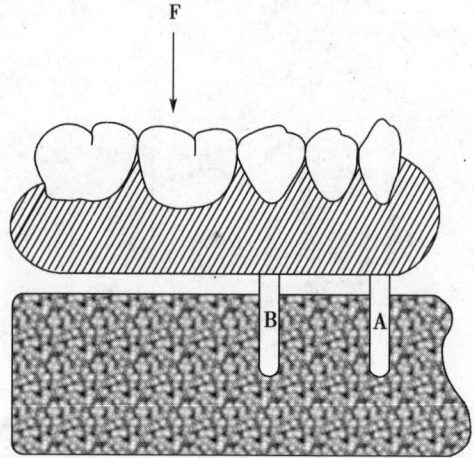

图 6-42　悬臂梁结构

悬臂总是增大最靠近悬臂末端的那个种植体的负荷,即在末端种植体上产生较大的作用力,且悬臂越长,末端种植体受力越大。该种植体所承受的负荷通常是总负荷的 2.5~5 倍,是非悬臂状态时的 1.75~3.5 倍。根据三维有限元模型应力分析得出:种植体骨界面的应力主要集中在种植体颈部周围的骨皮质中;末端种植体骨界面的应力值最大;种植体最大压应力出现在距加载点最近的种植体根尖区域;骨组织最大压应力出现在距加载点最近的种植体颈部周围骨组织;骨组织最大拉应力出现在距加载点最远的种植体骨界面。可见远中游离臂不利于种植体及其骨界面的应力均匀分布,对末端种植体及其骨界面的损害最大,且随游离臂长度增加损害更严重。游离臂长度不超过 14mm 较为安全。如果必须使用悬臂梁结构,种植体的排列应尽量离散。

2. 可摘式种植义齿　可摘式种植义齿通常采用覆盖义齿设计,种植体作为覆盖基牙。由于牙槽嵴分担了部分载荷,减轻了种植体的负担,因此种植体数目可少至两枚,多则不定;而种植体上部所采用的附着体也有杆卡式、球帽式等多种选择。

(1)种植体的数目和排列:由 2~4 枚种植体支持,借助纽扣式附着体或杆卡式附着体或磁性固位体的全颌覆盖种植义齿,为黏膜和种植体共同承受咬合力,咬合力大部分由种植体传导至其界面骨组织,另一部分由义齿基托传导至牙槽嵴黏膜。由 5~6 枚种植体支持的覆盖义齿,咬合力主要通过种植体直接传递至种植体界面骨组织。

全颌覆盖种植义齿的种植体数目与排列影响其应力分布。种植体数目愈多,种植体骨界面、基托、种植体本身和全颌覆盖种植义齿基托下的黏膜所受力愈小,应力愈分散。使用磨牙区种植体做基牙,可显著降低种植体周围骨界面应力和基托的应力。种植体数目为4个的覆盖种植义齿的近中和远中种植体骨界面应力均较2个种植体支持者小。覆盖种植义齿的种植体间距以22~27mm为宜,其远中种植体应安置在种植区内尽量靠远中位置,近中种植体应安置于两个远中种植体之间等分位略偏向远中种植体的位置,此时,种植体周围骨界面应力最小。

(2)附着体的力学分析:附着体是覆盖种植义齿的重要组成部分,早期最常用的是杆卡式附着体。随着生物力学研究的进展,人们对传统的用杆将种植体连接起来以利于载荷均匀分布的观点提出了质疑。有学者分析了两个圆柱状种植体有杆连接和无杆连接两种情况的力学特性,结果表明有杆连接者的种植体骨界面的拉应力大,无杆连接者的骨界面压应力大,后者的应力分布更为均匀。并且发现,加载方向对其应力分布的影响比种植体连接与否大得多。当种植体由弯杆连接时,种植体骨界面应力值比无杆和直杆连接者大。因此,覆盖种植义齿不宜用弯杆连接种植体,必要时可增加种植体数目,或改为直杆连接,也可在每个种植体上单独使用附着体而不用杆连接。

综上所述,可摘式种植义齿的应力分布特点可归纳如下:①最大应力位于围绕种植体颈部周围的骨皮质中;②有无杆连接对其应力分布影响不大,但种植体不宜用弯杆连接;③加载方向是影响种植体骨界面应力分布的重要因素,斜向加载者应力值大于垂直和水平加载者;④下颌高度降低对界面应力分布影响较大;⑤4个种植体的覆盖义齿的中央种植体与两侧种植体的应力分布相似。

(三)影响种植体及上部结构设计的生物力学相关因素

影响种植体设计的生物力学因素有很多,基本上应遵守Ante原则,即基牙的牙周膜面积之和应等于或大于缺失牙的牙周膜面积之和。其主要受到种植体的大小及表面积,受种植区骨的质量,种植体与骨组织的接触状态,牙槽骨的倾斜,种植体植入的方向或角度,过大的缺牙间隙,牙弓的形态以及冠根比例等因素的影响。

1. 种植体的大小及表面积　种植体及上部结构设计的主要目标是获得与天然牙形态相似的修复体,能承受较大的咬合力和保持长期的种植体骨结合。根形种植体的尺寸设计是以天然牙牙根的尺寸为基础的,因此天然牙的解剖学数据是选择种植体直径和长度的一个参考指标。缺隙的大小决定了修复体的尺寸,而修复体的尺寸和种植体的直径在生物力学方面存在相关性。增加种植体的长度和直径可以增强种植体的初期稳定性,增加骨与种植体的接触面积,增强种植体及周围骨组织的抗压和抗剪切能力,进而增强种植体的长期稳定性。骨-种植体的结合方式与骨-天然牙的结合方式不同,骨-种植体之间为骨结合,而骨-天然牙之间有牙周膜存在,其生物学机制不同。但仍然可以借用Ante原则作为设计种植方案的参考指标。通常直径为4.0mm、长度为12mm的螺旋状种植体的表面积已基本类似于天然牙的牙周膜面积(磨牙除外),能达到正常负重能力,而磨牙的牙周膜面积较大,应采用更大直径和(或)更大长度的种植体。临床上种植体的长度下颌应10mm以上,上颌应12mm以上。种植体长度每增加3.0mm,表面积增加10%。种植体的直径应在3.3mm以上,直径每增加0.25mm,表面积可增加10%。种植体表面的螺纹、横孔等宏观结构同样有扩大表面积的意义。总之,表面积较大的种植体承受载荷能力较强。

2. 受植区骨的质量　受植区骨的质量较好(如Ⅱ级骨),没有骨缺损,在多颗牙缺失时可以考虑用种植体支持的固定桥修复;如果骨的质量差(如Ⅳ级骨)或骨缺损严重,则应增加种植体的数量以保证长期成功。例如:三颗牙连续缺失时,应尽量植入三颗种植体而不要采取两颗种植体支持的固定桥修复。

3. 种植体与骨组织的接触状态　种植体与骨组织的接触状态有两层含义,一是种植体表面与骨组织实际发生接触面积的比率,二是宏观地看种植体是与坚硬的皮质骨接触还是与较疏松的松质骨接触。临床医师可通过术前放射检查和术中手感,将种植体的根端和冠端都埋到颌骨的骨皮质部位。如有可能,最好让种植体的轴面也与颌骨侧面骨皮质有接触,这种接触状态有利于种植体的初期稳定,也有利于承受负载(图 6-43)。

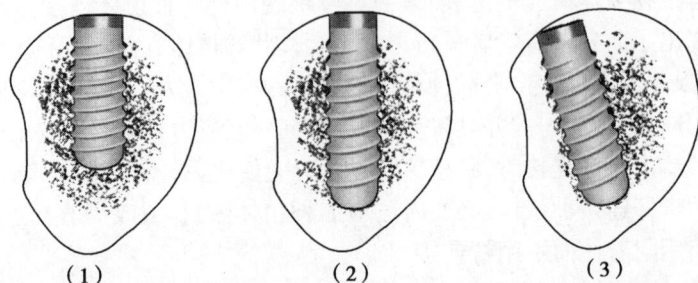

図 6-43　种植体与皮质骨的接触面大有利于种植体的早期稳定和承受负载
(1)种植体仅在颈部与皮质骨接触;(2)种植体在颈部和根端部都与皮质骨接触;
(3)种植体在颈部、根端部和侧面都与皮质骨接触

4. 牙槽骨的倾斜　通常磨牙区的种植体可以做到轴向位置植入。当牙槽骨过分倾斜时,种植体植入方向将偏离轴向,此时应增加种植体的数量降低咀嚼时所产生的剪切力,否则要采用正颌外科的办法矫正倾斜的牙槽骨,以满足种植体植入方向的需要。

5. 种植体植入的方向或角度　种植体植入的方向或角度影响到负荷后种植体及周围骨组织的应力分布和修复后的美学效果。种植体长轴方向与𬌗力方向一致时,作用于种植体的力矩较小,此时力分布较合理;两者差异越大,作用于种植体上的力矩越大,导致扭转力的产生。因此,应注意到:①种植体植入方向尽量和天然牙牙根长轴方向一致;②设计的种植体位置应符合生物力学原则,尽量分散𬌗力,防止应力集中和减少剪切应力;③𬌗力方向可由人工牙冠形态和𬌗接触点的布局控制,植入体长轴方向则可在手术时控制(图 6-44);④有骨缺损时应采用相应的技术恢复牙槽骨的解剖形态,以创造条件将种植体按正常方向植入。

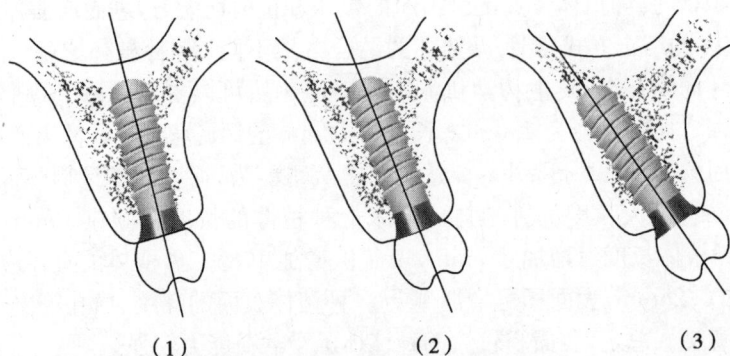

图 6-44　种植体长轴与𬌗力方向不一致时,将承受较大的扭力
(1)种植体长轴与𬌗力方向基本一致,扭力最小;(2)咬合时对种植体造成的扭力较小;
(3)在咬合时对种植体造成最大的扭力

牙槽骨的倾斜角度影响到种植体植入的方向,前牙区种植体往往与咬合平面呈一定的角度,而前磨牙和磨牙区种植体的植入方向通常垂直于咬合平面。植入两个以上种植体做固定冠桥修复时要保持平行,以获得共同就位道,但在必要情况下也可使种植体长轴形成一定的角度,获得最佳的生物力学分布。

6. 过大的缺牙间隙　过大的缺牙间隙除了影响美学效果以外,还会因相应的过大的殆力造成种植体周围骨吸收。除了考虑选用直径和长度较大的种植体外,要尽可能增加种植体的数目。比如,在磨牙区可以用两颗种植体支持一颗人工牙冠以获得更大的支持,避免种植基牙固定桥的设计而采用——对应的种植联冠修复。

7. 牙弓的形态　无牙殆修复时牙弓的形态对种植义齿受力情况影响很大。尖形的牙弓,种植体的排列较为分散,适合应力分散的原则;方形的牙弓,种植体排列接近直线,应力分散能力差,应考虑适当增加种植体数目,以减轻应力负荷;卵圆形的牙弓,种植体应力分散状况介于尖形牙弓及方形牙弓之间。

8. 冠根比例关系　冠根比例越小越符合生物力学原则,所以应尽量减小冠根比例。原则上冠根比例不能超过1∶1。如过冠根比例超过1∶1,剪切力可能导致牙槽骨的吸收,这时应当采用增加种植体的数目,与天然牙联合修复或采用覆盖式修复设计方法。牙缺失后往往有不同程度的骨吸收,可用骨垂直高度降低,或受到解剖特点的限制,如位于上颌窦底的上颌磨牙区和下颌管上方的下颌磨牙区的种植修复体等,此时,无法植入足够长度的种植体,使冠根比例过大,应采取骨移植、上颌窦底提升和下牙槽神经移位等外科技术,增加牙槽骨可用高度,控制种植体的垂直位置,保证种植体长期稳定。

三、种植体-骨界面的连接形式及生物力学

(一) 种植体-骨界面连接形式

种植牙周膜结合界面一直是种植学界研究的目标。此种结合界面接近天然牙周结构,发挥类似牙周膜的生理功能,起到稳定种植体、缓冲咀嚼压力的作用,并提供生理刺激,符合种植牙功能的理想结构,目前的种植系统尚无类似天然牙周膜的种植牙周膜界面结构。

种植体-骨界面的连接形式从组织学结构特点上可以分为两种:纤维骨性结合界面(fibro-osseointegrated interface)和骨性结合界面(osseointegrated interface)。

1. 纤维骨性结合界面　是指种植体与骨组织之间存在着一层非矿化的纤维结缔组织覆盖于植入体表面,形成包囊性纤维膜,使种植体与骨不能形成直接接触。这种纤维组织与种植体表面平行,或从一侧骨组织伸出并水平缠绕种植体,再伸入对侧骨组织中,其中也不含有牙周膜本体感受器。曾有学者把种植体周围被纤维膜包绕的这种软组织界面称为"拟牙周膜",认为骨界面纤维组织可以代替牙周膜而起到缓冲咀嚼压力,为骨组织提供生理性刺激的作用。而更多的实验证明:包囊性纤维膜的形成,实际上是种植体作为一个异物进入机体环境的反应,是其产生的理化和生物刺激因素的结果,也可视为机体对侵入物重建防御屏障的反应。刺激因素越强,纤维膜越厚。包囊性纤维膜的组织病理学特性是出现炎性细胞浸润和异物巨细胞。当种植材料为不锈钢、钴铬合金、聚合体等时,其纤维包裹层较厚;当种植材料为氧化铝陶瓷、某些钛合金时,其纤维包裹层较薄。因此这种纤维膜的厚度也是评价种植体材料组织相容性的指标之一。

从力学观点看,这种纤维囊本身的结构强度差,与种植体表面甚至骨组织附着也很差。界面轻微受力,纤维囊就会剥脱,使种植体松动。松动的种植体易造成局部应力集中,应力

集中处的软组织层在挤压作用下易损伤坏死、继发感染。同时这种软组织的分化程度较低，反复的机械刺激可诱发癌变。此外，种植体与周围组织的分离，使口腔黏膜上皮向下潜行生长，破坏上皮袖口的封闭作用，形成种植牙周袋和感染，最终导致种植失败。显然包囊性纤维膜的生物学性质和力学性质，对口腔骨内种植体都是不利的。

2. 骨性结合界面 即骨整合（osseointegration）。所谓骨整合即指埋植在体内的种植体与组织之间不存在骨以外如结缔组织等的结合。骨整合结构是种植学界肯定的种植体植入成功的标志，也是当前种植义齿修复的基础和前提。

（1）骨性结合界面的结构形式及特点：骨整合结构的概念由瑞典 Branemark 教授于1983 年首先提出，即在光学显微镜下表现为高分化的、具有生命的骨组织与种植体形成直接接触。近年来已证实：所谓的骨整合并不是连续的，未矿化的胶原纤维始终依附于支持骨的致密矿化基质中，并伸向种植体的表面。这种结构符合优化设计的 Wolff 定律，并在一定程度上保持界面结构对种植体的生理应力传导，但因为这种未矿化的胶原纤维并未进入种植体，因此，骨整合界面对力的传导、分散能力较天然牙牙体和骨组织差。在电镜下观察时，种植体-骨整合界面呈矿化骨紧靠种植体表面，近种植体侧有一致密的嗜锇层，该物质被认为是在钙化开始和结束时一种有机物质在种植体表面的堆积，宽约 100nm。界面区的许多部位，嗜锇层的种植体侧尚存在一宽约 100～300nm 厚的无定形结构。经电子探针分析，此层结构是由蛋白、蛋白多糖组成，将种植体与钙化骨组织隔开。上述结构的存在，决定了种植体-骨界面生物力学特性。

形成骨整合界面的种植体与钙化骨组织间存在的有机层结构，受力时受相邻骨组织的嵌合限制，无相对运动，没有摩擦，也不释放磨耗产物，使殆力得不到缓冲，但殆力能通过牢固的骨整合直接传导到颌骨，并得到较好的分散，只要力量适度，就不会对种植体与骨组织的结合界面造成损伤。但是这层结构无牙周膜压力感受器，对应力的反馈性调节能力低，对力的敏感性差。因此，在种植体受力较大如种植体与天然牙混合支持时，在修复设计中应加以注意，如尽量减少水平侧向力的施加，保证轴向承载、传导，以免引起种植体-骨界面损伤。此外，修复体可设计为球帽附着体固位的种植覆盖义齿，使义齿受力时有一缓冲余地，并将较大的力施于义齿下方的支持组织，减少种植体的受力及应力集中，延长其使用寿命。

（2）骨性结合界面的结合力：种植体-骨组织的结合力是指组织、细胞及各种离子、介质间的吸引力、黏附力、化学结合力和机械锁结力。这种结合力的产生、增强，主要取决于种植材料的生物组织相容性、机械相容性和组织的代谢水平、状态。结合力的存在，保证了载荷能有效地分散、传导和功能的重建、恢复。种植体-骨界面结构的稳定是界面结合力和种植体行使功能的基础，因此，种植体骨界面结构稳定就要求种植体植入早期无论是否负载都应避免微动。此外，选用具有生物活性的种植体材料，在无微动状况下进行骨愈合也有利于界面结合力的形成。

1）骨性结合界面结合力的特点：骨性结合界面的结合力主要为机械锁结力和化学结合力，其中机械嵌合产生的机械锁结力为主。其原理是：由于种植体表面微孔的存在，可在种植体骨界面形成机械的锁结作用，从而改变微界面应力的作用方式，使得在大界面上的每一个区域均有小界面的压应力存在，使拉应力和剪切应力转变为压应力。由于在骨性结合界面承受的压应力能起到维持和稳定界面的作用，而拉应力和剪切应力有破坏和分离骨-种植体界面的作用，因此这种机械锁结所造成的界面应力方式的改变有利于界面结合力。增加机械锁结力通常采用喷砂、酸蚀等方法在种植体表面产生粗糙表面、微孔和沟槽，增大界面结合面积,进而增强种植体-骨界面的结合力。

化学结合力是种植体或其表面成分与周围骨组织中的成分形成螯合物或离子间产生化学键结合,形成良好的化学性结合。增加化学结合力的方法是选用具有生物活性材料为种植体,或在种植体表面应用具有生物活性的材料进行表面处理或修饰,如钛种植体表面羟基磷灰石涂层技术和微弧氧化膜技术,造成其无机离子或氧化膜以化学键与骨组织中的成分形成螯合物、复合物,产生化学性结合力。

正常情况下,骨所接受的机械应力与骨组织之间存在一种生理平衡,在一定的应力作用下,骨质的聚积和再吸收是相互平衡的。骨的受力情况虽然颇为复杂,但它总是以最优的外表形态和内部结构适应其功能的需要,以优化的形态和结构为其自身重建的目标,在外来植入体植入骨组织后,由于材料的弹性模量、强度与骨组织不一致,导致界面机械性能有一协调、适应过程。该过程对种植体的使用寿命有着重要意义。一旦该过程所形成的生物力学平衡被打破,将导致界面骨组织结构发生进行性骨质吸收及破坏。

2)骨性结合界面结合力形成的生物学基础:有生命力的材料与无生命力的材料相结合,必须借助于有机质层的形成。骨组织对种植体的附着,须借助某些特殊蛋白和细胞对材料表面黏附,形成特殊生物活性界面。吸附于生物材料表面的这层结构,可视为特殊的细胞接受器,可改变细胞形态、蛋白质量及对压力的反应,最终改变细胞行为。

目前,临床上普遍使用的纯钛或钛合金种植体,其表面形成 TiO_2 膜,是种植体-骨界面中重要的结构,其动电学性(electrokinetic properties)使有机分子吸附在种植体表面,形成含钛氧化复合物,并与周围结构进行离子交换,形成新型复合物、螯合物,与骨组织产生良好结合力,形成一复合物和良好的传力单位。

(二) 种植体-骨界面应力分布的影响因素

生物力学相容性的核心问题是骨组织界面区应力在骨组织生理改建范围内,即满足骨组织适应性改建所需应力。要达到上述目的,可通过对材料本身的力学性质特别是材料的弹性模量进行筛选以及对种植体的形态设计等手段来实现。种植体周骨组织压力分布影响因素如下:

1. 弹性模量对骨内应力分布的影响　弹性模量是材料在弹性变形阶段内应力与应变的比值,它是材料力学性能中最稳定的指标。骨性结合的种植材料,当其弹性模量变化时,其种植体界面应力大小发生相应改变。因此种植材料适当的弹性模量是种植成功的关键因素。目前种植体材料弹性模量与骨界面应力分布的关系存在不同的观点。多数学者认为,对于一定形态的种植体来说,低弹性模量的种植材料具有更好的生物力学相容性,可以将载荷以压应力的形式传递到周围组织中去,有利于界面的稳定,提高种植义齿的远期成功率。另有研究表明,高弹性模量种植材料有使根尖区骨组织产生应力集中的趋势;低弹性模量种植材料则有使颈部区骨界面产生应力集中的趋势,而种植体形态的变化是界面应力分布的决定性因素。就目前临床应用的经验,更倾向于选择种植材料有足够刚度为首要前提。

2. 种植体形态和大小对骨内应力分布的影响　大量研究表明:种植体骨界面的应力主要集中在种植体颈周骨和根尖部骨组织。比如,圆柱形种植体可将轴向负荷的大部分传到根尖端骨组织。圆柱形螺纹种植体被骨皮质包绕,在低弹性模量时,种植体颈周骨内有高应力集中;高弹性模量时在种植体基底部骨内有高应力集中。而圆锥形种植体随弹性模量、锥度和表面结构的不同,有更为复杂的应力分布模式。因此随着种植体形态的不断完善和筛选,最终确定了根形种植体为主流,是符合生物力学原理的。

　　一般认为:为了获得种植体周围骨组织最大面积的负荷分布,应尽可能选用直径较大的种植体。实验表明:种植体越小,骨内应力值越高,但并非种植体越大越好,增加种植体的大小和体积超过一定限度后,对应力分布的改变意义不大。从应力分布的角度和提供充分的种植体支持的考虑上讲,大直径的长种植体是临床上常见的选择。

　　3. 种植体表面结构对骨内应力分布的影响　粗糙、多孔或螺纹表面结构,一旦骨组织长入其中,便能产生锁扣作用,在负载时界面能作为一个整体运动,消除了种植体与骨之间的滑动,避免种植体移位引起的骨擦伤,将负载传递到整个界面。这种锁扣结构还可使骨的强度以剪切力或压力方式得到充分发挥,螺纹或孔能将垂直负载变为压应力,因而有利于骨组织的形成。

　　4. 与种植体接触的骨组织类型对应力分布的影响　种植体界面形成的骨结合分为种植体与松质骨骨结合及种植体与皮质骨骨结合。种植体周由松质骨包绕时,应力集中较明显,位于种植体颈周,尤其是承受水平载荷时,应力峰值大约是轴向载荷的5倍,可引起种植体颈周的骨质吸收。外为皮质骨,中间为松质骨包绕的圆柱形种植体受到轴向载荷时,大部分应力分布于牙槽嵴顶部的骨皮质中,可降低应力峰值,在皮质骨上部种植体颈周为压应力,向下为拉应力,在根尖区又变为压应力。

　　5. 种植体数目、部位对应力分布的影响　增加种植体数目可降低每个种植体的最大载荷。每个种植体所承受的最大载荷一般都低于总载荷,最靠近载荷的种植体所承受的载荷最大,如有悬臂梁存在,靠近悬臂梁的种植体负荷最大。如果必须使用悬臂梁结构,种植体的排列应尽量离散,且悬臂梁的长度不能超过种植体所能承受的范围。

　　6. 种植体弹性内连接体对应力分布的影响　为模仿天然牙牙周膜缓冲作用而制作的种植体应力缓冲元件,经实验证明:单个种植体弹性内连接体弹性模量的改变,对周围骨应力分布没有影响,弹性内连接体外形的改变,对种植体颈周牙槽嵴顶皮质骨的应力分布仅有较小的影响。与天然牙连接的种植体,弹性内连接体低弹性模量时,种植体周骨内的压力分布更均匀,天然牙骨内的高应力峰值可降低。

(三) 种植体-骨界面受生物力学影响的两种趋势

　　种植体骨界面受到生物力学因素的影响,表现在生物力学平衡时种植体周围骨组织的正常改建和生物力学不平衡下种植体-骨组织界面的破坏。

　　1. 生物力学平衡　骨性结合种植体及其周围骨组织在抵抗负荷作用时是一个完整的功能单位。随着骨性结合种植体负荷的增加,牙槽骨发生明显的改建,种植体周围的骨组织产生持久的功能变化,即骨的改建和平衡被机械负荷所影响,受到压力的部位骨组织吸收,受到拉力的部位骨组织生成。机体对功能性负荷的正常反应是围绕在种植体周围的骨小梁的重新排列,这种平衡的形成使负荷沿骨-种植体界面周围骨小梁分散,在界面区域内没有微运动。但这种平衡受到负荷量的增加、负荷周期的变化、特殊区域内的骨修复能力以及种植体表面与骨组织接触的面积等因素的影响。

　　根据生物材料学的原理,任何生物材料(包括骨组织)在受到小于其最大抗拉强度的负荷多次重复作用时,都会导致疲劳增加。对于骨组织而言,疲劳现象是在一定的咀嚼周期后骨组织内出现的微小骨折。这些细小的骨内损伤刺激骨组织发生修复反应,骨组织不断地进行自身修复,即通过骨改建维持界面的正常形态和功能,以保持骨组织对机械性负荷增加的适应能力。骨改建的过程包括骨裂对组织的刺激和新生的骨组织的聚集。破骨细胞的激活导致骨吸收,成骨细胞的分化产生骨结合。骨改建的结果是在种植体周围形成二级骨单位,并按应力传递的方向排列。

对于骨结合的维护就是保持功能性应力向骨-种植体界面传递和骨疲劳后组织修复能力之间的平衡。维持界面平衡的另一个重要因素是种植体表面和骨组织骨性结合的面积,临床实践已经证明当受植区为较薄的皮质骨覆盖于密度较低的松质骨表面,则种植体的成功率显著下降。

2. 生物力学不平衡 骨-种植体界面生物力学平衡被干扰或不能达到平衡,种植体-骨组织界面破坏,种植体周围骨组织被纤维组织代替,不能承受在正常骨结合情况下所应该承担的负荷。骨结合的丧失在临床上是通过种植体松动和放射学检查时种植体周围透射区增加而表现出来的。

四、牙种植体-骨界面的微动摩擦学研究

种植义齿修复已经发展成为一种安全可靠的治疗技术,无论是从功能还是从形态美观方面都可以获得传统修复技术所无法实现的修复效果。但是随着种植体的大量应用,服役时间的延长,其成功率明显减低。如何确保种植体的服役寿命,是医学界和工程界研究工作者共同关注的热点问题。

微动是摩擦学的一个重要分支,它是指在机械振动、疲劳载荷、电磁振动或热循环等交变载荷作用下,接触表面间发生的振幅极小的相对运动。其特点是具有隐蔽性,不易检测。微动会引起微动损伤,其破坏形式分为以下几种:微动磨损、微动疲劳和微动腐蚀。对于牙种植体来讲,在行使功能的过程中会不可避免的受到交变应力,在骨整合的界面也会出现微动损伤。因为微动幅值的范围不在人眼的观察范围内,因此其作用常被人们所忽略。甚至在种植体动度的分类中也只是把水平向动度小于 $100\mu m$ 的动度单独划分为一类,称为微米级位移。对骨整合后其损伤及影响在以前的研究中都未曾涉及。

骨整合界面的初期微动损伤研究观察表明:骨整合后的微动损伤出现了与工业紧固配合的界面中相似的损伤特征:①骨整合界面骨组织的吸收;②骨组织出现了微裂纹。这些早期的发现提示微动在骨整合界面的破坏过程中发挥着重要的作用。根据界面存在的微动模式的不同,切向微动的影响因素较多,包括载荷、位移等。而径向微动和复合微动则具有相似的破坏主控因素:载荷。因此径向微动和复合微动的损伤行为和破坏特点可以进行对比。本节对径向微动和复合微动两种模式下皮质骨横断面的损伤进行对比,研究不同微动模式对皮质骨的微动损伤影响。

径向微动和复合微动实验采用球-面接触方式在高精密液压微动试验台上进行。径向微动球试样施加载荷于水平面的试样上,复合微动中球试样施加载荷于倾斜角为 45°的平面试样上(图 6-45)。球试样为直径 40mm 的 TA2 纯钛球。

复合微动和径向微动实验在控制的实验室条件下进行(室温 23℃,相对湿度 30%± 10%),采用控制载荷和恒定加载速度方式进行实验,活塞运动速度为 12mm/min,施加的垂直载荷在最小值 F_{min}(70N)和最大值 F_{max}(200N)之间改变,循环周次为 $1\times10^4\sim5\times10^4$ 次。整个实验过程中的载荷-位移关系被记录并对其进行分析。实验结束后,采用激光共聚焦扫描显微镜和扫描电镜对磨损表面形貌进行观察,并用对磨屑成分进行分析。

(一) 动力学行为

从运行微动图(图 6-46)可以发现,径向微动开始时,界面变形处于弹塑性范围内,有一

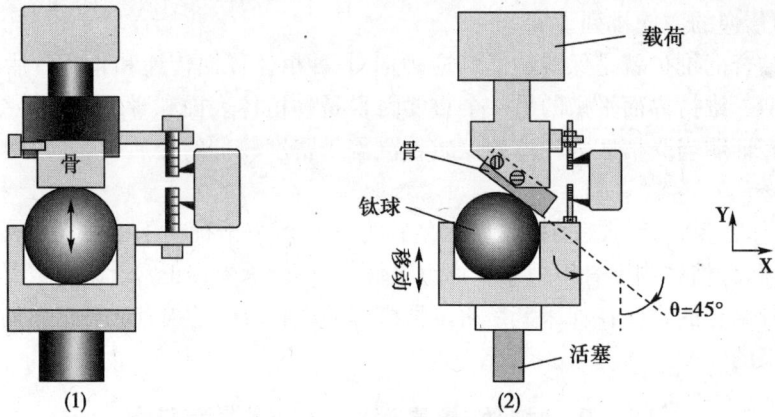

图 6-45   微动实验装置示意图

(1)径向微动装置;(2)复合微动装置

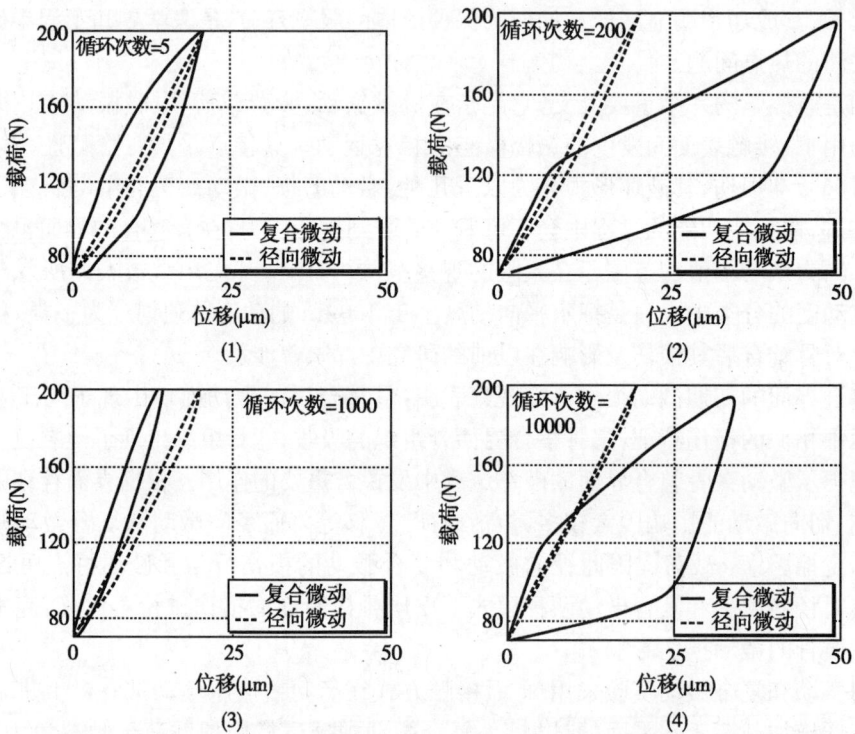

图 6-46   径向微动和复合微动模式下的运行微动图

定程度损伤但不产生裂纹,开始出现环状滑移区以及中心黏着现象。F-D 曲线呈现椭圆形,随着循环次数的增加,椭圆形逐渐向线性方向转变。在这一弹塑性变形调节过程中,微动磨损造成界面粗糙使滑移减小,同时磨损表面形成的微凸体发生弹性形变吸收了部分相对运动使耗散能在整个循环过程中不断减小。

在复合微动情况下,F-D 曲线最初的几次循环呈现出准梯形,接触区处于弹塑性变形阶段。循环次数从 5~1000 次,界面的静摩擦力发生了明显的波动:摩擦力先减小后增大。当 N=1000 次时,准梯形的 F-D 曲线转变成了椭圆形,两接触副的相对运动状态由全滑移状态转变成了部分滑移状态。因为接触界面状态的不稳定,椭圆形的 F-D 曲线只维持了约 1000 次,随后又变成了准梯形。在接下来的循环过程中,随着静摩擦力的降低,运动幅值逐渐增大,此时相对滑移更容易发生。

在复合微动情况下,相对运动状态在部分滑移和全滑移状态之间频繁转变,复合微动的切向运动处于混合区,混合区与所施加的载荷及材料的特性有密切联系。在高载荷状态下,位移值随循环次数的增加发生了明显的变化:位移值从 $20.8\mu m$ 增加到了 $50.3\mu m$,又降低到了最小值 $14.5\mu m$,对应的循环次数分别为 5、200 及 1000。在循环次数为 $2\times10^3\sim5\times10^3$ 次时位移值又增加,并维持在较稳定的 $34.2\mu m$,直至实验结束。位移幅值的变化与混合区的切向分量值一致,由此可进一步判断复合微动运行于混合区。

(二)摩擦耗散能分析

微动过程中的耗散能包括系统塑性变形作的功、界面摩擦力(切向力)所作的功、微动产生的摩擦热和组织转变以及氧化等消耗的能量,其值可用载荷-位移(F-D)曲线下面的面积来表示。通过分析发现,径向微动的耗散能均远低于复合微动时的耗散能。径向微动随着循环次数的增加,其耗散能逐渐减少。复合微动下的耗散能变化明显不同,随着循环次数的增加,耗散能达到最大值,接着又随循环次数的增加出现了降低后又增加的现象。耗散能的反复变化可能与复合微动处于混合区,表面出现裂纹及第三体作用等因素有关(图 6-47)。

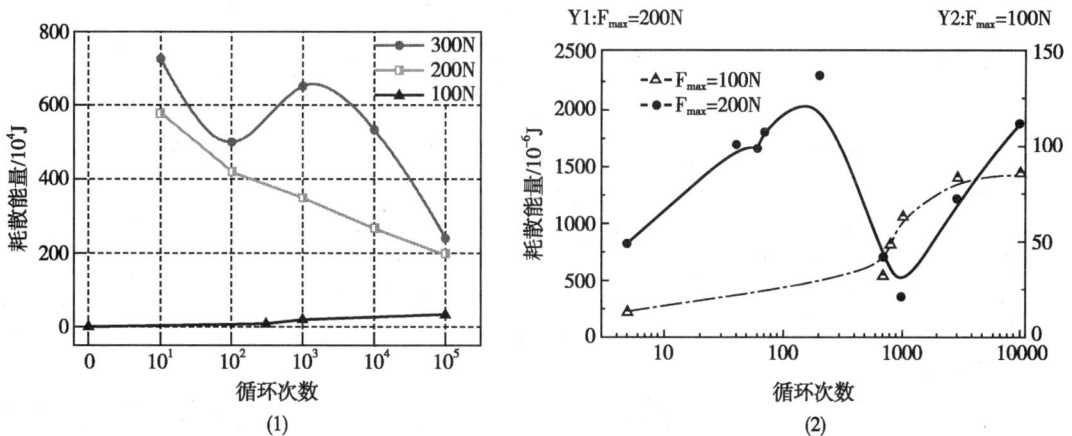

图 6-47 耗散能随循环次数变化曲线

(三)损伤形貌分析

径向微动和复合微动破坏的程度明显不同(图 6-48)。径向微动下的损伤相对轻微,而复合微动下的损伤比较严重。径向微动产生的磨斑为对称的圆形痕迹。在以往对金属和口腔科陶瓷的径向微动中出现的典型的环状区域在皮质骨中则不太明显,但轻微的磨损区仍可以在磨斑的边缘看到。少量的黑色磨屑堆积在磨斑的边缘。磨斑的边缘可以看到明显的塑性变形,骨组织被挤压,与完好的区域相比,板层骨的微结构变得不清楚。图中黑色小点为骨陷窝,微动后骨陷窝不如正常区清晰。骨陷窝的尺寸和形状在径向微动的作用下发生变化,特别是磨斑的中心区域。

复合微动产生的磨斑为不对称形,整个磨斑出现了严重的破坏。在载荷较大的区域,出

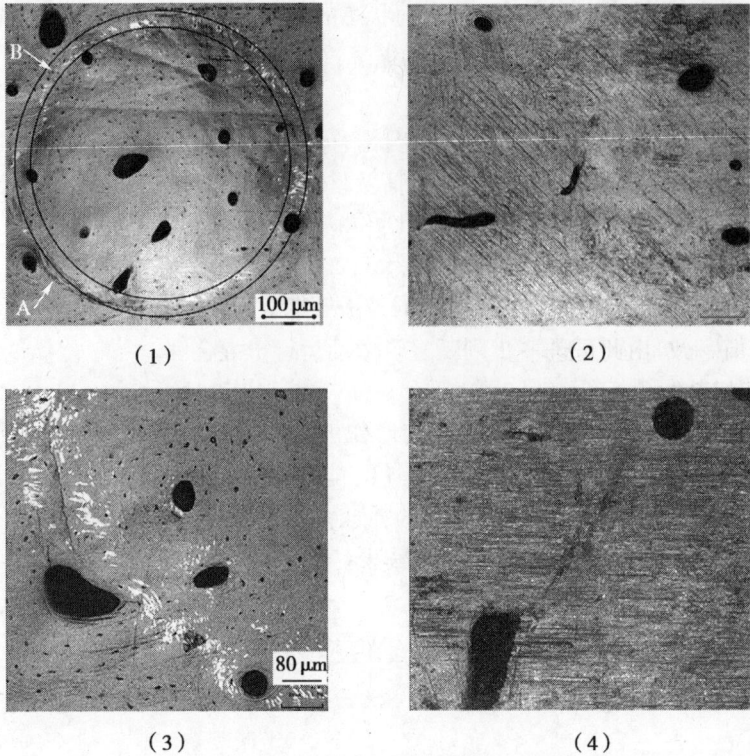

图 6-48　径向微动和复合微动下的损伤形貌图

(1)径向微动;(2)径向微动;(3)复合微动;(4)复合微动

现了严重的磨损,并且有较多的磨屑出现在磨斑的边缘。同时,可以在整个磨斑上看到犁沟、磨屑和剥层破坏。犁沟是切向微动的典型破坏特征,严重的破坏使骨组织的微结构板层骨变得不清楚,骨陷窝也变得不清楚,在磨屑覆盖较多的区域甚至看不到。部分破裂的骨组织在磨损表面。与以前的相对完整的中心区域相比,轻微的犁沟出现在的磨斑的中心。这些特征性磨斑可能是部分滑移区产生的完整的中心区后来在完全滑移区的作用下被破坏而形成的,从而表现出完全滑移区的破坏特征——犁沟。

径向微动实验过程中,最内型的破坏特征是微裂纹的产生[图 6-49(1)]。复合微动过程中则有较多的磨屑产生。皮质骨在复合微动情况下出现了明显的塑性变形及严重的磨损。塑性变形的累积导致骨颗粒的剥脱,裂纹的萌生和扩展。随着循环次数的增加,复合微动的相对运动在部分滑移和全滑移之间变换,复合微动运行于混合区。由图 6-49(2)可见,磨痕的高应力侧出现了较长的裂纹,裂纹沿着摩擦副的接触边缘进行扩展。从扫描电镜和激光共聚焦照片中可以看出,在接触区出现了明显的组织剥落,实验结束后,剥落的组织碎屑在磨斑的边缘堆积[图 6-49(2)]。

接触边缘区域的组织碎屑主要是在完全滑移的作用下,磨屑由接触的中心区转移到了磨斑的边缘。对于复合微动的切向分量来说,部分滑移区常只出现轻微的破坏,混合区会出现裂纹的快速扩展,滑移区则会出现严重的磨损。在本实验所采用的复合微动条件下,垂直位移值的波动对应于混合区,这可能是皮质骨的弹塑性变形、骨组织碎片的剥脱、裂纹的协调及人体组织碎屑润滑的共同作用。在这四个因素中,裂纹的协调及人体组织碎屑的润滑作用是位移值发生改变的主要原因。在实验过程中观察到了一些半固体物质从磨损表面溢

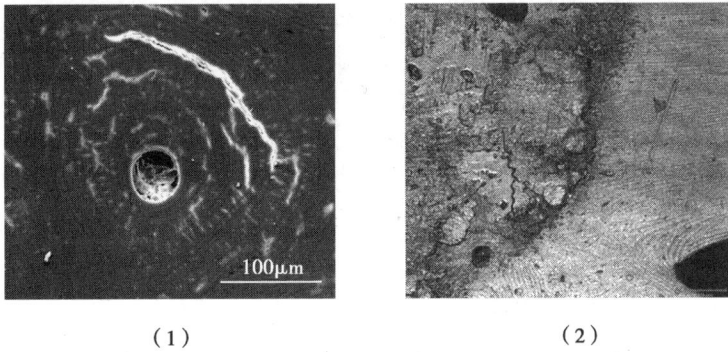

（1）　　　　　　　　　　　　　　　　　（2）

图 6-49　径向微动和复合微动下的损伤形貌图
（1）径向微动；（2）复合微动

出［图 6-50（1）］，EDX 分析［图 6-50（2）、（3）］表明溢出物的主要成分为有机质（C、O 和 H），未出现骨组织的无机成分（如 Ca 和 P）。随着微动过程的进行，溢出物增多，伴随着摩擦作用，半固体物质与剥落的碎屑在接触界面共同混合组成了第三体，称为"人体组织碎屑"。进一步分析可以发现，在 50 次循环以前，随着循环次数的增加，位移值增加，静摩擦力也在逐渐增加。50 次循环以后，随着微裂纹及溢出物的出现，位移值开始增加，并且由于溢出物的润滑和裂纹的扩展，摩擦力逐渐变小。200 次循环之后，剥落的颗粒和溢出物共同构成了人体组织碎屑，随着人体组织碎屑由接触的中心移向边缘，润滑作用在降低，位移值也逐渐变小，当位移值降低到某一值时，全滑移转变成了部分滑移，接着又有新的溢出物形成，从骨质中溢出的半固体物质起到了润滑等作用，人体组织碎屑的润滑和裂纹的扩展使得位移值再次增加。

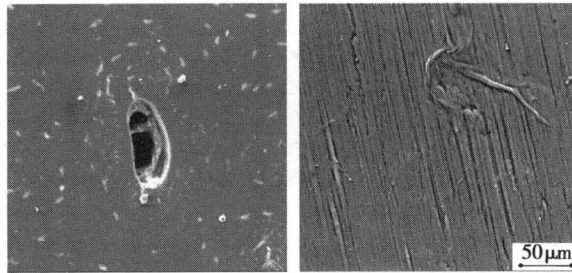

（1）　　　　　　　　　　　　（2）

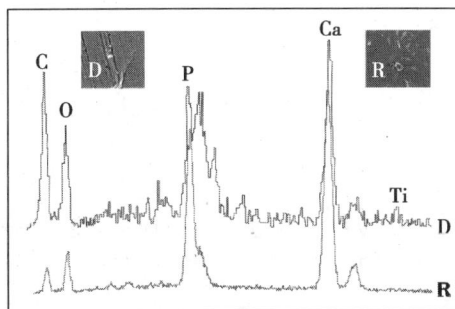

（3）

图 6-50　溢出物的形貌图及对应的能谱图（Fmax＝200N）

最大载荷相同的情况下,切向微动损伤还与位移幅值有关,其微动损伤行为与另外两种模式下很难对比,但在小位移幅值下会出现明显的剥层形貌;径向微动在固定载荷的情况下,其位移幅值由施加的载荷所决定,与复合微动相比,相同载荷下,其损伤轻微,损伤形貌以裂纹的形成和扩展为主;复合微动的损伤在固定载荷的情况下,其位移幅值由施加的载荷所决定,与径相微动相比,相同载荷下,其损伤出现了大量磨屑的形成及少量裂纹的扩展;牙种植体设计时,应使其在行使功能时避免在植入体-骨界面形成切向微动,尽可能地将切向微动转化为径向微动。

(四) 骨整合界面抗微动损伤方案的提出

咀嚼受力时,骨组织发生微动,产生微动损伤;受力的同时,部分组织破坏,但部分骨组织仍在修复破坏;咀嚼受力结束,骨组织自体修复;修复功能强,骨组织损伤完全恢复;修复功能差,或微动损伤严重,骨组织部分破坏不能修复;在以后行使功能的过程中,骨组织破坏的损伤,造成部分界面骨整合的失效,构成骨整合的早期失败(图 6-51)。

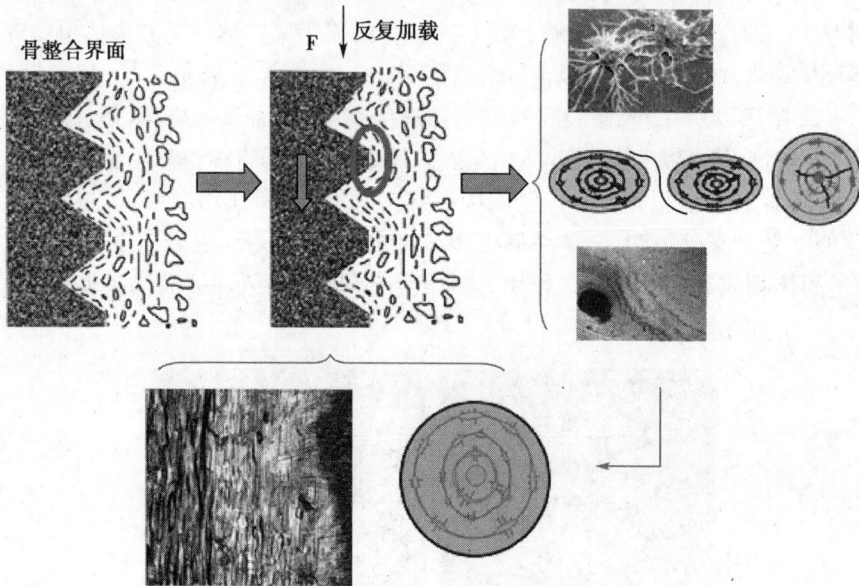

图 6-51　骨整合界面微动失效模型

通过对皮质骨-植入体界面的微动及纳米划痕损伤行为分析,我们可以得出在相同条件下,切向微动的损伤严重。皮质骨的纵断面具有更好的耐磨损性能。由以上实验结果所提出的植入体的设计方案(图 6-52)包括以下两点:①将骨整合界面的切向微动转化为径向微动或复合微动,减少由切向微动引起的皮质骨损伤;②实现植入体在植入过程中的最终定位,进行植入体的分区设计,根据皮质骨的各向异性的力学特征,设计各向异性的植入体表面。

螺纹种植体的设计将剪应力转化为压应力的剪应力,皮质骨接触区改变现有的螺纹设计,宏观上弧度界面的设计。螺纹种植体宏观上弧度界面的设计;实现植入体的精确定位,确定植入体与皮质骨的最终接触关系;植入体的分区设计,在近远中方向的接触区,增加该区域的粗糙度,来扩大接触面积,减小应力,以减少微动对该区的影响;上部结构咬合力的调整(尽可能地减小种植体受力,适当减小植入体近远中方向的受力,种植牙的邻牙区无天然

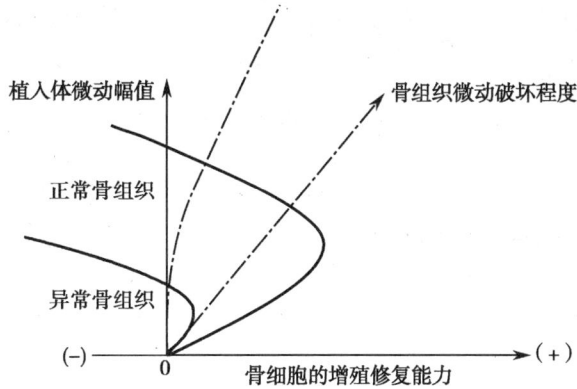

图6-52　植入体微动幅值与骨组织破坏及修复的关系

牙或种植牙形成触点时）。

五、科研立题参考

一个成功的种植体应该和骨组织直接结合，形成良好的生物力学相容性。上部结构（修复体）、基台、植入体及连结各部分的螺栓、粘结材料等应组成一个协调、牢固的种植义齿力学体系，通过种植体-骨界面将咀嚼运动中承受的应力均匀分布到周围骨组织。应力过大或过小，都无益于种植牙周骨组织的重建，都可能导致骨整合的失败；而种植义齿整个力学体系中如存在明显的薄弱环节，亦将影响种植修复的中远期效果。虽然近年来对于种植体生物力学的研究已有了很大进展，但在种植体-骨界面骨组织重建的力学机制和种植体（种植体系）的优化设计方面仍存在着很多问题悬而未决，许多研究仍处于初始阶段。这些研究集中在：

（一）仿生构建种植体结构与生物力学关系的研究。

（二）种植体表面涂层的设计、构建及其生物学评价。

（三）种植体-骨界面力学信号的传导通路。

（四）种植体在正畸力作用下的生物力学反应。

（五）拔牙创骨改建与机械应力刺激对种植体的生物力学影响。

（六）种植义齿力学体系中的应力分布分析。

（七）种植体系的优化设计及疲劳行为等。

种植义齿已广泛地应用于临床，在一定程度上解决了以往传统义齿的固位不良、舒适度不佳等问题，取得了较好的修复效果，但临床上仍常出现种植体周围骨组织吸收、种植体断裂、松动、脱落等问题。许多学者认为种植义齿的生物力学相容性是影响种植义齿远期成功率的主要因素之一，因此，对于口腔种植体生物力学的研究意义深远。运用材料学、应用力学等相关知识以及组织工程、基因工程等手段有望解决以上难题，为进一步提高种植修复的成功率打下基础。

李长义　高姗姗

参考文献

1. 白天玺. 现代口腔烤瓷铸造支架修复学. 第2版. 北京：人民军医出版社，2008.

2. 陈新民,赵云凤. 口腔生物力学. 北京：科学出版社,2010.

3. 陈治清. 口腔生物材料学. 北京：化学工业出版社,2004.

4. 冯海兰,徐军. 口腔修复学. 北京：北京大学医学出版社,2005.

5. 樊明文. 口腔医学新进展. 湖北：湖北科学技术出版社,2000.

6. 宫苹. 种植义齿修复设计. 成都：四川大学出版社,2004.

7. 李国珍,吕培军,梁慧,等. 总义齿基托纵裂原因的实验研究. 中华口腔医学杂志,1992,27(5)：279-281.

8. 宿玉成. 现代口腔种植学. 北京：人民卫生出版社,2004.

9. 吴凤鸣,李建,陈国荣. 上颌全口义齿下骨组织吸收的有限元分析. 南京医科大学学报,1997,17(1)：18-21.

10. 王雅北,周敬行,张少锋,等. 用有限元方法探讨𬌗支托底面的合理斜度. 中华口腔医学杂志,1992,27(1)：48-50.

11. 徐君伍,袁井圻,王忠义. 口腔修复学. 北京：人民军医出版社,2001.

12. 杨小东. 种植义齿的生物力学. 中国口腔种植学杂志,2001,6(4)：189-192.

13. 姚月玲,王晓波,孙延,等. 全口义齿患者的咀嚼力测试研究. 口腔颌面修复学杂志,2004,5(4)：246-248.

14. 张富强. 口腔修复基础与临床. 上海：上海科学文献技术出版社,2004.

15. 章非敏. 口腔科全瓷修复技术. 南京：江苏科学技术出版社,2007.

16. 周磊. 牙种植学新进展. 华西口腔医学杂志,2009,27(1)：9-12.

17. 张少锋,周敬行,王雅北,等. 上颌全口义齿支持组织的三维有限元分析. 实用口腔医学杂志,1991,7(3)：139-141.

18. 周小陆,张雪华. 软衬材料对下颌全口义齿支持组织应力分布的影响. 临床口腔医学杂志,1997,13(3)：154-156.

19. 朱希涛,周书敏,张国安. 上颌总义齿人工牙排列对受力的骨组织应力分布的光弹性分析. 中华口腔医学杂志,1991,26(2)：106-108.

20. 赵依民. 口腔修复学. 第6版. 北京：人民卫生出版社,2008.

21. Bridgeman JT, Marker VA, Hummel SK, et al. Comparison of titanium and cobalt-chromium removable partial denture clasps. J Prosthet Dent,1997,78(2)：187-193.

22. Carr AB, McGivney GP, Brown DT. McCracken's removable partial prosthodontics. 11th ed. st. Louis：Elsevier Mosby,2005.

23. Craig RG, Farah JW. Stresses from loading distal-extension removable partial dentures. J Prosthet Dent,1978,39(3)：274-277.

24. Craig RG, Powers JM. Restorative Dental Materials. 11th ed. St Louis：C. V. Mosby,2001.

25. Castelnuovo J, Tjan AH, Phillips K, et al. Fracture load and mode of failure of ceramic veneers with different preparations. J Prosthet Dent,2000,83(2)：171-180.

26. Hahn P, Gustav M, Hellwig E. An in vitro assessment of the strength of porcelain veneers dependent on tooth preparation. J Oral Rehabil,2000,27 (12)：1024-1029.

27. Kayser AF. Shortened dental arches and oral function. J Oral Rehabil, 1981, 8(5)：457-462.

28. Marshall SJ, Bayne SC, Baier R, et al. A review of adhesion science. Dent mater,2010,26(2)：11-16.

29. Manda M, Galanis C, Georgiopoulos V, et al. Effect of severely reduced bone support on the stress field developed within the connectors of three types of cross-arch fixed partial dentures. J Prosthet Dent,2009,101(1)：54-65.

30. Naumann M, Preuss A, Frankenberger R. Reinforcement effect of adhesively luted fiber reinforced composite versus titanium posts. Dent Mater,2007,23(2)：138-144.

31. Soares PV, Santos-Filho PC, Gomide HA, et al. Influence of restorative technique on the biomechanical

behavior of endodontically treated maxillary premolars. Part Ⅱ: Strain measurement and stress distribution. J Prosthet Dent,2008,99(2):114-122.

32. Saito M, Notani K, Miura Y,et al. Complications and failures in removable partial dentures: A clinical evaluation. J Oral Rehabil,2002,29(7):627-632.

33. Versluis A, Tantbirojn D, Pintado MR, et al. Residual shrinkage stress distributions in molars after composite restoration. Dent Mater,2004,20(6): 554-564.

第七章

口腔材料生物力学

第一节　口腔内科充填材料

充填修复是牙体缺损最常采用的修复方法,在缺损牙体上制备一定的洞型,应用人工材料恢复牙体的解剖形态和生理功能。充填修复通常不需要切割大量的牙体组织,但要求修复缺损牙体同时能维持或促进剩余牙体组织的健康,能长期承受高强度殆载荷,均匀地分布殆力,避免应力集中。因此,对于直接充填材料,要求具有足够的强度以及耐磨耗性能。为了避免充填材料和牙体之间的微渗漏,也要求材料有良好的尺寸稳定性。目前,口腔最常用的内科充填材料有银汞合金以及复合树脂。

一、银汞合金

口腔科银汞合金是一种由汞与一种或一种以上其他固体金属所形成的合金,这些固体金属称为银合金粉,包括银、锡、铜等,有时也可加入锌、钯、铟以及硒。银汞合金具有良好的抗折裂性能,可用于应力承受区,因而最常用于直接的、永久的后牙修复或桩核修复。虽然存在颜色与牙色不匹配以及可腐蚀等缺点,但因其操作简单,价格低廉,且具有相对长的使用寿命,仍是一种临床上高度成功的充填材料。

(一) 银汞合金的相结构

汞与其他金属形成合金的过程叫汞齐化(amalgamation)。口腔科银汞合金的相结构由银合金粉的组成及汞齐化过程决定,并最终决定合金的性能。

1. 口腔科银合金粉　银合金粉的化学组成主要是银和锡,根据含铜量分为低铜($<5\%$)和高铜($13\%\sim30\%$)合金。低铜银合金粉通常为不规则形或球形 γ_1 相银和锡以被称为 γ 相的银-锡化合物(Ag_3Sn)存在。高铜合金既可以是具有相同组成的球形颗粒(单一组成型),也可以是具有不同组成或相同组成的不规则形状颗粒和球形颗粒混合物(混合型),除了主要成分 Ag_3Sn 外,铜既可以银-铜共晶存在,也可以是 $\varepsilon(Cu_3Sn)$ 形式。

2. 汞齐化　不同银合金粉的化学组成导致汞齐化过程和银汞合金相结构的差异。

(1)低铜银汞合金:银合金粉与汞混合后,汞扩散如合金颗粒与颗粒的银和锡部分发生反应,生成银-汞和锡汞化合物。银-汞化合物(Ag_2Hg_3)称为 γ_1 相;锡-汞化合物($Sn_{7\text{-}8}Hg$)称为 γ_2 相,γ_1 相和 γ_2 相逐渐形成并包裹 γ 相,最终部分原有 Ag_3Sn 化合物作为未反应的颗粒存在于银汞合金中,充分压紧的低铜银汞合金的主要相是 Ag_2Hg_3(γ_1 相),约占总体积 $54\%\sim56\%$,γ 相和 γ_2 相分别占 $27\%\sim35\%$ 和 $11\%\sim13\%$。银汞合金中的 γ_2 相是最弱和最容易被腐蚀的,因此,用含铜量低的银汞合金修复体具有较低的耐用性。

(2)混合型高铜银汞合金:当汞与混合型高铜银合金粉反应时,银铜合金中的银和铜以及银锡合金中的银和锡分别进入汞相中,初期与低铜合金和汞反应一样生成 γ_1 和 γ_2,留下一些未反应的银-锡颗粒。但很快在银-锡颗粒周围刚形成的 γ_2 相与银-铜颗粒反应,形成 Cu_6Sn_5,即铜-锡体系的 η' 相。因此,最终主要组成为 γ_1 相、γ 相和 η' 相。

(3)单一组成型高铜银汞合金:单一组成型颗粒由非常细的 $Ag_3Sn(\gamma)$ 和 $Cu_3Sn(\varepsilon)$ 组成,与汞的最终反应产物也是 $Cu_6Sn_5(\eta')$,而不是 $Sn_{7-8}Hg(\gamma_2)$。

(二)银汞合金的力学性能

银汞合金具有良好的抗压缩性能,但拉伸强度和剪切强度差,在承受快速的拉伸或剪切应力时,不出现显著的伸长或变形,表现为脆性材料特征。因此在使用银汞合金充填时,洞形设计应使修复体在使用中能受到最大的压缩力及最小的拉力或剪切力。

1. 压缩强度 银汞合金作为充填材料,在 24 小时后的压缩强度应不小于 300MPa,从而可用于诸如Ⅰ类、Ⅱ类洞等应力承受区,其强度主要受到银合金粉组成以及汞含量的影响。表 7-1 列出了各型银汞合金的压缩强度,屑型合金汞含量超过 53%,压缩强度最低,高铜单一组成型的汞含量最低,压缩强度也最高。图 7-1 显示了银汞合金的压缩强度与汞含量的关系。

表 7-1 银汞合金的压缩强度和蠕变(Malhotra ML, 1978)

产品	汞(%)	1 小时压缩强度(MPa)(0.5mm/min)	7 天压缩强度(MPa)		蠕变%
			0.2mm/min	0.05mm/min	
低铜合金					
屑型					
Caulk 20th Century Micro Cult	53.7	45	227	302	6.3
球型					
Caulk Spherical	46.2	141	366	289	1.5
Kerr Spheraloy	48.5	88	380	299	1.3
Shofu Spherical	48.0	132	364	305	0.5
高铜合金					
混合型					
Dispersalloy	50.0	118	387	340	0.45
单一组成型					
Sybraloy	46.0	252	455	452	0.05
Tytin	43.0	292	516	443	0.09

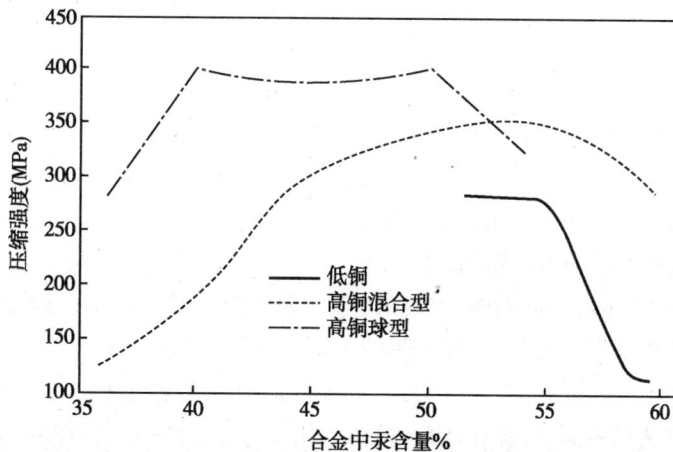

图 7-1 银汞合金的压缩强度与汞含量的关系

　　银汞合金的压缩强度随固化时间增加而增强(图 7-2),充填 9 小时后,强度达到最大强度的 70%~90%,24 小时达到最高值,所以充填修复后 24 小时才能行使咀嚼功能。屑型银汞合金 1 小时压缩强度仅 45MPa,不能满足 GB9935-88 和 ANSI/ADA 1 号规定的要求(分别为 50MPa 和 80MPa),7 天压缩强度增加到 300MPa。高铜单一组成型 1 小时的压缩强度即超过了 250MPa,7 天后压缩强度达到 455MPa。银汞合金较高的早期压缩强度非常重要,可以降低因为过早使用修复体而导致银汞合金承受较大的接触应力而产生断裂的可能性。

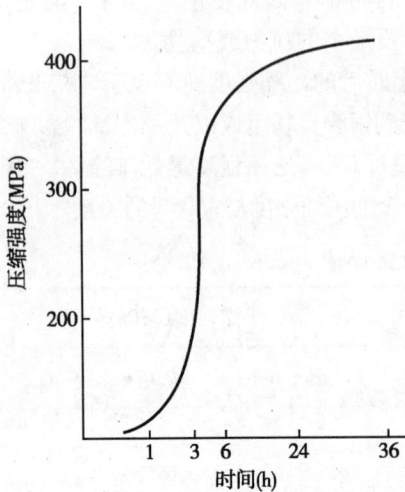

图 7-2　银汞合金压缩强度与固化时间的关系	图 7-3　充填压力与压缩强度的关系

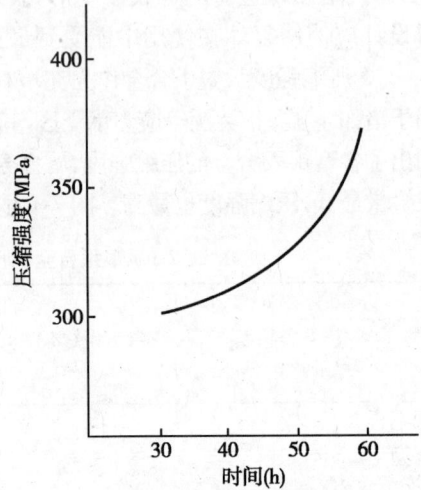

　　除了银合金粉及汞含量的影响外,银汞合金的压缩强度也受到充填压力影响。充填压力越大,则可以挤出多余的汞,降低孔隙率,从而提高压缩强度,尤其是早期压缩强度。充填压力与压缩强度的关系如图 7-3 所示。

　　2. 拉伸强度　相对于压缩强度,银汞合金的拉伸强度极低(表 7-2),各型银汞合金的 7 天拉伸强度差异不明显,约为 50MPa。15 分钟拉伸强度则差异较大,ANSI/ADA 1 号规定要求大于 2MPa,高铜单一组成型银汞合金拉伸强度最高(8MPa),因而比其他型银汞合金能更好抵抗过早的咬合应力。

　　3. 弹性模量　银汞合金的弹性模量受加载速度影响,加载速度较低时(0.025mm/min 至 0.125mm/min)在 11~20GPa 之间,近似牙本质(12~18GPa),小于牙釉质(46~120GPa)。提高加载速度,所测弹性模量值可以高达 62GPa。

　　4. 蠕变　金属和合金长时间承受小负荷而产生缓慢的塑性形变的现象称为蠕变。GB9935-88 和 ANSI/ADA 1 号规定均要求银汞合金的最大蠕变值为 3%。蠕变的大小对银汞合金充填的成功与否至关重要,蠕变值大,强度也相应差,容易形成边缘缺陷导致充填体变形脱落。蠕变受到下列因素的影响:

　　(1)银汞合金的显微结构:对蠕变数据的多元回归分析显示,最有影响的变量是 η' 相的体积百分数、γ_1 相的晶粒大小、γ 相和 ε 相的体积百分数、每毫米 η' 相(小于 1.5μm)的数量及汞的重量百分数。除汞的重量百分数外,其他数值与蠕变呈负相关。η' 相有两种形式,一种为网状,覆盖在颗粒表面,可强化未反应的 γ_1 相和 γ 相,另一种为棒状,包埋于晶粒内及晶粒间,阻碍 γ_1 晶粒边界的滑动,可以有效地减少合金的蠕变。

表 7-2　银汞合金的拉伸强度和尺寸变化(Malhotra ML,1978)

产品	拉伸强度(0.5mm/min,MPa)		尺寸变化
	15 分钟	7 天	$\mu m/cm$
低铜合金			
屑型			
Caulk 20th Century Micro Cult	3.2	51	−19.7
球型			
Caulk Spherical	4.7	55	−10.6
Kerr Spheraloy	3.3	55	−14.8
Shofu Spherical	4.6	58	−9.6
高铜合金			
混合型			
Dispersalloy	3.0	43	−1.9
单一组成型			
Sybraloy	8.5	49	−8.8
Tytin	8.1	56	−8.1

在低铜银汞合金中,γ_1 相在早期对蠕变值有影响。γ_1 相的百分率高、结晶较大者蠕变值增加。当充填物受力时,γ_1 晶粒在外力作用下发生塑性形变,晶粒间边界产生滑移是蠕变的主要原因。γ_2 相有极大的可塑性,受力时很容易产生塑性形变,因此 γ_2 相的存在与否,对银汞合金的蠕变有更大影响。高铜银汞合金很少或无 γ_2 相,因而蠕变值小,最低蠕变值可达到 0.05%～0.09%。

(2)粉汞比:汞含量增加,蠕变值增大。含汞 55% 的低铜银汞合金的蠕变值是含汞 48% 的蠕变值的 1～1.5 倍。

(3)温度:温度升高,蠕变值增大,银汞合金在体温下 24 小时的蠕变值几乎是室温时的 2 倍。

(4)充填及调合方法:充填压力越大,蠕变越小,蠕变与固化时间的关系,在早期呈曲线,后期呈直线变化,称为恒定的蠕变。

二、复合树脂

复合树脂(composite resins)是一类由经过表面处理的无机填料和有机树脂基质以及引发体系组合而成的牙体修复材料。最初用于对美观有特别要求的前牙Ⅲ、Ⅳ、Ⅴ类洞修复。随着材料耐磨性、抗压性等物理性能以及应用技术的不断改进,复合树脂的应用扩大到Ⅰ、Ⅱ、Ⅵ类洞后牙修复,技工室加工用复合树脂在纤维增强下可以用于制作冠桥,并能粘接到金属上。

(一)组成

复合树脂由 4 种主要成分组成:有机聚合物基质、无机填料、稀释剂及引发体系。

1. 树脂基质　树脂基质是复合树脂的主体成分,主要作用是将复合树脂的各组分黏附结合在一起,赋予其可塑性、固化特征和强度,其含量为 15%～50% 的质量分数。用于复合树脂的 2 种常见基质为双酚 A-二甲基丙烯酸缩水甘油酯(Bis-GMA)和二甲基丙烯酸二异氰酸酯(UNMA),其特点是含有 2 个或 2 个以上的甲基丙烯酸酯官能团。这些单体黏度大,需要加入部分低黏度稀释单体共同组成树脂基质,以便混入足够量的无机填料,获得增强效果和可塑性。

2. 无机填料　无机填料的作用主要是提高复合树脂的机械强度、减小复合树脂的体积收缩和热膨胀系数、有利于树脂与修复牙体组织的结合、减小复合树脂的吸水性及其对牙髓组织的刺激等,通常质量比约 35%～90%,体积比约 20%～77%。当前应用最多的填料是石英粉和气化二氧化硅。硬质的无机填料与树脂基质的弹性模量差异较大,未经处理的填料与基质树脂之间无结合力,当材料受外力时,应力在弹性模量小的基质树脂内传递,导致材料的机械性能差。无机填料经过耦连剂处理后,两者有更好的结合,应力可以在整个复合树脂中均匀地传递。目前表面处理效果较好的耦连剂是 KH-570(γ-甲基丙烯酰氧丙基三甲氧基硅烷)。

填料的含量和粒度大小对复合树脂的性能有明显的影响:填料的含量高、弹性模量较大,抵御变形的能力强;相反,填料含量低,则聚合收缩大,抵御变形的能力弱。

3. 引发体系　化学固化引发体系可在口腔温度下引发树脂基质聚合,通常的引发体系采用 BPO-TSA(对甲苯亚磺酸)、BPO/有机酸-TSS(对甲苯亚磺酸钠)和 TBB(三正丁基硼)。光固化多采用波长在 400～520nm 的可见蓝光,最常用的光引发剂是樟脑醌(CQ),但其色为黄色,在口腔科材料添加量受到限制,这同时也限制了材料的固化程度。因此学者们研究出很多新的光引发剂[1 苯基-1,2 -丙二酮(PPD)、二芳基碘盐等]来代替它,以提高树脂的光固化性能和力学性能。

4. 稀释剂　常用的稀释剂是甲基丙烯酸甲酯(MMA),为低黏度的单体,其作用是降低基质树脂的黏度,有利于填料的混合。

(二) 类型

复合树脂有多种分类方式,按无机填料颗粒大小可以分为传统型或大颗粒型:填料粒径范围为 40～50μm;小颗粒型:填料粒径范围为 3～10μm;超微型:填料粒径范围为 0.04μm 以下;混合型:填料粒径范围为 3.0μm 左右。无机填料的粒度、颗粒分布以及颗粒外形对复合树脂的力学性能有显著的影响。除上述类型外,将纳米颗粒充分、均匀地分散到树脂基质中获得的纳米复合树脂,具有更高的强度和延伸率,耐磨性和材料的表面光洁度以及抗老化性能也得到显著提高,此外还具有出色的半透性等美学性能。

国际标准(ISO)和我国医药行业标准(YY)将其分为 2 型,I 型为应用于涉及咬合面的材料,又称为后牙复合树脂,该型材料具有较高的压缩强度、耐磨耗性能;II 型材料是用于除咬合面以外牙齿其他部位修复的材料,包括前牙复合树脂和前、后牙通用型复合树脂。前者着重美观,能高度抛光但强度低。后者能兼顾前、后牙需要,既具有良好的打磨抛光性能,又具有良好的强度和耐磨性。

此外,根据临床操作特性还有两种类型树脂:流体复合树脂和可压缩复合树脂,前者无机填料少,黏度小,后者含较多无机填料,充填时具有一定可压实性,容易塑形。不同类型的复合树脂适用于不同修复情况（表 7-3）。

表 7-3 修复体类型及推荐的复合树脂

修复类型	推荐的复合树脂
Ⅰ类洞	通用型、可压紧超微填料型(后牙用)、复合体(后牙用)
Ⅱ类洞	通用型、可压紧型、技工室用、超微填料型(后牙用)、复合体(后牙用)
Ⅲ类洞	通用型、可压紧超微填料型、复合体
Ⅳ类洞	通用型
Ⅴ类洞	通用型、超微填料型、复合体
Ⅵ类洞	可压紧型

(三) 复合树脂的力学性能

复合树脂在临床上多用于龋洞的充填和牙体缺损的修复,并可用于变色牙、畸形牙的美容修复,因此要求复合树脂的强度、硬度和耐磨性等力学性能与人的天然牙接近。目前众多商用品牌复合树脂均具有较高的机械强度,能够承受一定的咀嚼压力,而且质韧不易脆裂折断,但其耐磨性较差。表 7-4 列举了各种复合树脂及复合体的性能。

表 7-4 各种复合树脂及复合体的性能(Robert G,2002)

性能	通用型复合树脂	超微填料型复合树脂	可压紧型复合树脂	流动型复合树脂	技工室用复合树脂	桩核用复合树脂	复合体
弯曲强度(MPa)	80~160	60~120	85~110	70~120	90~150*	—	60~200
弯曲模量(GPa)	8.8~13	4.0~6.9	9.0~12	2.0~5.6	4.7~15*	—	4.5~14
弯曲疲劳极限(MPa)	60~10	—	—	—	—	—	70
压缩强度(MPa)	240~290	240~300	220~300	210~300	210~280	210~250	180~250
压缩模量(GPa)	5.5~8.3	2.6~4.8	5.8~9.0	2.6~5.9	—	7.5~22	6~7
直径抗张强度(MPa)	30~55	25~40	—	33~48	—	40~50	25~40
线性收缩率(%)	0.7~1.4	2~3	0.6~0.9	—	—	—	—

*无纤维增强

1. **复合树脂的强度** 不同复合树脂的弯曲强度介于 60~150MPa 之间,压缩强度在 200~300MPa 之间,虽不如目前常用的传统充填材料银汞合金那么高,但已能满足临床应用要求。

复合树脂的强度与无机填料的类型和含量密切相关,通常认为传统型复合树脂与混合型复合树脂的力学性能优于超微型复合树脂。此外复合树脂的强度还与基质树脂的性质有关,例如,基质分子质量大则复合树脂的密度大,强度高。Bis-GMA 的分子质量为 512Da,而甲基丙烯酸树脂的分子质量为 100Da,故目前多选用 Bis-GMA 作为复合树脂的基质树脂。除此以外,复合树脂的机械性能与固化程度相关,聚合反应越完全,材料的硬度、耐磨性越好。影响光固化程度的因素包括光源、光照方向、光固化深度和光照时间等。

2. 复合树脂的弹性模量 流体树脂和超微填料复合树脂无机填料含量少,弯曲模量和压缩模量明显小于通用型复合树脂和可压缩复合树脂的弯曲模量和压缩模量。然而,后两者压缩模量最高也仅 9.0GPa,远小于银汞合金(62GPa)以及牙釉质(83GPa),也小于牙本质(19GPa)。传统的大颗粒填料型、混合填料型具有与牙本质相近的弹性模量,修复牙本质效果最好。修复牙釉质时,现有的复合树脂弹性模量都远小于牙釉质,受力时比牙釉质容易变形,两者界面部位容易发生应力集中,导致结合破坏。

3. 复合树脂的硬度 复合树脂的努氏硬度(20~80kg/mm²)低于银汞合金(110kg/mm²),更低于人牙釉质(343kg/mm²)。由于无机填料的硬度及含量不同,微细填料复合树脂的努氏硬度略大于超微填料复合树脂,具有更强的抵抗外界压的能力。需要注意的是应用努氏硬度(显微硬度)对大颗粒填料复合树脂(粒径>10μm)进行测定,容易获得错误信息。如填料粒度在 1μm 以下,则所测显微硬度值更为可靠。

4. 复合树脂的耐磨性 复合树脂的耐磨性差,1 年的磨耗深度在 50~100μm 之间,后牙复合树脂的耐磨性能优于其他树脂,3年磨耗深度在 50~190μm 之间。复合树脂磨耗机制尚不清楚,但普遍认为与树脂基质的磨损、老化降解、无机填料的水解、脱落密切相关。由于树脂基质和无机填料弯曲弹性模量相差较大,应力主要在弹性模量小的树脂之间传递,因而造成强度低的树脂被磨耗,继而填料逐渐暴露、脱落。此过程周而复始,复合树脂的体积越来越小,甚至最后被磨掉(图 7-4)。

因此填料与树脂基质间的结合、复合树脂的聚合程度、无机填料本身的耐磨性、粒度和含量等都是复合树脂耐磨性的主要决定因素。高的填料含量和较小的填料颗粒可以获得良好的耐磨性,传统型复合树脂的耐磨性较差,超微型复合树脂的耐磨性较好。

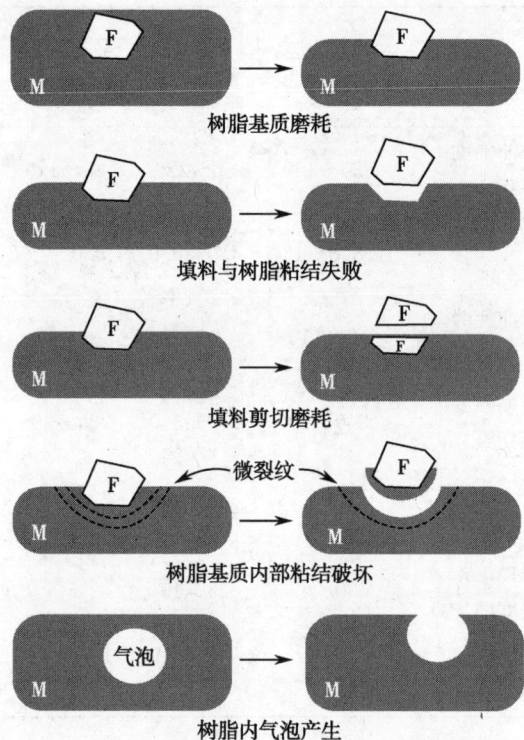

图 7-4 复合树脂的磨耗机制示意图
M:树脂基质;F:无机填料

近年,由于树脂基质和填料的不断改良,树脂在美观性、稳定性、耐磨性、抛光性和体积收缩等特征上得到不断优化。尤其是新一代的纳米树脂,主要基质是内聚化 Bis-GMA、UDMA、TEGD-MA 和 Bis-EMA,无机填料由微粒大小为 5~20mm 的聚合氧化锆簇和非成块非聚合的 20nm 填充物组成,占到了总重量的 78.5%。由于纳米颗粒和基团经过处理后与基质结合得更加充分,增加了树脂的耐磨性、抛光性和韧性,在口腔科充填材料中占到了越来越重的地位。实验表明,纳米树脂与传统树脂比较,体积收缩率降低35%,拉伸强度提高31%,断裂伸长率提高47%,冲击强度提高36%,热稳定性也有所提高。

(四) 复合树脂的聚合收缩应力

复合树脂的边缘密合性较差,这是复合树脂的一项主要缺陷,导致的主要原因是复合树脂的聚合收缩。

1. 聚合收缩应力　复合树脂发生固化反应的原理是树脂内大多数二甲基丙烯酯内C=C双键在树脂中发生交联反应,致使分子间距离因化学键的形成而缩短、致密化。临床上使用含有双甲基丙烯酸酯基类复合材料的聚合作用总是伴随有2.7%~7.1%的体积收缩。此外,树脂聚合为黏塑性-刚弹性的转化过程,获得弹性模量的同时,其刚性阻止树脂流动,产生收缩应力。聚合收缩会在复合树脂和牙体间产生高达13MPa的收缩应力,使复合树脂与牙体结合界面产生严重应变,导致出现很小的裂隙,产生微渗漏。这种应力有可能超过牙釉质的拉伸强度,导致界面处牙釉质出现应力裂纹和断裂。由于超微填料复合树脂含有更多的聚合物,聚合收缩更大,因而更容易出现上述裂纹和断裂。

2. 收缩应力大小的影响因素　影响复合树脂聚合收缩应力大小的因素,主要有复合树脂的组成、窝洞形态和临床操作等。

(1)复合树脂的组成:①增加填料的含量一方面可减少树脂的体积收缩,降低收缩应力。但另一方面又会使复合树脂弹性模量的获得加快,导致收缩应力增加。聚合体积收缩和弹性模量获得速度对树脂的收缩应力影响作用具有以下规律:相对较窄的收缩值范围内,弹性模量获得的快慢是决定应力发生、发展的主要因素;反之,在较大的收缩值范围内,体积收缩是决定收缩应力的主要因素;②树脂基质中稀释单体的相对分子量通常比聚合单体低,增加稀释单体可提高聚合碳碳双键密度,增加收缩。此外,稀释单体可增加反应环境的可动性,提高转化率,造成收缩增加。

(2)窝洞形态:复合树脂聚合收缩在粘结界面产生收缩应力的大小与复合树脂的粘结面积和自由面积比值有关,此比例称为外形因子值(configuration factor value)。不同窝洞形态的外形因子值不同(图7-5)。一般而言,外形因子值越小,粘结界面收缩应力越小(图7-6),界面密合性也越好。即使同样体积的Ⅰ类窝洞,深而窄窝洞的自由面积比例较浅而宽

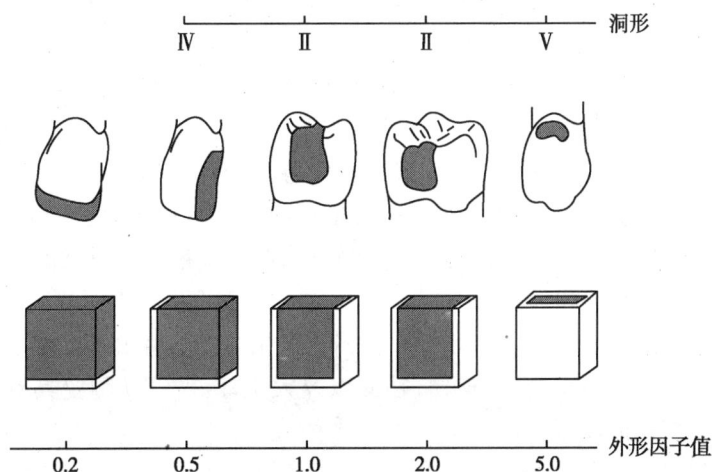

图 7-5　洞形与外形因子值

窝洞的自由面积比例小,充填树脂的收缩应力大,使用分层充填和分步固化方式可有效减少聚合收缩应力。

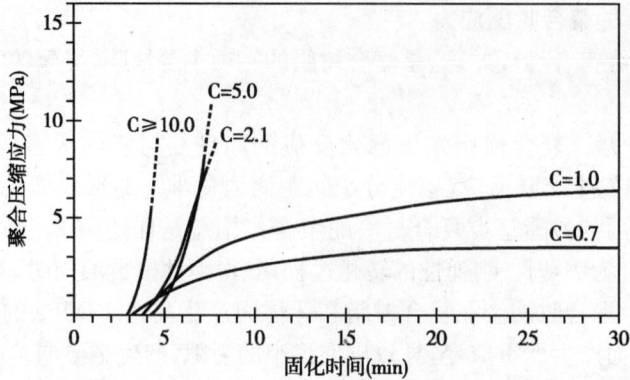

图 7-6 silar 复合树脂在不同外形因子值洞形中界面收缩应力

(3)临床操作:充填方式和固化方式是影响收缩应力的重要因素。与整体充填相比,分层充填中每一层充填物的聚合收缩可被下一层代偿,因而减小整体收缩。同时,分层充填可增加充填物的自由面积,减小与相对洞壁的接触从而减小收缩应力。此外,流体树脂作为洞衬剂应用也可以减少应力的产生,主要因为其填料质量少,弹性模量低,充填于混合层和复合树脂之间可提高洞壁的顺应性和均匀应力分布,从而吸收和缓解部分聚合收缩应力,减少微渗漏。流动树脂的层厚及其弹性模量影响其缓冲能力。流动树脂层厚越大,其缓冲能力越强。弹性模量小的树脂流动性大,有利于应力缓冲。

第二节 口腔修复材料

口腔修复材料力学是研究口腔修复所用材料或其制成的修复体,在外力作用下的变形、破坏规律。通过合理的设计,为修复体提供足够的强度、刚度和稳定性,使之能在口腔中长期行使咀嚼功能,达到经久耐用、美观、舒适的目的。口腔常用修复材料主要包括有机高分子化合物、陶瓷以及合金。

有机高分子化合物又被称为聚合物(polymer),根据性能和用途,可以分为橡胶、纤维和塑料三大类。橡胶弹性模量小($1 \times 10^5 \sim 1 \times 10^6 \mathrm{N/M^2}$)、弹性好,多用于印模材料、义齿基托衬垫以及赝附体修复;塑料弹性模量介于橡胶和纤维之间($1 \times 10^7 \sim 1 \times 10^8 \mathrm{N/M^2}$),在口腔修复中主要用于制作义齿基托和人工牙。合成塑料中未成型加工前的原始聚合物,在工程技术上有时称作树脂(resin)。在合成树脂和塑料基础上,又衍生出粘接剂、涂料等,用途虽然有别,但聚合物本身可能相似。

陶瓷可能是匹配人牙冠的最佳材料,拥有最佳的生物相容性和美学特性,广泛用作瓷-金属冠和桥的饰面材料,或全瓷冠、嵌体、贴面以及人工牙。然而,陶瓷具有典型的脆性特征,抗弯强度和断裂韧性较差。

与口腔科聚合物和陶瓷相比,合金拥有近乎完美的机械性能,几乎应用于所有口腔修复临床,包括技工室、直接和间接牙体修复以及用于制备和操作的器械。嵌体、全冠,烤瓷熔附金属冠桥修复体的支架以及活动义齿的基托是合金在口腔修复中的最主要形式。

一、弹性印模材料

印模材料用于记录和重现牙齿和口腔组织的外形和关系,因此要求具有良好的弹性、韧性和强度。水胶体和合成弹性印模材料是使用最多的两类,前者主要有藻酸盐水胶体和琼脂水胶体;先后有四种合成弹性印模材料应用于临床:聚硫橡胶、缩聚型硅橡胶、加成型硅橡胶(聚乙烯基硅氧烷)以及聚醚橡胶。其中聚硫橡胶已较少适用。

(一) 弹性印模材料的类型和组成

1. 缩聚型硅橡胶　由基质组分和催化剂组分构成,基质含呈半透明胶状的二羟基聚二甲基硅氧烷(室温硫化生胶)、SiO_2 等填料,填料粒度 $2\sim8\mu m$,含量 35%(低稠度)~75%(腻子型)。催化剂组分含交联剂硅酸乙酯、催化剂辛酸亚锡,基质与交联剂交联反应,由线状聚合物交联成网状聚合物,同时生成乙醇。

2. 加成型硅橡胶　有极低、低、中、高和超高(腻子型)稠度。主要成分是低分子量的聚甲基乙烯基硅氧烷,利用含氢硅油为交联剂,铂酸盐为催化剂。加成反应不产生乙醇,但可能产生氢气。

3. 聚醚橡胶　聚醚橡胶有低、中及高黏度。基质糊剂主要为长链聚乙烯醚共聚物,其末端含乙撑亚胺基,此外,还含硅酸盐填料、相容的非邻苯二酸酯类增塑剂及甘油三酸酯。催化剂组分为苯亚磺酸酯,也含有填料和增塑剂。在催化剂作用下,开环产生交联反应,使低分子量的聚乙烯醚凝固成高分子的弹性体。

(二) 弹性印模材料的力学性能

弹性印模材料应该具有良好的尺寸稳定性和细节复制能力,国际标准(ISO4823)规定弹性印模材料的最小弹性回复率应>96.5%,压缩应变 0.8%~20%,24 小时的尺寸变化应小于 1.5%。现有弹性印模材料力学性能见表 7-5。

表 7-5　弹性印模材料的力学性能(WJ O'Brien,2002)

	琼脂	藻酸盐	聚硫橡胶	缩聚型硅橡胶	加成型硅橡胶	聚醚橡胶
弹性回复(%)	98.8	97.3	94.5~96.9	98.2~99.6	99.0~99.9	98.3~99.0
压缩应变(%)	11	12	8.5~20	3.5~7.8	1.3~5.6	1.9~3.3
流动率(%)	—	—	0.4~1.9	<0.10	<0.05	<0.05
细节再现性(μm)	25	75	25	25	25	25
24 小时收缩率(%)	—	—	0.4~0.5	0.2~1.0	0.01~0.2	0.2~0.3
撕裂强度(g/cm)	700	380~700	2240~7410	2280~4370	1640~5260	1700~4800

1. 弹性回复　弹性印模材料的永久变形列于表 7-5,加成型硅橡胶具有最佳的弹性回复率,永久变形最小,其次是缩合型硅橡胶、聚醚橡胶。

2. 应变　在 $1000g/cm^2$ 应力作用下的压缩应变反映了材料的柔韧性。弹性印模材料的压缩应变明显小于水胶体类印模材料的压缩应变。一般情况下,每一类型的低黏度材料比高黏度印模材料更有弹性。同一黏度下,聚醚韧性最大,其次是加成型硅橡胶、缩合型硅橡胶,然后是聚硫橡胶。

3. 撕裂强度　撕裂强度表明了材料在边缘薄弱区域抵抗撕裂的能力,如牙间隙、龈沟内印模材料。水胶体类印模材料撕裂强度低,仅 380~700g/cm,远低于弹性印模材料撕裂强度。聚硫橡胶具有最高的撕裂强度,但也有较大的永久变形率,会使印模不准确。弹性印模材料的撕裂强度具有时间依赖性,因此,从口腔中取出印模速度应该较快。

4. 蠕变顺应性　弹性印模材料是黏弹性的,力学性能具有时间依赖性。例如,变形速率越快,撕裂强度越大,变形时间越长,永久变形越大。因此,蠕变顺应性-时间曲线比应力-应变曲线能更好地反映这些材料的性能。四种弹性印模材料的蠕变顺应性-时间曲线见图 7-7。

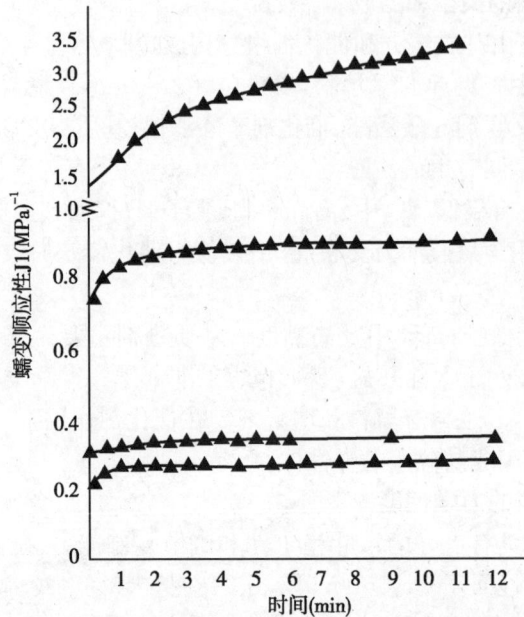

图 7-7　四种弹性印模材料的蠕变顺应性-时间曲线
由上而下分别是:聚硫橡胶、缩聚型硅橡胶、加成型硅橡胶和聚醚橡胶

最初的蠕变顺应性说明聚硫橡胶最柔软,聚醚橡胶最不柔软。曲线的较平部分或与时间轴平行部分说明永久变形较小,印模取出时形变回复好。加成型硅橡胶和聚醚橡胶弹性恢复最好,缩聚型硅橡胶次之,聚硫橡胶的弹性恢复最差。

二、口腔科塑料

塑料在口腔科主要用作义齿基托和人工牙。自 1937 年聚甲基丙烯酸甲酯聚合物作为义齿基托材料被引入口腔修复后,90%～95%的义齿基托由甲基丙烯酸甲酯均聚物或共聚物制成。

(一) 义齿基托树脂的类型及组成

义齿基托树脂根据聚合固化方式可分为热固化型、自固化型和光固化型三大类。随着材料学的发展,一些新型基托材料出现,如灌注成型义齿树脂、微波固化成型树脂等。

1. 热固化义齿基托树脂　由牙托粉和牙托水组成,混合后在 65℃以上水浴中充分聚合,是目前用量最大的一种基托树脂材料。牙托水主要成分是甲基丙烯酸甲酯单体,包含微量阻聚剂和交联剂。牙托粉的主要成分是甲基丙烯酸甲酯的均聚粉或共聚粉,共聚粉可以是甲基丙烯酸甲酯与丙烯酸丁酯或丙烯酸甲酯共聚生成,也可以是三者的三元共聚,还可以是甲基丙烯酸甲酯与丁苯橡胶的接枝共聚物。牙托粉是决定基托树脂性能的主要因素,共聚粉树脂基托具有更高的强度和耐磨性,如丁苯橡胶增强基托树脂具有高冲击强度。

2. 自固化义齿基托树脂 化学成分与热固化树脂相似,主要区别有两点:与热固化树脂相比,粉剂中的甲基丙烯酸甲酯均聚粉或共聚粉的分子量较小;液剂含有还原剂或促进剂;与牙托粉中的引发剂构成氧化还原体系。

3. 光固化义齿基托树脂 光固化义齿基托树脂一般为单糊剂型,可塑状面团样物,可预制成片状或条状。由树脂基质、活性稀释剂、甲基丙烯酸甲酯共聚粉、无机填料以及光引发体系组成。树脂基质主要有双酚 A 甲基丙烯酸缩水甘油酯、氨基甲酸酯双甲基丙烯酸酯等,树脂基质在自由基引发剂引发下聚合,作为聚合的主体,对最终基托的性能有决定性影响。

(二) 义齿基托树脂的力学性能

传统热固化丙烯酸树脂仍是目前使用最主要的义齿基托材料,三型基托树脂的性能见表 7-6,通常光固化基托树脂有最大的弯曲强度、弹性模量以及表面硬度,然后是热固化型基托树脂、自固化型基托树脂。但是光固化型基托树脂冲击强度最低。

表 7-6 光固化型、热固化型及室温固化基托树脂的性能(陈治清,2003)

性能	热固化型	自固化型	光固化型
弯曲强度(MPa)	80~120	60~80	65~170
压缩强度(MPa)	70~120	60~90	80~130
冲击强度(kJ/m²)	6~9	4~5	<3
布氏硬度(MPa)	186~205	150~170	200~230

1. 弯曲强度及挠度 使用弯曲强度比拉伸和压缩强度评价义齿基托更具意义,因为该实验更能代表临床受力情况。图 7-8 为测试弯曲强度和挠度的示意图,通过在试件中间不断增加载荷直至试件断裂来测定弯曲强度,记录 3500g 和 5000g 载荷下塑料试件中部的挠度。由于受到材料的组成、处理工艺以及使用环境的影响,丙烯酸类树脂基托的强度有较大的波动,ISO1567 规定室温固化型义齿基托材料的弯曲强度不能低于 60MPa,其他类型不低于 65MPa。弯曲挠度的要求为:在 1500~3500g 载荷下不大于 2.5mm,1500~5000g 载荷下挠曲在 2.0~5.5mm 之间。

2. 压缩和拉伸强度 热固化型基托树脂和光固化型基托树脂的压缩和拉伸强度高于室温固化型基托树脂,达到满足作为全口及部分义齿基托的需要。

3. 冲击强度 冲击强度是材料受到突然撞击而断裂时吸收能量的测定,为防止义齿偶然掉地而断裂,义齿基托树脂应具有足够的冲击强度。热固化树脂的冲击强度在 6~9kJ/m² 之间,比自固化型冲击强度高(4~7kJ/m²)。乙烯-丙烯酸树脂冲击强度约是聚甲基丙烯酸甲酯的 2 倍,丁苯橡胶增强的丙烯酸塑料具有最高的冲击强度。新型基托树脂抗冲击强度甚至可以达到 10.58kJ/m²。

4. 弹性模量 义齿基托的弹性模量和聚合物种类以及聚合方式有关,ISO1567 规定义齿基托弹性模量应该在 2.0GPa 以上,乙烯-丙烯酸聚合物的弹性模量为 2.8GPa,低于聚甲基丙烯酸甲酯的弹性模量(3.8GPa),光固化聚胺酯类弹性模量高于热固化型和自固化型聚甲基丙烯酸甲酯类基托树脂。表 7-7 列出了几种新型义齿基托材料的弹性模量。值得注意的是,与常规的 PMMA 义齿基托相比,尼龙义齿基托的弹性模量较低,具有较大的变形能

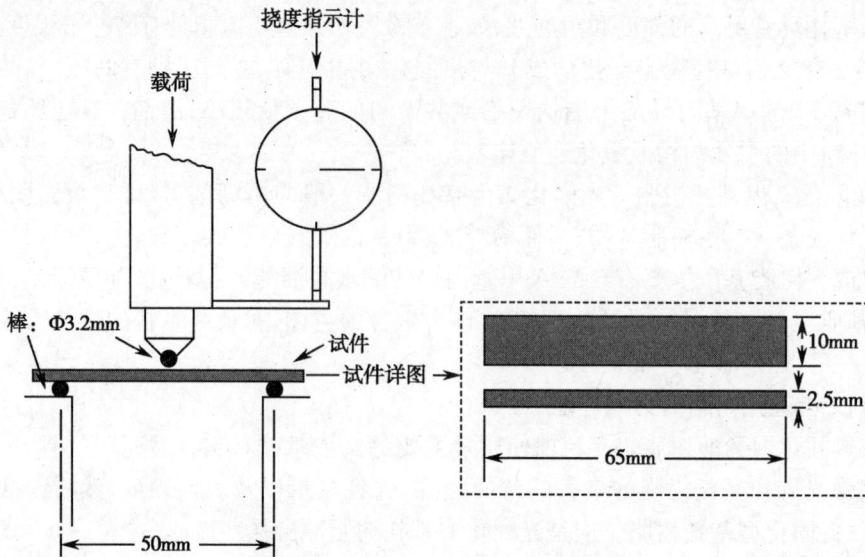

图 7-8　弯曲强度和挠度实验示意图

力,允许基托部分进入组织倒凹。

表 7-7　四种新型义齿基托材料的弹性模量（Yunus N,2005）

材料	聚合物	聚合方式	弯曲弹性模量 MPa(SD)	弯曲强度 MPa(SD)
Meliodent	PMMA	加压成型水浴 70℃/7hr + 100℃/1hr	3159.6(136.7)	70.5(5.7)
Acron MC	PMMA	加压成型微波 500W/3min	3626.3(362.1)	65.9(5.2)
Lucitone 199	PMMA	注射成型/2bar 微波 400W/ 15min	3197.9(192.5)	63.7(3.3)
Lucitone FRS	Nylon	注射成型/5bar 302℃ /15min	1714.4(152.3)	55.3(3.0)

　　5. 疲劳强度　义齿在咀嚼过程中需要承受 10^6 以上较小的循环应力的作用,因此,义齿基托塑料的疲劳性能十分重要。乙烯-丙烯聚合物和聚甲基丙烯酸甲酯在 17.2MPa 应力作用下,疲劳寿命分别为 $1×10^6$ 和 $1.5×10^6$,常用义齿基托树脂中,橡胶增强型基托塑料的疲劳强度最好,而注塑型丙烯酸塑料最低。

　　6. 硬度　义齿基托塑料的硬度值较低,表明这些材料容易被划伤或磨损。所有类型的基托塑料的硬度差异不大,即使新型的增强型基托塑料也如此,布氏硬度在 150～230MPa 之间,努氏硬度在 $15～17kg/mm^2$,洛氏硬度在 $70～80kg/mm^2$ 之间。

　　(三) 塑料人工牙的力学性能

　　早期的成品塑料牙由聚甲基丙烯酸甲酯均聚物制成,与其他修复材料或人牙釉质相比,耐磨性、压缩强度(78MPa)、弹性模量(2700MPa)、弹性极限(55MPa)和硬度($18～17kg/mm^2$)较低。采用丙烯酸酯类二元或多元共聚物并加入交联剂聚合制成的塑料牙则可使产品性能有较大提高。工程塑料牙则是由尼龙、聚碳酸酯和聚砜等工程塑料注塑而成,机械性能较高,不易碎裂。为了提高强度和耐磨性,在塑料牙的基本成分中,加入一定量的无机填料如云母、玻璃作为增强填料,能显著提高表面硬度和耐磨性。表 7-8 列举了四类塑料人工牙的表面硬度和磨耗性能,纳米填充复合树脂、超微填料复合树脂、交联丙烯酸类塑料人工牙较传统丙烯酸人工牙有更高的表面硬度和耐磨耗性能。

表 7-8 塑料人工牙的表面硬度和磨耗(Suzuki S,2004)

塑料人工牙类	商品名	洛氏硬度	磨耗深度(μm)	磨耗面积(mm^2)
纳米充填复合树脂	Veracia	22.7 ± 0.4	90.5 ± 10.2	5.1 ± 0.3
超微填料复合树脂	Endura	29.8 ± 0.8	71.5 ± 6.8	3.1 ± 0.2
	SR-Orthosit	28.7 ± 0.6	93.0 ± 16.4	3.6 ± 1.1
	Duradent	28.2 ± 1.0	70.0 ± 11.1	2.6 ± 0.4
	Surpass	28.7 ± 0.5	69.8 ± 3.3	2.7 ± 0.2
交联(DCL)丙烯酸	SR-Postaris	21.0 ± 0.3	80.8 ± 14.4	4.1 ± 0.5
交联(IPN)丙烯酸	Genios-P	20.1 ± 0.3	82.8 ± 7.2	4.4 ± 0.2
	Greapearl	21.3 ± 0.5	88.8 ± 8.5	4.4 ± 0.9
	Vitapan Physiodens	21.6 ± 0.3	93.8 ± 7.0	5.0 ± 0.4
	Premium	19.3 ± 0.4	99.3 ± 8.5	4.9 ± 0.6
	Integral	18.9 ± 0.5	104.0 ± 10.7	5.7 ± 0.8
传统丙烯酸	Biotone	18.6 ± 0.7	162.5 ± 22.0	10.1 ± 1.9

IPN:interpenetrating polymer networks

DCL:double cross-linking

三、口腔科陶瓷

口腔科陶瓷最早于 18 世纪晚期应用于口腔科,至今已有一百多年历史,因其具有良好的生物相容性、优良的光学特性,被认为是匹配人牙冠的最佳材料。然而,早期的口腔科陶瓷脆性大、易折裂。直至 1950 年烤瓷熔附金属技术的应用,尤其解决了基底合金和饰面瓷之间的热膨胀系数匹配后,陶瓷在口腔科中的应用才得到长足的发展。最初采用金合金作为其底层材料,20 世纪 70 年代又研究出用非贵金属,如 Ni-Cr 合金作为底层金属材料。

由于金瓷修复体中,金属边缘的外露影响美观,不透明瓷层的应用阻碍了光线的透射与散射,使其颜色逼真度欠佳。全瓷修复体引起了人们的兴趣,20 世纪末见证了数种用于制作全瓷口腔科修复体的创新体系的出现,首先是铸造玻璃陶瓷系统,此后相继开发出粉浆浇注、热压铸造及机械加工陶瓷,陶瓷组成也从长石、白榴石等发展到氧化铝、氧化锆等高强度陶瓷。

(一) 口腔陶瓷材料的类型

陶瓷在口腔科中有 3 个主要方面的应用:①烤瓷熔附金属修复;②制作全瓷贴面、嵌体、冠等固定修复体;③陶瓷成品人工牙。

口腔科陶瓷按应用、制作技术或晶相可分为以下几类(表 7-9)。

表 7-9 口腔科陶瓷分类

	制作	晶相
全瓷	机械加工	氧化铝（AL_2O_3）、长石（$KALSi_3O_8$）、云母（$KMg_{2.5}Si_4O_{10}F_2$）
	粉浆涂塑	氧化铝（AL_2O_3）、尖晶石（$MgAL_2O_4$）
	热压	白榴石（$KALSi_2O_6$）、二硅酸锂（$Li_2Si_2O_5$）
	烧结	氧化铝（AL_2O_3）、白榴石（$KALSi_2O_6$）
瓷-金属	烧结	白榴石（$KALSi_2O_6$）
人工牙	制造	长石（$KALSi_3O_8$）

根据陶瓷材料本身的组成、结构，口腔陶瓷材料可分为：①长石陶瓷；②氧化铝陶瓷；③氧化镁陶瓷；④氧化锆陶瓷；⑤玻璃陶瓷等。

1. 长石陶瓷 长石陶瓷通常由天然钠长石和钾长石、石英和陶土及少量硼砂、着色剂等混合烧结而成，挠曲强度通常仅有 50～80MPa，主要用于制作成品人工瓷牙或作为瓷熔附金属修复和全瓷修复体的饰面瓷，为了提高其强度和调节热膨胀系数，可在其中加入白榴石晶体，当白榴石体积含量为 50% 时，抗压强度可达到 200MPa。

2. 氧化铝陶瓷 氧化铝陶瓷是指主要相为刚玉（$\alpha\text{-}Al_2O_3$）的陶瓷材料（此外还会有莫来石晶相和硅酸盐玻璃相等），具有机械强度高，耐高温，耐化学腐蚀，生物相容性好等特点。氧化铝陶瓷包括的范围比较广，其中氧化铝含量在 45% 以上均属氧化铝陶瓷。由于氧化铝较石英坚硬，具有较高的弹性模量，可有效地阻断裂纹的扩展。当氧化铝含量达 50% 时，既可有效地提高陶瓷的抗弯强度，又可提高其断裂韧性。然而，由于较低的半透明性，高强度铝瓷主要用作全瓷冠的底层材料。在传统的铝瓷基础上，先后出现了几种高性能的口腔科氧化铝瓷系统，如 Hi-Ceram 氧化铝、In-Ceram 氧化铝、Procera 氧化铝等。

Hi-Ceram 是典型的弥散强化型材料，其化学性能与传统的铝瓷相似，抗弯强度为140～180MPa。由于其氧化铝含量较高，虽使材料的断裂模量和断裂韧性明显提高，但在陶瓷中出现孔隙，且透明度下降。

以 In-Ceram 氧化铝为代表的渗透陶瓷是使熔融的玻璃基质通过毛细管作用逐渐渗透到由多孔氧化铝制成的核心的网状孔隙中，从而形成一个氧化铝和玻璃相连续交织相互渗透的复合材料，有效地限制了裂纹的发生发展，其强度可达到 500～600MPa。

Procera 系统，其底层冠由致密的高纯氧化铝粉体（>99.9%）经干烧结制成，抗弯曲强度达到 600MPa 以上。其增强补韧机制是致密高纯氧化铝陶瓷，几乎没有缺陷，晶粒很小（直径 $4\mu m$ 左右）。当裂纹扩展时，难以穿透高强度氧化铝晶粒。即使沿相对薄弱的晶界断裂，也因晶粒小、晶界面积大，使裂纹扩展偏转。

3. 氧化镁陶瓷 氧化镁陶瓷是以氧化镁晶体代替氧化铝晶体作为增强剂，因其有较大的热膨胀率，制成底层后，能与常规瓷粉匹配使用。氧化镁陶瓷在热处理后，其氧化镁与氧化铝反应，生成占据较大空间的铝镁尖晶石晶体，产生体积膨胀，而补偿了陶瓷在烧结过程中的收缩，因此亦称为无收缩瓷，其修复体的适合性较好，未上釉的氧化镁核瓷的弯曲强度达 131MPa，是传统长石质陶瓷的两倍。

4. 玻璃陶瓷 玻璃陶瓷是通过控制玻璃相晶化程度而制备的多晶材料。主要优点是在玻璃中可引入 CaO、P_2O_5，通过热处理可以析出磷灰石晶体，具有优良的生物相容性与生物活化性。按其玻璃基质的组成,分为硅酸盐、铝硅酸盐、硼酸盐及磷酸盐类玻璃陶瓷,在口腔科的应用主要有可铸造玻璃陶瓷、可切削玻璃陶瓷、注入型玻璃陶瓷、植入型玻璃陶瓷等。由于在玻璃基质中分散有不同类型的结晶相,改善了材料的内部结构,从而提高了其抗折性能。

白榴石基玻璃陶瓷和二硅酸锂基玻璃陶瓷是临床应用最为成功的两种,因需要在失蜡铸造时适当给予 $0.3 \sim 0.4 MPa$ 的压力,也被称为热压铸玻璃陶瓷。前者采用 $35\% \sim 55\%$ 的白榴石作为增强剂,弯曲强度大约是传统长石质陶瓷的两倍。二硅酸锂基玻璃陶瓷,基本化学成分是氧化硅和氧化锂(SiO_2、Li_2O)。在压铸和焙烧过程中,SiO_2-Li_2O 可诱发晶化反应,形成二硅酸锂(SiO_2-$Li_2Si_2O_5$)晶体,均匀分布在玻璃基质中,形成稳定的结构。具有优越的弯曲强度和断裂韧性。

5. 氧化锆增韧陶瓷 氧化锆陶瓷是以斜锆石(ZrO_2)和锆英石(ZrO_2-SiO_2)为主料,其断裂韧性远高于氧化铝陶瓷。氧化锆优秀的力学性能来自于它的多晶形相变。氧化锆有 3 种晶形:单斜相晶形、四方相晶形及立方相晶形。3 种晶形分别存在于不同的温度范围并可相互转化。其增强补韧机制为:ZrO_2 分散于陶瓷基体 Al_2O_3 的晶界处,在应力作用下可转变为单斜相,以相变过程吸收能量,通过增加晶体断裂能并在断裂时引起裂纹的偏转和桥接来提高材料强度。其中以氧化钇(Y_2O_3)稳定的四方相氧化锆多晶陶瓷(Y-TzP)性能最佳。

6. 纳米复合陶瓷 纳米粒子既具有增强作用,又具有补韧作用。在陶瓷材料中添加纳米填料,可填充陶瓷材料内部的孔隙,将填料的强度、韧性与陶瓷材料的稳定性、美观性结合起来。同时,纳米材料极大的表面积和极小的微粒可提高纳米复合烤瓷材料的机械性能,是一种具有较大临床应用前景的口腔修复材料。

(二) 口腔科陶瓷材料的力学性能

陶瓷材料内部的化学键以共价键和离子键为主,因此其最基本的力学特性为固有的脆性,其失效过程为脆性断裂,折裂前能承受的形变约为 0.1%,几乎完全处于弹性形变状态。材料的破坏机制、抗破坏(抗折裂)能力和失效表征可通过其力学性能进行分析,对于口腔科陶瓷来说主要有以下三个相互影响的方面:材料的强度、断裂韧性以及对化学辅助裂纹生长的敏感性。

1. 口腔科陶瓷材料的强度 一些口腔科陶瓷的弯曲强度概括于表 7-10,在现有的全瓷材料中,致密烧结氧化锆有最高的弯曲强度($1140.89 MPa$),其次为渗透氧化锆以及氧化铝,二硅酸锂增强的热压陶瓷强度可达 $350 MPa$,而白榴石增强的热压陶瓷大约为 $100 \sim 120 MPa$,约为长石质陶瓷的两倍,应用于瓷-金属修复的长石质陶瓷的弯曲强度介于 $50 \sim 80 MPa$ 之间,低于全瓷修复材料。然而,因为瓷-金属修复体有金属支架支持,它们的寿命通常反而更高。长石质陶瓷剪切强度约为 $110 MPa$,径向拉伸强度 $34 MPa$,压缩强度 $172 MPa$ 左右,努氏硬度为 $460 kg/mm^2$

口腔科陶瓷材料的强度测定值主要由材料内部裂纹的尺寸及分布决定,受测试方法以及测试环境影响。通常用弯曲强度来评价陶瓷材料的强度,常用测定方法有单轴和双轴弯曲法。单轴弯曲实验包括三点弯曲和四点弯曲实验,双轴弯曲实验常用的有球对环、环对环、盘片对三球实验等方法。相对单轴弯曲实验,双轴弯曲实验测得的强度数据变异较小,主要原因是其探测的并非载荷中轴附近的裂纹,而是较大区域内的起源裂纹,因而可较好地消除边缘效应,降低实验对试件制备过程中造成的表面损伤的敏感性。测试环境的影响,主要原因是水分子在裂纹尖端发生化学反应促使裂纹生长,从而显著降低材料强度(表7-11),

对于口腔修复体而言,任何一个接触到唾液的界面都会发生该反应。

表7-10 六种口腔科陶瓷的力学性能(Yilmaz H,2007)

陶瓷		双轴弯曲强度 MPa(SD)	Weibull 模数
Finesse		88.04(31.61)	3.17
Cergo		94.97(13.62)	7.94
IPS Empress I	热压白榴石	101.18(13.49)	10.13
In-Ceram Alumina	渗透氧化铝	341.80(61.13)	6.96
In-Ceram Zirconia	渗透氧化锆	541.8(61.10)	10.17
Cercon Zirconia	CAD/CAM 氧化锆	1140.89(121.33)	132.26

表7-11 不同储存条件下几种口腔科陶瓷的双轴弯曲强度(Sorenson JA,2003)

全瓷系统		空气 双轴弯曲强度 MPa(SD)	水 双轴弯曲强度 MPa(SD)
IPS Empress I	白榴石	147(26)	114(23)
IPS Empress II	二硅酸锂	337(30)	271(43)
InCeram	氧化铝	535(85)	370(101)
InCeram	30%氧化锆、70%氧化铝	704(93)	663(99)
Lava	氧化锆	1048(133)	1095(46)

2. 口腔科陶瓷材料的断裂韧性 断裂韧性也是陶瓷的一项重要性能,是材料裂纹系统所能承受外加应力强度的极限值,当外加应力强度在数值上达到或超过断裂韧性时,裂纹即发生扩展。断裂韧性反映了材料由裂纹生长发展导致失效的难易程度,测定方法包括压痕法和压痕强度法两大类,后者常用的有单边切口梁法和 V 型切口梁法等。传统长石质陶瓷的断裂韧性与钠玻璃相似($0.78MPa \cdot m^{1/2}$),In-Ceram 氧化铝、Procera ALLCeram、Empress I 的断裂韧性分别为 $4.49MPa \cdot m^{1/2}$、$4.48MPa \cdot m^{1/2}$、$1.74MPa \cdot m^{1/2}$。

(三) 影响口腔科陶瓷材料强度的因素

口腔科陶瓷的强度取决于其组成、显微结构及缺陷密度,并表现疲劳特性。

1. 陶瓷材料的组成 陶瓷材料的组成成分不同,其强度不等。陶瓷材料通常含有结晶相与玻璃相,增强晶相的性质和含量决定了材料的强度和抗裂纹扩展性。

传统长石质陶瓷强度通常较低,而加入了白榴石作为增强相后,白榴石晶粒均匀分散于长石玻璃相中,当陶瓷表面或内部出现裂纹时,细小的白榴石晶体可以阻止裂缝的进一步扩展,使裂纹偏转而不易扩展;分散在玻璃基质中的白榴石晶体膨胀系数值较高,冷却时可以使玻璃处于压缩状态,增加了其潜在强度,弯曲强度大约是传统长石质陶瓷的两倍。同为热压铸玻璃陶瓷,白榴石增强玻璃陶瓷(100~120MPa)和二硅酸锂玻璃陶瓷的强度(350MPa)也存在显著差异。氧化铝陶瓷中,由于引入了弹性模量较高的氧化铝作为结构加强剂,其强度明显高于常规长石陶瓷。氧化锆陶瓷由于它的多晶形相变增韧,其性能远高于氧化铝陶瓷。

2. 显微结构 利用内部增强剂是目前提高口腔科陶瓷性能的主要手段,陶瓷材料的玻璃相和晶相的显微结构决定着陶瓷材料的各项力学性能。二硅酸锂基玻璃陶瓷强度达到 350MPa，显微结构显示在玻璃基质中分布着 60% 左右的伸长的二硅酸锂晶体（0.5～5μm）。玻璃渗透陶瓷由于具有增强相和玻璃相连续交织相互渗透的复合结构，可有效限制裂纹的发生发展。

陶瓷中晶体的颗粒度对其强度也有很大影响。每一颗粒晶体可看做一个楔入点，以 d 代表颗粒直径，可得出 a 与 $(1/d)^{1/2}$ 成正比。根据 Kundsen 提出的关系式 $\alpha = K/d - \alpha$ 随着晶体颗粒增大，陶瓷材料的强度降低。式中 K、α 为常数。

3. 缺陷 陶瓷材料至少含有两类缺陷：制作缺陷和表面裂纹。

制作缺陷是在加工过程中形成的，由压紧阶段的夹杂物或烧结过程中产生的孔隙组成。临床破坏的玻璃陶瓷修复体内部的孔隙已被认为是断裂的起始点，气孔的大小、形状、数目对强度影响明显，尤其气孔率的影响。根据 Duckworth 的经验式：$\alpha = \alpha_0 \exp(-bp)$，随着气孔率的增加，陶瓷材料的强度明显降低。式中 b 为常数，因材料的不同而异，一般为 3～9。但也有一些学者的研究发现，少量的气孔，如含 0.1%～1% 的气孔还有提高陶瓷材料强度的作用，因为气孔可以作为消除楔入应力的缓冲地带。

表面裂纹是因切削或打磨所诱发，过快的冷却速度亦可能在陶瓷表面形成微裂纹，自然裂纹平均大小 20～50μm，微裂纹的形成使修复体的强度大为降低。

4. 陶瓷材料的疲劳 疲劳通常是指材料在循环（交变）载荷作用下的损伤和破坏现象。在口腔科脆性陶瓷接触循环疲劳中，最主要的影响因素无疑是材料本身的显微结构，除此以外，对疲劳影响最大的是循环载荷和循环周期。此外，陶瓷冠表面的处理尤其是内表面的处理也对陶瓷的疲劳有重要影响。

（四）口腔科陶瓷修复体增强措施

由于陶瓷材料的脆性，在陶瓷修复体的设计和制作中，都应考虑到如何防止陶瓷修复体的折裂。单一结构的口腔科陶瓷修复体要求陶瓷材料本身既具有良好的美学效果又具有较高的韧性和强度，多数的陶瓷修复体采取美观的饰面瓷和高强度结构陶瓷结合的多层结构形式，以金属作为基底则是口腔科陶瓷修复体最直接的增强措施。

1. 口腔科陶瓷材料增韧补强 陶瓷材料的增强技术归纳起来主要有内部增韧补强和表面处理。此外，通过改变烧结工艺，如真空烧结和微波烧结能使烧结体均匀、致密、减少气孔率，从而提高强度。

（1）内部增韧补强：通过在玻璃介质中分散第二相结晶、颗粒或者纤维，可使基质中的裂纹发生偏转、分叉、变钝或者中止，从而达到陶瓷内部增韧的目的。常用的第二相物质包括氧化铝颗粒、氧化锆颗粒、镁铝尖晶石。这些第二相物质中，氧化锆在外力作用下的相变增韧最具特点：晶型发生转变，伴随能量的吸收和体积的改变，能量的吸收消耗了裂纹扩展的应力场，相变造成粒子体积增大抑制裂纹的扩散。

（2）表面处理：包括表面裂纹消除和表面压应力获得。陶瓷修复体的脆性断裂往往是由表面微裂纹的产生、扩展所造成的，因此对修复体的表面进行一定的处理，可以使制备中产生的表层微裂纹弥合。打磨抛光与表面上釉可以去除陶瓷材料表面的裂纹和缺陷，提高陶瓷修复体的强度，还可以增加材料抗腐蚀的能力。陶瓷表面压应力可以通过离子交换法和表面热处理获得：离子交换增韧的机制主要为在低于玻璃软化温度下用半径较大的离子替换半径较小的离子，在表层形成压应力层；用锂离子替换钠离子降低了材料表层热膨胀系数，使陶瓷在冷却过程中表层处于压缩状态，增加了裂纹扩展所需的能量。热处理是将材料加热至高于玻璃基质的软化温度后骤冷,材料表面迅速固化,内部继续冷却并持续收缩,从而在材料表面产生压应力,也可以增加陶瓷材料的韧性。

2. 金瓷修复体的应用 长石质陶瓷烧结后色泽美观,但其弯曲强度仅 $50\sim80MPa$,不能单纯制作修复体,常需用强度高的金属、合金、结构陶瓷作底层,制成的修复体兼具瓷的光学性能,又有金属或结构陶瓷的高强度。金瓷修复体是将瓷涂于金属底层上,经高温烧结而成。应用金属底层提高陶瓷的强度依赖于高强度的金属底层的支持作用以及金瓷之间的有效结合。

(1)金瓷结合界面残余应力(residual stress):金瓷修复体从烤瓷炉内冷却到室温过程中永久保留在材料内部及界面上的应力可高达 277.2MPa,大于引起金瓷结合破坏的剪切力(71.8MPa),残余应力产生的实质是因金属热膨胀系数 $10\times10^{-6}/℃\sim20\times10^{-6}/℃$ 远远大于瓷的热膨胀系数 $4\times10^{-6}/℃\sim5\times10^{-6}/℃$。但当控制瓷热膨胀系数略小于烤瓷合金的热膨胀系数且两者之差在 $0.9\times10^{-6}/℃\sim1.5\times10^{-6}/℃$ 时,饰面瓷承受一定的压力,形成压缩结合(compressive bond),有利于金瓷结合。

(2)金瓷结合机制:金瓷间结合力可高达 $397.0\%\sim632.7\%$,结合大致有 4 种形式:机械结合、分子引力、化学键结合和压缩结合。

1)化学键结合:金属表面的氧化膜与陶瓷中的氧化物和非晶质玻璃界面发生化学反应,是金瓷结合力的主要组成部分(占 52.5%)。

2)机械结合:金属表面经喷砂处理后,产生一定程度粗糙面,有助于增加瓷粉对烤瓷合金的润湿性,增加接触面积,大大提高了机械结合力(占 22%)。瓷粉熔融后进入金属表面的凹陷内,还会产生压缩力(约占金瓷结合力的 25.2%)。

3)范德华力:指两种极化的分子或原子在一定范围内互相靠近而产生静电吸引。范德华力对金瓷结合力的贡献有待进一步研究证实。

4)压缩结合:压缩结合是由于瓷粉与合金之间存在热膨胀系数差而产生的。当瓷在烧成温度降至室温时,其收缩小于金属的收缩,陶瓷受到压缩应力,加强了两者的结合。

(3)影响金瓷结合强度的因素

1)热膨胀系数:烤瓷与合金的热膨胀系数匹配是金瓷结合的关键。

2)预氧化:预氧化是为了在合金表面形成一层均匀氧化膜,氧化膜有助于提高瓷对合金表面的润湿性。纯的贵金属无法氧化,需在其中添加 1% 的微量贱金属,以获得金属氧化物膜。一般认为氧化膜以 $0.2\sim2.0\mu m$ 最佳,氧化层不足与过厚均会降低瓷金结合强度。

3)金属表面的粗化:粗糙的金属表面可以提高金瓷结合强度 $13\%\sim15\%$。粗糙的表面不仅提高了与瓷的机械嵌合作用,同时也提供了更多的与瓷结合的面积,而有利于化学结合。粗糙表面可使瓷的接触角减小,从而改善瓷的润湿效果。但过于粗糙的金属表面易造成界面应力集中,且易使界面形成微孔和气泡,瓷的润湿效果差而导致结合强度下降。

4)烧结过程:严格正确地按照操作规范进行烧结,无疑会使烤瓷冠的金瓷结合力增强。有学者认为,烧结次数的增加会导致金属表面的氧化物扩散至瓷中,金属表面没有足够的新生氧化物会导致金瓷结合的降低。

(五) 口腔科陶瓷疲劳与寿命预测

1. 口腔科陶瓷疲劳 全瓷冠的远期成功率不及金属烤瓷冠,尤其是后牙全瓷冠。已有研究表明,修复体破坏的主要原因是咀嚼过程中循环应力引起的修复体损伤积累,并最终导致疲劳失效。长期以来,人们一直以为陶瓷材料无疲劳失效问题;因为陶瓷作为一种脆性材料,受载时内部极少有位错运动、基本上无塑性变形;而且认为陶瓷是多晶脆性材料,不像金属材料中的疲劳裂纹有明显的裂纹萌生和稳定扩展阶段。陶瓷材料的疲劳过程实质是结构内部的亚临界裂纹慢速生长,失稳扩展直至断裂的过程。

2. 口腔科陶瓷疲劳研究方法

(1)赫兹接触疲劳实验法:赫兹接触疲劳实验法被认为是目前评价脆性陶瓷最为简单有效的方法。这种球/平面接触加载方式较传统的断裂实验方法最大的优点在于其模拟了口腔科修复体的受载情况。对应不同的加载形式,陶瓷材料疲劳行为可分为静疲劳、动疲劳和循环疲劳。循环疲劳是指在循环载荷(即交变应力)作用下材料的耐用应力随时间下降的现象,被认为是大多数陶瓷构件失效的主要形式。目前对陶瓷材料疲劳性能的研究主要集中在循环疲劳行为,口腔科陶瓷循环疲劳的主要损伤机制是机械破坏过程,不同于静态疲劳单纯的应力腐蚀。在用单一瓷块进行赫兹接触疲劳实验的研究中发现,存在两种疲劳损伤模式,即脆性模式和类塑性模式。而将瓷块粘结于弹性模量与牙本质类似的基底层上时,则显示第三种模式,即与基底层黏结的瓷层内表面处出现放射状裂纹。

(2)断口形貌分析:陶瓷在断裂之前几乎不发生任何形式的不可逆形变。使陶瓷构件失效的原始裂纹可以保留在断裂面上,便于应用断口形貌分析裂纹源和描述失效的形貌特征。

3. Weibull 统计与口腔科陶瓷材料的寿命预测　Weibull 分布函数是一种广泛应用于分析材料和结构的失败概率的方法。在处理陶瓷材料断裂强度的问题时可表述为材料内部或表面存在的各种固有裂纹,可视为一个个不同性质的断裂源;材料在受到外力作用时,当其内部或表面任意一条裂纹处的应力集中程度足以导致该裂纹发生失稳扩展时,材料就将发生断裂。Weibull 分布的两个重要参数分别是 Weibull 特征强度 σ 和 Weibull 模数 m,其中,m 值越高说明材料的结构可靠度越高,内部结构性质越均匀,测得的强度值可信度越高。大部分陶瓷材料的 Weibull 模数在 5~15 之间(表 7-10),口腔科陶瓷材料的亚临界裂纹生长可通过参数估计来评价。根据口腔科全瓷材料的 Weibull 分析结果及疲劳参数,可描绘强度-概率-时间图,用于预测材料在特定时间和失效概率下可承受的最大应力。

四、口腔科合金

金属和合金在口腔修复领域占有很重要的位置,主要用于嵌体、全冠修复,或作为可摘局部义齿支架、烤瓷熔附金属冠、桥的基底。应用于口腔科的合金应该具有良好的生物相容性,同时具有足够的机械和力学性能。

(一) 口腔科合金的类型及组成

先后有多种口腔科合金的分类,以前美国的 ADA 第 5 号规范的贵金属合金系统,把金和铂族金属按组成把合金分为 Ⅰ~Ⅳ 型。这个分类长期在口腔修复学和口腔材料学应用。贵金属(Ⅰ~Ⅳ类)含量从 83wt% 到 75wt%。分类中所有的合金均系金基。现在,为适应口腔科低贵金属合金和非贵金属合金的广泛开发,ADA 提出了新的规格,也按组成分类,但把合金分成以下 3 类:

高贵金属(high-noble):含贵金属含量≥60wt%且金含量≥40wt%。

贵金属(noble):贵金属≥25wt%(并不专指金)。

贱金属主导(predominately base metals):贵金属≤25wt%。

除了前面提到的组成分类外,新的 ADA 第 5 号规范(1997)也使用 Ⅰ~Ⅳ 型分类体系,但分类依据由合金的屈服强度和伸长率确定(表 7-12)。Ⅰ 型合金具有较大的伸长率,但只能承受低的应力,Ⅳ型合金用于承受咬合应力很大的修复体,例如长桥、固定及活动部分义齿。表 7-13 就合金成分、类型和用途进行了更详细的分类,用于瓷-金属修复的合金能用作全金属修复,但反之不能。

表 7-12　ADA 第 5 号规范(1997)

合金类型	描述	用途	屈服强度(退火,MPa)	延伸率(退火,%)
Ⅰ	软	用于承受低应力的修复:嵌体	<140	18
Ⅱ	中	用于承受中等应力的修复:嵌体和高嵌体	140~200	18
Ⅲ	硬	用于承受高应力的修复:冠、厚贴面冠、短桥固定部分义齿	201~340	12
Ⅳ	超硬	用于承受很大应力的修复:薄贴面冠、长固定桥部分义齿、活动部分义齿	>340	10

表 7-13　口腔科铸造合金分类(Anusavice KJ,2003)

合金类型	全金属修复	瓷-金属修复	可摘局部义齿支架
高贵金属合金	Au-Pt-Pd	Au(99.7wt%)	Au-Ag-Cu-Pd
	Au-Pd-Cu-Ag	Au-Pt-Pd	
	瓷-金属修复用高贵金属合金	Au-Pd-Ag	
		Au-Pd	
贵金属合金	Ag-Pd-Au-Cu	Pd-Au	
	Ag-Pd	Pd-Au-Ag	
	瓷-金属修复用贵金属合金	Pd-Ag	
		Pd-Ga-Ag	
		Pd-Cu-Ga	
贱金属主导	CP Ti	CP Ti	CP Ti
	Ti-A-V	Ti-A-V	Ti-A-V
	Ni-Cr-Mo-Be	Ni-Cr-Mo-Be	Ni-Cr-Mo-Be
	Ni-Cr-Mo	Ni-Cr-Mo	Ni-Cr-Mo
	Co-Cr-W	Co-Cr-W	Co-Cr-W
	Cu-AL		

(二) 铸造贵金属合金力学性能

虽然铸造贵金属合金 Au-Ag-Cu-Pd 能用作可摘局部义齿支架,但实际情况下主要用于嵌体、铸造冠、桥以及作为瓷-金属修复体的支架。表 7-14 列举了几种贵金属铸造合金的力学性能。

1. 屈服强度　材料的屈服强度通常用来表示材料开始呈现塑性行为时的应力,在此应力下,材料发生有限的永久变形,而咀嚼力下,修复体发生永久变形即意味着某种程度上的功能性失效。因此,对于修复材料而言,屈服强度通常就是实际的最大强度。

贵金属铸造合金的 0.2% 屈服强度在 320~1145MPa(硬态)范围内,最强的合金是 Pd-Cu-Ga,屈服强度为 1145MPa,其他合金的强度在 320~600MPa 之间,与口腔科贱金属合金屈服强度(495~600MPa)相近,足以承受口腔咀嚼应力。硬化后的贵金属合金(使合金形成有序固熔化)具有比固熔化合金更高的屈服强度和硬度,但延伸率下降。

表 7-14 几种典型口腔科贵金属铸造合金的力学性能(Craig RG,2002)

合金类型	0.2%屈服强度(MPa) 软/硬	延伸率% 软/硬	维氏硬度(kg/mm²) 软/硬
高贵金属			
Au-Ag-Pt	420/470	15/9	175/195
Au-Pd-Cu-Ag Ⅰ	270/400	30/12	135/195
Au-Pd-Cu-Ag Ⅱ	350/600	30/10	175/260
贵金属			
Au-Pd-Cu-Ag Ⅲ	325/520	27.5/10	125/215
Au-Ag-Pd-In	300/370	12/8	135/190
Pd-Cu-Ga	1145	8	425
Ag-Pd	260/320	10/8	140/155

2. 硬度 硬度可用来表示合金在咬合力下抵抗局部永久变形能力,其值通常与屈服强度呈平行关系,高硬度的合金通常具有较大的屈服强度,难以抛光。口腔科贵金属合金的硬度从 Ag-Pd 的 $155kg/mm^2$ 到 Pd-Cu-Ga 的 $425kg/mm^2$(硬态),普遍在 $200kg/mm^2$,低于牙釉质的硬度($343kg/mm^2$),且低于贱金属合金的硬度。

3. 延伸率 因拉伸力而发生的变形称为延伸,延伸极为重要,因为它表明了合金的可加工性。材料总的延伸率包括弹性延伸和塑性延伸两部分,后者通常更大。对用于全金属修复的贵金属合金而言,高的延伸率意味着材料容易抛光,修复体具有更高的边缘密合性。贵金属合金的延伸率(8%~12%硬态)远高于贱金属合金的延伸率(1%~2%),同种贵金属合金,硬态的延伸率远小于软态的延伸率。

(三)铸造贱金属合金力学性能

铸造贱金属合金是作为Ⅲ型金合金的替代物而被研制出来的,多年来,其使用比例超过70%。作为可摘局部义齿支架,完全取代了Ⅳ型金合金,并被广泛用作瓷-金属修复体的支架。表 7-15 列举了可摘局部义齿支架合金的典型力学特征,同时还列出了经过硬化处理的Ⅳ型金合金的力学值。冠和桥铸造合金类似于表中 Ni-Cr 合金的性能,具有比贵金属合金更大的硬度和弹性模量。瓷-金属修复的贱金属性能见表 7-16。

表 7-15 可摘局部义齿支架合金(Anusavice KJ,2003)

金属种类	屈服强度 MPa/ksi	拉伸强度 MPa/ksi	延伸率 (%)	维氏硬度 kg/mm²	弹性模量 (GPa/ksi×10³)
Co-Cr *	710/103	870/120	1.6	432	224/32.4
Ni-Cr *	690/100	800/116	3.8	300	182/26.4
Co-Cr-Ni *	470/68	685/99	8.0	264	198/28.7
Fe-Cr *	703/102	841/122	9	309	202/29.3
Ⅳ Au[T]	493/71.5	776/112	7	264	90/13
CP Ti	344/50	345/50	13	210	103/14.9
Ti-6V-4AL	870/126	925/134	5	320	117/17

* bench cooled in investment after casting

[T] Age hardened

1. 屈服强度 除了很少情况下需要小量调改卡环,义齿支架不应该发生任何永久的变形,因此支架合金应该具有较高的屈服强度,Co-Cr 和 Ni-Cr 合金的屈服强度在 700MPa 左右,远高于Ⅳ型金合金。值得注意的是市售纯钛的屈服强度仅为 344MPa,有研究表明,口腔科合金用作部分义齿卡环时,至少应具有 425MPa 的屈服强度,以抵抗永久变形。

2. 拉伸强度和伸长率 极限拉伸强度和伸长率的共同效应是材料韧性的指征,Co-Cr 和 Ni-Cr 合金的极限拉伸强度大于 800MPa,延伸率分别为 1.6% 和 3.8%。虽然拉伸强度较高,但较低的延伸率要求义齿支架完成后不允许较多的调改。

3. 硬度 硬度是修复体抛光难易和适用中抵抗划痕能力的指标。铸造贱金属合金的表面硬度排序依次为 Co-Cr> Ni-Cr> Ⅳ Au> CP Ti。

4. 弹性模量 可摘局部义齿的支架应该具有足够的刚性,因此要求合金具有较大的弹性模量,Co-Cr 和 Ni-Cr 合金的弹性模量在 200MPa 左右,约为Ⅳ型金合金和市售纯钛的两倍。

5. 疲劳强度 局部义齿在咀嚼过程中承受交变外力,据估计,在咀嚼过程中产生的交变应力作用次数可达 3×10^5 次,摘戴过程中承受更大外力约 1500 次/年,因此局部义齿支架合金应该具有足够的疲劳强度,图 7-9 为部分义齿用 Co-Cr-Ni 合金的弯曲疲劳曲线。

(四) 瓷-金属修复体用合金力学性能

口腔科铸造贵金属和贱金属均能作为瓷-金属修复体的支架,按开发时间排序为 Au-Pt-Pd、Ni-Cr、Co-Cr、Au-Pd-Ag、Pd-Ag、Pd-Cu、Ti,力学性能列于表 7-16,通常,贱金属合金具有比贵金属合金更高弹性模量和硬度,但屈服强度低。如 Co-Cr 和 Ni-Cr 合金的弹性模量为贵金属合金的 1.5～2 倍。需要明确的是,弯曲试验中形变公式表明,形变量是模量的一次方函数,而是厚度的三次方函数。因此,虽然贱金属合金具有更高的弹性模量,但并不能据此减少底冠厚度。

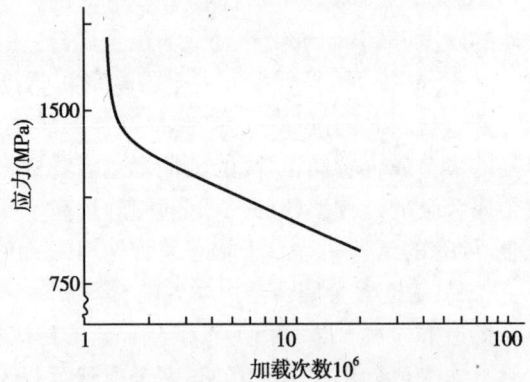

图 7-9 部分义齿用 Co-Cr-Ni 合金的弯曲疲劳曲线

表 7-16 用于瓷-金属修复体的合金的力学性能(Robert G,2002)

类型	拉伸强度 (MPa)	0.2%屈服强度 (MPa)	弹性模量 (GPa)	延伸率 (%)	硬度 (DPH,kg/mm²)
Au-Pt-Pd	480～500	400～420	81～96	3～10	175～180
Au-Pd	700～730	550～575	100～117	8～16	210～230
Au-Pd-Ag	650～680	475～525	100～113	8～18	210～230
Pd-Ag	550～730	400～525	95～117	10～14	185～235
Pd-Cu	690～1300	550～1100	94～97	8～15	350～400
Ni-Cr	400～1000	233～730	150～210	8～20	210～380
Co-Cr	520～820	460～640	145～220	6～15	330～465
Ti	240～890	170～830	103～114	10～20	125～350

第三节　正畸材料

通常,矫治力来自矫治器的弹力部分。从矫治器的设计角度来说,力学性能不仅取决于矫治器的整体状况,更取决于对矫治器的主要弹性材料即弓丝力量的控制。矫治弓丝产生的力量非常复杂,理想地控制牙移动需要提供特别的最适的矫治力系。因此,对矫治器机械性能特别是弓丝材料的力学性能的了解是达到理想的、可预测矫治效果的关键。

口腔正畸临床治疗中常用的金属弓丝有奥氏体不锈钢丝、β钛合金丝和镍钛形状记忆合金等。近年来,为了满足各种正畸临床的要求,这些材料的性能得到了不断的改进。与此同时,非金属材料的研究也取得了长足的进步,如纤维增强复合弓丝材料。

(一) 正畸弓丝的类型及组成

1. 锻制不锈钢合金　不锈钢是含铬、镍、镁等金属的铁碳合金,以锻制形式应用于口腔科。铁素体、马氏体及奥氏体不锈钢均可应用于口腔科,最常见的用于正畸弓丝的不锈钢为18-8不锈钢,是奥氏体钢的一种,因含18％的铬和8％的镍而得此命名。不锈钢丝通过辊压或拉拔加工成型,用特制的正畸器械可将不锈钢弓丝容易地制作成矫治器,一旦矫治器制作完成,应当将其在450℃热处理1分钟,以释放制作过程中形成的应力。

2. 镍-钛合金　镍-钛合金是镍与钛组成的二元合金,其晶体结构因所处的环境温度和所受应力的不同有奥氏体相和马氏体相两种不同的排列方式。奥氏体相对应于温度相对高或者卸载时的状态,变形时产生的应力较大;马氏体相对应于温度相对低或者加载时的状态,变形时产生的应力较小。通过将温度降至相变温度以下,或者施加外力,可以使奥氏体相转变为马氏体相;相反,当温度升高至相变温度以上,或者去除外力时马氏体相就会转变为奥氏体相,结果合金会返回其原有形状,因此镍-钛合金被称为形状记忆合金。正畸用镍-钛合金含有几个百分点的钴,以降低相变温度。在口腔科,已研制出几种镍-钛合金变种(普通型、伪弹性型和温控型),组成的改变导致马氏体和奥氏体开始及结束温度的变化和力学性能的改变,只有那些奥氏体结束问题低于37℃的弓丝具有超弹性。

3. β钛合金丝　β钛丝是一种β相的钛钼合金,其钛、钼、锆、锡的质量分数分别是79％、11％、6％、4％。当冶金温度超过903℃时,纯钛由六边形密集晶状结构的α相,重新排列为体心立方形框架点阵的β相,即β钛。当加入钼或钴后,室温下钛基合金仍保持β钛结构,即稳定结构钛。

(二) 正畸弓丝的力学性能

用于正畸弓丝的ANSI/ADA第32号规范列于表7-17,规范将正畸弓丝分为低弹性和高弹性两类,并对弯曲屈服强度90°可弯曲次数作出了要求。表7-18列举了三种常用正畸弓丝的拉伸、弯曲及扭转时的性能。

表 7-17　正畸弓丝 ANSI/ADA 第 32 号规范

性能	Ⅰ型——低弹性	Ⅱ型——高弹性	
2.9°偏移的抗弯屈服强度(MPa)	最小1700 最大2400	最小2500	
90°弯曲次数	Φ0.30mm 15	Φ0.30～0.60mm 10	Φ0.64mm 5

表 7-18 正畸弓丝拉伸、弯曲及扭转性能（Drake SR，1982）

性能	18-8 不锈钢	镍-钛	β 钛
拉伸			
屈服强度(0.1% 变形量，MPa)	1200	343	960
弹性模量(GPa)	134	28.4	68.6
回弹性(屈/弹)10^{-2}	0.89	1.40	1.22
弯曲			
2.9°偏移的抗弯屈服强度(MPa)	1590	490	1080
弹性模量(GPa)	122	32.3	59.8
弹性率 mm-N/度	0.80	0.17	0.37
扭转			
回弹率 mm-N/度	0.078	0.020	0.035

1. 强度　在材料的应力-应变曲线中，有三个点代表材料的强度，分别为比例极限、屈服强度以及极限强度。弓丝的强度通常考察 0.1% 偏移的拉伸屈服强度和 2.9°偏移的抗弯屈服强度。三种正畸弓丝中，18-8 不锈钢弓丝具有最高的 0.1%拉伸屈服强度和 2.9°偏移的抗弯屈服强度，分别达到 1200MPa 和 1590MPa，约为镍-钛合金弓丝的 3.5～4 倍，β 钛合金弓丝则介于两者之间。

2. 有效限度(range)　有效限度代表发生不可回复变形之前弓丝能变曲的距离，在力-曲度曲线中，为从 0.1% 的不可回复变形点沿 x 轴到杨氏点的距离。有限回弹(spring back)为除去不可回复变形，被弯曲弓丝能回弹的距离，如图 7-10 所示。在许多临床情况下，弓丝的弯曲超过弹性限度，所以，有限回弹对于决定弓丝的临床性质有重要意义。在应力-应变曲线中，还有两个重要的特性：弹性区和可成形量(图 7-11)，弹性区是应力-应变曲线下方，比例极限内(不包括比例极限)的区域，它代表弓丝的能量储存能力，是强度和弹性的结合。

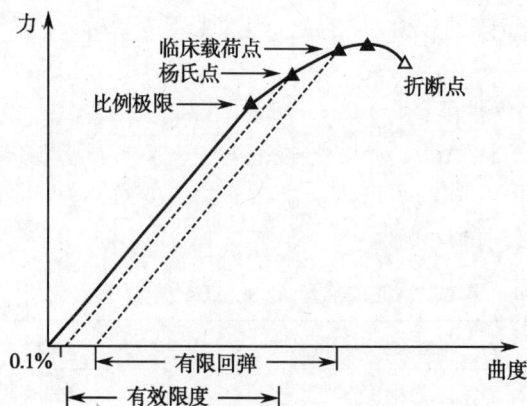

图 7-10 正畸弓丝典型的力-曲度曲线

可成形量是弓丝折断前可承受的不可回复变形的量。90°弯曲直至断裂次数可以代表弓丝的可成形性,正畸弓丝 ANSI/ADA 第 32 号规范对不锈钢、钴-铬-镍、镍-钛、β 钛合金弓丝 90°弯曲直至断裂次数的要求分别为:5、8、2、4 次。镍-钛合金弓丝成形性最差,需要特别的弯制技术,且不能完成锐角或完成完全的小环,因此该弓丝更适合具有预转矩、预角度的托槽。

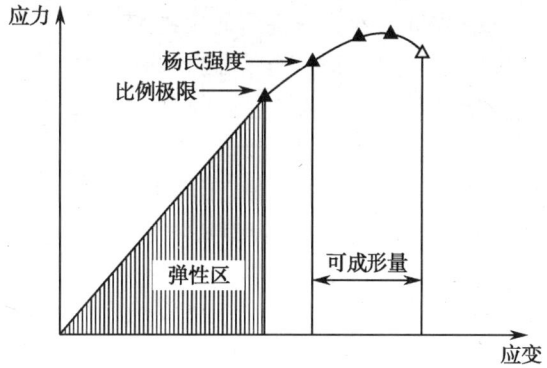

图 7-11 弹性区和可成形量

3. 弹性 在受外力作用下,材料发生形变,将能量储存其中,去除外力后,此储存的能力完全释放出来,这是材料的弹性性能。材料弹性的测定可用弹性模量表示,为材料在弹性极限内的应力-应变的比值。镍-钛合金具有比不锈钢和 β 钛合金更小的弹性模量,弹性率也最低,但回弹性最大(屈服强度/弹性模量)。如图 7-12 和图 7-13 所示,镍-钛合金具有最小的弹性率,但在用作正畸弓丝的 3 种合金的弯曲及扭转中,其弹性最大。从临床角度,低弹性模量和高弹性意味着它可施加较小且持续的力,并可在更大的工作范围内进行。如果需要大挠度,如牙齿排列很差,则高回弹性更重要。

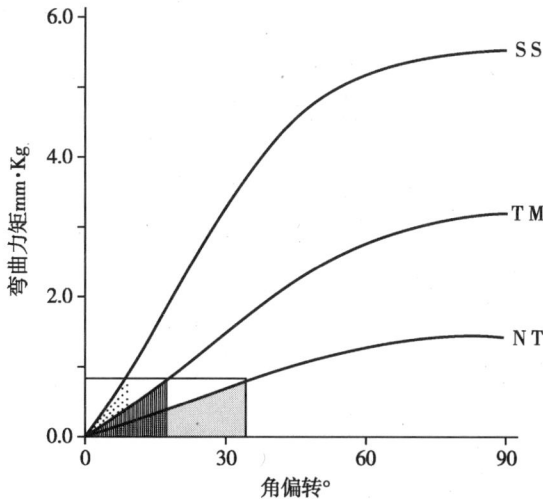

图 7-12 0.48mm×0.64mm 合金丝在比例极限以下的固定弯曲力矩时所储存的能量
储存的能量等于各曲线下的阴影面积,回弹率等于各条曲线的斜率

4. 应力松弛(stress relaxation) 不同弓丝材料松弛程度不同,松弛比率变化范围很大。因正畸矫治的效果依赖于力的维持,此现象对临床很重要。有研究发现,应力松弛的结果能增大弓丝的弹性范围,使弹性减小,硬度增高,不利于临床矫治。另一些研究发现,热处理可降低松弛比率。如钛镍丝的应力松弛现象在 21℃时存在,37℃时消失,平弓丝较有曲的弓丝应力松弛率高出 180%～350%。有人认为,热处理和弯制弓丝曲是降低应力松弛的最重要措施。

（三）影响弓丝力学性质的因素

矫治弓丝的弯曲力矩-角偏转曲线首先受到弓丝种类的影响,如前所述,不同种类的弓丝力学性能差异较大。除此以外,弓丝的热学历史、几何形状以及弓丝受载方向强烈地影响弓丝的力学性质。

1. 弓丝的热学历史　弓丝均经锻制成形,并且形成矫治器过程中所经历的冷加工会产生应变硬化,低温加热应力释放处理能去除制作过程中冷加工的影响。处于标准规定和应力释放状态的两种规格不锈钢正畸弓丝的力学性能列于表 7-19,Φ0.36mm 弓丝冷加工量比 Φ0.56mm 弓丝冷加工量大,具有更高的比例极限和屈服强度。通过应力释放热处理,这些弓丝的性能(除拉伸强度)得到改善。

加热对圆形不锈钢丝的弯曲力矩-角偏转曲线的影响见图 7-14。即使短时间加热钢丝(15 秒)与标准钢丝相比,也会造成弯曲时刚性的下降和永久变形开始发生时角度的下降。

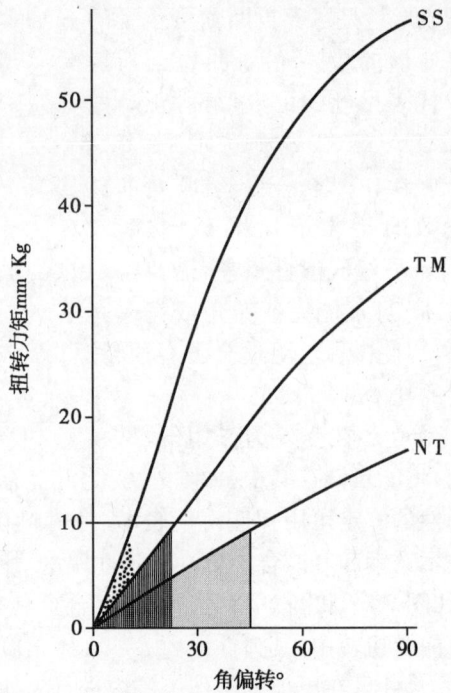

图 7-13　0.48mm×0.64mm 合金丝在比例极限以下的固定扭转力矩时所储存的能量

表 7-19　18-8 不锈钢弓丝的力学性能(Craig RG,1978)

性能	Φ0.36mm		Φ0.56mm	
	公认的	应力释放的 *	公认的	应力释放的 *
比例极限(拉伸,MPa)	1200	1380	1060	912
屈服强度(拉伸,0.1%变形量,MPa)	1680	1950	1490	1640
拉伸强度(MPa)	2240	2180	2040	2160
努氏硬度(kg/mm²)	525	572	536	553
90°弯曲次数	37	45	13	21

* 483℃加热 3 分钟

2. 弓丝的几何形状　包括截面形状、尺寸以及弓丝的长度。对于单端支持圆柱悬臂梁,当悬臂梁直径增加一倍时,其强度增加 8 倍,弹性减小 1/16,有效限度减小 1/2。因此,临床上对施力部分,应在保证弓丝材料无恒久形变发生时,尽量选用横截面小的材料。有实验表明,对同一形变,直径 0.5mm 圆丝产生的力是直径 0.45mm 圆丝产生力的 2 倍,是直径 0.25mm 圆丝产生力的 16 倍。相反对支抗部分,要求硬度较大的弓丝以抵抗变形则应考虑选用横截面足够大的弓丝材料。

具有正方形和长方形截面的不锈钢丝的弯曲力矩-角偏转的曲线见图 7-15,长方形弓丝

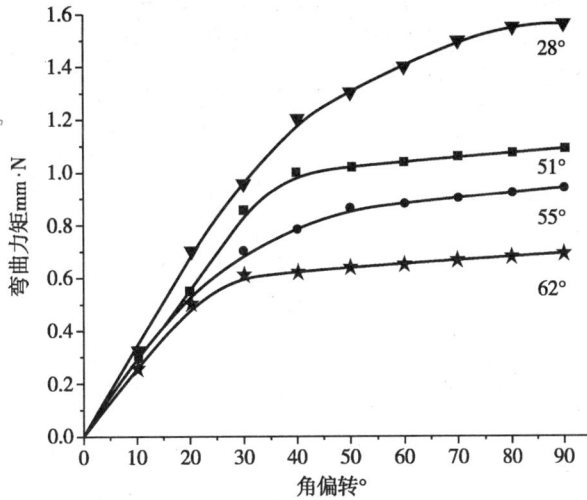

图 7-14 直径 0.46mm 18-8 不锈钢丝的弯曲力矩-角偏转曲线

的弯曲方向对弯曲力矩有重要影响,因为弓丝在较大尺寸方向上弯曲时刚性更大(上部曲线对中部曲线)。正方形弓丝在正方形方向上的曲线与对角线上的曲线几乎相同(底部曲线)。

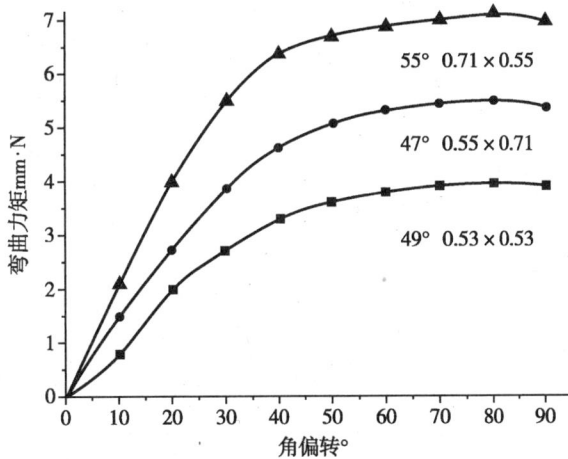

图 7-15 正方形和长方形 18-8 不锈钢丝的弯曲力矩-角偏转曲线

弓丝的长度对矫治力的产生也至关重要,单端支持圆柱悬臂梁受力分析显示,当钢丝长度增加一倍时,其强度减半,弹性增加 8 倍,限度增加 4 倍。在口腔环境允许的情况下,增加弓丝长度是提高弹性的有效措施。临床上,锁槽间距是由牙和锁槽的宽度所确定。垂直向受咬合及黏膜转折的限制,要增加弓丝的长度,只有在两锁槽间弯制各种曲、弹簧或适用节段弓丝。在弓丝上增加曲或螺圈的最佳位置是在弓丝的最大弯矩处。

3. 承载的方向　除弓丝的横截面形态、大小及弓丝的长度等对其弹性性能有影响外,弓丝受力的方向也有影响。

图 7-16 为一顶端有螺圈的垂直曲,受不同方向的力。图 7-16(1)的曲受力与螺圈弯曲方向相同,与弓丝原弯曲方向一致。图 7-16(2)的曲受力与螺圈弯曲的方向相反。图 7-16(1)受力方式的曲所能承受的弹性负荷及弹性变形大于图 7-16(2)受力方式的曲。

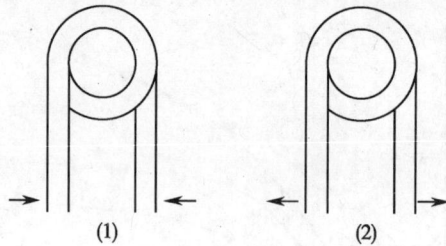

图 7-16 带螺圈的曲的受力方向

第四节　科研立题参考

寻找合适的材料并选择合适的技术和制作方法是口腔医师多年来的努力方向。口腔医学的发展很大程度上依赖于技术的进步，同时随着口腔材料的更新而发生巨大变革。随着科学技术的不断进步，口腔材料学的研究和应用不断深入，探讨的领域日益扩大，目前的研究趋势主要有：①由非活性材料向活性材料方向发展；②由均质材料向复合材料发展；③由单功能材料向复合材料发展；④由被动智能向主动智能材料方向发展。在这些发展过程中，将存在不可胜数的生物力学科学问题。现阶段口腔材料在生物力学研究主要体现在：

（一）口腔材料细观、介观和微观结构及力学性能研究。

（二）口腔材料生物力学设计理论，生物力学检测手段及评价标准的研究。

（三）口腔内科、牙体修复、正畸新材料的生物力学设计和研究。

（四）具有仿生和功能治疗性能的口腔颌面骨修复材料生物力学设计和研究。

（五）牙种植更新材料功能结构与力学性能研究。

（六）牙组织工程的生物学及生物力学设计和研究。

总之，口腔材料的发展将对口腔各个二级学科的发展起到积极的促进和推动作用，同时也必定会给临床治疗技术带来新的突破。

刘伟才

参 考 文 献

1. 陈治清. 口腔材料学. 第 3 版. 北京：人民卫生出版社，2003.

2. 陈新民，赵云凤. 口腔生物力学. 北京：科学出版社，2010.

3. 薛淼. 口腔生物材料学. 上海：上海世界图书出版公司，2006.

4. Anusavice KJ. Phillips' science of dental materials. 11th edition. St. Louis：Saunders（W. B.）Co Ltd，2003.

5. Craig RG. Dental Materials：a problem oriented approach. St Louis：Mosby，1978.

6. Dauvillier BS，Aarnts MP，Feilzer AJ. Developments in shrinkage control of adhesive restoratives. J Esthet Dent，2000，12(6)：291-299.

7. Dewaele M，Truffier-Boutry D，Devaux J，et al. Volume contraction in photo-cured dental resins：the shrinkage-conversion relationship revisited. Dent Mater，2006，22(4)：359-365.

8. Drake SR，Wayne DM，Powers JM，et al. Mechanical properties of orthodontic wires in tension，bending，and torsion. Am J Orthod，1982，82(3)：206-210.

9. Ferracane JL. Development a more complete understanding of stresses produced in dental composites dur-

ing polymerization. Dent Mater, 2005,21(1):36-42.

10. Hsueh CH, Thompson GA, Jadaan OM, et al. Analyses of layer-thickness effects in bilayered dental ceramics subjected to thermal stresses and ring-on-ring tests. Dent Mater, 2008, 24(1):9-17.

11. Johnston EP, Nicholls JI, Smith DE. Flexure fatigue of 10 commonly used denture base resins. J Prosthet Dent, 1981, 46(5):478-483.

12. Malhotra ML, Asgar K. Physical properties of dental silver-tin amalgams with high and low copper contents. J Am Dent Assoc, 1978,96(3):444-450.

13. Marshall SJ , Marshall GW Jr. Dental Amalgam: the Materials. Adv Dent Res,1992,6:94-99.

14. Natali AN. Dental Biomechanics. New York: Taylor Inc,2003.

15. O'Brien WJ. Dental Materials and Their Selection. 4th ed . Chicago: Quintenssence Publishing Co Inc, 2002.

16. Phillips RW. Skinner's science of dental materials. 9th ed. Philadelphia: Saunders, 1991.

17. Sorenson, JA, The LavaTM All-Ceramic System: CAD/CAM Zirconia Prosthodontics for the 21st Century. Synergy in Dentistry, 2003,2(1):3-6.

18. Soni PM, Powers JM, Craig RG. Physical and mechanical properties of acrylic and modified acrylic denture resins. J Mich Dent Assoc, 1977,59(7-8):418-422.

19. Sutow EJ, Jones DW, Hall,GC. et al. The response of dental amalgam to dynamic loading. J Dent Res, 1985,649(1):62-66.

20. Suzuki S. In vitro wear of nano-composite denture teeth. J Prosthodont,2004,13(4):238-243.

21. Williams PT, Hedge GL. Creep-fatigue as a possible cause of dental amalgam margin failure. J Dent Res,1985,64(3):470-475.

22. Yilmaz H, Aydin C, Gul BE. Flexural strength and fracture toughness of dental core ceramics. J Prosthet Dent, 2007,98(2):120-128.

23. Yunus N, Rashid AA, Azmi LL, et al. Some flexural properties of a nylon denture base polymer. J Oral Rehabil, 2005,32(1):65-71.

第八章

口腔生物力学相关实验力学方法

口腔生物力学的研究方法与一般生物力学相似,但因口颌系统的解剖结构、器官功能与人体其他组织尚不完全相同,具有一定的特殊性,常用的研究方法为实验应力分析和理论应力分析。实验应力分析法是利用物理模型或实物对构件进行应力分析,主要由基础理论和工程技术相结合,可以对构件进行应力、应变和位移的分析,并且是复合材料力学等基础理论研究的必要手段,该法包括电测法、光测法、脆性涂层法和电场比拟法等,其中光测法包括光测力学应力法(光弹法)和光测力学位移法(如全息干涉法、散斑法等)两大类。

第一节　传统口腔生物力学试验方法

一、电 测 法

电测法即电阻应变测试法(electronic resistance strain gauge techniques)是实验应力分析中最广泛和最有效的方法之一。该法通过贴于被测物件的电阻应变片,将物体表面指定点的应变由电阻应变仪用数字表示出来,再根据应力、应变的关系式,确定构件表面应力状态。

(一)电阻应变片及其工作原理

电阻应变片是电测法的传感元件,根据其质地分为金属电阻应变片和半导体应变片两种,前者的结构形式主要有丝式、箔式和薄膜式三种。常用的是金属丝电阻应变片,由金属丝敏感栅,基底和覆盖层,粘结剂及引线四部分组成。如图8-1示将一定长度的电阻金属丝做成栅栏状使其具有足够的电阻值,用粘结剂牢固地粘结于两张绝缘性能良好的纸基或塑料胶基之间,电阻丝的两端焊有引线,

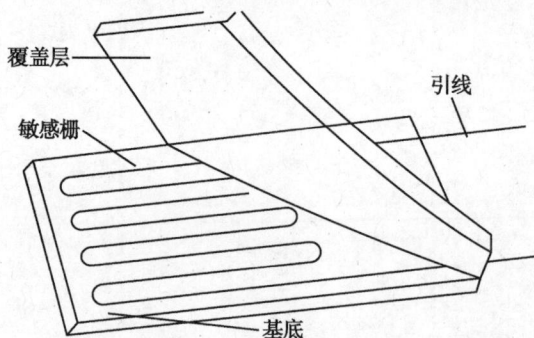

图8-1　电阻应变片的结构

测定时将电阻应变片粘贴于被测物体表面某一测点处构成应变式传感器。当被测物体受外力作用产生应变时,电阻应变片内敏感栅随之发生相应的应变,金属丝的伸长或缩短(图8-2)引起电阻值发生相应改变,因此应变片将试件的应变转变为电阻值的变化,并由电阻应变仪将电阻值的变化量测量出来。

由物理学知,金属导线的电阻值与其长度成正比,与其横截面积成反比:

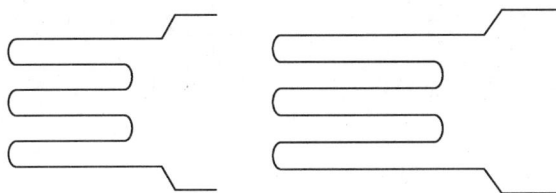

图 8-2　敏感栅的尺寸变化示意图

$$R = \rho \frac{L}{A} \qquad\qquad 8\text{-}1$$

式中：R 表示金属导线的电阻值（Ω），ρ 表示金属导线的电阻率（$\Omega \cdot mm^2/m$），A 表示导线的截面积（mm^2），L 表示导线的长度（m）。

当金属丝沿其轴线方向受力变形时（伸长或缩短），电阻值会随之发生变化（增大或减小），这种现象称为电阻应变效应，如把长为 L、电阻值为 R 的金属丝粘贴于某试件上，当试件受力变形时，金属丝由原长 L 变化为 $L+\Delta L$，电阻值则由 R 变化为 $R+\Delta R$。实验证明，在试件的弹性变化范围内，金属丝电阻的相对变化 $\dfrac{\Delta R}{R}$ 和金属丝长度的相对变化 $\dfrac{\Delta L}{L}$（即应变 ε）成正比，即：

$$\frac{\Delta R}{R} = K \cdot \frac{\Delta L}{L} = K_0 \varepsilon$$

即　　　　　　　　　　　　　　$$\Delta R = K_0 \varepsilon R \qquad\qquad 8\text{-}2$$

式中，K_0 表示金属丝的灵敏系数。若上式中已知金属丝灵敏系数 K_0 值，则试件应变 ε 可根据金属丝的电阻值变化求得。

K_0 是电阻应变片的主要参数，它取决于敏感栅的材料、型式、几何尺寸、基底、粘结剂多种因素。特别是敏感栅除有纵栅外，还有圆弧或直线形的横栅，横栅主要对垂直于应变片轴线方向的横向应变敏感，因而应变片指示应变中包含有横向应变的影响，这就是应变片中的横向效应。为了统一标准，将应变片的灵敏系数定义为：应变片安装在被测试件上，在应变片纵轴方向的单向应力作用下，应变片电阻的单位电阻变化与引起此变化的应变片纵轴方向应变的比值。

（二）电阻应变仪

1. 测量电路　测量应变片电阻变化率并转换为测点应变值的仪器称为电阻应变仪。电阻应变仪的测量电路是按照直流电桥（惠斯登电桥）原理设计的，图 8-3 示是由 R_1、R_2、R_3 和 R_4 组成的四臂电桥，电桥的对角点 AC 接电源，U_{AC} 为供桥电源电压，另一对角 BD 为电桥的输出端，U_{BD} 为电桥输出电压。设流过 R_1、R_2 支路的电流为 I_1，流过 R_3、R_4 支路的电流为 I_2，则有：

$$I_1 = \frac{U_{AC}}{R_1+R_2} \ , \quad I_2 = \frac{U_{AC}}{R_3+R_4} \ ,$$

且　　　　　　　　　　　　$$U_{BD} = U_{BA} - U_{DA}$$
$$= I_1 R_1 - I_2 R_2$$
$$= U_{AC} \frac{R_1 R_3 - R_2 R_4}{(R_1+R_2)(R_3+R_4)} \qquad\qquad 8\text{-}3$$

如果 $R_1 R_3 = R_2 R_4$，输出电压 $U_{BD} = 0$，称为电桥平衡。若电桥的四个桥臂与四枚粘贴在构件上的电阻片连接，当构件变形时，其电阻变化分别为 ΔR_1、ΔR_2、ΔR_3、ΔR_4，则由（8-3）式可得

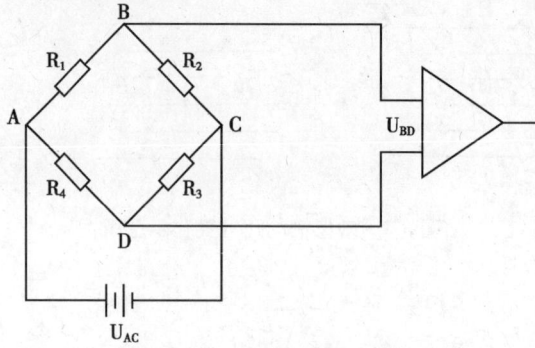

图 8-3　惠斯登电桥

出电桥输出电压为：

$$U_{BD}+\Delta U_{BD}=\Big(\frac{R_1+\Delta R_1}{R_1+R_2+\Delta R_1+\Delta R_2}\Big)U_{AC}-\Big(\frac{R_4+\Delta R_4}{R_3+R_4+\Delta R_3+\Delta R_4}\Big)U_{AC} \qquad 8\text{-}4$$

由(8-3)、(8-4)式可解出电桥电压的变化量 ΔU_{BD}，当 $\frac{\Delta R}{R}\ll 1$，$R_1=R_2=R_3=R_4$ 时，ΔU_{BD} 的表达式可简化为：

$$\Delta U_{BD}=\frac{U_{AC}}{4}\Big(\frac{\Delta R_1}{R_1}-\frac{\Delta R_2}{R_2}+\frac{\Delta R_3}{R_3}-\frac{\Delta R_4}{R_4}\Big) \qquad 8\text{-}5$$

当四枚电阻片的灵敏系数 K 相等时，(8-5)式可写成：

$$\Delta U_{BD}=\frac{KU_{AC}}{4}(\varepsilon_1-\varepsilon_2+\varepsilon_3-\varepsilon_4) \qquad 8\text{-}6$$

式中 $\varepsilon_1,\varepsilon_2,\varepsilon_3,\varepsilon_4$ 分别代表电阻片 R_1,R_2,R_3,R_4 感受的应变值，且 ε 为代数值，其符号由变形方向决定，通常拉应变为正，压应变为负。

如果组桥的方式为只有一个桥臂是参与机械变形的电阻片(R_1)，其他三个桥臂不参与机械变形，此时电桥的输出电压为：

$$\Delta U_{BD}=\frac{U_{AC}}{4}\cdot\frac{\Delta R_1}{R_1}=\frac{U_{AC}K}{4}\varepsilon_1 \qquad 8\text{-}7$$

另外，将应变片安装在自由膨胀的构件上，无外力作用，当环境温度变化时，由于敏感栅的电阻率发生变化(温度效应)以及敏感栅与构件材料线膨胀系数的不同都可导致电阻值发生变化。但是，真正需要应变片反映的是构件因受力而产生的应变而非环境温度变化所引起的应变，因此在测量中常采用温度补偿法来消除温度变化对测量结果的影响。

2. 工作原理及种类　用电阻应变计测量工程构件表面应变的装置，一般包括调制应变信号的电桥，放大微弱的调制电信号、鉴别正负极性和滤波的电阻应变仪以及平衡指示器(静态)或记录器(动态)三部分，如图 8-4 所示。

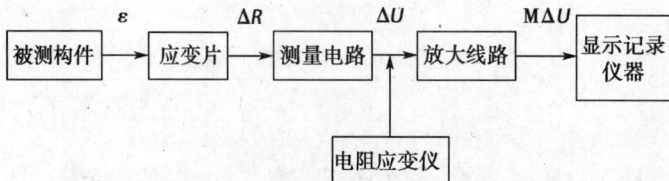

图 8-4　电阻应变仪的测量原理流程图

按照不同测量要求和不同应变测量频率,电阻应变仪一般分为静态、静动态、动态、超动态和具有其他特殊功能等五种类型。静态和动态电阻应变仪由测量(电)桥、载频振荡器、放大器、相敏检波器、低通滤波器和稳压电源等单元所组成。载频振荡器供给电桥一种比应变最高频率高 5～10 倍(约 50～20000Hz)的载波信号,将应变信号调制成调幅波,经过交流放大器高增益放大,再由相敏检波器分辨应变信号的正负极性,送至平衡指示器显示静态读数,或经过低通滤波器滤掉应变信号的残余载波成分,然后由记录器将动态应变波形记录下来。

20 世纪 60 年代以来,随着电子技术的发展,出现了直流式动态应变仪和电阻、电容都能自动平衡或自动抵偿的动态应变仪以及各种形式的具备特殊功能的数字式静态应变仪。它们具有存储信息、实时修正测量数据、分析运算以及数字显示、自动打印等功能,还能与微处理机或电子计算机联用,进行工程机械的实时在线测量与控制。

(三) 记录器

进行动态应变测量或采用传感器进行动态参量测量,必须选用合适的记录器,以记录动态波形图。在应变测量中常用的记录器有:①描笔式记录仪,包括笔式自动记录仪和自动平衡式记录仪;②光线示波器;③磁带记录器;④阴极射线电子示波器。

(四) 电测法的应用及评价

电测法可用来测量应力及口腔材料的弹性模量和泊松比(后附实验一、二)。该法精确度和灵敏度高;电阻应变片构造简单,测试方便,不仅可用于模型实验,也可用于口内实测,并适于静态或动态测量;测量过程中输出电信号,可制成各种传感器。但电测法只能测定物体表面各点处的线形变,而不能测构件的内部应变。若想了解整个物体的应力变化时,需测很多点,工作量大。另外,电测法对局部应力集中的应变峰值测量仍不够精确。

二、光 弹 性 法

实验应力分析光弹性法(photoelastic experimental stress analysis)是由光学和弹性理论相结合,用以对结构或零件进行应力分析的实验方法。

(一) 基本原理

某些具有特殊光学性质的透明塑料在受到力学加载时,这些材料由原来的光学各向同性体转变为各向异变体,当受到偏振光照射后,发生双折射现象,使实验模型内出现条纹。实际运用中,将上述光弹性材料制成的模型放入光弹性仪中,使其受力,在单色光光源的照射下,出现黑白相间的条纹;在白光光源的照射下,出现彩色条纹。这些条纹称为等差线或等色线(isochromatic fringe)。等色线与应力强度有关,等色线越多,越密集,应力越大。此外,还有一种黑色条纹,称为等倾线(isoclinic),这种线与主应力的方向有关。由此便可得到模型中的应力状态和分布。常用的光弹性模型材料为环氧树脂。

光弹性实验所使用的仪器为光弹性仪,一般由光源(包括单色光源和白光光源)、一对偏振镜、一对四分之一波片以及透镜和屏幕等组成,其光路图如图 8-5 所示。

光学元件布置,可分成平面偏振光场和圆偏振光场两种,如图 8-6、图 8-7 所示。在平面偏振光场中,当检偏轴与起偏轴相互正交时,称为正交平面偏振光场,呈暗场,光通过受力模型后,产生光程差 δ,此光程差与模型厚度 h 及主应力差$(\sigma_1-\sigma_2)$成正比,即

$$\sigma=ch(\sigma_1-\sigma_2)$$

8-8

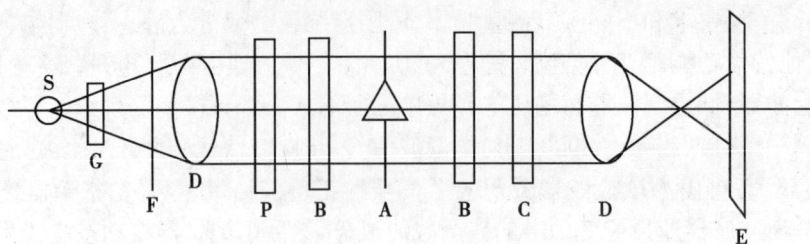

图 8-5 光弹性仪的光路
S:光源;G:隔热玻璃;F:滤色片;D:透镜;P:起偏镜;B:1/4 波片;A:模型;C:检偏镜;E:光屏

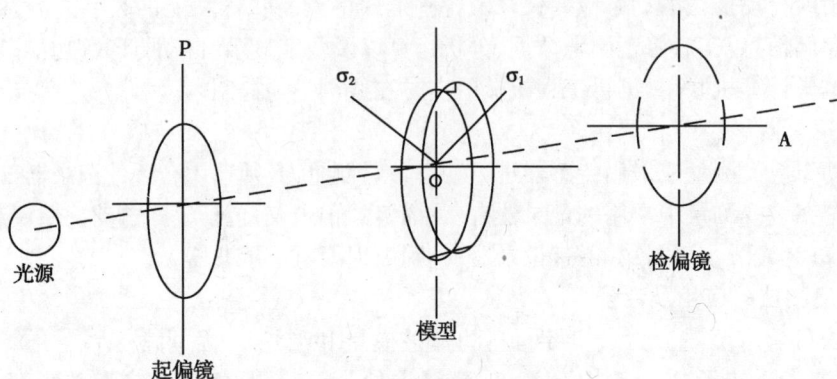

图 8-6 平面偏振光装置

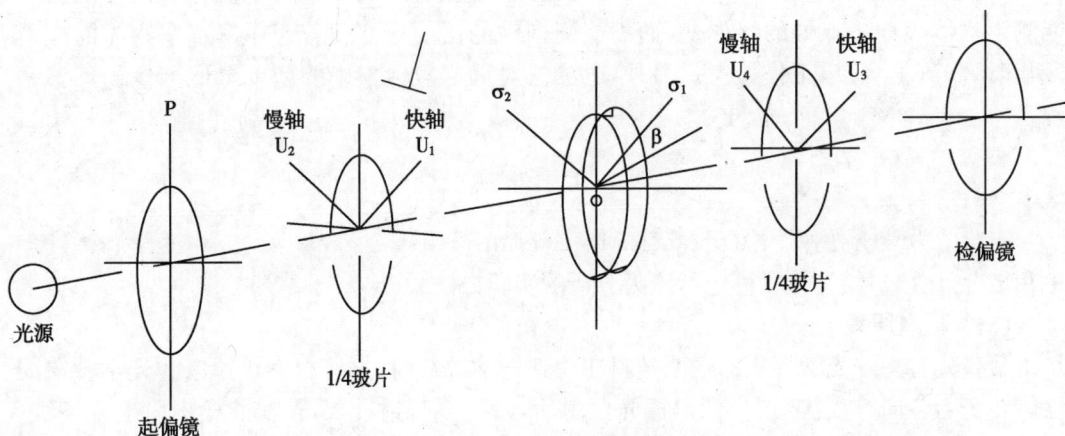

图 8-7 正交圆偏振光场布置简图

当光程差为光波波长 λ 的整数倍时,即 $\delta = n\lambda (n = 0, 1, 2, 3, \cdots\cdots)$ 时,产生消光干涉,呈现黑点,同时满足光程差为同一整数倍波长的诸点,形成黑线,称为等差线。又因

$$ch(\sigma_1 - \sigma_2) = n\lambda$$

$$\therefore \sigma_1 - \sigma_2 = \frac{n}{h} \cdot \frac{\lambda}{c} = \frac{nf}{h} \qquad \text{8-9}$$

其中 $f = \dfrac{\lambda}{c}$ 称为材料条纹值,由此可知,等差线上各点的主应力差相同,对应于不同的 N 值则有 0 级,1 级,2 级……等差线。

当应力主轴与偏振轴重合时,也产生消光干涉,呈现黑点,模型上应力主轴与偏重轴重合的诸点,形成黑线,称为等倾线。等倾线上各点的主应力方向相同。在平面偏振光场中,当两偏振轴相互平行时,称为平行平面偏振光场,呈现亮场。当平面偏振光通过受力模型后,所产生的光程差为光波波长的奇数倍时,产生消光干涉。呈现黑点,在亮场中所得等差线为0.5级,1.5级……称为半级等差线。为了消除等倾线以便获得清晰的等差线图,在两偏振片之间加入一对四分之一波片,且两波片和快轴之间及慢轴之间相互正交。当检偏轴相互正交时,称为双正交圆偏振光场(图8-7),呈现暗场。产生等差线的条件同于正交平面偏振光场。当检偏轴与起偏轴平行时,获得亮场,称为平行圆偏振光场,产生等差线的条件同于平行平面偏振光场。

(二) 光弹法分类

光弹性法分为以下几类:

1. 二维(平面)和三维光弹法　构成的应力状态沿厚度方向不变时,称为平面应力状态或平面应变状态。在进行模型实验时,将构件做平面模型,这种构件的光弹性实验,称为三维光弹法。当实际物体的现状和载荷都比较复杂时,其中任意一点单元体的主应力大小和方向,随点的位置不同而变化,这类三向光弹实验的研究,称为三维光弹法。在三维光弹性应力分析中,比较成熟的是冻结应力切片法。

2. 光弹性贴片法　又称光敏涂层法,是将厚度为1~3mm的薄片材料粘贴或涂覆在待测的构件的反光表面上,加载后,借助反射或光弹性仪测量贴片的等差线和等倾斜参数,通过解析计算出构件表面任意一点的应力大小和方向。光弹贴片法不仅能在模型上进行,还可在实际结构上应用,如可在机械、采矿和土木工程中应用。

3. 光弹性散光法　此法是利用散射光在受载模型内产生光弹效应,研究者借助散光光弹仪可以从不同方位观察到受力光弹模型内的散射条纹,从而得知模型内的应力分析。光弹性散射法不需要冻结切片就能解决三维应力分析。因此比一般的三维光弹法优点更突出。

4. 全息光弹性法　将激光器发射出的一种高单色性、高方向性、高量度、高相干性的优质光源照射光弹材料,获得模型的全部应力分布情况。这种方法是全息照相术与光弹性法相结合而产生的。应用全息光弹性法,不仅计算简便,而且精度较高。

(三) 应用及评价

光弹性法是研究接触应力最有效的模拟实验手段之一,直观性强;能有效和准确地确定结构的应力集中;从强度观点寻求结构合理的几何形状比较迅速、经济;可用来确定结构表面和内部各点的应力,不仅能用于平面问题的应力分析,而且能用于三维问题以及动应力、热应力和塑性变形等的研究。然而它仍有以下缺点:周期长,成本较高,影响测量精度的因素较多;进行三维应力分析时,实验操作复杂。

光弹性法广泛应用于口腔内科学、正畸学、种植学、外科学以及口腔修复学观察口腔用材料、牙齿、颌骨、种植体、修复体在不同受力状态下的应力分布情况。20世纪40年代开始被应用于口腔修复领域,此后光弹性法在口腔修复学得到了广泛应用,它不仅用于不同修复材料的应力分析而且用于不同修复设计(固定修复、可摘局部义齿修复、全口义齿修复、赝复体等)的应力研究。目前应用于口腔领域的光弹性法主要为传统的二维光弹性法和三维光弹应力冻结切片法,近年来,较先进的贴片光弹也被应用于研究口腔修复生物力学。Fernandes CP等通过对比实验,认为贴片光弹法是一个有效、可靠、准确的技术,可被用于口腔修复体生物力学的体内研究。较为近代的全息光弹、散光光弹等在口腔医学的应用较少。

三、光测力学位移法

光测力学位移法是一种以测位移为主的方法,可从受载物体的干涉条纹中求出物体表面上各点的位移,首先得到的是位移分量。

(一) 全息干涉法

全息干涉法(holographic interferometry)是利用全息照相获得物体变形前后的光波波阵面相互干涉所产生的干涉条纹图,以分析物体变形的一种干涉量度方法,是实验应力分析方法的一种。

其基本原理是,采用全息照相术,能将沿同一光路而时间不同的两个光波波阵面间的相互干涉显示出来(图8-8)。物体变形前,记录第一个波阵面;变形后再记录第二个波阵面。它们重叠在全息图上。这样,变形前后由物体散射的物光信息都贮存在此全息图中。将全息图用激光再现时,能同时将物体变形前后的两个波阵面再现出来,由于这两个波阵面都是用相干光记录的,它们几乎在同一空间位置出现,具有完全确定的振幅和相位分布,所以两束光相遇的区域会形成明暗相间的干涉条纹图。对于具有漫反射表面的不透明物体,条纹图表示物体沿观察方向的等位移线;对于透明的光弹性模型,例如有机玻璃模型,则表示模型中主应力和等于常数的等和线。

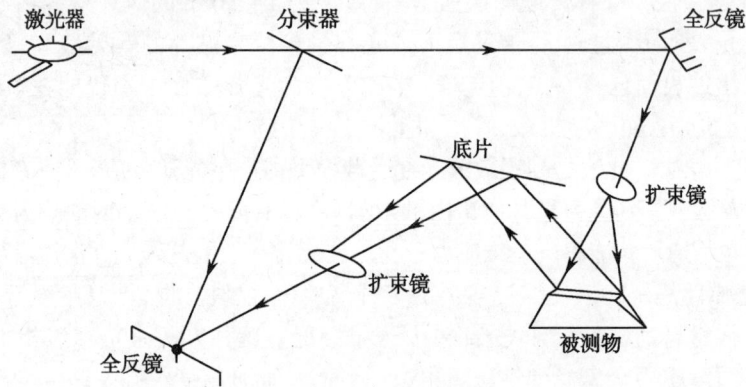

图8-8   全息照相光路图

1. **全息干涉法的主要分类**

(1)双曝光法:又称两次曝光法。在全息光路布局中,用一张全息底片分别对变形前后的物体进行两次全息照相。这时,物体在变形前后的两个光波波阵面相互重叠,固定在一张全息图中。如全息图用拍摄时的参考光照明,再现的干涉条纹图即表征物体在两次曝光之间的变形或位移(附实验四)。双曝光全息干涉法是简单易行的常用方法,可获得高反差的干涉条纹图。

(2)实时法:又称即时法。用全息照相记录物体未变形时的散射光的波阵面。将全息底片显影,就得到全息图。若把全息图放在原来曝光时的位置并精确复位,再用拍摄时的参考光照射它,就能再现物体原来发射的光波波阵面。这时,如果物体仍处于原来的位置,且用激光照明时,由全息图再现的光波波阵面,将和物体的散射光的波阵面完全重叠。值得注意的是,由全息图再现的光波波阵面是已固定在全息图中的"死"波阵面;而直接由物体散射的物光,其波阵面却随物体的变形(有位移或有应力)而变化,因而是一种"活"的波阵面。如果物体的变形很微小,则由于这两个波阵面相互干涉的结果,将产生一组干涉条纹图。物体表面位移每有变化,可变的波阵面即随着改变,便可观察到干涉条纹图的变化。因此,通过观察表征物体的变形或位移的干涉条纹图的变化,可实时观察到物体出现的任何微小的变化。

实时全息干涉法的优点是利用一张全息照片可以重复观测物体变化的过程。如果一次观测不清楚,还可以再来一次。缺点是底片的精确复位比较困难。但在大多数情况下,用此法与双曝光全息干涉法相互补充,可节省大量的时间和底片。

(3)均时法:用全息照相对周期变化的物体长时间曝光以获得全息记录,又称时间平均法。实际上,它是多次曝光全息干涉法的一种极限情形。正如拍摄钟摆的照片时,采用了长时间曝光法,可明显得到钟摆在两个极限位置的象。对于定常振动体,此法能将其两个极限表面之间所有的连续过程的表面信息都记录下来。把这幅全息图再现时,所有这些表面散射的光波波阵面,将叠加成干涉条纹。振动体上振幅为零处的"波节点"显现出清晰明亮的节线;其余各点则随振幅和相位的不同,形成和等幅线极其相似的条纹分布。此法的优点是可以测量节线、振幅分布、振型和振幅值。进行全息记录时,只需采用连续波的激光器(如氦氖或氩离子激光器),所用的技术也比较简单。缺点是不能测量振动相位,干涉条纹的反差随振幅的增加而急剧降低,以及可测的振幅范围较窄。

全息干涉术的基本装置包括激光器、防震系统、光学元件以及记录介质等。激光器用来得到相干光,光强要足够强,通常用氦氖激光器,波长为 632.8nm,功率为 5~20mw。全息照相的整个拍摄装置需置于防震台上,防止模型和各光学元件受到实验室地面的振动或运动的影响,防震台要防震还要有一定的钢度、防震台上可用钢平台,防震措施可因地制宜设计。光学元件包括分光镜、反光镜、扩束镜等。记录介质要求分辨率高。

全息术经过 60 年的发展,已与计算机技术、光电技术以及非线性光学技术紧密结合,成为一种高新技术,扩展到医学、艺术、装饰、包装、印刷等领域,在一些发达国家还兴起了全息产业,并且正在形成日益广阔的市场,实用前景非常可观。近年来,全息术在口腔医学领域也得到了广泛的应用,国内外陆续有学者将其应用于天然牙或者修复体的受力研究,口腔修复中基牙和修复体的微小位移测定,颌骨牵引量测定,颌骨皮质骨泊松比的测定等方面。

2. 全息干涉法具有以下独特的优点

(1)非接触式测量。

(2)粗面干涉:不要求物体必须是光学表面。因而扩大了测试的范围。

(3)三维性:全息记录了物光的相位信息,图像具有显著的视觉特性,可以看到逼真的三维图像。

(4)时间分割干涉:因为全息图记录的是物光与参考光的干涉条纹,所以具有可分割性。它被分割后的任一碎片都能再现完整的被摄物形象,只是分辨率受到一些影响。

(5)多重干涉:一张全息图上,可以重叠记录很多光波,并能同时再现。

(6)高灵敏度和高精度:根据测得的数据所算出的位移,是以光波波长为计量单位的,具有高灵敏度和精度。

(7)共同光路干涉:只要在物体变化前后光路不改变,进行干涉的二束光波经过同一光路时,光路系统中的各种干扰因素就会相互抵消。因此,对光学元件的质量和装调方面的要求,没有经典干涉仪严格。

(二) 激光散斑干涉法

激光散斑干涉法(laser speckle interferometry)是指漫反射表面被激光照明时,在空间出现随机分布的亮斑和暗斑,称为散斑。散斑随物体的变形或运动而变化。采用适当的方法,对比变形前后的散斑图的变化,就可以高度精确地检测出物体表面各点的位移。

激光散斑干涉法常分为双光束散斑干涉法、单光束散斑干涉法。其基本原理如下。

双光束散斑干涉法　在相干光照明下,把待测表面漫反射所形成的散斑场,和固定且不变形的另一表面的漫反射所形成的散斑场叠加,构成一个新的散斑场。在待测表面发生变形的过程中,这个叠加而成的散斑场将发生如下变化:变形体表面沿法线方向每移动 1/2 波长的距离,斑的明暗变化就形成一个循环。当物体表面有不均匀的离面位移时,凡是位移为1/2 波长及其整数倍的地方,散斑仍是原来的状态。变形前后斑的亮度分布的细节完全相同的区域,称为相关部分;反之,则称为不相关部分。故可以采用适当的方法,把相关部分的干涉条纹显示出来,从而了解物体表面的全场变形状况。

单光束散斑干涉法　在被激光照明的物体表面以外的空间,形成随机分布的散斑场。分布在空间的散斑,称为客观散斑;通过透镜成像而记录在平面上的散斑,称为主观散斑。物体发生微小变形,散斑也随之发生变化,它们之间有着确定的关系。把物体表面变形前后所形成的两个散斑图,记录在同一张底片上。底片上的每个小区域和物体表面的小区域一一对应;当此区域足够小时,在底片上对应的小区域内的两个散斑图几乎完全相同,只是错动了一个与物体表面位移有关的小的距离,这时各个斑点都成对出现。其错动的距离和方位,代表所对应的物体表面小区域的移动。用光学信息处理的方法,对所记录的底片进行分析,就可以得到物体表面的位移或位移的微分的分布。

单光束散斑照相已广泛用来测量物体表面的平动、倾斜和应变,如孔周的应变集中,蜂窝夹层板的变形,平面问题的应变和断裂力学实验中的位移场等。利用侧向散射光所形成的散斑,可以测量透明试件内部任一截面的位移和变形。

目前激光散斑干涉法已经成为固体力学实验应力分析的重要手段之一,应用于断裂力学、塑性变形、瞬态变形,各向异性材料、生物力学、无损检测等领域,是一个有前途正在发展的测量方法。

激光散斑干涉法具有光学测量方法的共同优点:非接触式测量,可以遥感,得出结果可直观显示,并可给出全场情况。它的测量灵敏度一般是以微米级为量度单位的,且在一定范围内可以调节。此外,它的实验设备简单,实验的防震要求较低,环境气流影响较小,数据处理简单。

四、数字图像相关法

基于现代数字图像处理技术和数值计算方法,数字图像相关方法能自动处理被测物体变形前后的两幅数字图像并计算得到全场位移分布,经过进一步的数值计算可得到全场应变信息。作为一种非接触、无损光学测量方法,数字图像相关方法还具有如下突出优点:试样准备简单,只需被测试样表面具有随机的灰度变化;白光照明,对振动不敏感,对测试环境的要求较低;避免干涉测量技术中繁琐的后续条纹分析,数据计算可完全自动进行;适用测量范围广,与不同放大倍数的显微成像设备结合,可对宏观、细观、微观甚至纳观尺度的变形进行有效的测量,适用测量范围从小变形到大变形。经过 20 多年的发展,该方法日趋成熟,并已成为实验固体力学领域中一种广为人知并有众多应用的非接触全场光学测量方法。

数字图像相关分析法是考虑变形前后两幅图像之间相对位置的变化,在变形前的图像(或参考图像)中选定子区,通过一定的相关计算在变形后的图像中寻找出与选定子区完全相关或相关性最大的子区,其对应的像素位移值即为该子区对应点的最大可能位移值。

王　航

第二节　口腔生物摩擦学试验研究方法

口腔生物摩擦学研究的是口颌系统相关的所有摩擦学问题。口颌系统在中枢神经系统统一指挥下,牙、颞下颌关节、咀嚼肌各司其职,共同完成复杂的功能运动。在此过程中,口腔摩擦在口腔功能运动环境中的接触应力及运动模式极为复杂。这使得口腔生物摩擦学研究方法较传统生物力学方法更为复杂。

口腔生物摩擦学研究手段有三大类:体内研究、体外试验研究和原位试验。

一、体 内 研 究

口腔环境非常复杂,几乎任何一种摩擦磨损行为都可能是多种机制共同作用的结果。因此,体内研究能够获得真实口腔环境下的摩擦学行为,更适合于观察口腔生物摩擦引起的相应组织、器官的临床表现、预测影响因素等。然而,体内研究同样存在一些缺点。如不能考察单一因素及变参数对磨损行为的影响。体内实验还受患者依从性的影响,常导致实验结果的不可信。同时体内试验耗时较长,对结果的观察测量较困难。

口腔生物摩擦学的研究刚刚起步,由于研究对象和试验手段的限制,口腔生物摩擦学问题的临床观察主要集中于牙齿摩擦磨损行为的临床评价。

1. 天然牙磨损临床评价　临床评价方法又分为两大类:定性指数分级法(表 8-1)和定量测量法。

表 8-1　定量指数分级法的发展过程

	Davis (1955)	Smith TWI(1984)	Carlsson (1985)	Johansson (1993)	Silness (1993)
0	没有磨损	釉质特点未丧失,牙颈部外形无改变	没有磨损或只有少量釉质磨损	提出个体牙齿咬合面和切端的磨损指数	切牙磨损指数:可见发育性切牙切迹
1	只有牙釉质磨损	釉质特点丧失,牙颈部外形丧失少量	有釉质磨损的小平面		发育性切牙切迹消失
2	牙本质暴露	釉质丧失,牙本质暴露少于牙面的 1/3,切缘釉质丧失,暴露牙本质,牙颈部缺失深度在 1mm 以内	磨损到牙本质		有边界清楚的、光滑的切牙磨损小平面
3	继发性牙本质暴露或几近露髓	釉质丧失,牙本质暴露多于牙面的 1/3,切缘釉质和牙本质丧失,但未暴露继发牙本质和牙髓,牙颈部缺损深达 1~2mm	广泛磨损至牙本质（大于 2mm²）		牙体组织缺损并在切缘有凹陷形成
4		釉质完全丧失,牙本质和牙髓暴露,牙颈部缺损深度＞2mm	磨损至继发性牙本质		

定性指数分级法因其对磨损程度的分级较简单,指数获得较容易,可以快速得到全口的磨损状况,反映出的磨损是咬合关系、饮食习惯等诸多因素的共同作用的结果。TWI(tooth wear index)是目前应用较广泛的一类指数评价方法,但指数评价法又较为粗泛,临床上因磨损而导致修复的牙齿不能用此方法做出评价。

通过对 TWI 定性评价方法进行改进(表 8-2),改进后的评价方法不仅可以评价因磨损而导致修复的牙齿及不能做出评价的牙齿。同时该评价方法还可以用于乳牙和恒牙磨损的评价,适用范围更广。

表 8-2　改进的 TWI 定性评价方法

程度 乳牙	恒牙	标准	描述
A	0	正常——无磨损	无表面特征丧失
B	1	轻微——只有牙釉质磨损	牙釉质磨损,未涉及牙本质
C	2	中度——磨损至牙本质	大量的牙釉质磨损,暴露牙本质
D	3	重度——磨损至牙髓腔	大量的牙釉质和牙本质磨损,暴露继发性牙本质或牙髓腔
E	4	修复——存在因牙齿磨损而导致的修复体	因牙齿磨损而进行修复
—	9	不能被评价	广泛的龋坏、大的修复体、破裂的牙齿、缺失牙或带有正畸带环的牙齿

改进的 TWI 定性评价方法不但考虑到了恒牙和乳牙的差异,还将磨损的部位分别进行统计,获得的评价结果信息更为全面,更有利于流行病学的调查分析。

2. 牙齿酸蚀磨损程度评价　酸蚀引起的牙体组织的损伤有其独特的特征,因此其损伤的形貌特点与其他类型的磨损相对较易区别。为了对酸蚀破坏的程度进行评价,临床上出现了针对牙齿酸蚀的评价系统。表 8-3 中给出的评价标准对酸蚀的分类比较简单,较容易根据表面组织的缺失进行判断。但该评价标准也存在一定的缺点,它对于颈部出现的酸蚀是否涉及牙本质不容易做出判断。另外,该评价标准忽略了全口牙齿中酸蚀涉及的牙齿数目。

表 8-3　牙齿酸蚀的基本检查——评价标准(Lussi A,2009)

记分*	临床酸蚀磨损情况
0	没有牙齿的酸蚀磨损
1	表面结构的初步丢失
2	表面区域硬组织明显丢失,丢失量小于表面积的 50%
3	表面硬组织丢失量大于表面积的 50%

*注:2~3 分涉及牙本质的丢失

随后出现了根据临床分区分别对酸蚀的牙齿进行评价的标准:BEWE(basic erosive wear examination)。它主要采用六分区法,对全牙列的六个区分别计分,然后用计算出来的总分来评价牙齿的酸蚀磨损程度(表 8-4)。

表 8-4 BEWE 计分法(Bartlett D,2008)

最高分 第一区(17~14)	最高分 第二区(13~23)	最高分 第三区(24~27)	
最高分 第四区(37~34)	最高分 第五区(33~43)	最高分 第六区(44~47)	分数之和

表 8-4 中每个区的酸蚀计分还按表 8-1 中的计分方法。BEWE 计分法不仅可以对整个牙列的酸蚀程度进行评价,还可以根据评价的分值给予患者治疗上的指导(表 8-5)。新评价方案的提出将临床出现的症状与治疗方案结合到了一起,有利于临床对这些酸蚀牙齿的处理。

表 8-5 BEWE 计分对临床处理的指导

危险等级	六分区累计分值	临床处理方案
无	≤2	常规维持和观察(每隔三年检查一次)
低	3~8	口腔卫生状况评价,给出建议,常规维持和观察(每隔两年检查一次)
中	9~13	找出病因,并对其进行相应处理;考虑应用氟化物增加牙齿的抗酸蚀能力;避免放置修复体,用模型、照片、硅橡胶印模观察腐蚀磨损的情况(每 6~12 个月)
高	≥14	严重时应采用修复治疗的方案(包括以上所有的预防方案)

二、体外试验研究

与体内试验相比,体外试验的最大优点是实验人员可以对实验参数更好的控制,因此可以对磨损机制及主要影响因素进行深入研究。但体外实验只能考察口腔因素中较重要的一个或几个,不能完全模拟口腔环境。目前体外试验还存在的一个重要问题是体外磨损实验并没有统一的参数来规范,因此,常造成目前很多体外试验的结果之间可比性差。

尽管体外试验存在一系列的缺点,但其优点也较为突出,因此体外试验一直以来都是研究的热点。未来体外磨损测试研究应该旨在理解其最基本的摩擦磨损机制,这才能对材料在体内失败的原因有深刻的理解。如何在体外模拟口腔内的磨损也一直被学者们所关注。目前的体外磨损实验分为两大类,刷牙磨损(牙齿和牙刷之间)和模拟口腔运动的磨损(包括牙齿与牙齿、牙齿与修复材料或修复材料与修复材料之间的磨损)。

1. 刷牙磨损试验仪器 刷牙磨损常用的实验仪器就是自动模拟刷牙机,通常用来考察修复材料耐刷牙磨损的情况,评价口腔保健产品(如牙刷刷毛的形状、刷毛的硬度、不同摩擦剂的牙膏及含有不同微量元素的牙膏等)、刷牙方式(包括刷牙的力量、方向、时间)等因素对牙齿磨损的影响,来对口腔保健产品进行测评。刷牙实验的实验方式比较简单,因此此类实验的标准较容易统一,对于相同条件下进行的实验,重复性好,其结果较具可比性。

2. 模拟口腔运动磨损试验仪器 目前较常用的模拟口腔运动磨损的实验方法包括销-盘试验、球面接触(面面接触)往复滑动试验、单向滑动试验等。这些试验机通过添加不同的介质可以实现两体磨损、三体磨损以及不同工况下的磨损测试。除了这些简化的实验方式之外,还有更为复杂的模拟口腔真实运动的实验机的出现,这些实验机除了可以模拟口腔内的往复运动之外,还可以模拟口腔内天然牙的循环受力。2007 年,Sajewicz 报道了用于口腔科材料及硬组织的新型摩擦机。其特点就是不但可以模拟口腔内下颌骨的运动方式,而且可以模拟咀嚼过程中的加载方式。通过调节运动幅值和特殊的程序系统从而可以控制载荷模式。在模拟口腔运动的过程中,咬合力、咬合应力、运动时间等都是很重要的参数,因此也出现了对这些参数的报道。Kohyama 等人(2004)报道在前牙咬合力的平均最大值为 33～37N;后牙则为 100～127N;Paphangkorakit 等(1997)认为最大咬合力在 70～370N;Proeschel 等人(2002)认为在 125～290N 之间,接触应力值也从 1～200MPa 不等。Peyron 等人(1996)指出单次咀嚼咬合持续时间为 0.10～0.12 秒,整个咀嚼过程持续时间为 0.66～0.73 秒;Bhatka 等(2004)指出整个过程为 0.75～0.79 秒;侧向速度为 0.25～0.50mm/s。正是因为模拟口腔运动磨损的实验涉及的控制因素较为复杂(包括对磨材料、所受载荷、接触方式、运动方式、介质环境、循环次数、咀嚼频率、接触时间、滑动速度、待测材料的不同结构等),目前此类测试方法的应用不太普遍。即便是针对简化实验而言,不同的课题组在进行实验时所研究的对象不同,考查的实验条件不同,因此所选取的实验参数往往不太一样。而实验参数对天然牙的耐磨损性能的影响较为显著,因此造成不同课题组之间实验结果的可比性差。

3. 天然牙磨损实验室评价　1998 年 Kaidonisl 在 JDR 上发表了体外定量评价牙釉质磨损的文章。文中指出了体内测量的难点及不足,包括口腔环境复杂难控制,测量不精确等。除了用于临床评价的定性评价方法之外,实验室的研究大多采用可以获得具体磨损量的定量测量法。定量测量的指标有以下几个:测量磨损前后牙尖(牙冠)高度的变化;计算磨损后牙齿磨损平面的面积;测量牙齿三维轮廓从而获得磨损体积;称重法等。扫描电镜也常用来对磨损进行评价,它通过前后对比观察固定区域的形貌,确定磨损前后是否有新的磨损特征出现,从而预测牙齿的磨损机制。也有研究指出可以通过扫描电镜测量磨损前后原压痕尺寸的变化,从而计算磨损深度值。但这种方法常用于刷牙磨损,并不适合磨损前后有严重损伤及大量磨屑覆盖在磨损表面的实验研究。

4. 牙釉质酸蚀的实验室评价　2004 年 Barbour ME 和 Rees JS 对牙釉质酸蚀的实验室评价方法进行了系统的总结:首先就是硬度值的变化,其硬度值包括奴氏、维氏硬度及纳米压痕硬度。在该综述中,作者指出:纳米压痕可以测量变化前后减少的弹性模量。不同的压痕测量方法的主要区别体现在压痕时压入深度尺度范围的不同,维氏硬度和奴氏硬度的压入深度在微米级,而纳米压痕的压入深度在纳米级。因为压痕的结果受到周围组织的影响,一般来讲压入深度可以反映出压入区十倍深度范围的力学特性。当酸蚀深度为 $2\sim5\mu m$ 时,维氏硬度和奴氏硬度的测量因压入深度较深,此时的测量就容易受到周围未酸蚀组织的影响,这种情况下用纳米压痕测量出的结果更为精确,更能体现酸蚀深度区域力学性能的变化。

除了硬度值的变化可以反映酸蚀前后的力学性能之外,还有其他方法用来对酸蚀后的牙齿进行评价。这些方法包括轮廓测量法,它通过测量酸蚀前后的轮廓,从而获得酸蚀后丢失的组织的量。轮廓测量法的前提是酸蚀表面有一部分区域在测量前后无变化,该区域测量结果是基线,可以为轮廓测量提供参照;显微放射照相也可以用来评价酸蚀区域矿物质的丢失,并且有研究表明显微放射照相和酸蚀区域轮廓的变化密切相关。化学分析法则是通过测量溶液中钙磷离子的浓度,从而推算酸蚀区的脱矿情况,同时也可以通过溶液中 pH 值的变化和一些微量元素如镁、氟等离子的变化来计算酸蚀的程度。扫描电子显微镜（scanning electron microscope，SEM，包括环扫）、原子粒显微镜（atomic force microscopy，AFM）均可用来观察酸蚀之后的形貌变化，次级离子质谱分析法（secondary ion mass spectroscopy，SIMS）也可以测量酸蚀的程度，它主要通过测量正负离子浓度的对比，从而获得纵断面的离子变化，它也可以获得横断面离子的分布。定量光导荧光技术（quantitative light-induced fluorescence，QLF）是测量酸蚀的另外一种方法，它最初用来发现釉质龋的早期脱矿，在脱矿区，荧光出现丢失，其作用机制目前还不太清楚。

5. 纳米划痕技术在口腔医学中的应用　纳米划痕技术最早用于界定膜基结合强度与薄膜抵抗划痕的能力，适用的薄膜厚度一般低于 800nm。基体可以为软质或硬质材料，包括金属、合金、半导体、玻璃、矿物以及有机材料等。随着其他学科领域的发展，纳米划痕技术也逐渐应用到了其他学科领域。借助于纳米划痕技术的特点，2001 年，Habelitz 等人首次将纳米划痕技术用于界定釉牙本质界的生物学宽度。2003 年，Marshall 等人用纳米划痕技术来测量釉牙本质界摩擦力或犁沟力的变化，由此来界定釉牙本质界的功能性宽度。2008 年 Guidoni 等获得了釉质类金属的从脆到韧的摩擦学响应，2009 年他又对比了不同形貌的压头在纳米划痕中其磨损机制的差异。高姗姗、于海洋（2009）也采用了纳米划痕技术系统研究了颌骨、天然牙及再矿化处理对牙釉质微观摩擦磨损性能。这些技术在口腔内的应用对口腔摩擦学来说是一种突破，它拥有别的摩擦手段没有的优点：可以获取持续变载下的摩擦破坏形貌特征，可以用于较小尺寸标本的摩擦学性能的测试，省时，获得实验数据准确，解决了小样品、小区域的摩擦学测试问题。但总的来说，纳米划痕技术在口腔摩擦学领域的应用还不太普遍。

天然牙的小尺寸样本加上表面处理使得用传统的宏观摩擦学的研究方法对其进行研究比较困难。近年来，纳米划痕实验技术的出现使对小尺寸牙齿标本的摩擦学性能的深入研究成为可能。

同时，前面所提及的口腔领域应用的纳米划痕的研究都采用了纳米划痕的恒定载荷，作为纳米划痕本身较特殊的加载方式——变载，在口腔领域内的研究一直都未见报道。变载加力这种独特的加载方式可以在一次测试中反映同一标本在不同应力下组织的破坏情况，体现待测组织对不同应力的力学响应。

三、原　位　试　验

原位试验指的是体内实验-体外观察（原位测试），这种实验方式结合了体内实验和体外实验的优点，通过将待测标本放在义齿上，戴入口内，进行实验，实验结束后，将标本取出，进行体外观察和测量。它既可以考察真实的口腔环境的影响，又可以借助体外先进的观测方法进行研究。但同样存在体内实验测试周期长，受被测者依从性及其他习惯的影响等问题。

于海洋　高姗姗

第三节　口腔细胞力学实验研究方法

细胞力学是现代生物力学的一个前沿学科。近几年细胞力学得到突飞猛进的发展，同时细胞力学的实验方法也有很大的进步。在离体细胞培养过程中对细胞施加不同的机械力以研究应力对细胞的影响是细胞力学的一个重要研究领域。本节将从加力模式、加力方式、加力装置三方面予以阐述。

（一）加力模式

就加力模式而言，分为单个细胞加力模式、二维加力模式、三维加力模式三种形式。

1. 单个细胞加力模式　通常采用显微技术和微吸管吸吮方法对单个细胞直接进行应力加载。微吸管吸吮技术（micropipette aspiration）和探压技术（poking technique）是目前检测单个细胞变形和黏附的重要手段，同时也是研究细胞力学特性的主要方法。此外，磁珠扭转法、光镊或光阱法也是研究单个细胞力学性能的常用方法。

微吸管吸吮技术最初由 Mitchson 和 Swann 等学者提出，相对于其他方法，该技术比较成熟、应用也较多。它是通过测量在一定负压作用下细胞的变形及变形过程来研究细胞的力学特性；或者用双微吸管吸吮黏附在一起的细胞对，利用细胞的变形分析细胞间相互作用的力学问题。装置一般由微吸管、显微操作器、倒置显微镜、负压加载系统、图像处理器和计算机等部件组成。通常包括两套液压控制系统，一套用来精细控制微吸管的运动，另一套则控制吸管产生用以吸附细胞的微小负压。微吸管吸吮技术原理如图 8-9 所示。其优点是精度高、可重复、易标定；能直接观察和控制细胞的黏附行为；不仅可以研究软质细胞（如红细胞），而且也能研究硬质细胞（如软骨细胞）。其缺点主要是适用面窄，只能检测单个细胞或细胞对的相互作用，无法检测大量细胞的黏附特性；变形部分膜内张力不均匀。

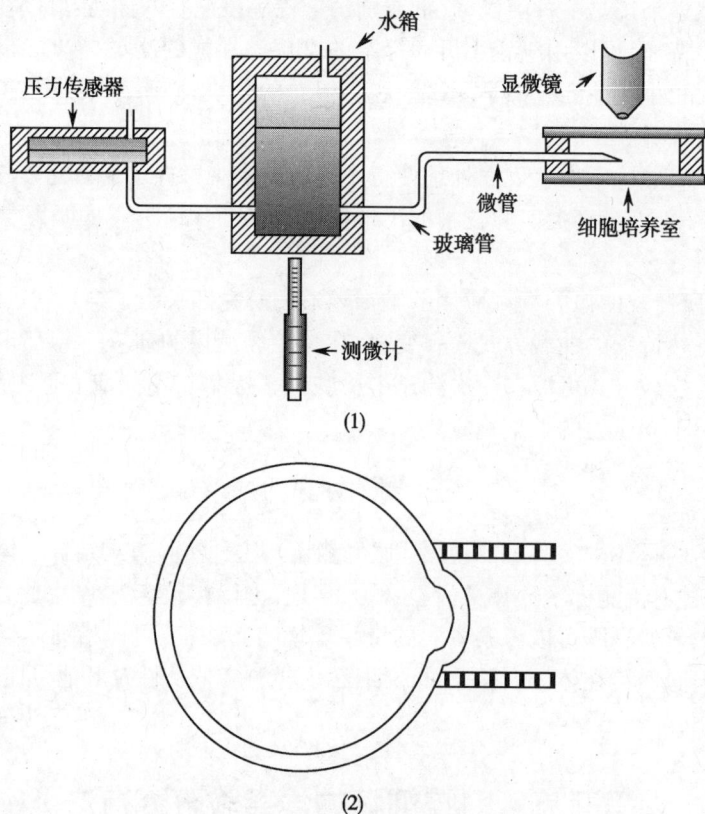

图 8-9　微吸管吸吮技术原理示意图

（1）微吸管装置示意图；（2）微吸管尖端细胞的变形

探压技术（poking technique）又称细胞穿刺实验技术，是将被测细胞在玻璃板表面上进行培养,并使其黏附在玻璃表面上,将玻璃板浸透在适当的细胞培养液中,然后使探针挤压细胞,如图 8-10 所示。探针的一端压在细胞上,另一端与玻璃悬臂的自由端相连接。悬臂梁的垂直位移由一微型线性压电马达控制,当马达开动,探针接触到细胞时,细胞变形产生的阻力使悬臂梁弯曲,通过测量悬臂的形变量,可以获得力和变形的关系。通过控制探针移动的方向(探针可以自由上下移动)和速率,既可以测得细胞的弹性性能,又能同时获得相关的黏性性质,而且还能够测量任意时刻变形的恢复过程,适用于不同类型和大小的细胞。但探压技术在应用上仍存在一些限制,比如实验过程中难以保持 pH 等环境参数的恒定不变,与之相对应的理论模型不够理想。

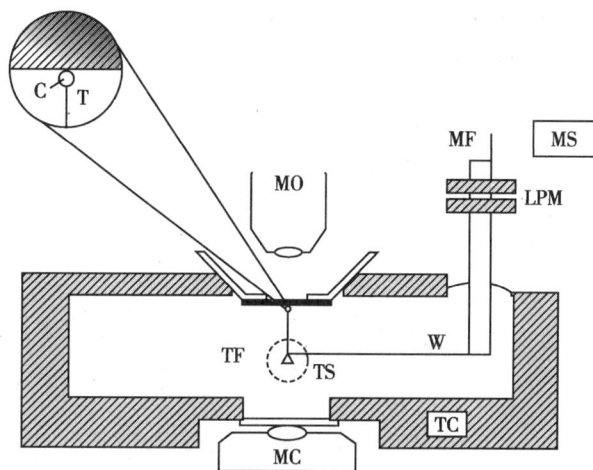

图 8-10　探压法装置示意图

通过探针与样品原子间斥力梯度信息成像的技术叫原子力显微镜(atomic force microscope,AFM)技术。AFM 的尖端与样品相互作用导致悬臂形变,利用光学检测法或隧道电流检测法,可测得微悬臂对应于扫描各点的位置变化,从而可以获得样品表面形貌的信息。原子力显微镜样本制作简单,具有原子级的分辨率,能提供真正的三维表面图,其缺点是成像范围小、速度慢、易受探头的影响。

2. 二维细胞加力模式　即在二维细胞培养(单层细胞培养)的基础上进行力学干预的加力模式。主要包括两类:一是采用其他介质,利用流变学原理间接地对细胞进行加载,如流动小室、悬浮技术、微孔滤筛等,通过流体流动产生的剪切力或者压力对细胞加载。二是直接对细胞黏附的基底材料进行应力加载,使基底材料的应变传递到细胞上,如四点弯曲梁的单向应变加载和膜材料的双向应变加载、气体压力加载等技术。单层培养的细胞在体外改变的环境下会逐渐丧失原有的性状,往往和体内情况不相符,所以此方法很难真正反映细胞在体内三维环境下的受力情况。

3. 三维细胞加力模式　三维培养加力模式的基础是三维细胞培养模式。不同于传统的二维细胞培养体系,三维细胞培养技术(three dimensional cell culture,TDCC)是指将具有三维结构的材料载体与细胞在体外共同培养,使细胞能够在载体的三维立体空间结构中迁移、生长,构成三维的细胞与载体复合物。该模拟系统中最重要的特点是细胞与培养环境之间能够相互作用,因而能最大限度地模拟体内环境。三维细胞加力模式是当前生物力学研究采用的主流模式。

(二) 加力方式

因分类标准不同,加力方式可分为以下几大类。根据应力的加载形式,分为离心力加载方式、剪应力加载方式、压力加载方式、基底膜应变加载方式、声波刺激法、微光束辐照法等。根据应力加载性质的不同,分为静态加载和动态加载等方式。根据所模拟力的来源不同,分为模拟体内力学环境和模拟体外力学环境两类。流动剪切力、静水压、圆周应力、基底膜应变等方式属模拟体内力学环境的应力加载方法;微重力、离心力场、气体加压、声波刺激、微光束辐照等方式属于模拟体外力学环境的应力加载方法。

1. 离心力加载方式 原理是将悬浮于特定培养液中的细胞计数定量,然后在离心力场中培养,细胞受离心力、重力和与基底培养液相对移动所产生的摩擦力等因素的综合作用。近年来离心力法又被用作研究细胞黏附的实验手段,它是将已经形成黏附的细胞放入离心机中高速离心,计数保持黏附的细胞数目,从而了解细胞的黏附情况。目前广泛用于模拟失重环境下细胞增殖、分化、功能的变化。该方法的优点是操作简便易行,可调节转速以补偿细胞沉淀率的变化;缺点是细胞悬浮于基质中,细胞与基质之间未发生附着,无法真正反映细胞的生理状态;不能很好了解细胞之间以及细胞与其他介质之间的黏附行为。

2. 流体应力加载方式 原理是利用流动的培养液对附着于培养基质上的细胞产生剪切力,常用来研究血管内皮细胞的黏附力及流体产生的剪应力对细胞形态和功能的影响。

常用的流体应力加载方式有两种,一是平行平板流室(图 8-11),二是锥板流室(图 8-12)。

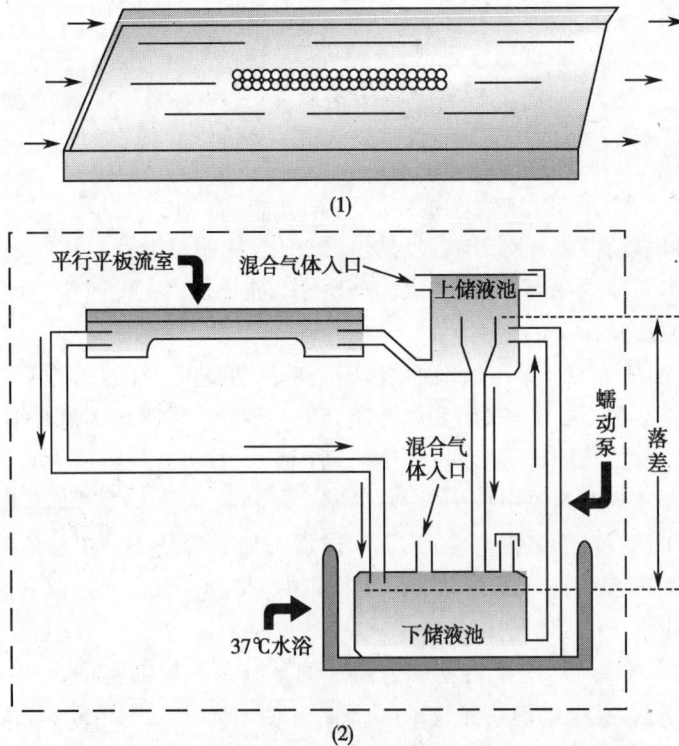

图 8-11 平行平板流室
(1)平行平板流室;(2)细胞流体切应力的定常流加力系统示意图

平行平板流室的剪应力由不同高差的静水压提供,或由蠕动泵或注射泵提供瞬态剪应力使流入管和流出管之间的压差产生。它能保证细胞在受到不同水平的恒流或生理剪切力作用的同时仍然保持黏附,在研究中得到广泛应用。平行平板流室的优点是流室体积小,便于在显微镜载物台上实时观察、显示和记录;操作简便快速,可实现自动化控制。缺点是该系统只能用于贴壁生长的细胞,培养基中生化成分变化不易检测;同时,系统很难分清切应力和静水压的作用;另外,由于切应力对细胞产生整体作用,不能测量单个细胞与材料的黏附和脱附行为。

锥板流室系统是另一种常用的流体剪切力加载体系。如图 8-12(1)所示的锥板流室系统是将几块载玻片放入同一流室内,利用上部锥板旋转带动上下板之间液体流动产生剪切力,可用于研究流体剪切对细胞黏附特性的影响。这种体系最初由 Dewey 等采用,但不能直接用显微镜观察流体剪切下细胞的形态变化。随后 Grondelle 等设计了各种透明的锥板装置[图 8-12(2)～(4)],可使培养在透明锥板和平板之间的细胞相对处于准静止状态,便于实时观察和监测。锥板流室的优点是细胞所受剪切作用比较均匀,且可提供较大范围的均匀剪切力以供选择;缺点是培养室内的液体是通过锥体的转动而被动流动的,不能与外部循环,所以只能用来研究短时剪切力对细胞形态、生长和黏附行为的影响。

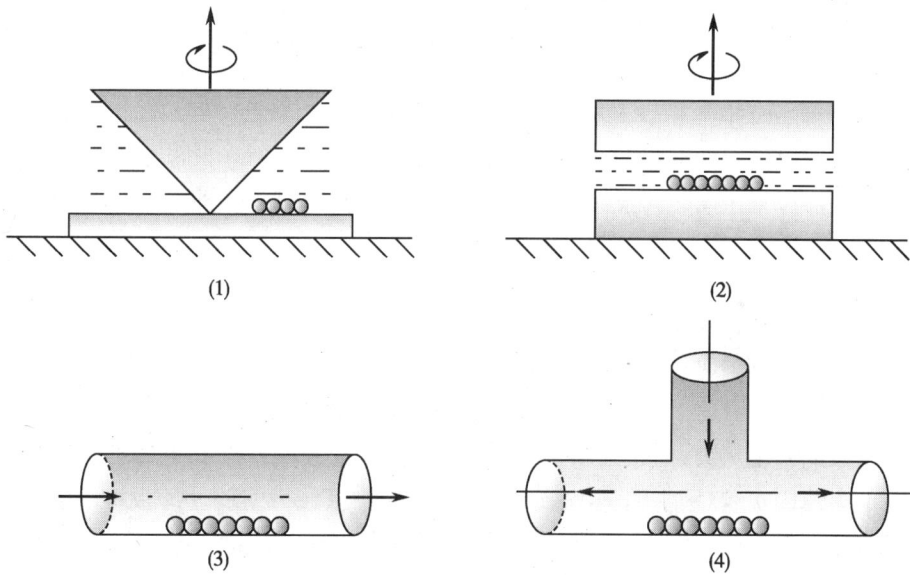

图 8-12　锥板流室系统
(1)锥板流室;(2)板-板流室;(3)圆柱管;(4)径向流装置

3. 压力加载方式　指在细胞离体培养过程中,模拟体内环境下组织间隙的压力,研究在压应力作用下细胞力学特性的实验方法。产生压应力的方式包括间接加载法和直接加载法(图 8-13)。

间接加载法常用气体、液体传导压应力。加载形式多样,在应用中常用的有:由水柱产生的静水压力等;抽真空产生的负压;在密闭细胞培养室内注入气体,使培养室内的细胞受压,因研究目的的不同,它们可能是氮气、氢气、二氧化碳和空气或某种混合气体。气体、液体静压加压法的优点是设备简单,经济方便,易传递载荷且不依赖于培养物与基底的结合状态;缺点是将细胞置于一个密闭的环境中,无法稳定控制 O_2、CO_2 分压和 pH,不利于进行

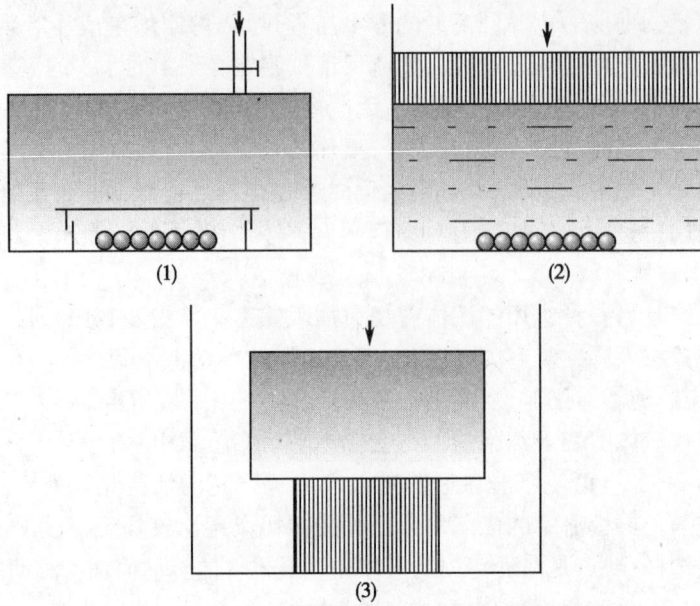

图 8-13 不同压力加载方式示意图

(1)气体加压图；(2)液体加压图；(3)直接加载法（压板）

长时间的细胞力学实验。

压板接触法是常用的直接加载方法。Sah 等采用如图 8-13(3)的加力体系，对牛胚胎软骨细胞切片施加单轴径向无约束静压和动态周期性压力。动压板由伺服控制的马达提供压力，在整个实验中切片都处在压板之间，即使在较高振幅的非线性载荷条件下，随着压力值的改变所有切片的直径变化不大。Bushmann 等在采用类似装置时，利用测力计、计算机和频率合成器控制切片在受压箱中的压缩量，压缩厚度由盖板和箱底之间的垫圈调整。研究者们也选择其他多种方式加载静压力或周期性无约束压力。如 Burton-Wurster 等采用手动调节方式；Torzilli 等采用气动装置；Tanaka 等采用由动力放大器驱动的压电传动装置产生低应变范围的单轴压力；Mauck 等使用凸轮/压板装置及刚性多孔可渗性钢压板对软骨细胞做受约束压缩实验，用刚性不可渗玻璃压板做无约束压力实验。压板接触的优点是可以得到较大范围的试件变形，易形成与体内环境相类似的载荷条件；缺点是施加的应变往往不均匀。

4. 基底应变加力方式 又称基底形变加力方式。基底应变加载技术的原理是以弹性膜为基底材料，通过气压、液压和机械压；或直接由机械拉伸矩形基底，使附着于该底面的细胞受到牵张力或压力的作用。

(1)四点弯曲梁加载方式：Owan 等采用四点弯曲梁的加载方法来进行细胞力学实验（图 8-14）。该方法采用的加载系统由计算机控制部分、线性伺服电机传动装置、梁挠度控制接口部分、丙烯酸三角形支座和万能材料试验机等构成；细胞培养在四点弯曲梁上，并置于培养皿内。梁的挠度和挠度变化率、梁表面的应变用应变计测量得以控制。由于四点弯曲梁结构的对称性，梁的两个力作用点之间处于等弯曲处，故该区域的应变处处相等。随后Bottlang 等用电磁驱动矩形硅胶膜产生四点弯曲，通过全息干涉进行测量，论证了应变的各向同性。在采用四点弯曲梁进行加载时，由于当梁弯曲变形时培养液在培养皿中来回流动，

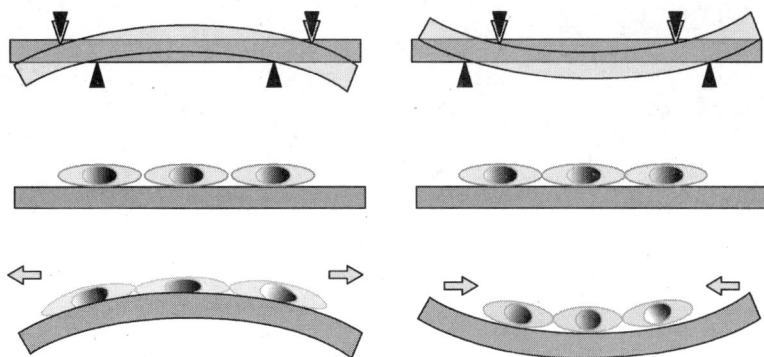

图 8-14 四点弯曲梁加载模式

会产生一定的流体作用力,因此细胞同时还不可避免地受到流体剪切力的作用。

(2)弹性膜间接加载方式:弹性膜间接加载是以弹性膜为基底材料,利用液体或气体向弹性膜施加压力,引起弹性膜的变形,附着于膜上的细胞间接受到应力加载。较为典型的是 Flexcell 公司生产的系列细胞应变加载装置,它是由计算机监控系统、真空底座和密封垫、正负压力控制模块、柔性细胞培养板等组成,通过计算机控制空气流入速率从而改变柔性细胞培养板基底膜的应变率、加载频率、延伸率和变形。此外,其他学者也报道了种类繁多的弹性膜加载体系。Winston 等采用如图 8-15(1)所示方法,采用空气或流量受控的流体注入膜下的封闭腔内施加压力,引起弹性膜底面的变形。Hasegawa 等使用如图 8-15(2)所示的方法,可对凸形压板上的、细胞附着的弹性膜施加连续或间歇性拉伸,膜拉伸的程度因压板的曲率不同而不同。Hung 等采用如图 8-15(3)所示的方法,利用多聚砜材料制成的底部有两个凹槽的圆形空腔、聚四氟乙烯同心圆凸槽和透明、柔顺的弹性基底膜组成作为受力载体,由直流电机控制马达驱动压板产生位移,当圆形弹性材料上产生 0.04%~0.4%均匀的等轴应变且在加载后基底仍保持一个平面时,即可在弹性基底膜上产生双轴应变。Vandenburgh 等采用如图 8-15(4)所示方法,将应力加载方式调整为顶杆加载,利用顶杆上产生向上的脉冲运动,使膜上黏附的细胞产生牵张,细胞受到的应变量与压杆的垂直位移有关。Banes 等采用如图 8-15(5)所示方法,利用真空产生的负压的应变做加载单元,通过真空压力表和抽气阀调整加载单元的负压。此外,Brigton 等报道的液体加载细胞实验装置,采用多聚砜材料制成的细胞培养环作为受力载体。Soma 等采用的装置则由 6 个培养皿组成,培养皿的底部由高度柔软的材料制成,作为培养细胞的基底膜,在培养皿基底中部加一个压杆,压杆的另一端与培养皿盖连接。当培养皿盖受载荷作用后向下运动时,压杆使培养皿的基底膜发生变形,产生应力。

(三)加力装置

机械力对细胞生物学行为的影响是细胞力学研究的重要内容。体外培养细胞的力学加载装置是细胞力学研究的基础。目前研制出的体外培养细胞力学加载装置种类繁多,按加载力的性质不同分为离心力加载装置、流体剪切力加载装置、空气液体传导静压力加载装置和基底形变加载装置等。以下就目前几个比较常用的加力装置进行阐述。

1. 四点弯曲细胞力学加载仪 该系统由四川大学华西口腔医学院与电子科技大学于 2001 年发明(专利号 CN2534576 & CN1425905),采用基底形变来产生张力或压力。该装置由主机和执行机构组成,主机上装有微处理器,微处理器分别与输入系统、显示系统和驱

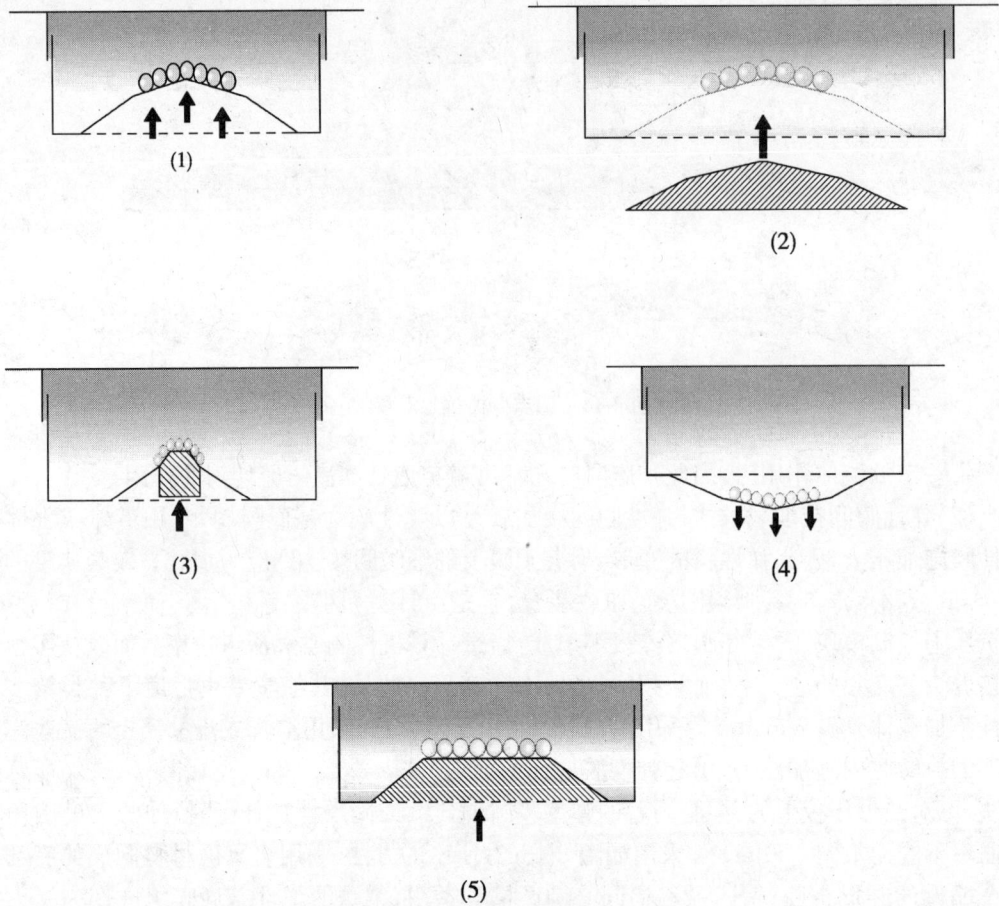

图 8-15   弹性膜间接加载方式
(1)流体；(2)凸形压板；(3)环形压板；(4)压杆尖端；(5)真空

动电路相连；执行机构中的上盖板上固定有平面轴承，平面轴承连有顶针，顶针与步进电机、百分表、L 形定位杆和上位开关接线点装在固定于机座上的中支板上，地线接线点装在 L 形定位杆上，圆筒状外套中置有传动螺杆，一端与步进电机相连，另一端连有冲压头；机座的底板上有下压头，其上依次放置应变片、上压头，上压头上装有下位开关接线点；步进电机的电路与主机的驱动电路相连。该系统既可产生拉应力也可产生压应力，具有可控性好、操作简单、重复精度高、误差小等特点。缺点是加力范围小、不能用于三维细胞加力模式。

2. Flexcell 细胞力学加载装置   该系统由美国 Flexcell 公司设计制造，在细胞力学研究中广泛应用。其原理是将细胞培养在柔性培养板上，通过在基底膜和基座之间的密封腔中注入气体产生压力，使基底变形，通过软件控制气体流入速率，调节弹性底面的垂直形变，最终控制细胞所受应变的大小。该系统采用双轴力学系统。它可将剪切力装置、压力及张力装置连接在同一主机上，提供静态的、动态的(周期性)、单轴的、双轴的一种或几种力。压力及张力装置可用于对三维培养细胞进行力学刺激。该装置的优点是设计精密、功能精准、软件自动监控、参数设置多样，可提供多种加力方式。但存在以下缺点：该系统的单轴力不是一种单纯的力，在张力的同时伴有压力。后来通过对基底膜的形态的改良，可提供等轴力或单轴力。该系统设计复杂，价格昂贵。

3. BOSE BioDynamic 全能生物反应器　该系统由 BOSE ESG 公司 (Bose Corporation ElectroForce Systems Group)生产。该系统集成了 ElectroForce 电机精确力加载技术、环境控制技术以及全自动电脑控制,将压力、脉冲力、张力等集中于一个装置上,以模拟体内复杂的力学环境。系统可以方便地配置为提供培养环境下的单轴或双轴方向的拉伸/压缩、脉动压力,或根据具体应用进行定制。除应用于对三维培养细胞进行力学刺激和干预外,还广泛用于评估生物组织和材料的机械性能以及三维组织的体外培养等。目前国内外主要应用的是组织及材料的硬度测量,作为细胞应力加载的应用较少,关于其性能还有待于在应用中进一步检验。

近十几年,细胞生物力学有了一个突飞猛进的跨越,先进的生物力学加载装置不断出现。但随着三维培养细胞技术逐渐成为细胞体外培养技术的主流技术,现有的实验仪器很难满足研究的需求;同时,能检测多种类型的应力以及精确测量微观结构(细胞器等)受力情况的设备有待于进一步研发。

李　娟

参 考 文 献

1. 白灵,樊瑜波,张明. 离体培养细胞的力学实验方法. 生物医学工程杂志,2002,19(2):324-328.

2. 白明海,吴汉江. 体外培养细胞机械加力装置研究进展. 国外医学:口腔医学分册,2004,31(5):331-334.

3. 李明黎,邹远文,黄学进,等. 体外细胞压应力加载装置的研制与应用. 中国组织工程研究与临床康复,2009,13(22):4291-4294.

4. 吴文周. 几类细胞的生物力学实验研究. 太原:太原理工大学,2005.

5. 张西正,匡震邦,蔡绍皙,等. 细胞力学实验技术研究. 实验力学,2001,16(1):66-76.

6. Banes AJ,Gilbert JL,Taylor T. A system to reproduce and quantify the biomechan-icaz environment of the cell. J Appl Physiol,1989,67:397-405.

7. Banes AJ, Gilbert J, Taylor D, et al. A new vacuum-operated stress-providing instrument that applies static or variable duration cyclic tension or compression to cells in vitro. J Cell Sci, 1985,75:35-42.

8. Barbour ME, Rees JS. The laboratory assessment of enamel erosion:a review. J Dent,2004,32(8):591-602.

9. Bartlett D, Ganss C, Lussi A. Basic Erosive Wear Examination (BEWE):a new scoring system for scientific and clinical needs. Clin Oral Invest, 2008, 12(suppl 1):65-68.

10. Brown TD. Techniques for mechanical stimulation of cells in vitro:a review. J Biomech,2000,33(1):3-14.

11. Briton C T,Swa fford B,Gross S B. The proliferative and syuthefic response of isolated calvarial bone of cyclic biaxial mechanical strain. J Bone Joint Surg Am,1991,73(3):320-331.

12. Basso N, Heersche JN. Characteristics of in vitro osteoblastic cell loading models. Bone, 2002,30(2):347-351.

13. Bhatka R, Trockmorton GS, Wintergerst AM, et al. Bolus size and unilateral chewing cycle kinematics. Arch Oral Biol, 2004,49(7):556-559.

14. Burton -Wurster N,Vernier Singer M,Farquau T, et al. Effect of compressive loading and unloading on the svnrhesis of total protein, proreoglycan and fibronecrin by canine cartilage expalnts. J Orthop Res 1993,11(5):717-729.

15. Carlsson GE, Johansson A, Lundqvist S. Occlusal wear:A follow up study of 18 subjects with extensively worn dentitions. Acta Odontol Scand, 1985,43(2):83-90.

16. Davis TGH, Pedersen Po. The degree of attrition of deciduous teeth and first permanent molars of primitive and urbanized Greenland natives. Br Dent J, 1955, 99(2):35-43.

17. Dewey CF Jr, Bussolari SR, Gimbrone MA Jr, et al. The dynamic response of vascular endothelial cells to fluid shear stress. J Biomech Eng,1981,103(3):177-185.

18. De Carvalho Sales-Peres SH, Goya S, de Araújo JJ, et al. Prevalence of dental wear among 12-year-old Brazilian adolescents using a modification of the tooth wear index. Public Health, 2008,122(9):942-948.

19. Guidoni G, Swain M, Jager I. Enamel: From brittle to ductile like tribological response. J Dent, 2008, 36(10): 786-794.

20. Habelitz S, Marshall SJ, Marshall Jr GW, et al. The functional width of the dentino-enamel junction determined by AFM-based nanoscratching. J Stru Bio, 2001, 135(3): 294-301.

21. Hasegawa S, Sata S, Suzuki Y. Mechanical stretching increases the number of cultured bone cells synthesizing DNA and alters their pattern of protein synthesis. Calcif Tissue Int,1985,37(4):431-436.

22. Helmke BP, Thakker DB, Goldman RD, et al. Spatiotemporal analysis of flow-induced intermediate filament displacement in living endothelia cells. Biophys J, 2001,80(1): 184-194.

23. Hung CT, Williams JL. A method for inducing equi-biaxial and uniform strains in elastomeric membranes used as cell substrates. J Biomech,1994,27(2):227-232.

24. Johansson A, Haraldson T, Omar R, et al. A system for assessing the severiry and progression of occlusal tooth wear. J Oral Rehahil, 1993, 20(2):125-131.

25. Jones DB, Noltea AH, Scholübbersa JG, et al. Biomechanical signal transduction of mechanical strain on osteoblast-like cells. Biomaterials, 1991,12(2):191-110.

26. Kaidonisl JA, Richards LC, Townsend GC, et al. Wear of Human Enamel: A Quantitative in vitro Assessment. J Dent Res, 1998,77(12):1983-1990.

27. Kohyama K, Hatakeyama E, Sasaki T, et al. Effects of sample hardness on human chewing force: a model study using silicone rubber. Arch Oral Biol, 2004,49(10):805-816.

28. Lim CT, Zhou EH, Quek ST. Mechanical models for living cells—a review. J Biomech. 2006,39(2): 195-216.

29. Lu J, Laudinet J, Williams S. Mechanical stimulation and evaluation of hydrogel biomaterial. Biomed Mater Eng, 2008,18(4-5): 335-337.

30. Lussi A, Strub M, Zimmerli B, et al. Dental Erosions: Diagnosis, Risk Factors. GABA The specialist in oral care, 2009, 11:1-6.

31. Matheson LA, Fairbank NJ, Maksym GN, et al. Characterization of the Flexcell Uniflex cyclic strain culture system with U937 macrophage-like cells. Biomaterials, 2006,27(2):226-233.

32. Marshall SJ, Balooch M, Habelitz S,et al. The dentin-enamel junction-a natural, multilevel interface. J Eur Ceram Soc,2003,23(15): 2897-2904.

33. Owan I, Burr DB, Turner CH. Mechanotransduction in bone: osteoblasts are more responsive to fluid forces than mechanical strain. Am J Physoil,1997,273(3):810-815.

34. Paphangkorakit J, Osborn JW. The effects of pressure on a maximum incisal bite force in man. Arch Oral Biol, 1997, 42(1):11-17.

35. Peyron MA, Mioche L, Renon P, et al. Masticatory jaw movement recordings: a new method to investigate food texture. Food Qual Pref,1996,7(3-4):229-237.

36. Proeschel PA, Morneburg T. Task-dependence of activity/bite-force relations and its impact on estimation of chewing force from EMG. J Dent Res,2002,81(7):464-468.

37. Sajewicz E, Kulesza Z. A new tribometer for friction and wear studies of dental materials and hard tooth

tissues. Tribo Int, 2007, 40(5): 885-895.

38. Sah RL, Kim YJ, Doong JY, et al. Biosynthetic response of cartilage explants to dynamic compression. J Orthop Res, 1989,7(5):619-636.

39. Silness J, Johannessen G, Roynstrand T. Longitudiral relationship between incisal occlusion and incisal tooth wear. Acta Odontol Scand, 1993,51(1):15-21.

40. Smith BGN, Knight JK. An index for measuring the wear of tooth. Br Dent J,1984,156(12):435-438.

41. Sotoudeh M, Jalali S, Usami S, et al. A strain device imposing dynamic and uniform equi-biaxial strain to cultured cells. Ann Biomed Eng,1998,26(2):181-189.

42. Torizilli PA, Grigiene R, Huang C, et al. Characterization of cartilage metabolic response to static and dynamic stress using a mechanical explant test system. J Biomech,1997,30(1):1-9.

43. Tanaka SM. A new mechanical stimulator for cultured bone cells using piezoelectric actuator. J Biomech, 1999,32(4):427-430.

44. Verstraeten VL, Lammerding J. Experimental techniques for study of chromatin mechanics in intact nuclei and living cells. Chromosome Res, 2008,16(3):499-510.

45. Waldman SD, Couto DC, Grynpas MD, et al. Multi-axial mechanical stimulation of tissue engineered cartilage: review. Eur Cell Mater, 2007,13(12):66-73,73-74.

46. Winter LC, Gilbert JA, Elder SH, et al. A device for imposing cyclic strain to cells growing on implant alloys. Ann Biomed Eng,2002,30(10):1242-1250.

47. Vandenburgh HH, Hafaludy S, Kartisch P, et al. Mechanically induced alterations in cultured alterations in cultured skeletal muscle growth. J Biomechanics,1994,24(suppl 1):91-99.

48. Winston FK, Macarak EJ, Gorfien SF, et al. A system to reproduce and quantify the biomechanical environment of the cell. J Appl Physiol,1989,67(1):397-405.

49. Vandenburgh HH. A computerized mechanical cell stimulator for tissue culture: effects on skeletal muscle organogenesis. In Vitro Cell Dev Biol,1998,24(7):609-619.

第九章

口腔生物力学相关的理论力学方法

理论应力分析方法是指运用数学、结构力学、材料力学和弹性理论求得应力分析的理论结果。理论分析所涉及的相关学科有物理学、数学和计算机科学。理论应力分析常用的方法有有限元法和无限元法。

第一节　有限元法与口腔生物力学研究

有限元法(finite element method，FEM)就是在力学模型上进行的近似数值计算，将一个连续体简化成为由有限个单元组成的离散化模型，以各单元的结合体代替原连续体，并研究每个单元的力学平衡条件，建立单元的刚度方程，再根据给定的载荷条件将其组集成总体刚度方程，按照给定的边界位移条件求解总体刚度方程组，得到单元所有节点的位移，并据此计算单元的应力和应变。即通过对每个单元的力学分析，获得整个连续体的力学性状。简而言之，就是化整为零的力学分析，积零为整的力学研究。该法是以能量原理为理论依据，借助位移法的解题思路，采用矩阵代数表达方式的一种数值方法。它具有物理概念清晰、灵活、通用，适应各种复杂边界条件的优点，其物理实质是用有限个单元体的组合代替连续体，化无限自由度的问题为有限自由度的问题。

几十年以来，有限元法被逐步应用于医学领域研究。

随着计算机技术的飞速发展，有限元模型在口腔医学领域的应用日益扩大。许多研究展示了其简单、优越的性能，研究结果多数与所验证的实验结果相吻合，更显示了它的极大优越性。

在口腔生物力学研究中较其他传统的实验应力分析方法具有较明显的优越性，具有以下优点：

1. 研究范围广　对于各种复杂结构(外形、载荷条件或边界条件)均可以进行力学分析，无论研究对象的几何形状、材料性质、支持条件和加载荷方式多么复杂，都能进行各种力学状态分析。

2. 重复性好，易于比较　一旦生物医学模型被转化为数学力学模型，就可反复使用同一模型进行各种加载荷状况的计算，保证了模型的完全相似和比较的一致性。

3. 具有灵活的分析能力　根据研究对象的特点，可以灵活、方便的改变载荷或边界条件，能够给出研究模型任意部位的应力和位移状态，增强了分析的适用范围。

4. 计算效率高　借助计算机快速处理庞大的研究数据，计算效率高、结果精度高。

5. 直观性强　利用有限元方法能够得到结构模型内任意一点的应力/应变情况都还可以用列表或梯度线图像直观地显示出来；由于有限元法的成熟和有限元软件的发展，模型后期的计算分析部分都是由计算机自动或者半自动完成的,结果得出后,可输出各节点单元的应力水平或位移值以及各种条件下应力和应变的变化趋势。

一、有限元法的起源与发展历史

(一) 有限元法的相关力学概念

有限元法系从弹性力学、材料力学基础上发展起来的一种数值分析方法,因此熟悉一些基本相关的力学概念极为关键。

1. 应力与应力分析

(1)应力(stress):当材料受外力时材料内部对外力的反应。应力的大小用下述公式表示:应力(δ)=作用(F)/材料单位面积(A),单位为 Pa。

应力是结构对载荷抵抗所产生的力。因此,应力是判断结构破坏(损坏)与否的重要指标。应力小的时候在材料内部生成的抵抗力也小,不足以破坏材料。施加的载荷一起作用,产品或结构内部就产生了抵抗力,也即产生了应力。一般结构的形状非常复杂,根据施加载荷的种类,应力也不一样。

应力又可分为:

1)拉应力或张应力(tensile stress):材料受到拉伸时的内部应力。

2)压应力或压缩应力(compressive stress):材料受到压缩时的内部应力。

3)剪应力(shear stress):材料受到切错作用力时,相互平行的部分发生滑动时的内部应力。

求应力集中的程度或求应力的值,这就是应力分析。应力分析在求应力的同时也能够求结构的变形。应力的大小对判断结构是否损坏很重要,而即使结构没有破坏,却因过大的变形而破坏了结构的功能和性能。对于口颌系统有限元研究需同时注重应力分析和应变分析。

(2)应力分析的几种情况

1)结构和载荷都是简单的情况:拉伸一直径和剖面面积都一致的部件,则产生一样的应力和变形。根据材料力学的理论公式也能算出应力和变形。

2)结构形状稍复杂的情况:拉伸一具有圆孔的平板,在孔的周围或台阶附近应力就会变大。对于这种形状,应力则集中在孔的周围。这种现象称为应力集中。这就可能需要计算机辅助求解分析复杂结构的力学性能等。

3)结构形状和载荷都是复杂的情况:大多数的口颌系统结构都具有复杂形状的结构,在实施生理功能的过程中又具有复杂的机械施加载荷,则会产生复杂的应力分布和变形。该计算分析就只能够利用计算机辅助求解分析,再复杂的形状和载荷都能算出应力和变形。

应力是结构对载荷抵抗所产生的力,用单位面积的力来表示。此应力是判断结构破坏(损坏)与否的重要指标。应力=载荷/剖面面积,载荷除以剖面面积得到应力。应力小的时候在结构内部生成的抵抗力也小,不足以破坏材料。对一个结构施加载荷的话,结构在变形的同时其内部会产生应力和应变,求得应变之后,再经相应的物理方程,可推导出以节点位移表示的应力。对于常应变单元,由于所选取的位移模式是线性的,其相邻单元将具有不同的应力和应变,即在单元的公共边界上应力和应变的值将会有突变,但位移却是连续的。

2. 应变及相关概念　应变(strain)是当材料受外力作用时引起的形变。应变的大小用下述公式表示:应变(ε)=变化长度(ΔL)/初始长度(L)。

对一个结构施加载荷的话,结构在变形的同时其内部会产生应力和应变。有了各单元的位移模式,可用平面问题的几何方程来求得相应的应变分量,由于矩阵中的诸元素都是常量,因而单元中各点的应变分量也都是常量,通常称这种单元为常应变单元。

应力分析在求应力的同时也能够求结构的变形。物体由于外因(受力、湿度变化等)而变形时,在物体内各部分之间产生相互作用的内力,以抵抗这种外因的作用,并力图使物体从变形后的位置恢复到变形前的位置。在所考察的截面某一点单位面积上的内力称为应力。同截面垂直的称为正应力或法向应力,同截面相切的称为剪应力或切应力。应力会随着外力的增加而增长,对于某一种材料,应力的增长是有限度的,超过这一限度,材料就会被破坏。

对某种材料来说,应力可能达到的这个限度称为该种材料的极限应力。极限应力值要通过材料的力学试验来测定。将测定的极限应力作适当降低,规定出材料能安全工作的应力最大值,这就是许用应力。材料要想安全使用,在使用时其内的应力应低于它的极限应力,否则材料就会在使用时发生破坏。

有些材料在工作时,其所受的外力不随时间而变化,这时其内部的应力大小不变,称为静应力;还有一些材料,其所受的外力随时间呈周期性变化,这时内部的应力也随时间呈周期性变化,称为交变应力。

材料在交变应力作用下发生的破坏称为疲劳破坏。通常材料承受的交变应力远小于其静载下的强度极限时,破坏就可能发生。另外材料会由于截面尺寸改变而引起应力的局部增大,这种现象称为应力集中。对于组织均匀的脆性材料,应力集中将大大降低构件的强度,这在构件的设计时应特别注意。

物体受力产生变形时,体内各点处变形程度一般并不相同。用以描述一点处变形的程度的力学量是该点的应变。为此可在该点处到一单元体,比较变形前后单元体大小和形状的变化。

一般将应变区分为:

(1)线应变:在直角坐标中所取单元体为正六面体时,三条相互垂直的棱边的长度在变形前后的改变量与原长之比,定义为线应变,用 ε 表示。一点在 x、y、z 方向的线应变分别为 ε_x、ε_y、ε_z。线应变以伸长为正,缩短为负。

(2)切应变:单元体的两条相互垂直的棱边,在变形后的直角改变量,定义为角应变或切应变,用 γ 表示。一点在 x-y 方向、y-z 方向、z-x 方向的切应变,分别为 γ_{xy}、γ_{yz}、γ_{zx}。切应变以直角减少为正,反之为负。

(3)点的应变状态:当某点的应变分量 ε_x、ε_y、ε_z、γ_{xy}、γ_{yz}、γ_{zx} 已知时,在该点处任意方向的线应变和通过该点任意两线段间的直角改变量,都可根据应变分量的坐标变换公式求出,即可确定该点的应变状态。

表示点应变状态的各应变分量 ε_x、ε_y、ε_z、γ_{xy}、γ_{yx}、$\gamma_{yz}\gamma_{zy}$、γ_{zx}、γ_{xz} 组成的应变张量,即式中右边的张量中的切应变用 ε_{xy}、ε_{xz} 等表示,适用于使用张量的附标标号的表示法。

左边张量中的切应变用 γ_{xy}、γ_{xz} 等表示,是工程习惯表示法。

两者概念相同,大小相差一倍。应变张量也是二阶对称量,其中切应变分量 $\varepsilon_{xy}=\varepsilon_{yx}$,…

3. 位移　位移法易于实现计算自动化,在有限元法中位移法应用范围最广。

以弹性力学平面三角形单元节点位移的关系式(图 9-1)进行解析,设单元的节点编号

为 i、j、m。每个节点在其单元平面内的位移可以有两个分量,所以整个三角形单元将有六个节点位移分量,即六个自由度。选择一个单元位移模式,单元内各点的位移可按此位移模式由单元节点位移通过插值而获得。线性函数是一种最简单的单元位移模式。基于三角形单元共有六个自由度,且位移函数 u、v 在三个节点处的数值应该等于这些点处的位移分量的数值。假设节点 i、j、m 的坐标分别为 (xi, yi)、(xj, yj)、(xm, ym),得:

$$u = N_i u_i + N_j u_j + N_m u_m$$

$$v = N_i v_i + N_j v_j + N_m v_m$$

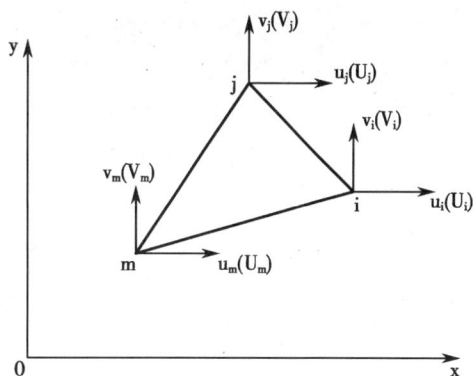

图 9-1 平面三角形单元的位移解析

三节点三角形单元的形函数是坐标的线性函数。单元中任一条直线发生位移后仍为一条直线,即只要两单元在公共节点处保持位移相等。则公共边线变形后仍为密合。

4. 其他有限元分析的相关概念

(1)抗拉强度或抗张强度(tensile strength):在试件上施加拉伸载荷,至试件拉断时的单位面积载荷值。抗拉强度=Eh,其中 E 为杨氏模量,h 为材料厚度。目前,国内测量抗拉强度比较普遍的方法是采用万能材料试验机等来进行材料抗拉/压强度的测定。

(2)压缩强度或抗压强度(compressive strength):在试件上施加压缩载荷,至试件破坏时的单位面积载荷值。

(3)弯曲强度(bending strength):又称挠曲强度或抗弯强度,在试件的两支点之间施加载荷,至试件破坏时的单位面积载荷值。

(4)硬度(hardness):材料抵抗其他硬物压入引起凹陷变形的能力。材料的表面硬度是其强度、比例极限、韧性、延展性及抗磨损、抗切割能力等多种性质综合作用的结果。

(5)冲击强度(impact strength):材料在冲击力作用下折断所需的能量。

(6)比例极限(proportional limit):材料经受外力时,应力和应变能保持比例关系时的最大应力值。

(7)弹性模量(modulus of elasticity):在比例极限内,应力和应变之比($E = \delta/\varepsilon$)。

(8)泊松比:横向应变与纵向应变之比值称为泊松比,也叫横向变形系数,它是反映材料横向变形的弹性常数。在材料的比例极限内,由均匀分布的纵向应力所引起的横向应变与相应的纵向应变之比的绝对值。比如,一杆受拉伸时,其轴向伸长伴随着横向收缩(反之亦然),而横向应变 e' 与纵向应变 e 之比称为泊松比 V。材料的泊松比一般通过试验方法测定。空气的泊松比为 0,水的泊松比为 0.5。

5. 线性与非线性 线性,指量与量之间按比例、成直线的关系,在空间和时间上代表规则和光滑的运动;而非线性则指不按比例、不成直线的关系,代表不规则的运动和突变。自变量与变量之间不成线性关系,成曲线或抛物线关系或不能定量,这种关系叫非线性关系。"线性"与"非线性",常用于区别函数 $y = f(x)$ 对自变量 x 的依赖关系。线性函数即一次函数,其图像为一条直线。其他函数则为非线性函数,其图像不是直线。非线性关系虽然千变万化,但还是具有某些不同于线性关系的共性。线性关系是互不相干的独立关系,而非线性是相互作用,而正是这种相互作用,使得整体不再是简单地等于部分之和,而可能出现不同于"线性叠加"的增益或亏损。线性：从相互关联的两个角度来界定，其一，叠加原理成立；其二，物理变量间的函数关系是直线，变量间的变化率是恒量。

（二）有限元法起源的力学背景

在材料力学中，连续梁、结构框架和桁架结构可以归结为有限个已知单元体的组合，把这类问题称为离散系统。如图9-2所示的平面桁架结构，是由6个承受轴向力的"杆单元"组成。这种简单的离散系统可以手工进行求解，而且可以得到其精确的理论解。

对于类似图9-3所示的这类复杂、连续的口颌系统，在理论上是可解的，却由于计算工作量非常庞大，需借助计算机技术求解。

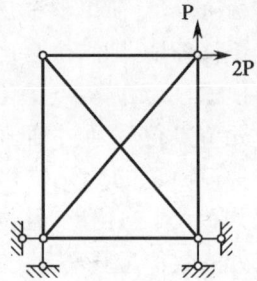

图 9-2 平面桁架系统示意图

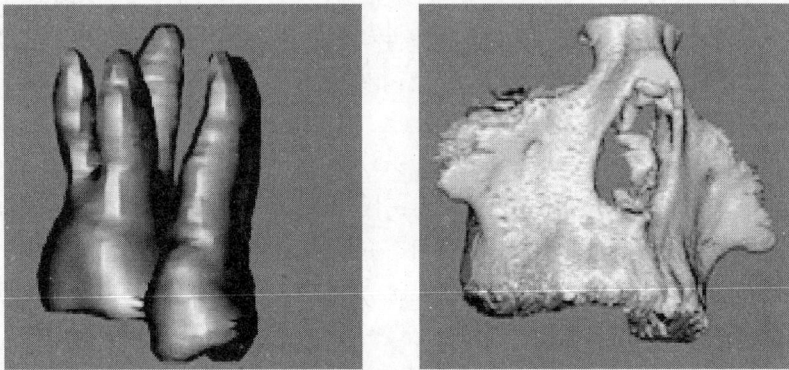

图 9-3 含部分牙的上颌骨三维有限元终模型

一般而言，较复杂的连续系统通常可以建立它们应遵循的基本方程，即微分方程和相应的边界条件，但建立基本方程所研究的对象通常是无限小的单元，诸如弹性力学问题等。尽管已经建立了连续系统的基本方程，由于边界条件的限制，通常只能得到少数简单问题的精确解答。对于许多实际的力学问题，还无法给出精确的解答。

为了解决这一困难，力学研究者和数学家们提出了许多近似方法，诸如源于固体力学中矩阵结构法的发展和工程师对结构相似性的直觉判断。从固体力学的角度来看，桁架结构等标准离散系统与人为地分割成有限个分区后的连续系统在结构上存在相似性。因此，在寻找连续系统求解方法的过程中得以产生有限元法。

（三）有限元法的发展历史

有限元法的思想萌芽，最早源于18世纪的欧拉（Euler），曾应用与现代有限元法相同的方法计算过杆在轴力作用下的平衡问题。1943年R.Courant首先提出有限元法基本进行分析以代替复杂、昂贵乃至无法实现的实验，如尝试应用定义在三角形区域上的分片连续函数和最小势能原理结合起来去求解圣维南（Saint-Venant）扭转问题。1954年Afgris提出了有限元法的数学理论基础而有限元对复杂几何构形的适应性强，并先后发表了一组能量原理和结构分析论文。

有限元法第一个成功应用于弹性力学平面问题的是1956年Turner、Clough等将飞机结构划分成一个个三角形和矩形的单元，即把连续几何模型划分成一个个三角形和矩形的"单元"，并为所使用的单元指定近似位移函数，进而求得单元节点力与节点位移关系的单元刚度矩阵。第一次给出了用三角形单元求得平面应力问题的正确解答,把位移法应用到平面应力问题中去。

1960 年,Clough 在著名的题为"the finite element in plane stress analysis"的论文中首次提出了有限元(finite element)这一术语,并在后来被广泛地引用,成为这种数值方法的标准称谓。

1969 年,Friedenberg 首次将其应用于医学领域。1973 年 Thresher 和 Farah 几乎同时将其应用于口腔医学领域。

1965 年,由美国国家宇航局(NASA)在委托美国计算科学公司和贝尔航空系统公司开发的 Nastran 有限元分析系统是目前世界上规模最大、功能最强的有限元分析系统。从那时到现在,世界上也发展了一批专用或通用有限元分析软件,主要有 ABAQUS、ANSYS、ADINA、ALGOR、COSMOS、ASKA、PAFEC 和 SYSTUS 等公司产品。虽然软件种类繁多,但是万变不离其宗,其核心求解方法都是有限元法,也简称为有限元法(finite element method,FEM)。此后,随着计算机和软件的发展,有限元相关应用研究逐步发展起来。

1974 年国内徐芝纶院士首次出版《弹性力学问题的有限元法》,涉及有限元所依据的理论,单元的划分原则,形状函数的选取及协调性等。

二、有限元法的相关基本概念

有限元法系一种非常有效的,用以解决边界值问题的数字技术。事实上,有限元法(finite element analysis,FEA)的基本概念是用较简单的问题代替复杂问题后再求解。它将求解域看成是由许多称为有限元的小互连子域组成(图 9-4),对每一单元假定一个合适的(较简单的)近似解,然后推导求解这个域总的满足条件(如结构的平衡条件),从而得到问题的解。这个解不是准确解,而是近似解,因为实际问题被较简单的问题所代替。由于大多数实际问题难以得到准确解,而有限元不仅计算精度高,而且能适应各种复杂形状,因而逐步成为行之有效的力学分析手段。

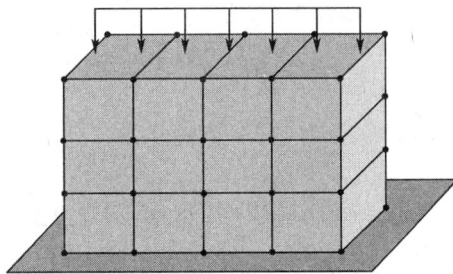

图 9-4　有限元的小互连子域示意图

现将有限元法的基本构成简述如下:

(一) 有限元法的单元与节点

1. 节点(Node)　材料响应是通过节点处的基本状态变量表征的,它是构成有限元系统的基本对象。

2. 单元(element)　单元由节点与节点相连而成,单元的组合由各节点相互连接。单元内的材料响应由节点的基本状态变量和单元形函数导出。由于不同类型的单元具有不同特性,故使用时必须慎重选择单元类型。

(二) 有限元法的节点自由度

基本状态变量具有自由度(DOFs),也称为节点自由度,用于描述一个物理场的响应特性。所谓自由度就是各节点往哪个方向移动,首先考虑的是与坐标系方向上平移的 3 个成分,加上绕各轴旋转形成了一个节点所具有的共计 6 个成分的自由度,如图 9-5 所示。这样各节点通常具有 6 个自由度,如设定约束条件可能相应的自由度成分会减少。例如,完全固定住的节点自由度数为 0,设定了铰支持的节点因为约束了平移 3 个成分,成了仅仅是 3 个转角的 3 个自由度。还有不仅约束,对于明确加载荷方向,也有用自由度的成分来定义的。

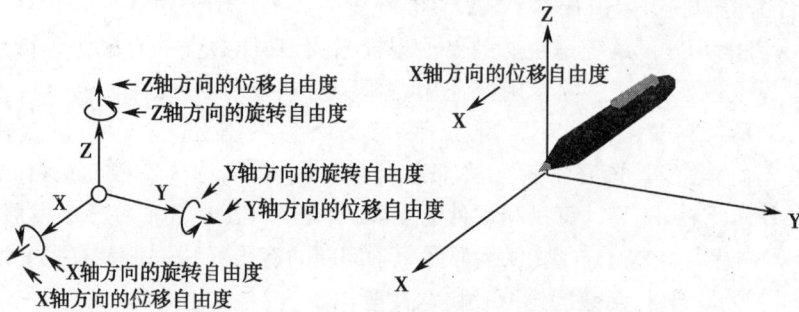

图 9-5　有限元节点自由度示意图

按照程序把这 6 个自由度用 1~6 的数字来表示,1、2、3 为 x、y、z 的平移方向成分,4、5、6 表示各种绕轴的转角成分。这些自由度在形成模型时与评价分析结果时均是极其重要的信息。用单元单位来考虑的节点自由度(单元坐标),单元是由节点构成的。节点自由度是随单元类型变化的,其信息是通过单元之间的公共节点传递的。随着单元产生的应力或力影响构成单元节点的自由度(最大 6 个,最小 0)。可由有限元法求出各个节点的自由度的成分,计算出变形和应力。

(三) 口颌系统模型化

一般而言,有限元法所用的几何模型以不破坏整体形状来构建。具体来说,较长的口颌系统结构作为研究对象时,很小的圆孔等细微结构可以忽略而作成几何模型。如果是用实体造型作成的几何形状时,则要取出其详细的特征形状。一个一个的单元必须借助于节点连续地将它们连接起来。以几何模型为原型,生成作为有限元法基础的单元及节点。这样将几何模型借助于节点把单元连续地连接起来,形成单元的集合体,作为这样的分析模型(有限元模型)就可使用了。把这种具体的操作称为单元划分或者网格划分,是有限元商业化软件前处理部分的一个重要功能之一。

口腔生物力学中,往往需要分析口颌系统各部位的应力、应变状况以及口腔修复体、矫治器等附属材料的应力、应变状况,以利于进一步指导临床诊疗。单个而言,也有求应力的,有求位移的,也有求局部特征值等情况。与这些分析目的相对应,就有口颌系统结构的模型化问题存在。

所谓模型化,就是将结构按照分析目的进行理想化处理和简化处理(后续专门阐述)。对于分析目的,有从概要分析到详细分析等好几个阶段。把"不同的目的"用"视点的变化"来表现就会很容易弄明白。在分析结构整体变化时的情况——把视点放置于远方时的场合;在分析结构局部变化时的情况——把视点拉近时的场合。对应于这些分析目的,即使同一个结构,其模型化处理也有不同的地方。考虑模型化时,首先要考虑的是分析究竟要做到什么地步。此外必须构建满足这种要求的模型。就模型化而言，不能说只有这些，也没有确定的方法。所谓"具体问题具体分析"，做到必要的最低限度的模型化就行。这就是做成好的有限元模型的要领之一。

(四) 力学小单元

众所周知，有限元法源于结构矩阵分析。结构矩阵分析是结构力学的一种分析方法。结构矩阵分析方法认为：整体结构可以看作是由有限个力学小单元相互连接而组成的集合体，每个单元的力学特性可以比作建筑物中的砖瓦，装配在一起就能提供整体结构的力学特性。

为什么要首先分析力学小单元的特性呢？直接分析整体结构不是更好吗？基于认识能力的有限，难以全部了解很复杂的东西。往往把复杂系统分解成形态容易了解的单个元件或"单元"，研究其特性。再将这些元件重建原来的系统以得到整体形态。有限元方法即表现出这种分析问题的特征，将一个物体划分成由小的物体或单元(有限元)组成的等价系统，这些单元通常与两个或更多的单位(节点)相互连接，或与边界线或表面相互连接，这个过程叫做离散化。在有限元方法中，代替一次求解整个物体，建立每一个有限单元的方程，并组合这些方程得出整个物体的解答。

(五) 网格划分

有限元模型是由几个单元以及构成这些单元的节点所形成的。单元和其相连的单元在相连处相互共有节点并连续地连接起来，表现结构的形状。网格划分即由几何模型生成单元节点。对线状的几何模型用几个单元和构成单元的节点来形成(有限元)模型。

有限元法如果增加单元数，同时节点数也增加，可生成更详细的接近实际形状的模型。节点数如果不足的话，结果所见到的是与实际现象有出入的变形，在模型形成的时候，必须注意单元的划分和节点的数量(节点数和变形形状)。节点之间没有单元或有重节点的情况等，作为有限元模型都是不合适的。但是，过于细致的划分网格耗时较多，对于运算处理和图形处理需要更多的时间。无论怎样，单元数和结果的精度是不成比例的，无谓地使单元的数量增加也并不是一件良策。

具体的制作步骤可以用系统的网格划分功能，自动地形成单元和节点。此时，划分的形状和划分的数量，要根据情况输入到网格划分法中去。

(六) 单元类型和单元特性

模型化处理后，生成相应的节点和单元后，必须设置它的单元类型和单元特性。有限元商业软件(也称求解器)首先求出一个单元的力和位移的平衡，然后对所有的单元进行同样处理，把它们集合起来，结果就求出了以全体单元所表现出来的整体的力和位移之间的平衡。

在有限元法中使用的单元，具有不同的形状(构件的节点数不同)，不同的功能等各种类型，对于各个类型的单元其插值公式化也不相同。如果设置了在软件中所准备的单元模型以外的单元，则软件就会输出出错信息，终止处理。诸如设置的梁单元、杆单元、弹簧单元等，表现的是构成单元节点所定义的不同矢量方向上的位移和力。

此外，相对于构成有限元模型的各个单元，单元的特性仅有形状是不够的，需设置单元类型和单元特性以及材料特性。诸如梁单元这样的一维单元一定要有剖面形状的资料(剖面面积、剖面惯性矩等)。材料特性就是设置成为模型对象的产品和结构的材料特性。有限元分析要求结构的变形和应力并以强度进行校核为目的，就一定要设置所用的材料特性数据。根据所使用的单元,所设置的材料特性的内容也不同,一般而言,有弹性模量、泊松比、质量密度、线膨胀系数等。对于应力分析,则必须有弹性模量、泊松比。作为材料特性的弹性模量 E,则对所有的单元进行设置,在弹簧单元的情况下,作为单元特性直接用弹簧系数 K(刚度)进行设置,而对于杆单元则根据单元形状(长度在单元生成时决定,剖面面积以前面所说的作为单元特性的剖面面积进行设置)和弹性模量由程序计算出刚度。不同有限元单元具体参见图 9-6、图 9-7。

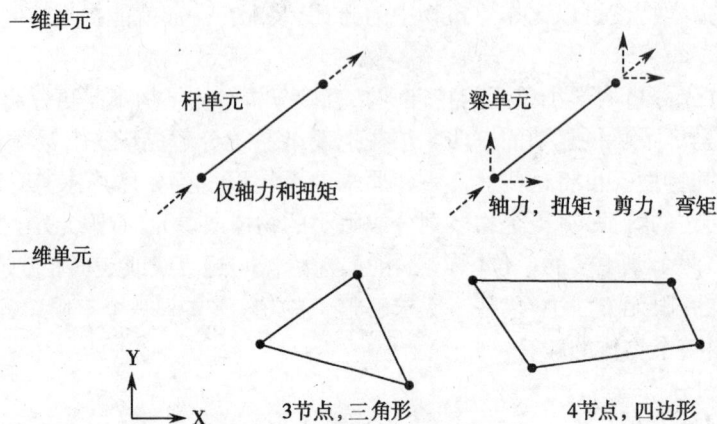

图 9-6   一维和二维单元示意图

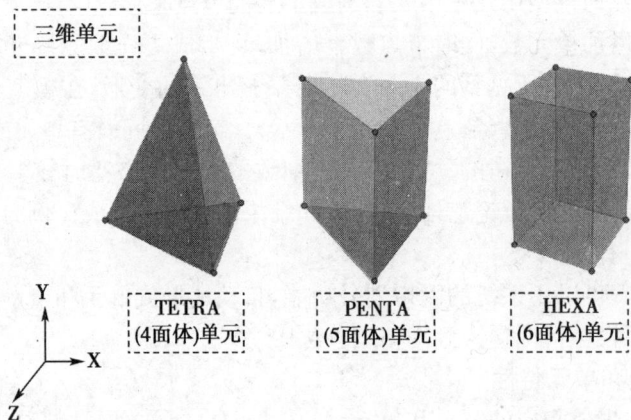

图 9-7   三维实体单元示意图

(七) 有限元的约束问题

对模型设置符合所求问题的约束条件(边界条件)。约束条件要加在模型的节点上。在总体坐标系中被定义的节点,自由度要一个一个进行设置。

同一结构在相同的载荷下,如约束条件不同则在载荷点的位移量也不同。有限元法,是把实际形状的模型用有限个有限单元的集合体来建立模型。也就是,有限元模型可以这样来考虑,把形状模型用很多个节点进行置换。在使用有限元法的时候,重要的是要符合求解的问题,对节点的自由度进行正确的约束。

约束,根据对它处理方法的不同而会产生不同的现象。约束对于模型化的定义具有重要意义,也就是被称为约束条件或边界条件的处理。理论上,约束决定问题的求解。因此,需根据约束条件来模型化,诸如载荷是直接作用在构件 A 上,但是构件 A 的端部被连接在"坚硬的"结构 B 上,仅仅将构件 B 作为模型化处理的对象是不够的,必须将这种效果或影响以某种形式取到模型中。要根据受到这个结构 B 的影响,所连接的构件端的约束条件来进行模型化处理。这样作为几何形状,结构 B 不作模型化处理,而代之以结构 A 的约束条件起作用。这里的约束条件即为构件端部的位移,旋转有关的自由度全部约束掉(完全约束)。具体不同类型单元的约束示意图参见图 9-8。

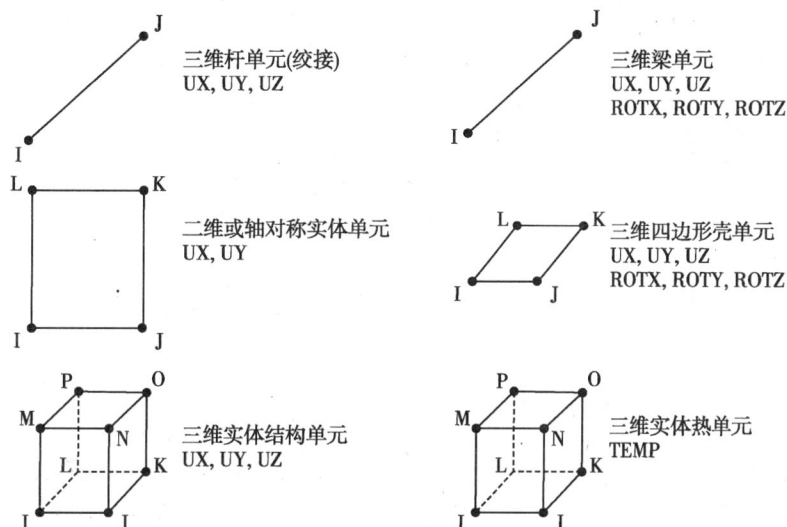

图 9-8　不同单元类型的约束示意图

对于部件的形状因载荷而变形,要校核它的应力这种问题,对于建模用到的节点的自由度一定要进行约束。用任何一种方法来作有限元模型,即使留意设定了载荷和材料的数据,而没有进行约束处理的话,是不能求解的。在载荷的作用下部件要变形,它的某一部位应该被固定住。

(八) 载荷条件的设置

对模型设置符合所求问题的载荷条件。在口腔生物力学研究中,有限元模型上常把外部载荷设置为具有大小和方向的矢量。

(九) 反力的应用

反力可以作为对所定义的模型和载荷条件、约束条件是否正确设置的判断材料。反力是对设置约束条件的所有有关的节点上输出。它可以对设置约束条件有关的模型进行输出,判断它其他方向上的反力、弯矩与所作用的载荷是否一致。

三、有限元的基本思想和数学基础

有限元法的基本思想是将连续的求解区域离散为一组个数有限、且按一定方式相互联结在一起的单元的组合体。由于单元能按不同的联结方式进行组合,且单元本身又可以有不同形状,因此可以模拟出几何形状复杂的求解域。有限单元法作为数值分析方法的另一个重要特点是利用在每一个单元内假设的近似函数来分片地表示全求解域上待求的未知场函数。单元内的近似函数通常由未知场函数或(及)其导数在单元的各个结点的数值和其插值函数来表达。

在有限元分析中,未知场函数或(及)其导数在各个结点上的数值就成为新的未知量,也即自由度,从而使一个连续的无限自由度问题变成离散的有限自由度问题,一经求解出这些未知量,就可以通过插值函数计算出各个单元内场函数的近似解,从而得到整个求解域上的近似解。很显然,随着单元数目的增加,也即单元尺寸缩小,又或者随着单元自由度的增加及插值函数精度的提高,解的近似程度将不断改进。如果单元满足收敛要求,则近似解最后将收敛于精确解。

解析法一般只能解答某些简单问题,对于复杂问题,则往往得不到解答。在这种情况下,就需要用数值法来求出问题的近似解。

有限差分法是解微分方程的一种常用方法。这个方法的特点是把构件分成 n 段,用分段点的函数值来表示各阶导数。从计算机角度上讲,有限单元法又叫做电子计算机的计算方法;从数学角度上讲,有限元法只不过是解数学物理方程的一种数值方法。

(一) 有限元法基本思想

有限元法最初的思想是把一个大的结构划分为有限个称为单元的小区域,在每一个小区域里,假定结构的变形和应力都是简单的,小区域内的变形和应力都容易通过计算机求解出来,进而可以获得整个结构的变形和应力。事实上,当划分的区域足够小,每个区域内的变形和应力总是趋于简单,计算的结果也就越接近真实情况。理论上可以证明,当单元数目足够多时,有限单元解将收敛于问题的精确解,但是计算量相应增大。因此,有限元需在计算量和计算精度之间找到一个平衡点。有限元法中的相邻小区域通过边界上节点连接起来,可以用一个简单的插值函数描述每个小区域内的变形和应力,求解过程只需要计算出节点处的应力或者变形,非节点处的应力或者变形是通过函数插值获得的。

有限元法并不求解区域内任意一点的变形或者应力。有限元法本质上是一种微分方程的数值求解方法。

有限元法基本思路可归纳为:连续的弹性体被分割成形态简单的有限个单元,每个单元通过节点与其他单元相联系,以单元的结合体来代替原弹性体,通过每个单元的控制参数、加载力以及边界条件的集合来求得整个弹性体的近似结果。这种方法对于边界条件和结构形状都不规则的复杂问题,是一种行之有效的现代分析方法。

有限元模型是真实系统理想化的数学抽象。有限元方法的本质即离散用有限个状态变量描述整个材料响应。材料的响应可以用状态变量诸如位移(场)、应力(场)、应变(场)等描述,所有其他状态变量都是由基本状态变量导出的,诸如结构上的位移等。

总的说来,有限元法的指导思想可以归纳为十六字诀"化整为零、裁弯取直、以简驭繁、变难为易"。

(二) 有限元的相关数学基础

力学界里非常著名的虎克定律 F=ku 中,F 意味着力,在有限元分析中称为载荷。k,意味着弹簧的强度,称为弹簧系数,在有限元分析中称为刚度。u 意味着弹簧的伸长,在有限元分析中被称为位移。该定律已成为有限元分析的重要理论。后续数学家们又发展了微分方程的近似解法,包括有限差分方法,变分原理和加权余量法,这为有限元方法的发展奠定了数学和理论基础。

1. 有限元法的相关数学基础起源　40 多年来,有限元法的理论臻趋完善,应用得到了迅速发展,几乎遍及所有的医学领域。

在 1963 年前后,经过 J. F. Besseling、R. J. Melosh、R. E. Jones、R. H. Gallaher 等诸多学者系列工作,意识到有限元法就是变分原理中 Ritz 近似法的一种变形,从而发展了使用各种不同变分原理导出的有限元计算公式。

1965 年 O. C. Zienkiewicz 和 Y. K. Cheung 发现,对于所有的场问题,只要能将其转换为相应的变分形式,即可以用于固体力学有限元法的相同步骤求解。

1969 年 B. A. Szabo 和 G. C. Lee 指出可以用加权余量法特别是迦辽金(Galerkin)法,导出标准的有限元过程来求解非结构问题。

因此,有限元法的数学基础是变分原理和插值方法。诸如分割近似方法(分片插值方法)就是将一根连续曲线分段以曲代直而得到近似的折线,分割愈细逼真度愈高。有限元法就是在变分原理的基础上,运用插值近似的手段来形成解题方法,它把复杂的结构整体分割为有限多个基本单元,即点、线、面、体等单元,并将待解函数在每个单元进行分区插值,通常是极简单的线性或低次的多项式插值,而总体能量泛函就合理地简化为单元能量的累加和,从而把无限多个自由度的二次泛函的极值问题离散化为有限多个自由度的普通多元二次函数的极值问题,后者又等价于线性代数方程组,然后进行解算。

2. 有限元法的数学基础解析　由于变分原理和分区插值的有机结合,有限元法成功地吸取了传统的能量法和差分法的优点,它在形式上相当单调,便于在计算机上实现标准化,而实质上却灵活机动,特别适合于几何上、物理上比较复杂的问题。此外,在变分原理与插值近似相结合的基础上,能把无限与有限、连续与间断等两对立面辩证地统于一体而建立完整的理论基础,能对方法的可靠性给出符合实际要求的理论保证,基本上弥合了长期存在的理论与实践之间的差距。因此,相对于传统方法而言,有限元法显示了多方面的优越性,表现在解题效能高强,理论基础牢靠,条理直观明确,应用范围宽广。

有限元法用数学术语来说,就是从变分原理 (variation principle)出发,通过分区杆值,把二次泛函(能量积分)(the second order functional)的极值(extremum)问题化为一组多元线性代数方程来求解。然而有限元法的公式不一定要建立在变分途径的基础上,用加权余量法(method of weighed residuals)也会建立同样的有限元法的公式。

它具有以下优点:

(1)概念显浅,容易掌握,在不同理论层面上建立起对有限元法的理解,既可通过直观的物理解释来理解,也可以基于严格的数学理论分析来理解。

(2)有很强的适用性,应用范围极广。它不仅能处理线性弹性力学问题、非均质材料、各向异性材料、非线性应力-应变关系、大变形问题、动力学问题以及复杂非线性边界条件等问题,而且随着其基本理论和方法的逐步完善和改进,能成功地用来求解各类线性、非线性问题。它几乎适用于求解所有的连续介质和场问题。

(3)有限元法采用矩阵形式表达,便于编制计算机软件。这样,不仅可以充分利用高速计算机所提供的方便,使问题得以快速求解,而且可以使求解问题的方法规范化、软件商业化,为有限元法的推广和应用奠定了良好的基础。

(4)适合于分析复杂几何形状的连续介质问题。

(5)便于引入各种要求的边界条件。有限元法是利用插值原理对求解域进行近似求解,将求解域划分网格,每个网格看作一个单元进行求解,这样可以得到若干有限个单元的解,这些解的集合构成整体函数的解。就是说每个单元一个解,这些解分布在整个求解域上,构成不同区域解的变化,如力的变化等,就可以宏观上看到在不同点上不同的值了。

3. 有限元计算对象的选择　有限元法从选择基本未知量来划分,可分成三类:以节点位移作为基本未知量的位移法;以节点力作为基本未知量的力法;以部分节点位移和部分节点力作为基本未知量的混合法。由于位移法得出方程组的计算程序都比较简单,因此应用最广。

有限元法从推导方法来看也可分为三类,即

(1)直接法把各个单元的节点力与节点位移的关系式按一定的次序进行直接叠加,求出整个结构的线性方程组的方法,这种方法的优点是比较直观,易于理解,但只适用于求解较简单的问题,直接刚度法就是其中的一种。

(2)变分法应用变分原理,把有限单元法归结为求泛函的极值问题。对于固体力学来说,就是应用最小能量原理求出整个物体的线性方程组。变分原理的应用,使有限单元法建立在更加坚实的数学基础上,并扩大了其应用范围。

(3)加权余量法,这种方法可以直接从基本微分方程式求出近似解,而不需要利用泛函。因此对于不存在泛函的工程领域都可采用,从而进一步扩大了有限元的使用范围。

四、与有限元研究相关的口腔生物力学基本假说和精确度

目前,有限元法已经成为口腔生物力学研究领域中一种有效分析工具,它展现了极大的优越性和应用前景,已经在口腔生物力学领域得到广泛应用。经过近 50 多年的发展,有限元法的理论和方法日趋成熟,口腔生物力学研究者对与有限元研究相关的口腔生物力学基本假说十分有必要进一步了解。

(一) 有限元相关的口腔生物力学基本假说

口颌系统结构十分复杂,其组成和材料各不相同。为便于对它们的强度、刚度、稳定性、应力状态等进行分析研究,必须依据力学常规对材料性能(包括生物体)、结构形式等作某些基本假设,适当简化模型和计算。

1. 连续性假设　固体材料内部分子结构间均存在不同程度的空隙,在材料力学中通常假设材料(或构件)的整体体积内为均匀无空隙地充满物质。当空隙的大小和结构尺寸相比极为微小时,通常将它忽略不计。这样,构件中的一些物理量(如各点的位移)即可用坐标的连续函数表示,也可采用无限小的分析方法。

2. 均匀性假设　各种材料其基本组成部分的性能都存在着不同程度的差异,但由于构件的尺寸远远大于基本组成部分的尺寸,按统计学观点,仍可把材料看成是均匀的,即认为构件内部任何部位所取得的微小单元体(或称为微体)的性能与构件体的性能都是完全相同的。同样认为,通过试件所测得的材料特性,也可用于颅颌面系统构件内的任何部位。

3. 各向同性假设　凡沿各个方向均具有相同性能的材料称其为各向同性材料,但严格地说,材料沿各个方向往往具有不完全相同的性能,由于构件中微细的分子极多,而且它们在构件中的排列又极不规则,所以按统计学观点,可以看成各向同性材料。如牙釉质、牙本质、牙槽骨、牙周膜等单项材料,就自身而论,都视其为各向同性材料。

4. 线弹性假设　认为材料受载荷时的应力与应变关系为线性关系,当载荷卸除以后,结构变形完全恢复。

5. 小变形假设　结构物在外力作用下产生变形,其变形量远小于结构物的尺寸。在研究结构的平衡时,可以不计结构变形的影响,仍按变形前结构物的几何尺寸进行分析计算。

6. 简化结构图　口腔生物力学研究对象的结构形态大多很复杂,需对所研究对象的结

构形态加以合理的简化,略去不重要的细节,显示其基本特点。

不过,口腔生物力学研究首先要了解口颌系统材料的几何特点,进而测定相应组织的力学性质,确定本构方程、导出主要微分方程和积分方程、确定边界条件并求解。对于上述边界问题的解,需要结合临床应用要求与结果进行相关验证。

(二) 关于有限元分析的准确度和精确度

精确度(accuracy)不是一个衡量系统仿真真实环境性能的标准,它只是一个衡量有限元软件计算某一种特殊解可信度的方法。这个解的结果可能因为建构模型时,不当的仿真部件特性或它的环境变量,或是软件本身的错误,导致结果完全错误。因此,研究者需要判断该分析是不是有"准确的"计算出错误的答案。

1. 如何知道结果答案是对的　应模拟实际环境,任何有限元商业程序中的基础技术也会影响到求解时间、计算成本和准确性。有限元程序的使用者并不需要为了得到更精确的解而去了解程序内部的元素公式原理,而是应该了解所有元素和网格方法是不相同的,且元素仿真方式的质量也直接影响到求解时间、成本以及解的准确性。

2. 有限元分析需用哪一种元素　有限元程序包含了各种型式的有限元素,每种元素表现不同的物理现象。而有限元型态的选择对于仿真正确的结构行为是非常重要的。杆(rod)和梁(beam)元素表示力是作用在一直线;梁可以承受弯矩行为但杆则不可。板(plate)和壳(shell)元素表示沿不同方向有不同的力作用在面上。这些二维和三维的元素同时有薄膜(面内 in-plane)和弯矩(面外 out-of-plane)的行为。实体(solid)元素表示一个全体的、三维型态的应力分布。

将零件的几何实体细分为一系列分离的元素,称为网格化。这种简化的表示法可使分析的工作更有效率且可以直接求解。而复杂的几何实体为了获得更精确的解,则必须加一些额外的元素,但是增加元素数目——例如为了表现复杂的几何实体或为了表现高应力梯度变化的区域——将会增加求解时间和计算机硬盘容量的需求。降低求解时间和硬盘区的需求的一个方法是只在模型中现有的网格区内,无法达到所要的精确度的区域,多加入额外的元素。这种细分元素以达到所需精确度的方法叫适应化(adaptivity)。

3. 几何实体扮演哪一种角色　设计精确的几何外形来表示一个实际物体是有限元素分析过程的第一步。如果几何模型不够准确的描述实际物体时,分析的结果将不准确。目前,实体模型程序皆可以在很短的时间内作出精确复杂的零件和组装系统。通常,已存在的二维和三维的线架构 CAD 设计模型,程序可以将这些几何数据读入参考,以加快有限元素模型的产生。而许多前处理程序系统也包含了先进的网格自动产生功能和规则网格技术来帮助使用者自动产生网格,除了节省时间之外,有一个正确的数学定义的模型也是一个好处。另外,将分析结果数据读回设计程序中,可以直接变更原始设计来增加产品性能、降低重量或符合其他设计条件。

4. 如何判断是否收敛　误差估算(error estimators)可确认每一元素解析结果的准确性。大体上,误差估算可以回答这个问题:"假设基本模型和负荷皆正确,解收敛了吗?"一种直接的回答这个问题的方法是去执行多次分析并在每次分析中增加网格密度,然后比较其结果的差异。当两组不同的模型结果相同时,则解为收敛。大多数先进的误差估算程序只需要一次分析过程即可,而不需两次不同的分析结果进行比对。好的有限元程序提供在一次分析过程中,得出分析结果和误差估算。

5. 如何使它自动化　先进的 FEA 系统已经引入适应性(adaptivity)到它们的分析程序

中。许多适应性方法也已经被推演出来,但通常是以元素沿元素(element-by-element)为主。不同的误差条件可以被使用在模型中不同的区域,也就是可以允许在主要感兴趣的区域有较低的容许误差。

五、有限元模型的构建途径以及发展趋势

口颌系统的受力状况和应力分布状况的获取对口腔医学临床应用具有重要意义,由于口颌系统结构的复杂性,使直接获取应力状况具有较大难度。传统的物理实验方法虽然可以测得一些口颌系统的表面信息,却无法获得组织内部的信息,且重复性测量、比较研究也有较大困难。实际上,在对口颌系统进行力学研究和应力分析时,普通力学实验几乎无法直接进行,而且时间和资金的成本都很高,这时用有限元数值模拟力学实验的方法恰成为一种有效手段。

有限元模型的建立是进行有限元分析工作的基础,也是最关键的环节,研究结果准确与否的关键在于模型的建立。在进行口腔生物力学分析时,由于其各部分组成结构的差异,其生物力学性质也不尽相同。这种差异势必会影响到相关口腔生物力学分析结果的准确性。

但是,提高有限元分析的精确性,不单要从模型的形态和结构方面进行更逼真的模拟,而且要在材料力学性质的定义和区分上更接近于实际情况。目前用来定义口颌系统中某些部件的特殊单元尚不成熟,所以尽量在形态结构上进行逼真的模拟就成了改善有限元模型精确性的重要途径。

(一) 口颌系统三维有限元模型的几何数据来源

目前,三维有限元法作为一种较成熟的方法,已广泛应用于口腔生物力学各个领域的研究。三维有限元法的关键是模型的建立,模型的几何相似性、力学相似性、网格的划分直接影响数值计算的结果。

由于口颌系统三维结构复杂,几何形态不规则,造成数据的采集和建模的困难。数值建模的第一步就是要得到研究对象的几何数据,国内外学者采用了多种三维建模方法来获取口颌系统的三维空间信息,辅助口颌系统的力学分析,现简单回顾如下:

1. 经磨片、切片法获取 即通过切割模型,将模型的截面图像输入计算机后进行图像处理及图像分析。这一方法的优点是对于几何形态细小而不规则的模型,采用别的方法往往不能达到满意的效果,而采用这种方法可解决这一问题,该法在离体牙的建模中较为有效,可获得较高的精度。但是该方法是破坏性建模,较为费时费力,并且在建模的一系列过程中,易造成一系列误差。

目前,该方法在口颌系统的三维有限元建模中已很少使用。

2. 不同方位的多幅 X 线照片获取 从不同方位的多幅 X 线照片获得几何数据重建研究对象的三维模型是一种方便、经济的方式。但是通过这一方法得到的模型比较粗糙,仅仅能给出一个大致轮廓,不能细致地分辨上颌骨和牙齿以及其他组织,所以目前很少采用。

3. 非接触式三维形态测量法 对牙颌模型进行扫描、全息照相的方法进行测量,获取三维空间数据,在计算机中经处理重建成三维模型。目前常用非接触式激光扫描,该方法不与所测物体直接接触,测量精度高、速度快,能够反映牙颌模型的表面形态。

此种方法进行三维数据采集的成本较高,需要相应的软硬件支持,数据采集后处理的时间长,生成 CAD 模型后还要进行数据转换,才能为有限元建模使用,且测量只能得到表面数据,缺乏反映组织内在的材料特性。

但由于该方法生成的模型精度高,更适用于实物的测量要求,目前该方法的发展趋势是应用于全瓷冠修复的 CAD/CAM 设计,可以提高口腔修复临床的自动化生产程度和效率。

4. 经 CT 法获取　目前最常用的方法,其建模过程如下:①先采用多排 CT 机对牙颌模型扫描获得原始二维图像;②再经扫描或摄像、图像采集的手段将二维图像录入到计算机内;③在各种图形后处理软件(如 Photoshop、mimics 等)进行轮廓提取;④在三维图像识别软件中获取轮廓的边界数据;⑤将获取的数据在三维有限元软件中进行处理,最终建立有限元模型。

CT 断层影像间形变较小,获得的信息全面、准确,并能反映较细致复杂的结构;扫描无创伤和破坏性,保存了被检对象或物体的完整。分辨率高,便于图像分割和力学参数应用及重复。将 CT 技术和有限元方法有机地结合起来,应用于口颌系统三维模型的重建,重现的口颌系统形态、结构相似性好,可适应口腔组织结构复杂的要求。

CT 技术是目前应用最广泛的成像技术,它给研究人员建模带来极大方便。通过 CT 扫描实物模型,获得需要研究对象的详尽的结构信息,进而建立可进行单元划分的三维模型是有限元模型建立的一个重要途径。近几年来,高精度微小标本成像技术有了重要的创新和突破,诸如利用 Micro-CT 扫描的高分辨率标本图像,辅以成熟的逆向工程软件平台,使得建立局部口颌系统精细三维有限元模型成为可能。

5. 经 MRI 法获取　MRI 图像重建。由于核磁共振成像技术具有成像清晰、解析度高的特点,尤其对软组织的影像显示非常准确和清晰,研究人员可以得到十分细致的局部几何模型。对于软组织建模具有较好的实用价值。

6. 基于 CT、MRI 采集 DICOM 数据的建模方法　DICOM 格式是 ACRNEMA(American College of Radiology National Electrical Manufactures Association)联合颁布的标准,患者完成 CT、MRI、超声波检查后的大量信息可依照 DICOM 标准进行网上传输或文件的存取,保存了图像的所有信息。

其建模过程为:

(1)经 CT 或 MRI 扫描。

(2)DICOM 数据的读取。

(3)轮廓提取并生成轮廓曲线。

(4)将轮廓线输入有限元软件建立模型。

该方法简化了 CT 建模的程序,直接进行数据的存取和传输,避免反复操作造成的部分数据的失真或丢失,实现了真正意义上的自动化辅助建模。

7. 模型转化法　应用 CAD 软件根据模型的外形、尺寸、各个部位的特征建模,保证了模型轮廓的准确性、标准性。通过格式转换,接口输入,得到模型的三维图像。该方法所建立的模型的图像无任何扭曲、变形,适合于模型形态较为规则的情况。但是模型的几何相似性和力学相似性在建模中至关重要,需获得模型各部分的准确参数,对于形态细微复杂的模型,在建模过程中反映其真实性难度很大;"简化"即意味着部分信息的丧失,对分析结果的准确性会造成影响。

(二) 有限元模型的建立途径

有限元法的关键是模型的建立,模型的几何相似性、力学相似性、网格的划分直接影响计算的结果。口腔组织材料的结构组成复杂并且形态不规则,因此造成数据采集和建模的困难。为此,国内外学者一直都在寻求一种可靠的、快捷的建模方法,辅助口颌系统的力学分析。

1. 一般而言基本上分为直接法和间接法　　直接法为直接按照物体结构系统的几何外形建立节点和单元。间接法又称为自动网格建立法(automatic mesh generation),需要首先建立物体的实体模型,再对实体模型进行自动网格划分,形成有限元模型。颅颌面骨骼、肌肉和牙系统具有人体内最复杂的结构和受力环境,对该系统生物力学问题应用有限单元方法是非常有效的。

已经有大量的研究将基于相同的序列 CT 图像,应用不同方法重建颅颌面骨骼、肌肉和牙系统的三维有限元模型,并根据计算结果对不同方法进行分析和比较,在此不一一赘述。

(1)直接法构建模型:构建相关有限元三维模型时,对二维数据首先进行前处理,利用轮廓提取和阈值分割的方法提取相关骨骼,删除附近其他骨骼和软组织。Marching Cube 算法是三维等值面生成的经典算法,是体素单元内等值面抽取技术的代表。应用 Marching Cube 算法得到光滑连续的骨骼表面,在骨骼内部使用对六面体剖分后的四面体,而在骨骼表面建立四面体代替等值面。这样完成对整个三维数据空间的遍历后,就建立了光滑连续的颅颌面三维有限元模型。在构造表面单元时,共有 22 种基本等值体类型。该模型的材料属性以各向同性线弹性来处理。在构建有限元单元时根据体数据对应的 CT 值对其进行材料属性的设定,由 CT 值(hounsfield unit)推导出骨表观密度和相应的弹性模量。推导过程综合了前人的研究成果,有限单元是基于像素建立的,单元的 CT 值可以由该单元的 n 个节点的 CT 值的平均值来确定。单元的 CT 值被划分为 n 个等级,其弹性模量也被划分为相应等级。

(2)间接法构建模型:取与上述方法同源的原始图片。先在图像处理软件 Photoshop 中进行图像分割,把所需要的特定骨骼部分分离出来,并分别保存为 JPG 格式。运用相应的数字图像处理程序对分割后的图像进行边缘检测,提取二维边界坐标。将提取到的坐标按层距转化为三维格式,以点云形式输入到选定的逆向工程软件 Geomagic 或者 rapidform 软件对曲面域基于曲率划分,将生成的曲面转化成连续的非均匀曲面,曲面围成的部分即自动生成所需的实体模型。将实体模型导入相应的有限元分析软件中,对其应用三维十节点四面体结构实体单元进行网格划分,即生成最终三维有限元模型。骨组织的材料参数按相应的参考文献报道选取。

(3)直接与间接结合的方法:取同源图片的 DICOM 格式,将其直接导入医学工程软件 Simpleware 中,在该软件的＋ScanIP 模块中进行数字图像处理操作,将目标组织分割出来。然后在＋ScanFE 模块中对基于像素的三维目标区域以四面体单元填充。对生成的具单元格所占据的区域原像素 CT 值进行线形插值后,再通过相应的公式确定该单元的材质。

2. 不同模型构建途径的比较　　口颌系统的三维有限元模型建立的复杂性不仅仅体现在其形状的不规则性上,更体现在其复杂的内在结构和本构方程的模拟上,这也是生物力学研究的一个重点所在。

(1)直接建模法:在生物组织三维有限元模型的建立过程中思路清晰,均有相关的口腔生物力学研究和应用。该法建模基于二维图片的像素,所生成的单元比较均匀细致,能够降低计算误差。例如 CT 图片保留并充分利用了口颌系统目标组织内全部灰度信息,可以区分部分的材料参数,模拟了口颌系统目标组织材料性质非均匀的特性。但是,直接法所建立的模型中,利用了图像灰度信息就可以区分相应口颌系统材料的弹性模量分布区间。尽管对生理现实的模拟有一定的必要性,却造成在应变条件相同的条件下,应力也会有较大差异。特别是,可能造成最大应力不一定出现在模型表面的现象,可能出现空洞。此外,直接法单元堆砌形成的表面不光滑现象也会在约束或加载区域等敏感部位形成与光滑表面所得结果差异较大的应力值。

应用医学图像的差异来确定口颌系统目标组织的材料参数是非常好的思路,使用的直接建模法在解决非均匀性上做出了有益的尝试。该法应用于皮质骨的材料参数确定有一定的准确性,应用于松质骨的材料参数确定尚有局限性。两种方法在材料参数的取用上各有所长,基于CT值的方法有利于组织细微结构的分析,而整体赋予单一材质的方法则利于发现组织整体分析的规律性。

(2)间接建模法:系充分利用商业有限元软件资源,与有限元传统应用领域的方法相似,所构建模型易于被研究人员接受。其建模所得模型表面光滑,更接近目标组织原型,并可施加布尔计算对模型进行任意切割、合并等操作,利于模块化模拟各种口腔临床治疗方案。目前口腔生物力学研究中应用的三维有限元模型大多数来自间接建模方法,主流的CAD软件和逆向工程软件基本上都有所应用。对于间接法建立有限元模型,其材料参数的取用综合了各部分的材质差异和组织的形态影响,从整体上分析具有一定的等效性,其广泛的应用已经受到医学工作者和力学研究者的认同。

(3)直接与间接相结合:该法依据生物医学具体问题而发展的生物力学建模思路,具有很强的针对性,目前已有多款软件商业化。不过,直接与间接相结合的方法也存在材料参数区间分布较大的因素。不过该法对组织实体所占据的全部三维空间进行单元填充,不会出现空洞。在直接法中出现空洞的部位在第三种模型中也被单元填充,该单元按常规经验公式被赋予弹性模量较低的材质。

理论上,直接与间接相结合的方法所构建模型基本综合了前两种模型的优点,表面光滑,材料参数在不同等级上分布,该方法与直接建模法所得结果一样,只由节点和单元构成,不存在实体点、线、面和体。应力差异主要是由于两个模型材料参数的设定不同造成的。目标组织的力学性质可以具有非均匀性、各向异性、非线性和与应变速率、加载历史等相关性复杂特性。

直接和间接建模思想的相互借用对生物组织三维有限元建模无疑是有利的。直接法建立的有限元模型的节点数和单元数大于间接法建立的模型的节点数和单元数,但计算结果精度的提高并不能完全补偿其计算资源的浪费,所以基于像素的单元构建应该改进为划分较大的网格,以适应当前计算水平。目前生物力学有限元分析的难点在于基于标本试验和生物组织材料力学理论的材料参数的客观性评价,重点在于根据现有技术,以认识规律、发现和解决问题为目的,而不宜苛求对生物力学的定量分析。

有观点认为,对于宏观组织应力分析理应使用间接建模方法方能有较准确的结果,若对口颌系统骨小梁等细微结构进行研究,可能直接建模方法更有其应用价值。一般而言,直接建模方法能在宏观组织应力分析中取得较为满意的结果,能够发现比较普遍的规律,但并不认为应力结果是在量上严格准确的。进一步以发展的眼光看,有限元的发展不应人为设定宏观与微观分析之间的障碍,即使在宏观组织分析中,今后也不应仅仅满足于定性的分析。

虽然有限元方法在口腔生物力学研究中被广泛应用,但建模方法的发展必然还有很长的路要走。如广泛应用的Mimics软件,无论计算结果多大程度上逼近事实,本质上都是直接与间接建模方法结合使用的一种有益尝试。

（三）有限元相关的工程技术

1. CT 扫描技术　以往对口颌系统进行 CAD（computer aided design）模型重构时,其外形尺寸的测量是基于机械或光电测量的技术,不但受到被测产品表面形状、材料性质和表面光滑程度的限制,更难以在无损的情况下获取产品内部结构的数据。因此,复杂形状口颌系统的 CAD 模型重构一直是一个难题。CT（computed tomography）是基于射线束穿透被测物体进行断层扫描,能在无损条件下以二维剖面的形式,准确地展示物体内外结构,实现物体内外结构的同时测量,不受被测物体内外结构复杂程度影响。因此,针对复杂形状产品的 CAD 模型重构难题。CT 是目前最合适的扫描测量工具,特别是基于工业 CT 的 CAD 模型重构研究目前还不是太多。

基于 CT 的 CAD 模型重构思路有两种。其一是将 CT 切片图像数据经过处理后,得到边缘轮廓数据,然后转换为 CAD 格式的文件,输入到专业化的 CAD 模型重建软件中,重建出物体的 CAD 模型;其二是在提取 CT 切片图像轮廓特征点后,采用各种曲线,曲面重构方法来重构物体的三维表面模型或 CAD 模型。

CT 能在无损情况下实现被测物体内外结构的同时测量,不受被测物体内外结构复杂程度影响。首先通过产品的 CT 切片图像获取体数据,然后使用 MC 算法重建三维表面模型,并将三维表面模型简化后保存为 STL 格式的文件。最后,将 STL 格式的文件导入到 UG 中,重构出产品的三维 CAD 实体模型。

2. 逆向工程技术概述　逆向工程是数字化与快速响应制造大趋势下的一项重要技术,是 CAD 领域中一个相对独立的范畴。美国的 R. Martin 和 J. Cox 将逆向工程简单地定义为"理解原始的设计意图和机制",包括形状、材料、工艺等诸多方面。目前有关逆向工程的研究和应用大多数针对实物模型的几何形状的反求,在这个意义下,逆向工程是根据已有实物模型的坐标测量数据,重新建立实物的数字化模型,而后进行分析、加工等处理。通过实物模型产生其数字化模型,可以充分利用数字化的优势,提高设计分析的质量和效率。逆向工程能有效丰富几何造型方法和产品设计手段,其关键技术可用于其他许多领域,从而拓宽计算机辅助建模的应用。相比二维信息的扫描,基于三维重构的逆向工程需要处理的数据信息更为丰富,数据量呈几何级数增长,而且扫描精度越高,数据量越大。因此,除了需要正确选择足够精度要求的扫描设备,还要具备能灵活采集、编辑点云、最终形成曲面乃至实体的逆向软件,同时要有性能足够的计算机硬件设备,以便顺利完成模型的构建。

（1）正确选择测量系统:数据采集是逆向工程中的首要环节,是数据处理、模型重建的基础。如何高效率、高精度地采集试件的外形数据是逆向工程的一个重要研究内容。

坐标测量可分为接触式测量和非接触式测量两大类。

接触式测量方法通过传感测量头与样件的接触而记录样件表面的坐标位置,可分为点触发式和连续式数据采集方法。大部件测量一般可选接触式测量,人为使在大曲率或曲率变化剧烈的区域获得较多的测量点,而在相对平坦的区域则可以测量较少的点以满足精度要求。结合造型方法,人工对被测物体进行区域规划,测量对物体形状起关键作用的特征线和曲线网格,数据点可以根据需要组织成模型重建软件所需要的形式,根据特征线及曲线网格重建物体的 CAD 模型,减少了数据处理的难度和工作量。其唯一的缺点是测量效率较低。

非接触式测量方法主要是基于光学、声学、磁学等领域中的基本原理,将一定的物理模拟量通过适当的算法转化为样件表面的坐标点。例如激光测距法是将激光束的飞行时间转化为被测点与参考平面间的距离。非接触式测量使测量效率得到了极大提高,某些光学测量机可以在数秒钟内得到几十万个数据点,在测量过程中可以大大减少人工测量规划,在整个样件表面快速采集大量的密集点集。由于操作简便,以激光测距法为代表的非接触式测量技术近两年来应用普及面越来越广。不过,非接触测量获得的海量数据的数据量非常庞大,必须配合较强功能的逆向软件和高性能的计算机设备。基于光学的非接触式测量方法和坐标测量设备在逆向工程中得到了更为广泛的应用,有条件的研究者应选用易于使用的光学非接触式坐标测量设备。

　　模型重建是逆向工程中最关键的部分之一,这里离不开功能强大的逆向软件。迄今为止,与逆向工程相关的软件系统主要有:美国 UGS 公司的 Imageware Surfacer7.1、英国 DelCAM 公司的 CopyCAD、英国 MDTV 公司的 STRIM and Surface Reconstruction,在一些流行的 CAD/CAM 集成系统中也开始集成了类似模块,如 Unigrahics 中的 PointCloud 功能、Pro/Engineering 中的 Pro/SCAN 功能、Cimatron 中的 Reverse Engineering 功能模块等。

　　(2)选择性能强劲的工作站:非接触测量获得的海量数据的数据量非常庞大,常有几十万、上百万,这些数据点组成的点云需要经过数据接收、降噪过滤、曲面拟和、曲面修正、形成三维模型等若干个处理步骤,才能得到符合要求的模型数据。这一过程对计算机性能的要求是非常全面的,一方面,上百万的三维空间测点数据需要处理运算,对系统的计算能力和内存带宽是严峻的考验,一方面,三维曲面的编辑和三维模型的形成对图形系统提出了较高的要求。同时,逆向过程,特别是数据采集过程是个连续的工作过程,不允许中断,因此对计算机系统在高负荷工作状况下的稳定性也提出了要求。高运算性能、高图形处理能力和高稳定性,正好是图形工作站的特点,无怪乎测量设备和软件商均推荐用户使用工作站作为数据采集和处理的核心硬件平台。在逆向过程中,用户应该尽量选择品牌知名度高、性能强大、品质稳定、经过认证的工作站产品,IntelliStation M Pro 系列是不错的选择。但是,用户也需要根据系统需求,灵活搭配,以够用、好用为依据,不必一味追求计算机系统的高性能。

　　(3)3D 可视化技术:计算机辅助影像技术的发展,使获取患者面部 3D 解剖结构形态成为可能,诸如 20 世纪 80 年代后期 Burk 颅颌面手术系统,能够观察患者的 3D 头骨显示,并在三维环境下实现简单的截骨手术操作。2000 年 Schutyser 开发了基于三维影像的手术系统,应用特定的生物力学模型,实现了截骨模拟与用户定义的截骨线的切割,在头颅的参照系为基础的评估工具。可以重复选择不同的术式以使手术效果达到最优。但是,颌面外科手术涉及骨和面部软组织两种不同特性的组织,在手术前不仅要知道骨的移位,更重要的是对软组织形态变化的预测。2010 年尹璐璐等基于螺旋 CT 扫描获得正常人颌面部影像数据,建立面部软组织的三维几何模型。结合面部解剖特征,手动提取 1.5mm 厚度的皮肤组织,采用 CT 值区分法,对肌肉和脂肪,分别赋予材料属性,建立了适合生物力学分析的面部软组织的三维有限元模型。

(四) 口颌系统有限元建模方法的发展趋势

　　1. 提高有限元模型建模精度　由于口颌系统形态一方面十分复杂,另一方面在局部又很细微,给建模工作带来较大难度。不过,有限元建模时会作一定的简化处理,"简化"意味着部分信息的丧失,可能对整个模型的几何和力学相似性造成影响。因此,提高数据的精度成为国内外相关研究者不断追求的目标之一。

　　寻找各种高精度的采样方法,如三维激光扫描、Micro-CT 技术(层厚达 μm 级)以及

COM 数据采集方法逐步应用和改进,为更为精确的口颌系统三维有限元模型建立注入了新活力。在口颌系统建模过程中,由于牙表面形态细微复杂,给建模工作带来较大的难度,研究者寻求各种高精度的采样方法,诸如三维激光扫描以及 Micro-CT 正逐步应用。一些学者采用了过渡截面以及插层的方法以保证口颌系统组织结构特征的完整性,但颌骨及牙列 CT 图像的三维重建仍是一个难点。在 CT 片拍摄时,如何利用其优越性,设计各种参数,使牙齿、牙槽骨、牙髓腔、牙周膜及修复体能清晰分开也是一个有待研究的问题。在获得轮廓数据时,上述各法多只考虑水平扫描与磨除,在今后的研究中可考虑将水平扫描与冠状扫描相结合以获得更真实的有限元模型原始数据。

2. 缩短有限元模型建模周期　常规的三维有限元建模过程中,先生成 CAD 模型再转到有限元分析软件中,再划分网格单元,最终生成有限元模型。整个建模步骤中,环节多,成本高,周期长,投入人力物力大。为提高建模的整体速度,国内外学者尝试直接利用 DI-COM 数据建模,大大缩短了建模的时间。另外,设计开发多种建模常用的子程序或者应用一些商业化的软件如 Mimics 等应用于三维有限元建模过程中,可使一些重复性、机械性较高的工作大大提速,以缩短有限元模型的建模周期。

3. 扩大有限元模型的开放性与兼容性　计算机技术的发展使得有限元模型设计更加合理化、模块化,可结合研究目标组合各种部件进行深入、细致的研究。有限元研究不可能对每一个个体都实施"CT 扫描-三维建模"的过程,其建立的有限元模型必须具备较好的开放性、可编辑性。如何对模型参数化设置或进行较小变动就能模拟不同的口腔临床治疗实例,以模块化处理快速获得相近的分析结果将是发展趋势之一。这为三维有限元模型的二次处理和扩大应用范围提供了新思路。

4. 有限元模型力学材料性质的测定与选择　与人体其他部位相比,口颌系统复杂,其生物力学性能更为复杂多样。口颌系统其力学性能则呈现多样性主要基于其涵盖材料的不同,多且复杂包括牙、颌骨、软骨、关节盘甚至矫治器等,这些软硬组织的力学性质相差甚远,而且至今没有较普遍认同的定论。这些组织的力学性质判定对有限元模型的分析结果会产生重要影响。随着实验力学手段的提高,认识的更加深入,口颌系统的有限元力学分析结果也将逐步更接近临床实际。

在实际模拟研究中,结合口腔临床实际情况,需要建立一个相关有限元原始模型,该原始模型必须尽量接近口腔临床治疗实际力学环境和条件。其中对模型要求最重要的是三个方面:几何模型尺寸的真实性、边界条件和受力环境的仿真度、运算方法的合理选择。

如何建立一种快速、有效、精确的特定三维有限元模型,结合不同边界状态设立相应的约束条件,并计及口颌系统的生物力学性质,将成为今后研究的重要取向之一。这将有效地提高研究者对临床治疗技术的认识和理解,不断促进相关技术的开发、完善和应用,并为提高临床疗效、缩短疗程提供关键性指导已经成为了口腔生物力学研究者不可忽视的任务之一。

六、有限元网格划分基本原理解析

有限元法是求解复杂工程问题的一种近似数值解法,主要分析载荷下口颌系统线性和非线性静动态特性等性能。有限元分析中网格划分是进行数值模拟分析的关键一步,它直接影响着后续数值计算分析结果的精确性。其求解问题的基本过程主要包括:前处理(分析对象的离散化-网格划分)-有限元求解-计算结果的处理三部分。有报道三个阶段耗时分别在 40%～50%、5% 及 50%～55% 左右,即有限元分析花费时间主要在于对象的离散及结果的处理。以往采用人工方法离散对象和处理计算结果,势必费力、费时且极易出错,尤其当分析模型复杂时,采用人工方法甚至很难进行。

有限元网格划分就是将工作环境下的物体离散成简单单元的过程,常用的简单单元包括:一维杆元及集中质量元、二维三角形、四边形元和三维四面体元、五面体元和六面体元。它们的边界形状主要有直线型、曲线型和曲面型。对于边界为曲线(面)型的单元,有限元分析要求各边或面上有若干点,既可保证单元的形状,又可提高求解精度、准确性及加快收敛速度。不同维数的同一物体可以剖分为由多种单元混合而成的网格。

(一) 有限元分析对网格剖分的要求

网格划分涉及单元的形状及其拓扑类型、单元类型、网格生成器的选择、网格的密度、单元的编号以及几何体素。从几何表达上讲,梁和杆是相同的,从物理和数值求解上讲则是有区别的。同理,平面应力和平面应变情况设计的单元求解方程也不相同。在有限元数值求解中,单元的等效节点力、刚度矩阵、质量矩阵等均用数值积分生成,连续体单元以及壳、板、梁单元的面内均采用高斯(Gauss)积分,而壳、板、梁单元的厚度方向采用辛普生(Simpson)积分。由于不同单元的刚度矩阵不同,采用数值积分的求解方式不同,实际应用中一定要采用合理的单元来模拟求解。

网格划分的指导思想是先进行总体模型规划诸如物理模型的构造、单元类型的选择、网格密度的确定等多方面的内容。在网格划分和初步求解时,做到先简单后复杂,先粗后精,二维单元和三维单元合理搭配使用。

为提高求解的效率要充分利用颅颌面各结构重复与对称等特征,采用子结构或对称模型可以提高求解的效率和精度。不过利用轴对称或子结构时要注意场合,在进行模态分析整体求解时应采用整体模型,同时选择合理的起点并设置合理的坐标系,可以提高求解的精度和效率。

总之,网格划分应具备以下要求:

(1)合法性:一个单元的节点不能落入其他单元内部,在单元边界上的节点均应作为单元的节点,不可丢弃。

(2)相容性:单元必须落在待分区域内部,不能落入外部,且单元并集等于待分区域。

(3)逼近精确性:待分区域的顶点(包括特殊点)必须是单元的节点,待分区域的边界(包括特殊边及面)被单元边界所逼近。

(4)网格剖分的自适应性:在几何尖角处、应力温度等变化大处网格应密,其他部位应较稀疏,这样可保证计算解精确可靠。有限元的自适应性就是在现有网格基础上,根据有限元计算结果估计计算误差、重新剖分网格和再计算的一个闭路循环过程。当误差达到预规定值时,自适应过程结束。因此,有效的误差估计和良好的自适应网格生成是自适应有限元分析两大关键技术。自动自适应网格生成从大的方面可分为两类:网格增加技术和网格再生技术。

(5)良好的剖分过渡性:单元之间过渡应相对平稳,否则,将影响计算结果的准确性甚至使有限元计算无法计算下去。

(6)良好的单元形状:单元最佳形状是正多边形或正多面体。

(二) 网格划分精度

有限元分析的精度和效率与单元的密度和几何形状有着密切的关系,按照相应的误差准则和网格疏密程度,避免网格的畸形。在网格重划分过程中常采用曲率控制、单元尺寸与数量控制、穿透控制等控制准则。在选用单元时要注意剪力自锁、沙漏和网格扭曲、不可压缩材料的体积自锁等问题。

　　网格数量的多少将影响计算结果的精度和计算规模的大小。一般来讲,网格数量增加,计算精度会有所提高,但同时计算规模也会增加,所以在确定网格数量时应权衡两个因素综合考虑。

　　图 9-9 中的曲线 1 表示结构中的位移(u)随网格数量(n)收敛的一般曲线,曲线 2 代表计算时间(t)随网格数量(n)的变化。可以看出,网格较少时增加网格数量可以使计算精度明显提高,而计算时间不会有大的增加。当网格数量增加到一定程度后,再继续增加网格时精度提高甚微,而计算时间却有大幅度增加。所以应注意增加网格的经济性。实际应用时可以比较两种网格划分的计算结果,如果两次计算结果相差较大,可以继续增加网格,相反则停止计算。

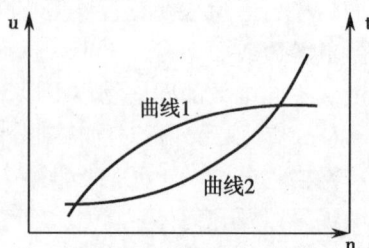

图 9-9　位移精度(u)和计算时间(t)随网格数量(n)的变化趋势

　　在决定网格数量时应考虑分析数据的类型。在静力分析时,如果仅仅是计算结构的变形,网格数量可以少一些。如果需要计算应力,则在精度要求相同的情况下应取相对较多的网格。

　　在响应计算中,计算应力响应所取的网格数应比计算位移响应多。在计算结构固有动力特性时,若仅仅是计算少数低阶模态,可以选择较少的网格,如果计算的模态阶次较高,则应选择较多的网格。

(三) 网格疏密

　　网格疏密是指在结构不同部位采用大小不同的网格,系适应计算数据的分布特点。在计算数据变化梯度较大的部位(如应力集中处),为了较好地反映数据变化规律,需要采用比较密集的网格。而在计算数据变化梯度较小的部位,为减小模型规模,则应划分相对稀疏的网格。整个有限元结构便表现出疏密不同的网格划分形式。不同的地方应该采用不同的网格划分,网格数量应增加到结构的关键部位,在次要部位增加网格是不必要的,带来的海量计算是得不偿失的。

　　划分疏密不同的网格主要用于应力分析(包括静应力和动应力),而计算固有特性时则趋于采用较均匀的格子形式。这是因为固有频率和振型主要取决于结构质量分布和刚度分布,不存在类似应力集中的现象,采用均匀网格可使结构刚度矩阵和质量矩阵的元素不致相差太大,可减小数值计算误差。同样,在结构温度场计算中也趋于采用均匀网格。

(四) 单元阶次

　　许多单元都具有线性、二次和三次等形式,其中二次和三次形式的单元称为高阶单元。选用高阶单元可提高计算精度,高阶单元的曲线或曲面边界能够更好地逼近结构的曲线和曲面边界,且高次插值函数可更高精度地逼近复杂场函数。当结构形状不规则、应力分布或变形很复杂时可以选用高阶单元。

　　但是,高阶单元的节点数较多,在网格数量相同的情况下由高阶单元组成的模型规模要大得多,在使用时应权衡考虑计算精度和时间。尽管增加网格数量和单元阶次都可以提高计算精度,不过在涉及一定的精度情况下,用高阶单元离散结构时应选择适当的网格数量,太多的网格并不能明显提高计算精度,反而会使计算时间大大增加。为了兼顾计算精度和计算量,同一结构可以采用不同阶次的单元,即精度要求高的重要部位用高阶单元,精度要求低的次要部位用低阶单元。不同阶次单元之间或采用特殊的过渡单元连接，或采用多点约束等式连接。

（五）网格质量

网格质量是指网格几何形状的合理性。质量好坏将影响计算精度，质量太差的网格甚至会中止计算。直观上看，网格各边或各个内角相差不大、网格面不过分扭曲、边节点位于边界等份点附近的网格质量较好。网格质量可用细长比、锥度比、内角、翘曲量、拉伸值、边节点位置偏差等指标度量。划分网格时一般要求网格质量能达到某些指标要求。在重点研究的结构关键部位，应保证划分高质量网格，即使是个别质量很差的网格也会引起很大的局部误差。而在结构次要部位，网格质量可适当降低。当模型中存在质量很差的网格（称为畸形网格）时，计算过程将无法进行。网格分界面和分界点，结构中的一些特殊界面和特殊点应分为网格边界或节点以便定义材料特性、物理特性、载荷和位移约束条件。即应使网格形式满足边界条件特点，而不应让边界条件来适应网格。常见的特殊界面和特殊点有材料分界面、几何尺寸突变面、分布载荷分界线（点）、集中载荷作用点和位移约束作用点等。

单元的质量和数量对求解结果和求解过程影响较大，如果结构单元全部由等边三角形、正方形、正四面体、立方六面体等单元构成，则求解精度可接近实际值，但由于这种理想情况在实际工程结构中很难做到。因此根据模型的不同特征，设计不同形状种类的网格，有助于改善网格的质量和求解精度。

单元质量评价一般可采用以下几个指标：

1. 单元的边长比、面积比或体积比以正三角形、正四面体、正六面体为参考基准　理想单元的边长比为 1，可接受单元的边长比的范围线性单元长宽比小于 3，二次单元小于 10。对于同形态的单元，线性单元对边长比的敏感性较高阶单元高，非线性比线性分析更敏感。

2. 扭曲度　单元面内的扭转和面外的翘曲程度。

3. 疏密过渡　网格的疏密主要表现为应力梯度方向和横向过渡情况，应力集中的情况应妥善处理，而对于分析影响较小的局部特征应分析其情况，如外圆角的影响比内圆角的影响小得多。

4. 节点编号排布　节点编号对于求解过程中的总体刚度矩阵的元素分布、分析耗时、内存及空间有一定的影响。合理的节点、单元编号有助于利用刚度矩阵对称、带状分布、稀疏矩阵等方法提高求解效率，同时要注意消除重复的节点和单元。

5. 位移协调性　位移协调是指单元上的力和力矩能够通过节点传递相邻单元。为保证位移协调，一个单元的节点必须同时也是相邻单元的节点，而不应是内点或边界点。相邻单元的共有节点具有相同的自由度性质。否则，单元之间须用多点约束等式或约束单元进行约束处理。

七、有限元法计算的基本步骤

构建相关有限元模型后，后续有限元法计算可归纳为以下基本步骤：离散化（网格划分）、单元分析、整体分析、引入边界条件，求解方程组和求内力（结点荷载作用下结点应变、应力），或可划分为预处理、分析（单元分析、整体分析）、后处理（引入边界条件，求解方程组和求内力）等主要步骤。

实际上，有限元计算只是研究中的一个重要环节，有限元模型的构建，前处理、网格划分以及后处理均是密不可分的。初学者不必拘泥于某个环节，而是从整体上理解有限元的基本思想，优化各个环节的设计，以利于解决相关实际的口腔生物力学问题。

(一) 有限元法的初始条件和边界条件解析

有限元计算简略归纳为解微分方程,而解方程要有定解,就一定要引入条件,这些附加条件称为定解条件。定解条件的形式非常多,着重探讨最常见的两种——初始条件和边界条件以及相关的初值问题和边值问题。

1. 初值和边值问题 一般的微分方程求解时必须引入条件,这个条件大概分两类:初始条件和边界条件,如果方程要求未知量 $y(x)$ 及其导数 $y'(x)$ 在自变量的同一点 $x=x_0$ 取给定的值,即 $y(x_0)=y_0$,$y'(x_0)=y_0'$,则这种条件就称为初始条件,由方程和初始条件构成的问题就称为初值问题。

在许多实际问题中,往往要求微分方程的解在某个给定的区间 $a \leqslant x \leqslant b$ 的端点满足一定的条件,如 $y(a)=A$,$y(b)=B$ 则给出的在端点(边界点)的值的条件,称为边界条件。所谓边界条件指在运动边界上方程组的解应该满足的条件。弹性力学中,它研究弹性物体在外力和其他外界因素作用下产生的变形和内力,求解一个弹性力学问题,就是设法确定弹性体中各点的位移、应变和应力共 15 个函数。从理论上讲,只有 15 个函数全部确定后,问题才算解决。对于力学问题的求解,根据 15 个方程来求解十分复杂,不过给定一定符合条件的应力边界或是位移边界,利于问题的求解,因此解题时就相应的可以根据实际情况来应用应力解法或是位移解法来设定变量。

微分方程和边界条件构成数学模型就称为边值问题。

2. 三类边界条件 边值问题中的边界条件的形式多种多样,在端点处大体上可以写成这样的形式,$Ay+By'=C$,若 $B=0$,$A \neq 0$,则称为第一类边界条件或狄里克莱(Dirichlet)条件,给出未知函数在边界上的数值;$B \neq 0$,$A=0$,称为第二类边界条件或诺依曼(Neumann)条件,给出未知函数在边界外法线的方向导数;$A \neq 0$,$B \neq 0$,则称为第三类边界条件或洛平(Robin)条件,给出未知函数在边界上的函数值和外法向导数的线性组合。

初始条件是指过程发生的初始状态,也就是未知函数及其对时间的各阶偏导数在初始时刻 $t=0$ 的值。有限元分析时初始条件要预先给定的,不同的场方程对应不同的初始条件。瞬态问题在计算开始之前输入初始化相关的数据外,不需要其他特殊处理。给定初始条件时,要针对所有计算变量给定整个计算域内各单元的初始条件。初始条件一定是物理上合理的,要靠经验或实测结果。初始条件是所研究对象在过程开始时刻各个求解变量的空间分布情况,对于瞬态问题,必须给定初始条件,稳态问题,则不用给定。

边界条件与初始条件是控制方程有确定解的前提。边界条件是在求解区域的边界上所求解的变量或其导数随时间和地点的变化规律。对于任何问题,都需要给定边界条件。对于边界条件与初始条件的处理,直接影响计算结果的精度。总之,为了确定泛定方程的解,就必须提供足够的初始条件和边界条件。

(二) 有限元法模型的计算步骤解析

有限元模型的构建需要设立总体坐标(或基础坐标),一般考虑三维坐标系,形成供有限元法所用的几何模型。具体来说,基于实体造型建模型时,则要取出其详细的特征形状,一个一个的单元必须借助于节点连续地将它们连接起来。以几何模型为原型,生成作为有限元法基础的单元及节点,形成单元的集合体。随后,相对于构成有限元模型的各个单元,设置单元类型和单元特性以及材料特性。通常可使用程序系统,从它所备有的单元类型菜单中进行挑选就行了。材料特性就是设置成为模型对象的产品和结构的材料特性。

有限元分析因为要求结构的变形和应力并对它的强度进行校核为目的,一定要设置产品所用的材料特性数据。根据所使用的单元,所设置的材料特性的内容也不同,一般而言,有弹性模量、泊松比、质量密度、线膨胀系数等。对于应力分析,则必须有弹性模量,泊松比。由温度变化来进行应力分析的,还必须有线膨胀系数。质量密度,以重量作为载荷(自重)起作用时或者在特征值分析等时是必须要有的。

对模型设置符合所求问题的约束条件(也有称为边界条件的)。约束条件要加在模型的节点上。在总体坐标系中被定义的节点,6 个自由度的约束程度首先要一个一个进行设置。最后,对模型设置符合所求问题的载荷条件。

1. 对称性力学模型的选取　平面应力问题(平面问题,平面应变问题,平面应力问题,轴对称问题,空间问题,板、梁、杆或组合体等,对称或反对称等),由于结构的对称性,故所取的力学模型可取结构的 1/4 来研究,以避免无谓的海量计算。参见图 9-10、图 9-11。

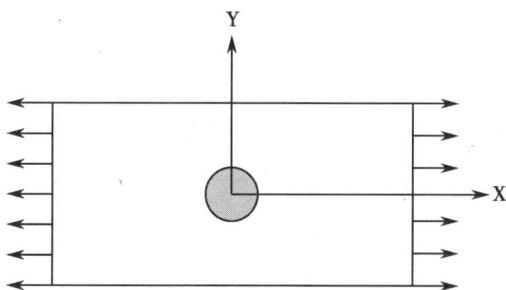

图 9-10　轴对称平面应力问题的
有限元整体求解示意图

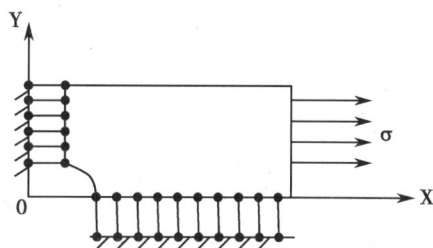

图 9-11　轴对称平面应力问题的
有限元四分之一求解示意图

2. 单元的选取、结构的离散　有限元法的基本做法是用有限个单元体的集合来代替原有的连续体。因此首先要对弹性体进行必要的简化,再将弹性体划分为有限个单元组成的离散体。单元之间通过节点相连接。由单元、节点、节点连线构成的集合称为网格。

物体离散化:将某个结构离散为由各种单元组成的计算模型,即单元剖分。离散后单元与单元之间利用单元之间的节点相互连接起来,单元节点的设置、性质、数目等应视问题的性质、描述变形形态的需要和计算进度而定(一般情况单元划分越细则描述结构变形情况越精确,即越接近实际变形,计算量越大)。有限元中分析的结构已不是原有的物体或结构物,而是同新材料的由众多单元以一定方式连接成的离散物体。这样,用有限元分析计算所获得的结果只是近似的。如果划分单元数目非常多而又合理,则所获得的结果就与实际情况越相符合。

依据相关要求,可选择适当的单元把结构离散化(网格生成),参见图 9-12。对于平面问题可用三角元、四边元等。有限元网格生成是工程科学与计算科学相交叉的一个重要研究领域,有限元网格生成算法研究中的某些难点问题始终未能获得真正意义上的解决,它们的研究解决对计算几何与计算数学都具有重要的理论价值。有限元网格生成方法研究领域已取得许多重要成果,形成了独特的方法论体系,提出了许多有效的算法并研制出一些成功的工程化软件产品。

在运用有限元法分析弹性力学平面问题时,第一步就是要对弹性体进行离散化,把一个连续的弹性体变换为一个离散的结构物。对于平面问题,三角形单元是最简单、也是最常用的单元,在平面应力问题中,单元为三角形板,而在平面应变问题中,则是三棱柱。假设采用三角形单元,把弹性体划分为有限个互不重叠的三角形。这些三角形在其顶点(即节点)处互相连接,组成一个单元集合体,以替代原来的弹性体。同时,将所有作用在单元上的载荷(包括集中载荷、表面载荷和体积载荷),都按虚功等效的原则移到节点上,称为等效节点载荷。由此便得到了平面问题的有限元计算模型,如图 9-13 所示。

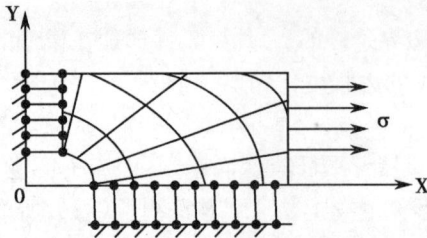

图 9-12　轴对称平面应力问题的
结构离散化(网格生成)示意图

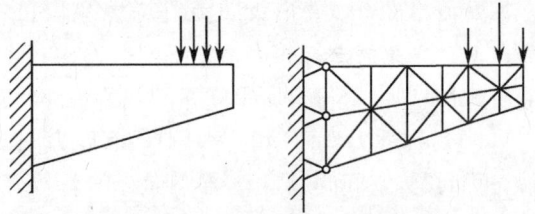

图 9-13　弹性体和有限元计算模型

通常把三维实体划分成四面体或六面体单元的实体网格,平面问题划分成三角形或四边形单元的面网格,如图 9-14～图 9-18 所示。

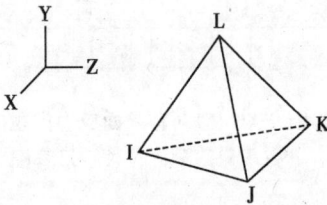

图 9-14　四面体四节点单元

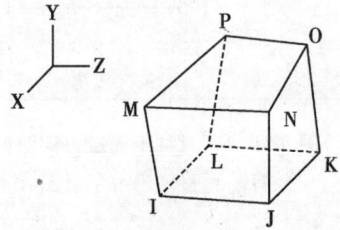

图 9-15　六面体八节点单元

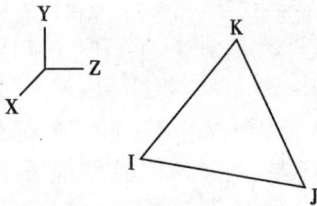

图 9-16　三角形三节点单元

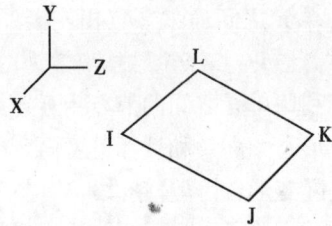

图 9-17　四边形四节点单元

3. 选择单元的位移模式　结构离散化后,要用单元内节点的位移通过插值来获得单元内各点的位移。在有限元法中,通常都是假定单元的位移模式是多项式,一般来说,单元位移多项式的项数应与单元的自由度数相等。它的阶数至少包含常数项和一次项。至于高次项要选取多少项,则应视单元的类型而定。

4. 单元的力学特性分析　将单元类型代入几何方程可推导出用单元节点位移表示的单元应变表达式,最后利用弹性体的虚功方程建立单元节点力阵与节点位

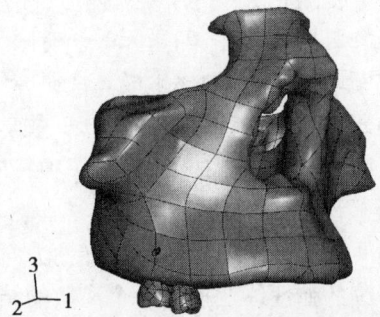

图 9-18　二维及三维混合网格划分

移列阵之间的关系,即形成单元的刚度方程式,建立整体结构的刚度方程,求解修改后的整体结构刚度方程,考虑整体结构的约束情况,修改整体刚度方程之后,就变成以节点位移为未知数的代数方程组,解此方程组可求出节点位移。由单元的节点位移列阵计算单元应力,求出各单元的应力分量值。

对于弹性力学问题,单元分析就是建立各个单元的节点位移和节点力之间的关系式。由于将单元的节点位移作为基本变量,进行单元分析首先要为单元内部的位移确定一个近似表达式,然后计算单元的应变、应力,再建立单元中节点力与节点位移的关系式。

以平面问题的三角形三节点单元为例。如图 9-19 所示,单元有三个节点 I、J、M,每个节点有两个位移 u、v 和两个节点力 U、V。

单元的所有节点位移、节点力,可以表示为节点位移向量(vector):

$$\text{节点位移}\{\delta\}^e = \begin{Bmatrix} u_i \\ v_i \\ u_j \\ v_j \\ u_m \\ v_m \end{Bmatrix} \qquad \text{节点力}\{F\}^e = \begin{Bmatrix} U_i \\ V_i \\ U_j \\ V_j \\ U_m \\ V_m \end{Bmatrix}$$

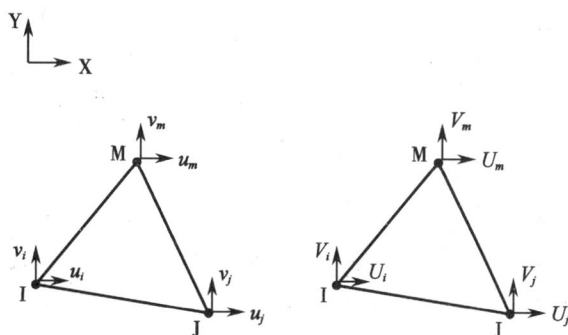

图 9-19　三角形三节点单元

单元的节点位移和节点力之间的关系用张量(tensor)来表示,

$$\{F\}^e = [K]^e\{\delta\}^e$$

5. 计算结果输出、整体分析　整体分析即对由各个单元组成的整体进行分析,建立节点外载荷与节点位移的关系,以解出节点位移,这个过程称为整体分析。同样以弹性力学的平面问题为例,如图 9-20 所示,在边界节点 i 上受到集中力 P_x^i,P_y^i 作用。节点 i 是三个单元的结合点,需将三个单元在同一节点上的节点力汇集在一起建立平衡方程。

i 节点的节点力:

$$U_i^{(1)} + U_i^{(2)} + U_i^{(3)} = \sum_e U_i^{(e)}$$

$$V_i^{(1)} + V_i^{(2)} + V_i^{(3)} = \sum_e V_i^{(e)}$$

i 节点的平衡方程:

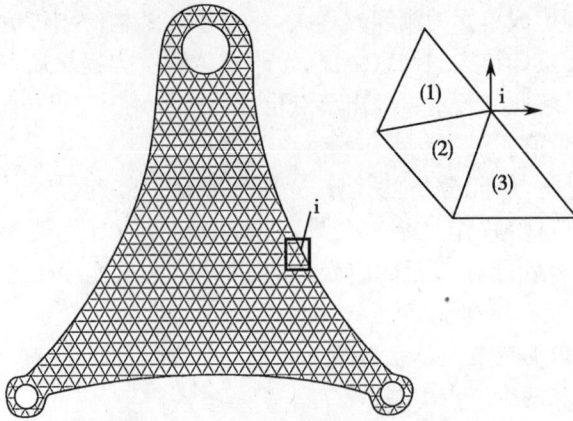

图 9-20 有限元模型的整体计算分析

$$
\left.\begin{array}{l}
\sum_{e} U_{i}^{(e)} = P_{x}^{i} \\
\sum_{e} V_{i}^{(e)} = P_{y}^{i}
\end{array}\right\}
$$

求解出整体结构的位移和应力后,可有选择地整理输出某些关键点的位移值和应力值,特别要输出结构的变形图、应力图、应变图、结构仿真变形过程动画图及整体结构的弯矩、剪力图等。

(三) 商业化有限元软件的分析步骤

商业化有限元软件分析可划分为前处理、分析求解、后处理等主要步骤。其中前处理过程的主要作用是让用户快速、方便地建立有限元模型,后处理过程则是根据要求自动提供相关的曲线(面)、图表、图像等结果信息。为了完善前、后处理过程,提高软件的效率,各分析软件大多都提供了功能各具特色的 CAD 系统。它们对于结构较为规则,材料的曲表面可用函数描述,以及材料种类较少的研究对象,可以简便快捷地建立有限元模型,并且方便地获取各类计算结果。这在一定程度上改善了有限元建模的速度和结果分析的可靠性。

由于口颌系统组织作为生物体的一部分,材料的组成复杂、几何构型不规则。就现有的有限元分析软件前、后处理过程而言,其自动划分单元、自动获取结果信息等功能,都较难直接有效地应用于这一类领域的研究。针对这一情况,目前一种方法是将目标组织等研究对象各材料的不规则表面用特定的函数曲面拟合,使不规则的结构简化成规则的结构,进而使用自动划分单元等功能来完成有限元模型的建立。由于节点和单元是软件自动生成的,因此,计算结果也能很方便地自动获取。这种方法对于节省人力物力,缩短研究周期具有很大的帮助。然而,由于模型是对原始结构的简化,必然会影响结果的准确性。不同的分析软件其功能不尽相同,绝大多数分析软件对三维块单元的自动划分仅仅局限于四面体单元,较之五、六面体单元,其计算精度较差。另外,单元分布不尽合理,在局部不能做到自动细化;并且部分单元的形状严重畸变,都大大降低了计算精度。单元数与节点数之比过高,导致计算量的无效增加。

1. 预处理 用户需建立目标结构的有限元模型,该部分模型的几何形状被分割成若干个离散的子区域——或称为"单元"。各单元在一些称为"节点"的离散点上相互连接。这些节点中有的有固定的位移,而其余的有给定的载荷。一般而言,构建相关有限元模型可能极其耗时,如何用最友好的图形化界面的"预处理模块",来帮助用户完成这项繁琐乏味的工作成为商业化有限元软件的竞争焦点之一。有些预处理模块作为计算机化的画图和设计过程的组成部分,可以方便地完成有限元分析。

不同的有限元分析软件计算所需的有限元模型,其图形文件格式各不相同。不过,通过图形转换将一些常用的图形文件转换为各自的文件格式,诸如 DXF 文件作为一种纯文本格式的图形文件能被绝大多数有限元分析软件所识别。同时,DXF 文件也是 AutoCAD 等图形处理软件常用的文件格式之一。因此,基于 AutoCAD 的强大绘图功能以及 DXF 文件的通用性,使用 OLE 技术控制 AutoCAD 自动绘制出有限元模型并存盘成 DXF 文件,交与有限元分析软件进行转换。绘制模型所需的节点坐标和单元连接关系由节点坐标数据库和单元连接关系数据库提供。节点位置是按手工方法确定,通过数字化仪形成 DXF 文件。辅助软件根据 DXF 文件的纯文本特性,自动将其坐标值提取出来,结合事先确定的节点代码形成节点坐标数据库。单元连接关系在确定节点位置的同时确定,由此形成单元连接关系数据库。

2. 分析 把预处理模块准备好的数据输入到有限元程序中,从而构成并求解用线性或非线性代数方程表示的系统 $K_{ij}U_j=f_i$ 式中,u 和 f 分别为各节点的位移和作用的外力。矩阵 K 的形式取决于求解问题的类型。分析的早期,用户需仔细地研读程序运算后产生的大量数字。

有限元法的主要优点之一就是:许多不同类型的问题都可用相同的程序来处理,区别仅在于从单元库中指定适合于不同问题的单元类型。

(1)选择位移模式:在有限元法中,选择节点位移作为基本未知量时称为位移法;选择节点力作为基本未知量时称为力法;取一部分节点力和一部分节点位移作为基本未知量时称为混合法。当采用位移法时,物体或结构物离散化之后,就可把单元总的一些物理量如位移、应变和应力等由节点位移来表示。这时可以对单元中位移的分布采用一些能逼近原函数的近似函数予以描述。通常,有限元法就将位移表示为坐标变量的简单函数,称为位移模式或位移函数。

如, $$y=\sum_{i=1}^{n} a_i\Psi_i \qquad 9\text{-}1$$

其中 a_i 是待定系数,Ψi 是与坐标有关的某种函数。

(2)分析单元的力学性质:根据单元的材料性质、形状、尺寸、节点数目、位置及其含义等,找出单元节点力和节点位移的关系式,这是单元分析中的关键一步。此时需要应用弹性力学中的几何方程和物理方程来建立力和位移的方程式,从而导出单元刚度矩阵,这是有限元法的基本步骤之一。

(3)计算等效节点力:物体离散化后,假定力是通过节点从一个单元传递到另一个单元。对于实际的连续体,力是从单元的公共边传递到另一个单元中去的。即这种作用在单元边界上的表面力、体积力和集中力都需要等效的移到节点上去,也就是用等效的节点力来代替所有作用在单元上的力。

(4)单元组集:利用结构力的平衡条件和边界条件把各个单元按原来的结构重新连接起来,形成整体的有限元方程 K q=f 式中,K 是整体结构的刚度矩阵;q 是节点位移列阵;f 是载荷列阵。

（5）求解未知节点位移：解有限元方程式得出位移。这里，可以根据方程组的具体特点来选择合适的计算方法。通过上述分析，可以看出，有限元法的基本思想是"一分一合"，分是为了就进行单元分析，合则为了对整体结构进行综合分析。

3. 后处理　在有限元列出的模型内各离散位置处的位移和应力。有限元分析软件在对有限元模型进行编译时都会生成包含节点号、节点坐标、单元节点、材料系数等信息的文本文件。求解之后则会生成包含节点号、结果数据的文本文件，如 ALGOR 的 OUT 文件等。通过解读这些文件，建立相应的数据库对这些信息进行归类处理。由于节点号的唯一性，在组织这些信息时，以节点号为索引，利用节点号检索出节点坐标和应力值，然后根据坐标设置合适的坐标系，以图像的方式绘出节点，并在相应的节点处标志应力值，就形成了定点、定量方式显示的结果图像。与通常定性的颜色效果图相比要更明了。

根据口腔生物力学有限元计算的分层特点，以同层的节点为一组进行显示显然是最直观方便的。典型的后处理模块能显示遍布于模型上的彩色等应力线图，以表示不同的应力水平。以往研究者常忽视后处理步骤，其实它跟求解组成了整个分析过程。即充分运用对结果的后处理以判断结果的正确性，理解软件的求解思路并对模型进行优化，这是一个不断精益求精的过程。

有限元前、后处理辅助软件改进了常用有限元分析软件在口腔生物力学领域应用上的不足，提高了前、后处理的效率，降低了劳动强度，节省了大量的人力物力，大大缩短了研究周期，降低了研究成本。这对有限元计算在口腔生物力学领域的发展将起到一定的促进作用。

综上所述，有限元分析和实验的结果存在一定的差异，材料性质、边界条件、接点的弹性、阻尼效应的变化，还有力学特性的模拟（线性和非线性因素）等均会影响到研究结果的一致性。基于该差异，可能出现构建的有限元模型并不等于所需设计的模型。一旦这些差异被解决了，则有限元模型可以被更新且符合实验的数据。不过，解决这些差异性必须依赖研究者的判断。有限元法不仅仅只是考虑到现有的需求，也需要考虑未来的需求。可能现今的需求只有针对某单一结构的静力分析，今后将会有针对组装模型的需求和更进一步的分析。

八、有限元分析中的单位问题

随着各大型有限元商业软件的应用普及化，为了突出各计算程序的便利性，往往不规定所使用物理量的单位，只要在一个问题的求解中各物理量的单位统一，不同问题可以使用不同的单位。

（一）有限元中的基本物理量及量纲

在口腔生物力学分析中可能用到多种不同单位的物理量，如果只是按照习惯采用常用的单位，表面上看单位是统一的，实际上单位却不统一，从而导致错误的计算结果。诸如在颅颌面结构分析中使用如下单位：长度，m；时间，s；质量，kg；力，N；压力、应力、弹性模量等，Pa，此时不存在单位不统一的问题。但是，如果将压力单位改为 MPa，而其余单位保持不变，就存在单位不统一的问题。因此，有限元分析中不能按照手工计算时的习惯来选择各物理量的单位，而是必须遵循统一的原则。从事有限元研究的口腔医学工作者十分有必要明确有限元分析中各物理量的单位是否一致。

一般而言,物理量的单位与所采用的单位制有关。所有物理量可分为基本物理量和导出物理量,在结构计算中的基本物理量有:质量、长度、时间等。但导出物理量的种类很多,如面积、体积、速度、加速度、弹性模量、压力、应力等,都与基本物理量之间有确定的关系。基本物理量的单位确定了所用的单位制,然后可根据相应的公式得到各导出物理量的单位。具体做法是:首先确定各物理量的量纲,再根据基本物理量单位制的不同得到各物理量的具体单位。

1. 基本物理量及其量纲

质量 m;

长度 L;

时间 t。

2. 导出物理量及其量纲

速度:$v=L/t$;

加速度:$a=L/t^2$;

面积:$A=L^2$;

体积:$V=L^3$;

密度:$\rho=m/L^3$;

力:$f=m \cdot a=m \cdot L/t^2$;

力矩、能量、热量、焓等:$e=f \cdot L=m \cdot L^2/t^2$;

压力、应力、弹性模量等:$p=f/A=m/(t^2 \cdot L)$。

在选定基本物理量的单位后,可导出其余物理量的单位,可以选用的单位制很多,下面举两个常用的例子。

(1)基本物理量采用如下单位制:

质量 m-kg;(应该采用 Mg 单位才统一,具体可以参考 MSC. MARC 中的材料库统一单位来推导)

长度 L-mm;

时间-S。

各导出物理量的单位可推导如下,同时还列出了与 kg-m-S 单位制或一些常用单位的关系:

速度:$v=L/t=mm/S=10^{-3}m/S$;

加速度:$a=L/t^2=mm/S^2=10^{-3}m/S^2$;

面积:$A=L^2=mm^2=10^{-6}m^2$;

体积:$V=L^3=mm^3=10^{-9}m^3$;

密度:$\rho=m/L^3=kg/mm^3=10^{-9}kg/m^3=10^{-6}g/cm^3$;

力:$f=m \cdot L/t^2=kg \cdot mm/S^2=10^{-3}kg \cdot m/S^2=mN(牛)$;

压力、应力、弹性模量等:$p=m/(t^2 \cdot L)=kg/(S^2 \cdot mm)=10^3kg/(S^2 \cdot m)=kPa(帕)$;

(2)基本物理量采用如下单位制:

质量 m-g;

长度 L-μm(10^6m);

时间-mS(10^{-3}S)。

各导出物理量的单位可推导如下,同时还列出了与 kg-m-S 单位制或一些常用单位的关系：

速度：$v=L/t=\mu m/mS=10^{-3}m/S$；

加速度：$a=L/t^2=\mu m/mS^2=m/S^2$；

面积：$A=L^2=\mu m^2=10^{-12}m^2$；

体积：$V=L^3=\mu m^3=10^{-18}m^3$；

密度：$\rho=m/L^3=g/\mu m^3=10^{-21}kg/m^3=10^{-12}g/cm^3$；

力：$f=m \cdot L/t^2=g \cdot \mu m/mS^2=10^{-3}kg \cdot m/S^2=mN$(牛)；

压力、应力、弹性模量等：$p=m/(t^2 \cdot L)=g/(mS^2 \cdot \mu m)=10^9kg/(S^2 \cdot m)=10^9Pa$(帕)$=Gpa$。

由此可见，掌握了单位之间变换的方法，就可以根据自己的需要来选择合适的单位制(表9-1)。

表 9-1 不同单位制之间的换算因子

序号	参数名	单位量纲	Kg-m-s 单位制	Kg-mm-s 单位制	T-mm-s-Mpa 单位制	g-mm-s 单位制
1	长度 L	L	M	$Mm(10^{-3}m)$	$Mm(10^{-3}m)$	$Mm(10^{-3}m)$
2	质量 M	M	kg	kg	$T(10^3kg)$	$g(10^{-3}kg)$
3	时间 t	t	s	s	s	s
4	面积 A	L^2	m^2	$mm^2(10^{-6}m^2)$	$mm^2(10^{-6}m^2)$	$mm^2(10^{-6}m^2)$
5	体积 V	L^3	m^3	$mm^3(10^{-9}m^3)$	$mm^3(10^{-9}m^3)$	$mm^3(10^{-9}m^3)$
6	力 F	$M \cdot L/t^2$	$N(牛)=kg \cdot m/s^2$	$kg \cdot mm/s^2 (10^{-3}N)$	$T \cdot mm/s^2(N)$	$g \cdot mm/s^2(10^{-6}N)$
7	密度 ρ	M/L^3	$kg/m^3 (10^{-3}g/cm^3)$	$kg/mm^3 (10^6g/cm^3)$	$T/mm^3 (10^9g/cm^3)$	$g/mm^3(10^3g/cm^3)$
8	压力、应力、模量	$M/(t^2 \cdot L)$	$Pa=N/m^2=kg/(s^2 \cdot m)$	$kg/(s^2 \cdot mm)(kPa)$	$T/(s^2 \cdot mm)(MPa)$	$g/(s^2 \cdot mm)(Pa)$

(二) 材料物理特性的输入

从有限元商业化前处理程序输入时，在输入材料特性的对话框中输入必需的材料特性值。在直接输入数据的情况时要按对应程序的书写格式输入物理特性。一般而言，对于使用材料个数没有限制，但所做的分析使用的不同材料就必须输入不同的物理特性。按照输入的值，输出分析结果，因为有时候输错一行位数，光看结果发现不了是输入时的错误，所以在输入时要很注意。特别是原封不动地输入参考数据时，请注意不要搞错单位制。

材料特性根据分析的种类，所要求的内容也不同。对于这种分析用不到的物理特性，即使输入的话也不影响答案，然而所必需的物理特性没有输入的话，就要出错。有关基本的分析所必需的数据如表9-2所示。

表 9-2　必需的材料物理特性

分析的种类	线性静力分析	
	应力分析	准静力分析
弹性模量:E	需要	需要
泊松比:v	需要	需要
线膨胀系数:α	不需要	不需要
质量密度:ρ	不需要	需要
阻尼:d	不需要	不需要

　　准静力分析:加速度载荷、离心力载荷等与时间无关的也即固定关系的场合中,把它们看作静力载荷而进行的分析。各向同性材料的情况下,横向弹性模量(剪切弹性模量)G 可以用 E/2(1+v)来计算。但是大多数的程序在 E、G、v 中输入其中两个数值的话,其他一个值由这个公式自动计算出来,弹性模量也叫纵弹性系数。

　　在处理各向异性材料(因方向不同物理特性不一样的材料)时,输入的材料特性就成了矩阵形式。在处理塑性状态(超过弹性限度)时,并不只是弹性范围内的特性,塑性状态的特性也要输入。

　　处理蠕变状态(变形随时间的推移而变化,应力也发生变化的状态)时,要输入这种材料的蠕变特性。

表 9-3　不同单位制的物理量与 Kg-m-s 单位制的换算因子

序号	参数名	公制单位(Kg-m-s单位)	其他单位转换到 Kg-m-s 单位制	kg-m-s 单位转换到 Kg-mm-s 单位制	kg-m-s 单位转换到 T-mm-s-Mpa 单位制	kg-m-s 单位转换到 g-mm-s 单位制
1	长度	L M	Kg-mm-s 数值·10^{-3}	Kg-m-s 数值·10^{3}	Kg-m-s 数值·10^{3}	Kg-m-s 数值·10^{3}
2	质量	M Kg	g-cm-s 数值·10^{3}	Kg-m-s 数值·1.0	Kg-m-s 数值·10^{-3}	Kg-m-s 数值·10^{3}
3	时间	T S	Kg-mm-s 数值·1.0	Kg-m-s 数值·1.0	Kg-m-s 数值·1.0	Kg-m-s 数值·1.0
4	力	M·L/t² N=Kg·m/s²	Kg-mm-s 数值·10^{-3}	Kg-m-s 数值·10^{3}	Kg-m-s 数值·1.0	Kg-m-s 数值·10^{6}
5	面积	L² m²	Kg-mm-s 数值·10^{-6}	Kg-m-s 数值·10^{6}	Kg-m-s 数值·10^{6}	Kg-m-s 数值·10^{6}
6	体积	L³ m³	Kg-mm-s 数值·10^{-9}	Kg-m-s 数值·10^{9}	Kg-m-s 数值·10^{9}	Kg-m-s 数值·10^{9}
7	密度	M/L³ Kg/m³	g-cm-s 数值·10^{3}	g-cm-s 数值·10^{-6}	g-cm-s 数值·10^{-9}	g-cm-s 数值·10^{-3}
8	压力、应力、模量	M/(t²·L) Pa=Kg/(s²·m)	Kg-mm-s 数值·10^{6}	Kg-m-s 数值·10^{-3}	Kg-m-s 数值·10^{-6}	Kg-m-s 数值·1.0

　　注:后三列中给出的是将 kg-m-S 单位制中的数值转换到其他单位制时(在准备输入数据时)所乘的因子;如果需要将其他单位制中的数值转换到 kg-m-S 单位制(在分析计算结果时),则应该除以该因子

九、有限元在口腔生物力学各领域的应用

(一) 有限元在口腔医学各分支领域的应用范围简介

随着口腔生物力学研究的深入开展,有限元已经不再是少数研究者的专利,而是逐步过渡被大多数口腔生物力学研究者了解或者熟悉,利于配合相关力学研究者进行相关生物力学研究。鉴于各部分已有相关介绍,不再赘述。

1. 口腔修复领域的应用范围　口腔修复系利用人工材料制作各种装置、矫治器或修复体,以恢复、重建或矫正患者的各类先天畸形、后天缺损或异常的口腔颌面系统疾病,从而恢复其正常形态和功能,以促进患者的健康。口腔修复体是一种用人工材料按工程技术的原理、方法设计制作而成的,用于机体的矫治器,如桩冠修复、桥、精密附着体的材料力学特性、结构的应力分析、构型优化设计、疲劳与破坏等均与生物力学有密切的关系。有限元法在修复学领域应用广泛,是修复学的理论基础之一。主要应用范围包括分析义齿、基牙和牙周支持组织受力后的变化,优化各种修复体如桩冠修复、桥、精密附着体的设计;研究不同修复材料结合界面如金瓷结合界面的应力分布;分析不同工艺和处理程序对修复体内部应力的影响等。

2. 口腔正畸领域的应用范围　生物力学机制已成为口腔正畸医学的重要理论与临床技术基础。在口腔正畸生物力学角度探讨矫治力传递所致应力分布和规律以探索矫治机制已成为正畸领域中的重要研究内容。诸如牙、肌肉以及颅颌面骨骼系统建模与仿真的应用研究、牙移动的动态化模拟仿真、各种新兴矫治器、种植体支抗系统的生物力学基础及应用性研究等已经逐步得到研究者的重视。尤其是,牙齿移动是一个动态的过程,有限元研究也从静态走向动态。动态模型是近年来研究的热点,有日本研究者报道在猴子活体内通过连续观察统计模拟建立了一种新种植体与骨结合的三维动态模型,并以先前研究用的普通模型(种植体周围为均质的松质骨模型)作为对照进行应力分析,结果发现用两种模型得出的应力分布结果有明显差异。

正畸医师的唯一良药是力,因此生物力学的分析在正畸学领域内尤为重要,而其中有限元的分析方法体现了其强大的功能。2006 年邓锋通过高精度 CT 扫描结合 MIMICS 系统快速建立高仿真的"牙-矫治器-上颌骨"三维有限元模型,对微种植体—直丝弓上颌前牙内收力系的即时生物力学效应进行了相应研究,对上述力系的牙齿初始移动规律具有一定临床参考价值。

3. 口腔种植领域的应用范围　在口腔种植领域,口腔种植体构型设计、骨整合、口腔种植体材料的力学特性评测等与生物力学关系密切。种植牙作为一个生物仿生器官,其行使咀嚼功能时所应具有的生物力学特性以及种植牙与颌骨间的牢固骨整合成为本领域最为关注的研究焦点。行使咀嚼功能的口颌系统,是一个复杂的生物力学系统,修复植入系统与这一复杂系统相互作用,表现为复杂的生物力学过程,存在大量迫切需要探索的科学问题。研究种植牙、口颌系统的生物力学问题,研究种植牙与口颌系统相互作用的复杂关系,对于口腔种植牙学科的发展具有重要的意义。

4. 口腔颌面外科领域的应用范围　在口腔颌面外科领域,关节修复与重建手术、颌面矫形手术、骨延长与修复、颌面骨折固定术等手术中都面临较多的生物力学问题,手术器具(包括辅助器具)、固定器械的设计也与生物力学密切相关。此外,口腔医学的其他领域(包括口腔内科、口腔材料等领域)也与生物力学具有较为密切的联系。如薄斌等建立下颌骨三

维有限元模型探讨撞击作用时下颌骨不同结构的应力分布规律、应力集中区域，并运用多元回归的方法研究了不同撞击参数与下颌骨应力水平间的数量关系，为阐明下颌骨撞击损伤的生物力学机制提供了参考依据。

5. 牙体牙髓领域的应用范围　在牙体牙髓等领域，诸如构建高精细度的牙三维有限元模型，分析牙尖修复体的最佳设计和几何形态以及应用有限元分析根管充填过程、牙体裂纹扩展等临床应用性研究。

（二）口腔医疗器械的力学性能评价及优化设计

口腔医学是有限元法临床应用中的一大领域。相应的各种医疗器械如正畸矫治弓丝、弹簧、各种矫治曲、根管预备器械、功能矫治器、骨牵引延长器、颌骨固定用钉、托槽夹持器、托槽定位器、弓丝就位器等得以研制开发，而这些器械的力学性能又是研制和使用过程中需重点关注的问题，这不仅关系到器械本身的力学稳定性、抗破坏能力等力学性能，还关系到与相关组织的生物相容性等问题。器械材料也逐渐从传统的不锈钢逐步向各种具有更好生物相容性、力学相容性的生物材料过渡。

有限元法可以模拟复杂条件下力学性能测试实验，使其一定程度上可以优化器械的设计、改良医疗器械的力学性能。其中需重点探讨和解决的有三个问题：一是各种结构和功能的医疗器械模型的建立；二是新型材料的力学参数及本构模型的确定；三是载荷及边界条件的确定。

目前报道的口腔医疗器械性能的有限元分析报道较少。有限元法在医疗器械分析上的较早应用是 1990 年 Haskel 对各种辅簧形状及载荷-应变关系的分析。相关研究也多注重于正畸器械的分析。在根管器械的力学性能分析方面，Turpin 等分析了两种截面（Triple U 型和 Triple Helix 型）根管锉模型，比较了两种截面几何属性及扭转和弯曲载荷下的应力分布，初步研究了截面形式对根管器械力学性能的影响。而 Berutti 等用有限元法对 Pro-Taper 与 ProFile 锉进行了对比研究，并充分考虑 NiTi 合金的材料非线性，得出了具有一定指导意义的结论。但截面形式、锥度、工作直径、螺旋仰角等因素对根管器械力学性能及切削效果的影响的理论分析较少。其他诸如优化设计圆环形铸造卡环的卡环臂锥度和厚度、方形 NiTi 弓丝在排齐拥挤牙列时的应力、研究 RPA 卡环在游离端义齿应用中支持组织的应力分布、分析多曲方丝弓矫治力学系统及后倾多曲方丝弓在四类牵引力作用器下矫治效果的三维有限元分析。

有限元法作为理论分析的一种有效手段，在口腔医疗器械的力学性能分析及优化设计、如何准确建立器械模型、确定载荷种类及施加方法等领域可得到有效应用。口腔生物力学中有限元分析涉及牙冠、牙本质、牙槽骨、牙周膜、卡环、弓丝等不同性能材料，一般而言为了简化分析，通常将相关材料设定为均质连续、线弹性、各向同性，今后为了更为精确分析，尚需提高材料模拟的力学相似性。怎样充分考虑器械材料属实边界条件等都有待于研究和探讨。

十、有限元在口腔医学研究中的学习与应用展望

（一）口腔医学背景研究者如何熟悉有限元法

有限元单位法对工科背景的研究者而言，其必要性和重要性不言而喻。研究者不仅仅掌握了有限元基本理论和其求解基本步骤（数学基础）与几何造型及拓扑学知识（建模基础），甚至对有限元相关的专业问题背景（专业基础）与有限元专业英语（英语基础）也耳熟能

详。

口腔医学研究者应该如何学习它呢？以往涉及有限元研究，口腔医学研究者往往有一个相关背景的合作者，合作质量的高低在不同程度上影响了研究的广度和深度。一个好的合作伙伴将会引领口腔医学背景的研究者走入一个全新的领域，取得较大的成绩。对于缺乏合适的合作伙伴，是否需要从头开始学习？相对于工科背景的研究者，其难度可想而知，需要视情况而定。

一些大型的商业有限元分析软件常会提供一定的培训，但是即便是培训后用户仍可能遇到问题。这表明有限元分析程序其内部的运行机制不明。只有对使用的有限元应力分析程序的基本原理充分了解才可能降低问题的发生率。

在学习有限元法中需要注意以下问题：

1. 有限元与专业结合的局限性　简单地说，关于连续介质力学的问题，力学场问题在进行计算机数值分析模拟的时候，有限元往往会成为首选。因此，不同专业的人在使用有限元的时候，当然要理解自己的专业了。将自己专业问题抽象成有限元模型，还是要小心严谨为好！初学时可以针对问题来学，特别是遇到的新问题，首先要看它涉及哪些理论知识，最好能做到有所了解，然后与有限元软件相关设置结合起来，做到心中有数，不至于遇到某些参数设置时，没一点概念，不知道如何下手。正视有限元与口腔医学专业的结合，利于沟通理论与实践。

2. 有限元商业软件与实际问题的解决　现在的大型商用有限元软件诸如 abaqus、ansys 以及 algor 等，界面相当友好，帮助文档较完善。但是，很多初学者均感觉有限元软件使用不好学，不好用。其实，相当的一部分是有限元基本理论可以解决的问题，而不是软件的设计思想不好。更多的问题是使用者对有限元基本理论缺乏深入了解，甚至不清楚几何信息如：keypoint、line、area 等与有限元模型之间的关系，它们只是软件为了方便建立有限元模型而提供的中间手段。如果对有限元、单元、节点和形函数等《有限元单元法及程序设计》中的基本概念不清，只是一种僵硬的模仿，应用时难以获得实效。又如二维的实体单元(2-D solid element)和三位空间的壳单元(shell element)有什么区别？从根本上说，两者的自由度不同。这样的概念在几乎任何一本有限元书籍均会涉及，值得研究者推敲。

3. 需了解几何造型以及拓扑学知识　有限元研究第一步是构建相关模型，什么样的几何模型可以剖出良好的网格呢？诸如在使用有限元商业软件建模的时候，仅仅知道几何形体的大致形状是不够的，缺乏对"拓扑结构不变性"以及"拓扑结构不变量"的了解，建模思路难以理性、清晰。有限元模型的建立可以说是一个重要的问题，而后面的工作变得相对简单。建模能力的提高，需要掌握好的建模思想和技巧。

4. 不过度依赖有限元商业软件的帮助文档　学习有限元软件仅仅有中文是不够的，国内出版了不少有限元软件方面的中文使用参考书，大多数是帮助文档的翻译，难以解决实际问题。在初学的时候中文的使用参考书具有参考价值，但是越早使用英语越对你有利，缺乏相应的有限元英语基础导致了对有限元基本理论的陌生。诸如："＊＊＊WARING＊＊＊ CP=16388.699 TIME=18：38：36，Small equation solver pivot term=3.698915243E-04 encountered at UYDOF of node 108118. Check for an insufficiently constrained model."这段英语表示检查你的模型，因为这个模型的约束不够，108118 号节点 y 方向的自由度约束不够。引起这个警告信息的原因可能是接触问题、约束方程的问题、位移约束的问题等。

5. 掌握最基本的力学概念认知　虽然力学理论知识自学了很多，但对许多基本概念的理解还只停留于一个符号的认识上,理论认识不够,更没有太多的感性认识,比如颅颌面的特定部位应输入一个多大的弹性模量是合适的就需要依据具体工况和研究设计而定。在进行有限元数值计算时,需要对相关参数的数值有很清楚的了解,比如材料常数,直接关系到结果的正确性,一定要准确。建议初学者可以回顾《材料力学》、《弹性力学》和《塑性力学》里面的相关知识利于进行理论上的判断,加深对基本概念的理解,又能使遇到的问题得到顺利的解决。

6. 熟悉不同的数值计算方法　涉及复杂的非线性问题时(比如接触问题),不同的问题对应着不同的数值计算方法,求解器的选择直接关系到程序的计算代价和问题是否能顺利解决;另一方面,需要对非线性的求解过程有比较清楚的了解,知道程序的求解是如何实现的。只有这样,才能在程序的求解过程中,对计算的情况做出正确的判断。因此,要能对具体的问题选择什么计算方法做出正确判断以及对计算过程进行适当控制,对《计算方法》里面的知识必须要相当熟悉,将其理解运用到有限元软件的计算过程中来,彼此相互加强理解。所有的大型有限元商业软件均是基于有限元单元法与现代数值计算方法的发展而逐步发展起来的。因此,在解决非线性问题时,《计算方法》的某些基本概念也极为重要。

7. 多问多思考多积累经验　学习有限元的过程实际上是一个不断解决问题的过程,问题遇到的越多,解决的越多,实际运用有限元软件的能力才会越高。对于初学者,必将会遇到许许多多的问题,对遇到的问题最好能记下来,认真思考,逐个解决,积累经验。只有这样才会印象深刻,避免以后犯类似的错误,即使遇到也能很快解决。有时候,从《材料力学》、《弹性力学》和《塑性力学》等书籍上直接找些简单的习题来做。尽管简单,但每一步都需要自己思考、解决,这样运用相关有限元软件的能力才能提高。有限元软件的使用过程就是一个解决"问题"的过程,问题实际上提供了问题的解决思路,而自己找问题做,由于水平并不高,必将会遇到大量的问题,对这些问题的解决,经验的积累就是提高有限元运用的能力。

8. 带着问题去看有限元软件是如何处理相关问题　一个复杂的非线性问题可能让初学者束手无策。带着问题去看有限元软件是怎样处理相关问题的部分,可能是解决以上问题的一个好方法:当着手分析一个复杂的问题时,首先要分析问题的特征,比如一个二维接触问题,就要分析它是不是轴对称,是直线接触还是曲线接触(三维问题:是平面接触还是曲面接触),接触状态如何等,然后带着这些问题特征,将有限元相关的部分有对号入座的看书,一遇到与问题有关的介绍就其与实际问题联系起来重点思考,理解了书上东西的同时问题也就解决了,这才真正将书上的知识变成了自己的东西,比如上个问题,如果是轴对称,就需要设置 KEYOPT(3),如果是曲线接触就要设置相应的关键字以消除初始渗透和初始间隙。可能就会有这样的感慨:原来书上已经写得很清楚了,以前看书的时候怎么就没什么印象了。

总之,口腔医学背景的研究者或研究生在短期内难以充分掌握三维有限元分析的全部。走入有限元这个领域,各类有限元分析软件、设计思想以及处理中的问题,就像走入一个迷宫。因此,三维有限元研究中失败、重复不足为奇,只有通过多学科交流和坚持才可能获得些许的成功。其实,有限元软件的使用并不难,基本上是照着书上的说明一步一步作,并不需要思考多少问题,学习有限元法真正的难处是将一个实际问题转化成一个能够解决且容易解决的问题。对于初学者而言,注重的是有限元软件的实际操作,而提高"将一个实际问题转化成一个能够解决且容易解决的问题"的能力是一直所忽视的。

有限元是一种模拟真实世界的方法,与自己对软件的操控所匹配或凌驾于软件操作之上的理论深度是理解和解决问题的关键。碰到问题首先想到的是怎么在软件中做出来,却没有去想这个问题出现的原因和导致的后果,没有应用力学、数学等基础理论去还原客观世界。软件只是还原了客观世界的一个存在的数学模型,更需要做的是还原这个数学模型的全貌。

有限元发展到现在,各种各样的商业化软件已经成为必备工具。所谓工欲善其事,必先利其器。将自己的理论同软件的内核设计思想结合起来才是打破自己的 CAE 分析瓶颈的重要一步。走入有限元这个领域,就像走入一个迷宫。失败、重复是常有的事。只有交流才有创意,只有坚持才有成功。

(二) 有限元法在口腔领域的应用展望

有限元法是口腔生物力学最常用的数值分析方法之一,其数学理论基础和误差估计理论都相对成熟。近年来,它在口腔生物力学研究中已应用得非常广泛。许多复杂的口颌系统应力问题的数值解,经有限元分析的常规方法也能得到。

口颌系统中涉及的力学问题相当复杂,如边界形状不规则、复杂的非线性材料结构以及具有相应的生理功能等。在有限元分析技术出现以前,只能采用一些简化措施,得出近似的解析解或用模拟实验的方法来求得满足力学要求的近似结果,其设计和计算精度是不足的。目前,有限元法已成为口腔生物力学计算中应用最为广泛的分析方法,它因对求解口颌系统中复杂边界、复杂结构和非线性介质情况特别有效而得到发展,至今在口颌系统的力学分析中占有重要地位。

1. 有限元法在口腔生物力学研究中的应用性不足　有限元法经过多年的发展,其基本的数值算法都已经固定下来,商业化的软件数不胜数。但有限元法本身并不是一种万能的分析、计算方法,在这些大大小小的有限元软件中,其基本的、核心的算法都是一样的,没有太大的不同,甚至很多软件核心部分的代码都是相同的,并不适用于所有的口腔医学问题。

(1)常规有限元商业化软件的应用性不足主要表现在以下几个方面:

1)计算部分的功能强弱不一样:除了基本的线性分析能力之外,大多数软件都开发了针对各种非线性问题的分析能力,如大位移、大变形、接触分析等能力,一些特殊材料模式的处理能力,各种物理场之间的耦合能力,计算功能的强弱就体现在这些方面。

2)软件易用性上的不同:这主要体现在建模上。早期的有限元软件都只是一个计算部分,即求解器,模型是通过数据文件的形式提交的,用户的建模工作就是编写数据文件,工作量相当大。现在的软件一般都有相应的图形界面的建模工具,即前处理器,通过图形方式建模,由软件自动生成计算部分所需的数据文件。到目前为止,仍然有超过 70%的软件,其前处理跟求解器之间并不是无缝的,求解器需要的数据文件不能完全由前处理部分生成,缺少的部分仍然需要由用户人工修改、添加。最典型的,如 PATRAN 和 NASTRAN、AUI 和 ADINA、CAE 和 ABAQUS,这还是求解器跟各自专用的前处理之间的连接情况,其他兼容的前处理跟求解器之间的连接则问题更多。

前处理建模功能的强弱,这主要反映在复杂模型的建模效率上。通常情况下,有限元软件的前处理建模能力远低于 CAD 软件的建模能力,为此都开发有针对不同 CAD 软件的建模接口。CAD 软件对模型的要求与有限元软件对模型的要求不同,模型的导入过程实际是一种转换过程,转换质量的高低,各个软件接口是不同的。接口的多少和转换质量也成为评价建模能力的一个重要标志。

3)用户的二次开发能力:有些软件除提供标准的分析功能之外,还允许用户在一定程度上开发适合自己需要的建模、分析功能,诸如特殊材料模型以及特殊的单元类型,专门针对某一类问题的分析等。在口腔生物力学研究中需要充分的了解不同有限元分析软件的功能特性以利于进一步的选择。

4)合作者的喜好:在口腔生物力学的有限元分析中,大多数研究均有从事有限元分析的合作者,而这些合作者基于行业的因素拥有特定的有限元商业软件。这些软件在发展过程中,在某一行业占有传统的优势,逐渐沿袭下来,成为一种行业习惯和行业工具,乃至成为事实上的行业标准,并不是因为软件本身的原因,诸如 ANSYS 和 ABAQUS 等在口腔生物力学研究中出现频率较高。

(2)此外,有限元法在口腔生物力学研究的应用中存在以下几点明显的不足:

1)有限元采用连续函数作为形函数,对于处理类似骨缝的不连续问题时,需要将骨缝面设置为单元的边、骨缝尖设置为单元的节点、在骨缝尖附近不连续体内进行高密度网格划分以及在模拟骨缝时需要不断地进行网格的重新划分,使得有限元程序计算相当复杂,且效率极低;这与有限元法不便于处理非线性、多介质等复杂问题相关。因此,必须清醒认识到计算机解的缺点,它不一定能揭示诸如材料性能、几何特征等重要的变量是如何影响应力的。一旦输入数据有误,结果就会大相径庭,而分析者却难以觉察。所以理论建模最重要的作用可能是使设计者的直觉变得敏锐。凡是采用有限元方法的口颌系统应力分析,必要时应经相应的实验分析作为计算机仿真的补充。

2)某些研究的 CT 片还不能清晰分开牙齿、牙槽骨、牙髓腔和牙周膜,影响模型构建的精确度,特别是牙周组织结构的不规则,数据的采集和建模有一定困难,牙周组织本身又具有非线性、各向异性和黏弹性等特点,建立出的有限元模型形态、结构与实际尚有差距。

3)各种外部静态载荷变化上,静态载荷的研究结果与牙体和牙周组织实际受力情况存在着差异,局限于静态载荷条件下的分析不能全面了解牙颌系统的受力状态,建立动态的生理活动模型,需要更多的医学基础研究背景,有赖于材料学、数学等学科的进步。

4)个体化差异的平衡:个体化三维有限元模型忽视了个体标本间差异,尽管三维有限元分析已经广泛应用于口腔生物力学研究,但相应的主要结果指标评价尚无公认的“金标准”。不同研究所采用的个体化有限元模型具有一定的差异性,难以获得一致性的研究结论。

5)材料力学性能相似性有待提高:有限元法作为一种与计算机技术相结合的理论分析方法,在口腔生物力学中的应用是先进、有效的,具有广泛应用前景。由于人体组织结构的不规则、材料的非线性,以至于大多口腔生物力学领域有限元模拟基于材料线弹性假设,其力学相似性有待进一步提高,尤其是建立具有非线性、各向异性等生物力学特性的三维有限元模型,并完成静态到动态的转变,真正向生物仿真方向发展。

6)多物理场分析将成为必然:早期的有限元主要关注于口颌系统的应力或位移,但是物理现象都不是单独存在的。例如应力、应变与位移之间的关联等,物理系统的耦合就是复杂的多物理场分析。20 世纪 90 年代以前,限于硬件条件的局限性,多物理场模拟仅仅停留在理论阶段,有限元建模也局限于对单个物理场的模拟。计算科学的发展提供了更灵巧简洁而又快速的算法,更强劲的硬件配置,使得对多物理场的有限元模拟成为可能。新兴的有限元方法为多物理场分析提供了一个新的机遇,满足了研究者对真实口颌系统的求解需要。有限元的未来在于多物理场求解。计算机能力的提升使得有限元分析由单场分析到多场分析变成现实。未来的几年内,多物理场分析工具将会促进口腔生物力学研究领域的快速发展。单一的“设计-校验”的设计方法将会慢慢被淘汰,涵盖多物理场的虚拟造型技术将可能发散模拟仿真的创新思维。

利用生物力学方法来测试分析口颌系统以及相关治疗受力时的应变变化情况是一种切实有效的实验观察方法。诸如口颌系统的临床治疗设计优化,增强口腔修复体的稳定性,避免应力遮挡、应力集中,提高种植体的成功率。随着对口颌系统生物力学研究的深入,在生物力学上符合解剖学形状以及生理功能需要的设计不断得到优化,逐步过渡到个体化设计、诊疗的最完善的阶段,只是在口腔材料学以及临床实验尚缺乏相关深入的研究,使得个体化设计应用于口腔临床尚有很长的一段路要走。

2. 有限元的应用发展趋势　由于有限元法进行的生物力学模拟实验具有实验时间短、费用少、可模拟各种复杂条件、力学性能测试全面及可重复性好、为无创测试、不损坏对象模型的完整性等优点,避免了复杂而又烦琐的动物实验并弥补了动物试验的一些缺陷。同时,有限元法在应用中从二维到三维空间,从静态到动态,分析软件功能日趋强大,仿真性和代表性不断提高,在今后口腔医学相关研究中将会有广阔前景。

当今国际上有限元方法和软件发展趋势呈现出以下一些特征:

(1)从单纯的结构力学计算发展到求解许多物理场问题,由求解线性工程问题进展到分析非线性问题:用于求解结构线性问题的有限元方法和软件已经比较成熟,发展方向是结构非线性和耦合场问题的求解。这就需要对结构场的有限元分析结果交叉迭代求解,即所谓"耦合"的问题。耦合场的求解必定成为有限元研究的发展方向之一。

此外,线性理论已经远远不能满足口颌系统生物力学研究的需要。一些口颌系统结构的大位移和大应变等如骨缝扩展等几何非线性问题,需要考虑材料的非线性问题,还有各种临床新复合材料的出现,仅靠线性计算理论就不足以解决遇到的问题,只有采用非线性有限元算法才能解决。如 ABAQUS 等具有高效的非线性求解器、丰富而实用的非线性材料库等。众所周知,非线性的数值计算是很复杂的,涉及专门的数学问题和运算技巧,有待于有限元算法的进一步完善。

(2)增强可视化的前后处理功能:早期有限元分析重点在于推导新的高效率求解方法和高精度的单元。随着数值分析方法的逐步完善,尤其是计算机运算速度的飞速发展,整个计算系统用于求解运算的时间越来越少,而力学模型构建和处理计算结果时间占整个分析的比例越来越高。几乎所有的商业化有限元程序系统都有功能很强的前后处理模块与之相配合。在强调"可视化"的今天,很多程序都建立了非常友好的图形用户界面(graphics user interface,GUI),使用户能以可视图形方式直观快速地进行网格自动划分,生成有限元分析所需数据,并按要求将大量的计算结果整理成变形图、等值分布云图,便于极值搜索和所需数据的列表输出。

(3)与 CAD 软件的无缝集成:当今有限元分析系统的另一个特点是与通用 CAD 软件的集成使用,即在用 CAD 软件完成模型构建后,自动生成有限元网格并进行计算,如果分析的结果不符合设计要求则重新进行造型和计算,直到满意为止,从而极大地提高了设计水平和效率。一般而言,研究者可以在集成的 CAD 和 FEA 软件环境中快捷地解决一个在以前无法应付的复杂口颌系统分析问题。很多商业化有限元系统都开发了著名的 CAD 软件(例如 Unigraphics、Pro/ENGINEER、SolidEdge、SolidWorks 等)接口。

(4)强大的网格处理能力:由于结构离散后的网格质量直接影响到求解时间及求解结果的正确性与否,对三维实体模型进行自动六面体网格划分和根据求解结果对模型进行自适应网格划分依然改善有限。在整个求解过程中,模型的某些区域将会产生很大的应变,引起单元畸变,从而导致求解不能进行下去或求解结果不正确,必须进行网格自动重划分,亟待有限元软件自动六面体网格功能的出现。

(5)程序面向用户的开放性:由于要求千差万别,难以满足所有用户的要求,必须给用户一个开放的环境,允许用户根据自己的实际情况对软件进行扩充,包括用户自定义单元特性、用户自定义材料本构、用户自定义边界条件等。

(6)单一坐标体系发展多种坐标体系:数值模拟软件在开始阶段一般采用单一坐标,或采用拉格朗日坐标或采用欧拉坐标,由于这两种坐标自身的缺陷,计算分析问题的范围都有很大的限制。为克服这种缺陷,有限元软件由单一坐标体系发展多种坐标体系成为必然的趋势。

综上所述,口腔生物力学研究中常见的有限元软件有 ABAQUS、ANSYS、ALGOR、COSMOS 等,其发展趋势从单纯的结构力学计算发展到求解多物理场耦合问题;由求解线性问题发展到非线性问题;与 CAD 软件的无缝集成;更为强大的网格处理能力等。此外,有限元法能适应复杂几何结构及其边界条件,并可以模拟各种外部载荷变化,仅局限于特定个体的生物力学分析,却难以代替描述材料力学形态的本构方程及研究对象的普遍力学规律,其进一步发展有赖于材料学、数学等学科的进步。

在口腔生物力学的有限元应用领域,也寄希望于相关交叉学科研究人员进一步对口腔生物材料性能测试、计算方法等继续开拓。

宋锦璘　邓　锋

第二节　无限元法与口腔生物力学研究

无限元(infinite element)这一术语是 1977 年由 Bettess 和 Zienkiewicz 首次提出,在概念上它是有限元的延伸,是一种几何上可以趋于无限远处的单元,即它所占的区域是无限的;又由于无限元必须反映近场的边界特征或与模拟近场的有限元结合,它实际上只在一个方向趋于无限,因而又被称为半无限元。由于有限元的概念涵盖所有占非穷小区域的单元,广义地讲,无限元仍然属于有限元的范畴。总之,无限元为克服有限元在解决无界域问题时而提出,常常与常规有限元同时用来解决更复杂的无界问题,是对有限元方法的一种补充,因而它与有限元方法的"协调"与生俱在,比边界元等其他求解无界域问题的数值方法更具有优势。

一、无限元法的理论基础

(一)基本概念

无限元应力分析方法(infinite element method,IEM)是高速计算机进行计算的允许在需要的时候使用无穷多个单元剖分的有效的理论力学方法,是无限剖分思想与有限元方法的结合,即基于有限元方法基础之上,使用无穷多个而不是将所要计算的物体分割为有限个单元。

(二)原理及特点

无限元方法将无限剖分与有限元方法相结合,允许在应力集中、形变剧烈等区域按一定的比例常数使用无限相似网格剖分,通过所剖分每一层形成的组合刚度矩阵,叠加成总刚度矩阵而求解代数方程组,因此,无限元方法的核心问题是如何求解无穷多个单元。

无限元法有其独特的优点：

(1)建模方便,所建模型不受网格划分影响,而且可以反复使用同一模型进行各种分析。

(2)可以在模型中计算所选部位任一点的应力、应变值,收敛速度快,效率高。

(3)同一软件可应用于多种口颌系统模型的计算分析,并可模拟多种加载方式,是目前已知方法中运行最迅速的计算技术。

二、无限元法在口腔医学中的应用

由于无限元方法独特的优点,使其在国内外工程学方面得到逐步推广,如解决钢铁断裂力学中的应力强度因子的计算问题、流体力学的 stokes 绕流问题、波传播的三维无限方法等。在口腔生物力学研究中,无限元也得到了应用。

马轩祥等利用无限元法对临床常见的成人上中切牙残根柱状螺旋牙根骨内种植体二维模型进行应力分析,在种植体、牙本质、骨组织等规则区域按有限元法剖分,而在根尖孔附近,组织界面多、形变较大、应力集中区域则采用无限相似部分,结果显示柱状螺旋牙根骨内种植体根尖孔附近无限元区域骨界面的应力集中出现在根尖部和种植体底部的骨组织内;牙本质内的应力集中主要出现在牙根尖部;种植体内部的应力集中主要出现在根尖孔对应位置;牙周膜内的应力集中主要位于牙槽嵴顶,及各硬组织不同界面间断裂难易趋势。并与其他生物力学方法及有限元方法计算结果进行了对比,验证了结果的可靠性,为进一步探讨种植体力学特性及种植体形态优化设计奠定了基础。

除此之外,无限元法还可以解决牙齿、颌骨、咀嚼肌以及各类牙列缺损及口腔修复体的生物力学分析中的其他难题:不同间质界面或同种间质界面断裂因素的应力强度因子等问题;多种不同组织界面应力分布情况;各类牙列缺损及口腔修复体的材料选择,牙体形态预备、义齿结构形态设计、加工、定型等方面的生物力学性质分析;种植体形态及上部结构设计等方面的力学问题;口腔颌面系统的生物力学性质分析。

近年来,随着无限元法与计算机技术的结合与应用,研制、开发的各类应用软件将逐步问世,使得无限元法在生物力学领域的应用将更广泛和深入。将有限元、无限元方法互相结合,互相补充,相信在不久的将来,无限元应力分析新方法将会在口腔医学许多领域得到较为广泛的应用,促进我国口腔生物力学研究迈向世界先进水平,同时也必将促进口腔科研和临床诊治水平的进一步提高。

王 航

参 考 文 献

1. 艾林,丁伟,倪龙兴. 有限元法与口腔生物力学. 临床口腔医学杂志,2005,21(5):318-319.

2. 柴召平,李丽华,宋锦璘,等. 推杆式矫治器前导下颌三维有限元模型的初步构建与分析. 中华口腔医学杂志,2009,44(5):293-296.

3. 段媛媛,王忠义,张寿华,等. 有限元方法及其在口腔医学中的应用. 医学与哲学,2004,25(10):48-50.

4. 樊瑜波. 口腔生物力学. 医用生物力学,2007,22(2):119-120.

5. 蒋文涛,蒲放,樊瑜波. 口腔生物力学有限元分析前后处理辅助软件的开发及应用. 四川大学学报(工程科学版),2000,32(5):18-20.

6. 胡于进. 有限元分析及应用(全国工程硕士专业学位教育指导委员会推荐教材). 北京:清华大学出版社,2009.

7. 冷纪桐,赵军,张娅. 有限元技术基础(普通高等教育"十五"国家级规划教材). 北京:化学工业出版社,

2007.

8. 龙驭球. 有限元法概论. 北京:高等教育出版社,1991.

9. 库克著,关正西,强洪夫译. 有限元分析的概念与应用. 第4版. 西安:西安交通大学出版社,2007.

10. 莫维尼(Moaveni,S.)著,王崧,等译. 有限元分析——ANSYS理论与应用. 第3版. 北京:电子工业出版社,2008.

11. 马轩祥,应隆安. 无限单元应力分析方法在口腔医学生物力学研究中的应用前景. 中华口腔医学杂志,2002,37(3):388-389.

12. 宋锦璘,赵志河,胡林华,等. 不同殆重建时Herbst矫治器对口颌肌肉和相关韧带约束反力的影响研究. 华西口腔医学杂志,2001,19(1):43-45.

13. 王勖成. 有限单元法. 第3版. 北京:清华大学出版社,2003.

14. 徐学军,郑玉峰. 口腔生物力学问题有限元分析的研究进展. 北京大学学报(自然科学版),2006,42(3):412-419.

15. 辛海涛. 金-瓷结合的有限元与无限元力学分析. 西安:第四军医大学,2002.

16. 辛海涛,马轩祥,应隆安,等. 柱状根骨内种植义齿无限元模型的建立. 实用口腔医学杂志,2003,1(5):450-451.

17. 杨咸启,李晓玲. 现代有限元理论技术与工程应用. 北京:北京航空航天大学出版社,2009.

18. 应隆安. 无限元方法. 北京:北京大学出版社,2002.

19. 曾攀. 有限元分析及应用. 北京:清华大学出版社,2004.

20. 张波,盛和太. ANSYS有限元数值分析原理与工程应用. 北京:清华大学出版社,2005.

21. 朱伯芳. 有限单元法原理与应用. 第3版. 北京:中国水利水电出版社,2009.

22. Clough RW. The Finite Element Method in Plane Stress Analysis. Proceeding of the 2nd ASCE Conference on Electronic Computation Pittsburgh. PA,1960,9:345.

23. Hart RT, Hennebel VV, Thongpreda N, et al. Modeling the Biomechanics of the Mandible:A Three Dimensional Finite Element Study. J Biomech,1992,25 (3):261-286.

24. Tanne K, Koening HA. Moment to force ratios and the center of rotation. AmJ Orthod Dentofacial Orthop,1988,18(5): 436-431.

25. Turner M, Clough R , Martin H , et al. Stiffness and Deflection Analysis of Complex Structures. J Aero Soc,1956,23 (9):805-823.

26. Thresher R W. The Stress Analysis of Human Teeth. J Biomech,1973,6(5):443-449.

27. Yettramm AL,Wrigh KW, Houston WJ. Center of rotation of a maxillary center incisor under orthodontic loading. Brit J Orthod,1977,4 (1):23-27.

口腔生物力学研究展望

　　口腔生物力学运用力学的理论和方法研究口颌系统结构与功能,从生物个体、组织、器官到细胞和分子等不同层次研究应力与运动、变形、流动及生长的关系,是口腔医学、生物学、解剖学、生理学、病理学、力学、物理学、工程学、运动学等多种学科和技术相互结合、相互渗透而形成的一门边缘、交叉学科,是理工医学相互渗透融合产生的。随着研究的不断深入,口腔生物力学对加深口颌系统生理、病理的基本认识,研究口颌疾病的发生、发展及其防治规律,提高科研和临床诊治水平具有重要的意义。今后口腔生物力学的研究工作可以从以下几个方面考虑:

　　1. 口腔医学中细胞力学的研究　应用细胞水平和分子水平的生物力学研究口腔各级学科领域中的生物力学问题,从微观角度解释探讨分析口腔功能过程中的各种力学现象与力学过程内在机制,与医学其他学科发展水平相比,必定是今后口腔生物力学医学领域需要急起直追的研究方向。而在原有细胞力学基础上,如何更加科学有效地对口腔软硬组织细胞进行机械加载,提高机械刺激对细胞定向诱导分化的重复性将是后续研究的重点之一。此外,细胞如何感受力学刺激,如何将胞外力信号转化为胞内化学信号引起细胞的应答反应,无疑成为当前研究的前沿课题。

　　2. 口腔生物组织本构方程的研究　口腔组织的本构方程是研究口腔生物力学的基础。通过系统全面的宏观力学和细观或微观的力学对牙颌面器官组织进行力学性能的分析和测定,从而建立口腔组织细观结构与宏观力学性能的关系。

　　3. 牙种植体与种植义齿的研究　种植修复方法已经是常规的修复替代治疗方案,围绕着种植材料、种植体设计等领域的力学评价、分析及应用十分重要。如何应用生物力学的原则和方法设计种植体的形态与结构使其满足功能重建及良好的咀嚼效能尚待进一步研究。另外,针对种植体-骨界面的微动损伤的防护研究也备受关注,尤其是随着表层涂层技术的发展,不同表面处理的植入体-骨界面的研究也将深入开展。

　　4. 口腔修复体的优化设计　进一步研究桩冠修复、桥、精密附着体等修复体的材料力学特性、结构的应力分析、疲劳与破坏等与生物力学有密切关系的问题,从而为修复体的构型优化设计提供理论和应用基础。

　　5. 口腔正畸生物力学的研究　目前口腔正畸生物力学的主要研究领域包括口腔正畸中的多层次(宏观、细胞等层次)的生物力学机制研究,包括其发生机制及矫治机制两个方面;口腔正畸的系统建模与仿真及其应用研究;"无托槽正牙新技术"与口腔正畸微植体支抗、舌侧矫治器等先进临床矫治技术的生物力学基础及应用性研究;同时还包括了与口腔正畸中的应用软件和仪器开发等。

　　6. 口腔颌面外科生物力学研究　口腔颌面外科的生物力学研究主要针对于口腔颌面

部创伤机制及修复过程,关节修复与重建手术、颌面矫形手术、骨延长与修复、颌面骨折固定术等手术中存在的生物力学问题,同样,手术器具(包括辅助器具)、固定器械的设计也与生物力学密切相关。

7. 牙周病科生物力学　从分子水平研究咬合力与牙周组织改建的分子机制,从分子水平评估临床修复效果,优化修复设计,为指导临床合理地选择修复方案而提供理论依据。另外,进一步研究创伤性咬合导致磨牙咬合病的生物力学机制并运用生物力学原则指导调𬌗,从而优化治疗方案。

8. 咬合及颞下颌关节生物力学　正常与异常咬合状态下在关节内的应力分布规律,应力水平与颞下颌关节结构及关节病的关系,运用分子生物力学对颞下颌关节力学创伤过程和机制进行研究将有助于我们对颞下颌关节疾患的认识,并增加对其诊断和治疗的途径。

9. 口腔组织的微循环、流体力学方面的研究　如研究牙髓的微循环、血液动力学、牙周膜间隙内的流体力学、口腔黏膜的微循环与口腔黏膜病的关系等,基本上尚属空白。

于海洋

中英文名词对照索引

Z

再附着 reattachment 59

增强支抗 reinforced anchorage 167

张量 tensor 339

整合素 integrin 70

整体移动 bodily movement 162

正畸牙移动 orthodontic tooth movement,OTM 56,57

正中止接触 centric stop 156

支抗 anchorage 166

中度力 medium force 164

中空式篮状种植体 hollow-basket implants 235

中丝 intermediate filament 50

种植支抗 implant anchorage 167

重度力 heavy force 164

主动变形(active deformation)两类 53

铸造卡环 wrought wire clasps 223

自动网格建立法 automatic mesh generation 328

阻力中心 center of resistance 162

组织蛋白酶 cathepsins 63

英中文名词对照索引

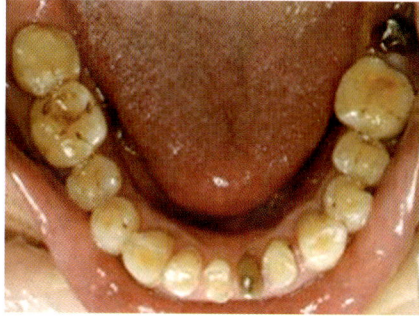

图 4-13　夜磨牙导致前牙区牙齿过度磨损

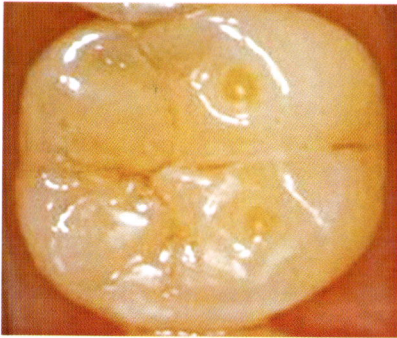

(1)

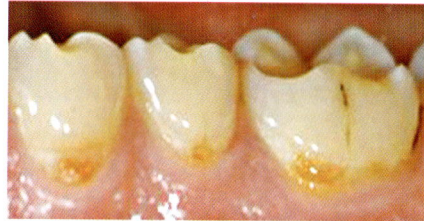

(2)

图 4-14　酸蚀引起的典型的牙体组织损伤

(1)酸蚀导致的咬合面的损伤;(2)酸蚀导致的牙齿颈部的损伤

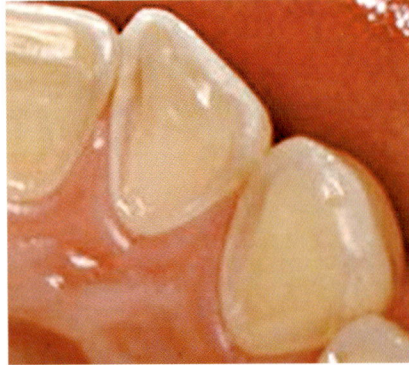

图 4-15　胃反酸引起的上颌前牙腭
侧牙体组织的酸蚀

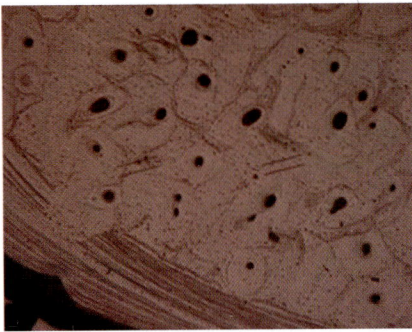

(1)

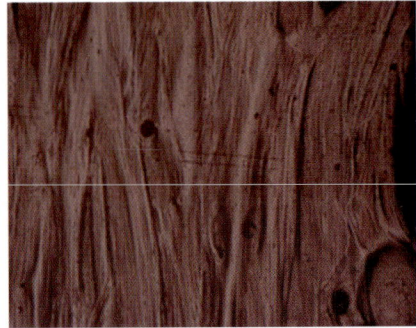

(2)

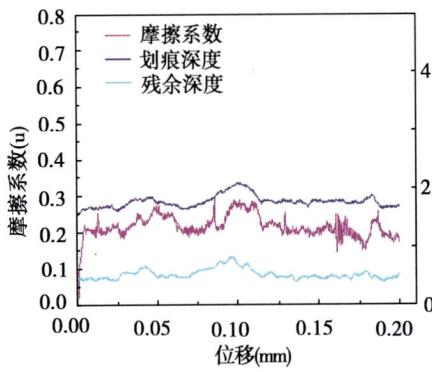

(3)

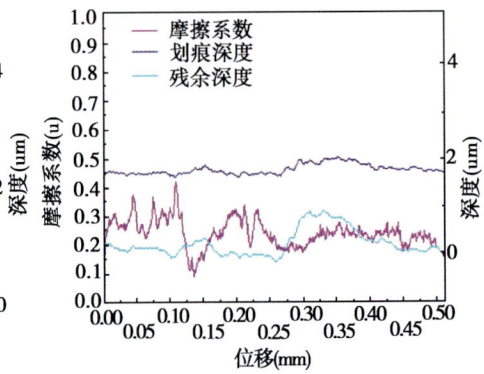

(4)

图 4-24　不同断面纳米压痕测试及结果

(1)横断面的划痕形貌;(2)纵断面的划痕形貌;(3)横断面的划痕摩擦系数;(4)纵断面的划痕摩擦系数

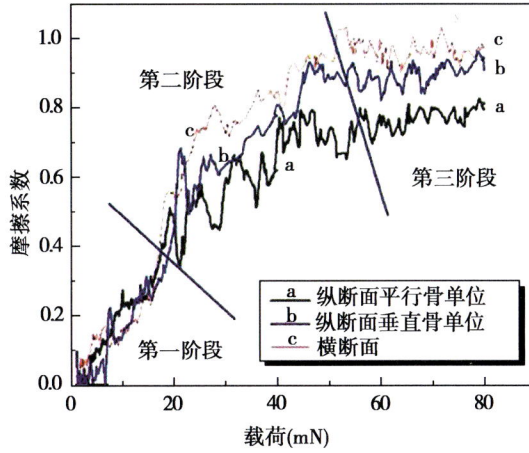

图 4-25 摩擦系数在三个不同方向的发展变化

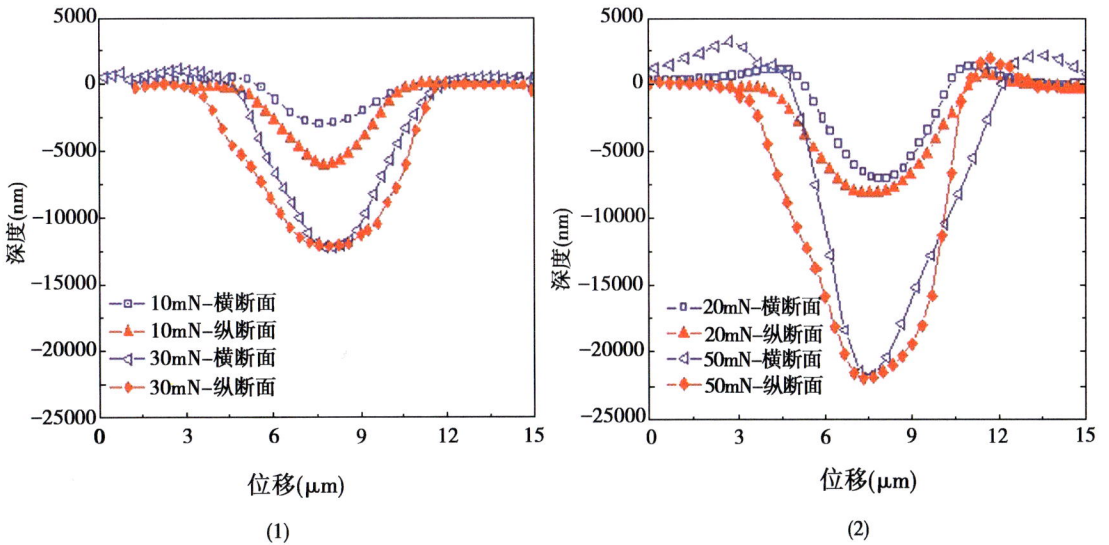

(1)

(2)

图 4-26 两断面的残余深度和宽度

(1)低载荷；(2)高载荷

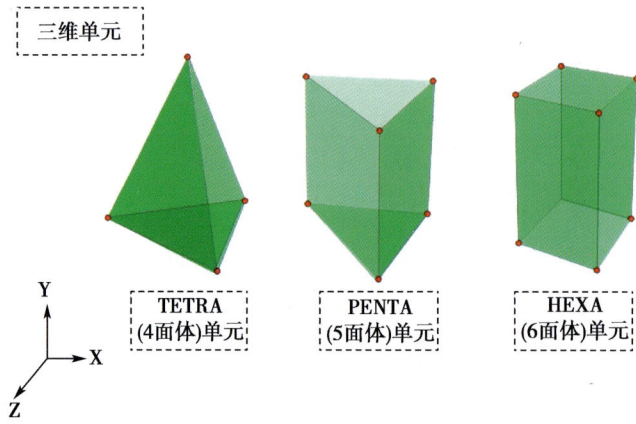

图 9-7   三维实体单元示意图

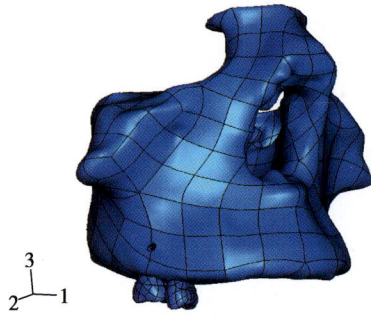

图 9-18   二维及三维混合网格划分